Jiao Guorui · Qigong Yangsheng

Qigong Yangsheng

Gesundheitsfördernde Übungen der
traditionellen chinesischen Medizin

von Jiao Guorui

Übersetzung: Susanne Ganz, Li Cuiyun, Zhao Jihui und Zhou Hui

Herausgeberin: Gisela Hildenbrand

 MEDIZINISCH LITERARISCHE VERLAGSGESELLSCHAFT MBH · UELZEN

CIP-Titelaufnahme der Deutschen Bibliothek

Chiao, Kuo-jui:
Qigong-yangsheng : gesundheitsfördernde Übungen d.
traditionellen chines. Med. / von Jiao Guorui. Übers.: Susanne
Ganz . . . Hrsg.: Gisela Hildenbrand. — Uelzen : Med.-Literar.
Verl.-Ges., 1988
   Einheitssacht.: Ch'i-kung-yang-sheng-hsüeh-kai-yao <dt.>
   ISBN 3-88136-124-3

Anschrift der Herausgeberin:

Priv.-Doz. Dr. med. Gisela Hildenbrand
Herwarthstraße 21
5300 Bonn 1

2. Auflage 1989

ISBN 3-88136-124-3

Gesamtherstellung: C. Becker, Uelzen

4

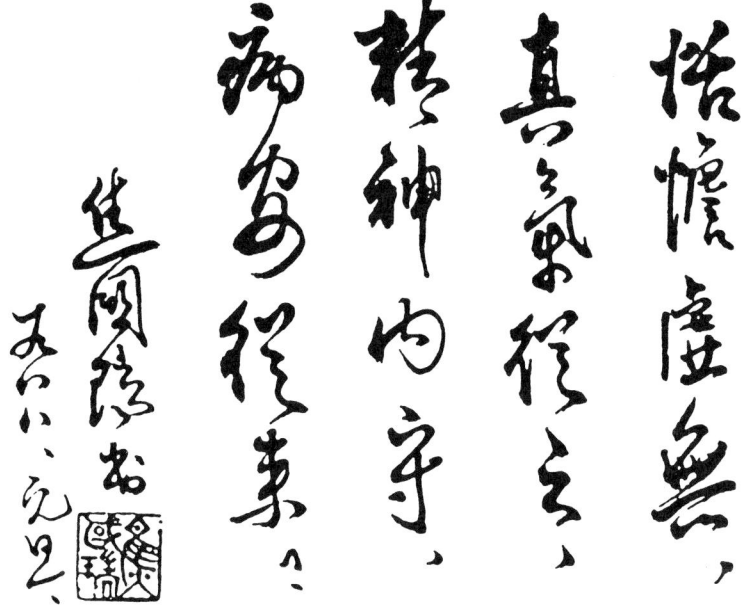

Wenn man gelassen und frei von Wünschen ist,
erhält man sich das Wahre Qi,
wenn man die geistigen Kräfte im Inneren bewahrt,
wie könnte Krankheit einen da angreifen?

Unbefangene Fragen des Inneren Klassikers des
Gelben Fürsten · Abhandlung über das naturgemäße und wahrhaftige Leben im Altertum

Kalligraphie von Jiao Guorui

Inhaltsverzeichnis

Vorwort der Herausgeberin

Unverkennbar ist das wachsende Interesse, das der traditionellen chinesischen Medizin in den letzten Jahren entgegengebracht wird. Häufig wird chinesische Medizin mit Akupunktur gleichgesetzt, dabei birgt sie noch weitere Schätze wie eine reichhaltige Drogenheilkunde und vielfältige Übungssysteme, die unter dem Begriff „Qigong" zusammengefaßt werden. Die wesentlichen Pfeiler des Qigong sind spezielle Körperhaltungen bzw. -bewegungen, Atmung und geistige Übung. Im Gegensatz zu Akupunktur und medikamentöser Therapie ist Qigong kein Therapeutikum, das dem Menschen von außen zugeführt wird, vielmehr ist es die eigene Übung, die gesunde, physiologische Prozesse fördert und pathologische Prozesse im Sinne einer Regulierung beeinflußt. Da auch bei uns die Bereitschaft wächst, Krankheiten nicht nur mit äußeren Mitteln zu bekämpfen, sondern auch die eigenen Fähigkeiten zu ihrer Überwindung einzusetzen, ist Qigong eine wertvolle Bereicherung unserer Medizin. Zwar liegt der Schwerpunkt der Qigong-Anwendung in der Prophylaxe und Gesunderhaltung, aber in zunehmendem Maße werden diese Übungen in China auch erfolgreich zur Behandlung chronischer Erkankungen eingesetzt.

Qigong-Übungen werden unter verschiedenen Aspekten und mit unterschiedlichen Schwerpunkten praktiziert: als Übungen zur Lebenspflege und geistigen Entwicklung im Sinne der daoistischen Philosophie, als therapeutische und prophylaktische Übung als Teilaspekt der traditionellen chinesischen Medizin oder auch als Übung im Rahmen chinesischer Kampfkünste.

Das vorliegende Buch stellt besonders die Einbettung der Qigong-Übungen in die traditionelle chinesische Medizin heraus. Für das Verständnis des theoretischen Teils dieses Buches sind Kenntnisse über grundlegende Konzepte der traditionellen chinesischen Medizin von Vorteil. Um dem häufigen Mißverständnis einer Gleichsetzung von Organ und gleichnamigem Funktionskreis der chinesischen Medizin (z. B. Herz, Herz-Funktionskreis) vorzubeugen, wird im Anhang eine kurze Erläuterung der Funktionskreise gegeben. Die Übersetzung von Fachausdrücken der chinesischen Medizin stößt auf große Schwierigkeiten; deshalb wurde wichtigen Ausdrücken die chinesische Pinyin-Umschrift beigefügt. Der zentrale Begriff Qi, dessen Bedeutungsumfang von keinem Wort der deutschen Sprache abgedeckt werden kann, wurde unübersetzt gelassen; ebenso wurde mit dem Begriff Dantian verfahren.

Im heutigen China werden Grundlagen und Wirkungsweise des Qigong auch mit naturwissenschaftlichen Methoden untersucht. Ausgewählte Forschungsergebnisse über die physiologischen Auswirkungen von Qigong-Übungen werden in diesem Buch dargelegt und können dem mit chinesischer Philosophie und Medizin weniger Vertrauten eine Brücke zum Verständnis geben.

Mögen die Begriffe der traditionellen chinesischen Medizin zunächst fremd erscheinen und das zentrale Konzept Qi zunächst schwer faßbar sein, so erweist sich Qi gong in der praktischen Ausübung keineswegs als geheimnisvoll. Die Übungen basieren auf Naturgesetzmäßigkeiten, die von jedem erfahrbar sind und auf deren Beobachtung sich die daoistischen Weisen auf kontemplative Art verstanden. Qigong-Übungen sind weder kompliziert in ihrer Ausführung noch so fremdartig, daß sie in unserem Kulturkreis nicht praktiziert werden können. Bei richtiger Ausführung haben die Übungen keinerlei schädliche Nebenwirkungen. Allerdings ist es bei Qigong wie auch bei anderen Übungssystemen, die Atmung und meditative Aspekte betonen, besonders wichtig, die Prinzipien der Übungen zu beachten, da eine falsche Übungspraxis zu unerwünschten und schädlichen Effekten führen kann. Um solche Wirkungen auszuschließen, legt der Autor besonderen Wert auf die Vermittlung der Schlüsselpunkte der Qigong-Praxis, die für alle verschiedenen Übungssysteme des Qigong Geltung haben.

Anstoß zur Herausgabe der Übersetzung dieses Qigong-Lehrbuches gaben meine Erfahrungen während des Ersten Internationalen Qigong-Seminars der Akademie für traditionelle chinesische Medizin Beijing im Sommer 1986, das von Professor *Jiao Guorui* geleitet wurde, sowie die klinischen Erfahrungen in Qigong-Sanatorien in China. Dem Gesundheitsministerium der Volksrepublik China, dem Bundesminister für Jugend, Familie, Frauen und Gesundheit der Bundesrepublik Deutschland und dem Deutschen Akademischen Austauschdienst bin ich zu großem Dank verpflichtet, daß sie mir diesen Studienaufenthalt ermöglicht haben. Die Übersetzung entstand in Zusammenarbeit mit Frau *Susanne Ganz* (Bonn), Frau *Li Cuiyun* (Beijing), Herrn *Zhao Jihui* (Beijing) und Herrn *Zhou Hui* (Bonn), denen ich für ihre überaus engagierte Arbeit herzlich danken möchte. Frau Dr. *Ute Engelhardt* (München) möchte ich für ihre wertvolle Beratung herzlich danken. Auf Wunsch des Autors wurden einige Ergänzungen eingearbeitet, die vor allem die Ausführungen über die Schlüsselpunkte der Qigong-Praxis und die Abhandlung über die Effekte von Qigong-Übungen betreffen. Die Fotografien in Kapitel V zeigen Jiao Tiejun, den Sohn des Autors.

Bonn, Februar 1988   Gisela Hildenbrand

Vorwort

Qigong ist ein wertvolles Kulturgut des chinesischen Volkes und ein wichtiger Bestandteil der traditionellen chinesischen Medizin (TCM). Die Übungen des Qigong haben eine lange Geschichte und blicken auf eine reiche Tradition zurück. Qigong-Meister und praktizierende Ärzte haben über viele Jahrhunderte ein reiches Erfahrungswissen angesammelt und daraus allmählich eine relativ systematische Theorie des Qigong entwickelt. Qigong hat einen unverkennbaren Nutzen für die Therapie von Krankheiten, zur Gesunderhaltung, zur Stärkung von Körper und Geist, zur Verhinderung eines frühzeitigen Alterns und zur Verlängerung des Lebens. Durch weitere Erforschung des Qigong sowie durch Ordnen und Systematisieren des bereits vorhandenen Wissens wird Qigong in noch größerem Umfang der Gesundheit der Bevölkerung dienen können.

Nach der Gründung des Neuen Chinas hat die Anwendung von Qigong in kurativer und präventiver Medizin eine starke Entwicklung und größere Verbreitung erfahren. Es gab aber auch Zeiten, in denen Qigong durch starke Mystifizierung in der breiten Bevölkerung nur noch wenig Interesse und Anwendung fand. Das Hauptanliegen dieses Buches ist es, die grundlegenden Methoden und Prinzipien des Qigong im Blickwinkel der Theorie der TCM in verständlicher Form darzustellen und als einen wichtigen Zweig einer Wissenschaft der gesunden Lebensführung zusammenzufassen.

Auszüge und Thesen dieses Buches wurden schon Anfang der 60er Jahre im Institut für TCM Beijing als Lehrmaterial für das Hauptstudium und die Auslandsstudenten-Klasse benützt. Der Hauptinhalt dieses Buches wurde 1964 unter dem Titel *„Qigong yangshengfa"* (Methoden des Qigong zur Gesunderhaltung) im Wissenschaftsverlag Shanghai veröffentlicht. Eine Kurzfassung dieses Buches wurde 1981 unter dem Titel *„Qigong yangshengfa jianbian"* (Kurzer Abriß über Qigong-Methoden zur Gesunderhaltung) im Volkssportverlag publiziert und im gleichen Jahr in der Kulturzeitschrift *Wenhuibao* in Fortsetzungen veröffentlicht. Eine erweiterte Ausgabe mit dem Titel *„Qigong yangshengfa"* (Methoden des Qigong zur Gesunderhaltung) wurde entsprechend der wachsenden Nachfrage im Jahre 1980 vom Sportwissenschaftlichen Komitee Beijing und vom Qigong-Forschungskomitee Beijing herausgegeben. Für die vorliegende Ausgabe im Volksverlag Fujian wurde der Inhalt nochmals vollständig überarbeitet.

Die in diesem Buch dargestellten Übungsmethoden wurden nach den Kriterien der Einfachheit, Wirksamkeit, Sicherheit und Verläßlichkeit ausgewählt. Seit mehr als 20 Jahren erhalte ich aus ganz China sowie aus dem Ausland Briefe von Lesern und Qigong-Spezialisten, die ich nicht alle einzeln beantworten kann, die ich jedoch sehr schätze. Ich bedanke mich für die vielen Zusendungen von wertvollem Material und möchte mit allen, die Interesse an den gesundheitsfördernden Übungen des Qi-gong haben, zusammenarbeiten, um das Wissen über Qigong weiterzuentwickeln und damit der Gesundheit der Bevölkerung zu dienen.

Für Ergänzungen und Berichtigungen bin ich dankbar.

Beijing 1983   Jiao Guorui

I. KAPITEL

Einführung

1. Die Bedeutung von Qigong

Qigong ist eines der bedeutenden Kulturgüter des chinesischen Volkes und ein Bestandteil der traditionellen chinesischen Medizin (TCM). Qigong ist eine Methode
zur Gesunderhaltung und Therapie, die die charakteristischen Züge unserer Kultur
trägt. Die Besonderheit von Qigong liegt darin, daß Geist, Körper und Atmung des
Menschen aktiv miteinander verbunden werden. Auf diese Weise wird das „Wahre
Qi" *(zhenqi)* des Organismus trainiert. Dadurch beugt man Krankheiten vor, stärkt
den Organismus und vermeidet frühzeitiges Altern. Deshalb gilt Qigong seit alters
her als wichtige Maßnahme zum „Vertreiben von Krankheiten und zur Verlängerung
des Lebens".
Aus der Geschichte wissen wir, daß es mehrere Schulen des Qigong gab, nicht nur
in der chinesischen Medizin und den chinesischen Kampfkünsten *(wushu)*, sondern
auch im Rahmen der daoistischen und buddhistischen Körperübungen. Innerhalb
des Qigong gibt es Übungen-in-Ruhe *(jinggong)*, Übungen-in-Bewegung *(donggong)*, Übungen-in-Ruhe-und-Bewegung *(jingdonggong*; erst Ruhe, dann Bewegung); es gibt Übungen mit großem und Übungen mit geringem Kraftaufwand; es
gibt Übungen, die den Schwerpunkt auf die Innere-Übung *(neigong)* legen als auch
Übungen, die die Äußere-Übung *(waigong)* betonen; es gibt Übungen, die hauptsächlich therapeutischen Zwecken dienen als auch Übungen, die für Gesunderhaltung und Kräftigung gedacht sind.
Qigong unterscheidet sich von anderen therapeutischen, gesunderhaltenden und
sportlichen Übungen durch besondere Charakteristika. Der Begriff „Qigong" gibt
schon grob den Inhalt dieser gesunderhaltenden und therapeutischen Übungen des
chinesischen Kulturkreises wieder. „Qi" bezeichnet das „Wahre Qi" *(zhenqi)* des Organismus, womit die Gesamtheit der physiologischen Funktionen gemeint ist. Qigong-Meister sprechen in diesem Zusammenhang auch oft von „Innerem Qi" *(neiqi)*
oder „Dantian-Qi". „Wahres Qi" wird als Antriebskraft aller physiologischen Abläufe
betrachtet. „Gong" bezeichnet die „Arbeit" des Übenden. D. h., Qigong ist eine Methode, bei der der Mensch selbst aktiv wird und bei der er seinen Körper und Geist
zur Gesunderhaltung und Heilung trainiert. Eine derartige Methode ist umfassend
und dient der „Selbstvitalisierung", „Selbstwiederherstellung", „Selbstregulierung"
und dem „Selbstaufbau". Hieraus wird verständlich, daß Qigong zur Vorbeugung
und Therapie von Krankheiten, zur Gesunderhaltung und Kräftigung sowie zur Ver-
meidung eines frühzeitigen Alterns eingesetzt werden kann.
Im Rahmen der Krankheitsvorbeugung hat Qigong einen umfassenden Einfluß auf
den Organismus, wobei durch das Ausführen gewisser Übungen die Konstitution
gestärkt und die körpereigene Abwehrkraft erhöht werden. So können z. B. Men-

schen, die anfällig für Erkältungskrankheiten sind, durch ausdauerndes Üben eine Stärkung ihrer Konstitution und Abwehrlage erreichen.

In Rahmen der Qigong-Therapie gibt es zwar Übungsmethoden, die das Trainieren einzelner Körperteile bzw. -funktionen betonen, aber im wesentlichen geht es immer um die Kräftigung der Konstitution des gesamten Organismus, um dadurch den Zustand der krankhaft veränderten Körperfunktion zu verbessern oder vollständig zu heilen. Die meisten Menschen denken, daß Qigong nur bei der Behandlung von funktionellen Störungen Anwendung finden kann. Tatsächlich kann Qigong aber auch bei allen organischen Erkrankungen (z. B. Magengeschwür) in begrenztem Rahmen zur Heilung führen. Wendet man es in geeigneter Weise an, können die Therapiedauer verkürzt, der Therapieerfolg erhöht und die Rekonvaleszenz beschleunigt werden. Besondere Beachtung verdient die Tatsache, daß Qigong bei chronischen Krankheiten, bei denen relativ leicht ein Rückfall auftreten kann, den langfristigen Heilerfolg konsolidiert. Andererseits darf man nicht glauben, daß Qigong alles vermag und alle Krankheiten heilen kann. Jede Therapie hat ihre Grenzen, und keine Therapiemethode kann vollständig alle anderen Therapiemethoden ersetzen. Wir dürfen beim Berichten über die Wirkungen des Qigong auf keinen Fall übertreiben. Sonst kann es leicht passieren, daß Patienten das Vertrauen in Qigong verlieren, wenn die erhoffte Wirkung nicht eintritt. Der Vertrauensverlust wirkt sich wiederum ungünstig auf die Therapiewirkung des Qigong aus. Die Qigong-Therapie bedarf keiner speziellen Ausstattung, ermöglicht im allgemeinen eine Reduktion der benötigten Medikamente, verkürzt die Krankheitsdauer und verringert krankheitsbedingte Schmerzen. Diese Punkte machen deutlich, daß Qigong unbedingt in die klinische Therapie integriert werden sollte.

Im Rahmen der Gesunderhaltung ist Qigong eine sehr wirksame Methode, um eine schwächliche Konstitution zu stärken. Auch ist Qigong für Menschen mittleren und höheren Alters besonders geeignet. Jeder, der beständig und gewissenhaft übt und ein gewisses Übungsniveau erreicht, kann am eigenen Leib erfahren, daß Qigong die Funktionen von Verdauung, Atmung, Herz-Kreislauf und Nervensystem verbessert, mangelnden Appetit steigert, den Schlaf tiefer werden läßt, Erschöpfung vertreibt, die körperlichen und geistigen Kräfte vermehrt und die Ausdauer des Organismus steigert. Aus diesem Grunde kann Qigong einen wichtigen Beitrag zur Gesunderhaltung und Kräftigung leisten, wenn man die Übungsmethoden genau beherrscht und gewissenhaft und beständig übt. Es gibt aber auch Menschen, die glauben, daß alle Probleme gelöst werden, wenn sie nur richtig Qigong üben. Das ist aber eine einseitige Sichtweise. Denn die Heilung von Krankheiten, Konsolidierung des Therapieerfolges und Erhaltung der Gesundheit werden von vielen Faktoren mitbestimmt. Qigong ist zwar eine wirkungsvolle Methode, aber die Therapiemaßnahmen allein auf Qigong zu beschränken, ist nicht genug. Es gilt auch andere Aspekte zu berücksichtigen und in vernünftiger Weise aufeinander abzustimmen, wie z. B. Ernährung, Alltagsleben, Beruf und Studium, Training von Körper und Geist, Arbeit und Erholung. Vergleicht man einen Übenden und einen Nichtübenden unter sonst gleichen Bedingungen, so wird der Übende weniger häufig krank und ist von kräftigerer Konstitution. Dies ist ein Phänomen, das inzwischen allgemein anerkannt ist.

Von alters her haben die Menschen Qigong als eine Methode zur „Vertreibung von Krankheiten und zur Verlängerung des Lebens" gepriesen. Damit ist gemeint, daß durch das Üben von Qigong Krankheiten geheilt und ihnen vorgebeugt werden kann, daß ein gesunder Organismus noch weiter gestärkt wird und somit ein längeres Leben erreicht werden kann. Diese Wirkungen von Qigong können wir bei alten Menschen, die seit langer Zeit Qigong praktizieren, häufig beobachten. Trotz ihres hohen Alters ist ihr Blutdruck nicht erhöht, Sehkraft und Hörvermögen sind ungemindert, sie erfreuen sich eines festen und tiefen Schlafes, sind voller Energie, verfügen über eine kräftige und klare Stimme, ihr Schritt ist fest und sicher, sie zeigen eine hohe Belastbarkeit bei Kälte und Hitze und werden selten krank. Kurz gesagt, sie unterscheiden sich auffallend von anderen „normalen" Gleichaltrigen. Dieser Sachverhalt hat eine äußerst große Bedeutung für die Geriatrie und die Erforschung altersbedingter Erkrankungen. In alter Zeit gab es jedoch Menschen, die Qigong für eine Wundermethode hielten, durch die man „ewig lebt und niemals altert". Das ist eine realitätsferne Vorstellung. Denn wo Leben ist, ist auch Tod. Das Heranwachsen, die Lebensmitte, die Reifung, das Altern und der Tod des Menschen sind unumstößlichen Naturgesetzen unterworfen.

Manche Menschen halten Qigong für etwas sehr Geheimnisvolles und denken, daß es sehr schwer zu beherrschen sei. In Wirklichkeit ist Qigong ganz und gar nicht geheimnisvoll, sondern beruht auf den Gesetzen der Natur. Um die Qigong-Übungen zu meistern, muß man nur unter Anleitung eines Qigong-Erfahrenen gemäß einer bestimmten Methode und deren Schlüsselpunkten üben, von der Oberfläche zur Tiefe vordringen und Schritt für Schritt der Reihenfolge nach vorgehen. Wenn man die Übungen nur gewissenhaft und beständig durchführt, werden die krankheitsvorbeugenden und gesundheitsfördernden Wirkungen von Qigong zur vollen Entfaltung kommen.

2. Herkunft und Entwicklung

Als Bewegungskunst zur Gesundheitsvorsorge und Therapie hat Qigong bereits eine sehr lange Geschichte. Gemäß den alten Geschichtswerken wußten die Menschen schon zu Yaos[1] Zeit vor mehr als 4000 Jahren, „Tanz" als Heilmethode einzusetzen. In den „Frühlings- und Herbstannalen" (Lüshi chunqiu) wird im „Kapitel über alte Musik" (guyuepian) folgendes berichtet: „Im Anfang des Herrschers Tao Tang staute sich die dunkle Kraft in hohem Grade und sammelte sich in der Tiefe. Der Lauf des Lichten wurde so gehemmt, so daß es sich nicht mehr der Ordnung nach auswirken konnte. Die Stimmung des Volkes wurde trübe und träge. Die Sehnen und Knochen lockerten sich und gehorchten nicht mehr. Da erfand er den Tanz, um die Leute wieder zur Bewegung anzuleiten"[2]. Aus der Zhou-Zeit (11. Jh. v. Chr. - 771 v. Chr.) sind Bronzeinschriften mit klaren Beschreibungen von Qi-Übungen be-

---

[1] Legendärer Herrscher der Vorzeit. Er hieß Tao Tang bzw. Fang Xun und wird in Geschichtsbüchern meist Tang Yao genannt.

[2] Übersetzung nach Richard Wilhelm: Frühling und Herbst des Lü Bu We. Diederichs (1979), S. 63.

kannt. Auch im *Laozi* (3. Jh. v. Chr.) sind Atemmethoden des „Pustens" und „Blasens" beschrieben. *Zhuangzi* (4 ? - 2. Jh. v. Chr.) geht noch einen Schritt weiter und schreibt: „Schnauben und den Mund aufsperren, ausatmen und einatmen, die alte Luft ausstoßen und die neue einziehen, sich recken wie ein Bär und strecken wie ein Vogel: das ist die Kunst, das Leben zu verlängern. So lieben es die Weisen, die Atemübungen treiben und ihren Körper pflegen, um alt zu werden wie Vater Pong"[1]. Der „Gürtelanhänger aus Jade mit einer Inschrift über das Fließen des Qi" (*Xingqi yupeiming*), ein Kulturschatz aus den Anfängen der Frühlings- und Herbstperiode (770 - 476 v. Chr.) bzw. der Zeit der streitenden Reiche (475 - 221 v. Chr.) beinhaltet nicht nur eine recht detaillierte Beschreibung von Qi-Übungen, sondern geht auch zu einem gewissen Grade auf die Theorie des Qigong ein. Die Abhandlungen über Qigong sind auf einem 12-flächigen Nephritgegenstand eingraviert und bestehen aus insgesamt 45 Schriftzeichen mit folgender Bedeutung: „Beim Atmen muß man so vorgehen: Man behält (den Atem) und er sammelt sich. Wenn er sich gesammelt hat, dehnt er sich aus. Wenn er sich ausdehnt, geht er nach unten. Wenn er nach unten geht, wird er ruhig. Wenn er ruhig geworden ist, wird er fest. Wenn er fest geworden ist, beginnt er zu keimen. Wenn er ausgekeimt ist, wächst er. Wenn er gewachsen ist, muß man ihn wieder zurückdrücken. Wenn er zurückgedrückt ist, erreicht er den Scheitel. Oben drückt er dann gegen den Scheitel, unten drückt er abwärts. Wer dies befolgt, lebt; wer das Gegenteil davon tut, stirbt"[2,3]. Dieser Artikel erläutert die Übungsmethode, den Zweck, die Hauptgedanken und Theorie einer bestimmten Qigong-Methode. Er verdeutlicht auch, daß in China schon früh, nämlich zur Zeit der Frühlings- und Herbstperiode bzw. der Streitenden Reiche, Theorien und Übungsmethoden, die mit Qigong zu tun haben, auftauchten.

1973 wurde unter den archäologischen Funden aus dem Mawangdui-Grab Nr. 3 (168 v. Chr.) bei Changsha in der Provinz Hunan ein aus den Anfängen der westlichen Han-Zeit (206 v. Chr. - 25 n. Chr.) stammendes auf Seide geschriebenes Buch mit dem Titel „Kapitel über das Meiden von Getreide und Essen von Qi" (*Quegu shiqi pian*) und eine auf Seide gemalte „Tafel mit Übungen zum Leiten und Dehnen" (*Daoyin tu*) entdeckt[4] (Abb. 1). Das Buch beschreibt die Methode vom „Leiten und Dehnen und Führen des Qi" (*daoyin xingqi*). Die Bildtafel besteht aus 44 Farbzeichnungen, auf denen Menschen abgebildet sind, die u. a. die Bewegungen von Wolf, Affe, Bär, Elster und Sperber nachahmen. Diese wichtige Entdeckung zeigt, daß man in China spätestens in den Anfängen der westlichen Han-Dynastie schon farbi-

---

[1] Übersetzung nach *Richard Wilhelm*: Dschuang Dsi. Diederichs (1979), S. 170.

[2] Übersetzung nach *Hellmut Wilhelm*: Eine Chou-Inschrift über Atemtechnik. Monumenta Serica Bd. 13 (1948), S. 385 - 388.

[3] *Chen Shihui*: „Der Gürtelanhänger aus Jade und die Qigong-Therapie" (*Yupeiming he qigongliaofa*), erschienen in der *Guang Ming Ribao* am 21. November 1961.

[4] „Tafeln mit Übungen zum Leiten und Dehnen. Gesammelte Aufsätze über die Tafeln mit Übungen zum Leiten und Dehnen" (*Daoyin tu · daoyin tu lun wenji*), Kulturverlag 1979.

ge Bildtafeln zum Lehren von Qi-Übungen („Übungen zum Dehnen und Leiten des Qi-Flusses") benutzte. Im frühesten heute noch existierenden Medizinklassiker Chinas, dem berühmten *Huangdi neijing suwen* („Unbefangene Fragen des Inneren Klassikers des Gelben Fürsten", 3./2. Jh. v. Chr.) geht man noch einen Schritt weiter und bezeichnet die Übungen bereits als wichtige Gesunderhaltungs- und Therapiemethode. So heißt es z. B. im Kapitel „Abhandlung über das naturgemäße und wahrhaftige Leben im Altertum" (*Shanggu tianzhen lun*): „Wenn man gelassen und frei von Wünschen ist, erhält man sich das Wahre Qi *(zhenqi)*, wenn man die geistigen Kräfte im Inneren bewahrt, wie könnte Krankheit einen da angreifen?" Weiterhin heißt es: „Im Einatmen und Ausatmen, im Umgang mit Essenz (*jing*) und Qi, bewahrten sie ihren Geist, ihre Muskeln und Sehnen bildeten ein Ganzes". Im selben Buch, im „Kapitel über die Methode des Stechens" (*yipian cifa lun*) steht: „Wer eine Krankheit der Niere hat, kann beim Üben nach Süden blicken, den Geist beruhigen und die Gedanken sammeln, den Atem anhalten und 7mal nicht atmen, und dann das Qi schlucken als ob er einen harten Gegenstand tief nach unten schlucken würde. Wenn man 7mal so geübt hat, soll man mehrere Male den Speichel schlucken".

Aus diesen Schriften kann man ersehen, daß unsere Vorfahren schon sehr früh die geistigen Übungen, die Atemübungen und die Bewegungsübungen des Qigong bis hin zu den Methoden des „Speichelschluckens" (*tunjin yanye*) praktiziert haben.

Verfolgt man die Geschichte der chinesischen Medizin, so sieht man, daß die früheren Ärzte alle die Lehre von Qigong als sehr wichtig erachteten. Man findet in zahlreichen berühmten Werken der Medizin Abhandlungen über Qigong, und es gab

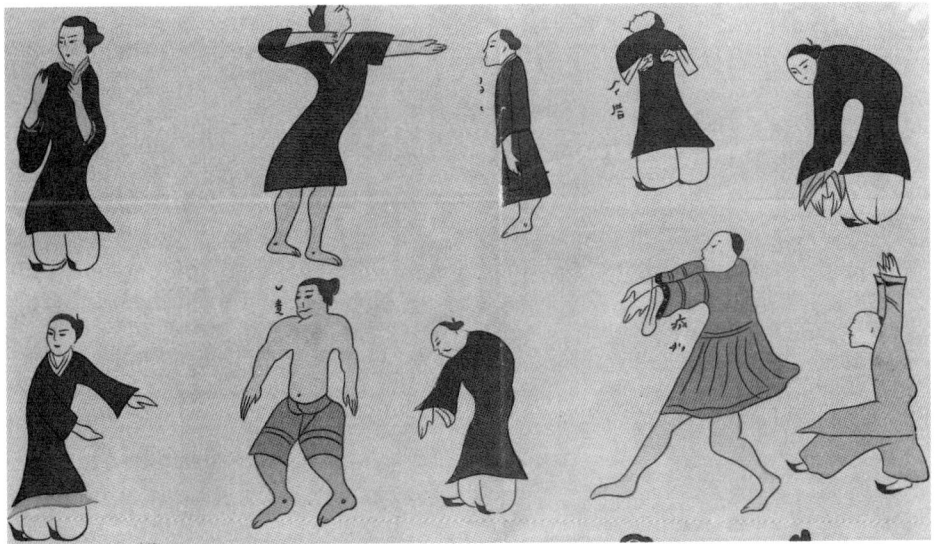

Abb. 1: Rekonstruiertes Seidenbild aus dem Mawangdui-Grab Nr. 3 (168 v. Chr.) mit „Übungen zum Leiten und Dehnen" (daoyin).

auch einige berühmte Ärzte, die die Qigong-Übungen des „Leitens und Dehnens" (*daoyin*) weiterentwickelten. So schreibt z. B. der bedeutende Arzt der Han-Zeit, *Zhang Zhongjing* (Mitte 2. Jh. - 3. Jh. n. Chr.) in seinem berühmten Buch „Kurze Fassung des Goldenen Schreins" (*Jingui yaolüe*) über den Gebrauch von Qigong-Übungen als Therapiemethode. Er sagt: „Wenn sich die 4 Gliedmaßen schwer anfühlen, praktiziere man die ‚Übungen des Leitens und Dehnens und des Auswerfens und Assimilierens' (*daoyin tuna*), wende Akupunktur, Moxibustion, Pflaster und Salben sowie Massage an und sorge dafür, daß die 9 Körperöffnungen nicht verstopft sind".

Ein anderes Beispiel ist der berühmte *Hua Tuo* (? - 208 n. Chr.), Arzt der späten Han-Zeit, der nicht nur in zahlreichen Klassikern bewandert war, sondern auch eine Methode der gesunden Lebensführung entwickelte. Er hat damals in Anlehnung an *Zhuangzi's* Ausführungen über den Bären und den Vogel und *Huainanzi's* „Bewegungen der 6 Tiere" die berühmte Gesunderhaltungs- und Therapiemethode „Spiel der 5 Tiere" *(wuqinxi)* geschaffen. Darin werden, mit Rücksicht auf die Besonderheiten des menschlichen Körpers, die Bewegungen der Tiere Tiger, Hirsch, Bär, Affe und Vogel (Elster) nachgeahmt. *Hua Tuo* sagt: „Jeder Mensch hat das Verlangen, sich Bewegung zu verschaffen; nur erreichen die meisten darin nicht Vollkommenheit. Wenn man sich bewegt, kann das mit der Nahrung aufgenommene Qi verbraucht werden, zirkulieren die pulsierenden Säfte ungehindert und Krankheit kann nicht entstehen. Es ist dabei wie mit der Türangel, die niemals rostet . . . Deshalb haben die Unsterblichen des Altertums die Übungen zum Leiten und Dehnen, die Haltung des gleitenden Bären und der Eule, die den Kopf wendet, die Dehnung in den Hüften, wie überhaupt die Bewegung der Gelenke geübt, um das Altern hintanzuhalten. Auch ich habe eine Methode, die ich das Spiel der 5 Tiere, nämlich des Tigers, des Hirschen, des Bären, des Affen und des Vogels nenne. Damit lassen sich nicht nur bestimmte Krankheiten heilen, man erreicht überhaupt eine größere Beweglichkeit der großen und kleinen Gelenke[1]. Wenn man eine Krankheit hat, beginnt man mit dem Spiel des ersten Tieres, man kommt dabei ins Schwitzen, der Körper fühlt sich erleichtert und man bekommt Appetit." Das „Spiel der 5 Tiere" ist die berühmteste Folge von bewegungstherapeutischen Übungen und hat sich beständig verbreitet und großen Anklang in der Bevölkerung Chinas gefunden. Obwohl das heutzutage praktizierte „Spiel der 5 Tiere" eine Weiterentwicklung mit vielen Veränderungen darstellt und sich inzwischen mehrere Schulen herausgebildet haben, die mit dem ursprünglichen „Spiel der 5 Tiere" kaum noch etwas gemein haben, nennen die Leute die Übung im Andenken an *Hua Tuo's* Verdienste immer noch „*Hua Tuo's* Spiel der 5 Tiere". Das „Spiel der 5 Tiere" ist nicht nur in China bekannt, sondern hat auch das Interesse der internationalen Fachwelt erregt. Ein schwedischer Spezialist für Bewegungstherapie und chinesische Kampfkünste (*wushu*), der mich im Jahre 1980 zu einem wissenschaftlichen Austausch in China besuchte, hält das „Spiel der 5 Tiere" für eine Glanzleistung der traditionellen chinesischen Medizin und einen wichtigen Beitrag zur gesamten Medizin.
Nach *Hua Tuo* wurden in folgenden Werken Abhandlungen zum Thema Qigong ge-

---

[1] Übersetzung nach *Porkert*: Hua T'uo, Sonderdruck aus Bd. II der Enzyklopädie „Die Großen der Weltgeschichte", Zürich 1972, S. 524.

schrieben: „Abhandlung über Ursprung und Verlauf aller Krankheiten" (*Zhubing yuanhou zong lun*) von *Chao Yuanfang* (620 n. Chr., Sui-Dynastie); „Wichtige Rezepte, die tausend Goldstücke wert sind" (*Beiji qianjin yaofang*) von Sun Simiao (7. Jh. n. Chr., Tang-Dynastie); „Geheimnisvolles und Wichtiges von der äußeren Terrasse" (*Waitai miyao*) von *Wang Tao* (752 n. Chr.); „Komplette Aufzeichnungen der kaiserlichen Rezepturen" (*Shengji zonglu*) (1111 - 1117 n. Chr., Song-Dynastie). Weiterhin sind die Werke der großen Ärzte der Jin- und Yuan-Zeit zu nennen: „Abhandlung über die Sammlung der Lebenskraft" (*Shesheng lun*) von *Liu Wansu* (1120 - 1200 n. Chr.); „Die Konfuzianer dienen ihren Eltern" (*Rumen shiqin*) von *Zhang Zihe* (1156 - 1228 n. Chr.); „Geheime Schätze aus dem Orchideenzimmer" (*Lanshi mizang*) von *Li Dongyuan* (1180 - 1251 n. Chr.); „Abhandlung über Krankheiten, die durch zuviel Yang verursacht werden" (*Gezhiyu lun*) von *Zhu Danxi* (1281 - 1358 n. Chr.) u. a..

In der Ming-Zeit äußerte sich der berühmte Arzt *Li Shizhen* in seinem Werk „Untersuchung über die acht außerordentlichen Leitbahnen" (*Qijing bamaikao*) (erschienen 1578 n. Chr.) ebenfalls zur Praxis des Qigong. Er sagt: „Nur wer seinen Blick umkehrt, kann die inneren Wege untersuchen". Mit den „inneren Wegen" ist das System der „Leitbahnen" (*jingluo*) gemeint, das sich durch den menschlichen Körper zieht; „den Blick umkehren" bezeichnet eine Methode der Übungen-in-Ruhe. Das Zitat von *Li Shizhen* bedeutet, daß man während des Praktizierens von allen Übungen-in-Ruhe Veränderungen in den Leitbahnen wahrnehmen kann. *Wang Kentang* berichtet im „Leitfaden der Diagnose und Therapie" (*Zhengzhi zhusheng*) (1602 n. Chr.): „Es gibt viele Unheilbare, die geheilt werden könnten, wenn sie das ,Wahre Qi' *(zhenqi)* davor bewahren könnten, sich zu verflüchtigen, wenn sie das ,Primäre Qi' *(yuanqi)* umfaßten und als Einheit bewahrten". In „Shen's Buch über das Achten des Lebens" (*Shenshi zunshengshu*) (erschienen 1773 n. Chr.) von *Shen Jinao* finden wir Spezialkapitel über Qigong-Methoden, in denen 12 Bewegungsmuster erwähnt werden; im Kapitel über Therapie wird im besonderen auf die therapeutische Anwendung von Qigong eingegangen. Die zuvor erwähnten Schriften belegen, daß Qigong in China von alters her erforscht und weiterentwickelt wurde.

Außerdem gibt es in den chinesischen Kampfkünsten (*wushu*) grundlegende Übungsmethoden, die in enger Beziehung zu Qigong stehen. Natürlich dienen die Kampfkünste außer dem Training des Körpers auch noch als Angriffs- und Verteidigungskunst und stimmen somit bezüglich Trainingsziel und Methodik nicht mit Qigong überein. Qigong und *Wushu* können also nicht völlig gleichgesetzt werden.

Unsere Vorfahren haben uns viele wertvolle Dokumente über Qigong hinterlassen. Über 200 historische Dokumente sind bisher bekannt. In der Bevölkerung sind noch Kopien seltener Bücher im Umlauf, und viele vereinfachte, wirkungsvolle Übungsmethoden werden praktiziert. Dies alles stellt ein äußerst wertvolles kulturelles Erbe dar, das wir gewissenhaft weiter sichten und ordnen sollten, um die Spreu vom Weizen zu trennen, das Alte in den Dienst der Gegenwart zu stellen, Neues aus Altem entstehen zu lassen und Qigong noch stärker in den Dienst der Menschen zu stellen.

Auch außerhalb Chinas gibt es Übungsmethoden, die dem Qigong verwandt sind.

So hat z. B. der indische Yoga Ähnlichkeiten mit dem chinesischen Qigong. Lange Zeit fanden derartige Methoden, als Teil östlicher Philosophie betrachtet, nur in begrenztem Umfang Verbreitung in westlichen Ländern. In jüngster Zeit finden diese Methoden großes Interesse in breiten Bevölkerungsschichten, da ihre Wirkungskraft mit naturwissenschaftlichen Methoden überprüft und belegt wurde. Wegen schädlicher Nebenwirkungen vieler Medikamente werden auch naturwissenschaftlich orientierte Ärzte in zunehmendem Maße gezwungen, nach anderen Heilmethoden Ausschau zu halten und verhalfen so auch der Qigong-Therapie zu einer relativ raschen Weiterentwicklung. So wurden auch in westlichen Ländern (z. B. USA) Methoden zur Entspannung propagiert, die den Entspannungs-Übungen ähneln, die Qigong-Schüler in China als Anfangsübung erlernen. Entspannungs-Übungen gelten in westlichen Ländern als wirksam bei: Erschöpfung, Kraftlosigkeit, Angina pectoris, Bluthochdruck, Nervenschwäche, Depressivität, Struma, chronischen Infektionserkrankungen. Ihre klinische Anwendung ähnelt somit ebenfalls der der Entspannungs-Übungen des Qigong. Inzwischen gibt es in der Schweiz, in den USA, Kanada, England und anderen Ländern Forschungsgruppen, die sich mit Methodik und Physiologie von Entspannungs-Übungen beschäftigen.

Nach der Gründung des Neuen China schenkten Partei und Regierung den Ausgrabungs- und Forschungsarbeiten bezüglich Qigong große Beachtung, gründeten Kliniken und Forschungsgremien, bildeten Spezialisten aus, tauschten Arbeitserfahrungen aus und erreichten so einen effektiven Einsatz von Qigong in der Therapie von weit verbreiteten und relativ schwer zu heilenden chronischen Krankheiten. Heute ist Qigong zu einer anerkannten Methode in der Verhütung und Behandlung von chronischen Krankheiten und zu einem wichtigen Aspekt im Rahmen einer umfassenden Therapie geworden. Auch die experimentellen Untersuchungen zu Qigong erbrachten Erfolge. Die Wirksamkeit der Qi-Übungen zur Prophylaxe und Therapie konnte mit wissenschaftlichen Methoden belegt werden. Außerdem bilden wir Gaststudenten aus anderen Ländern aus und stellen das chinesische Qigong durch Publikationen und Filme vor.

Im Juli 1979 berief das Internationale Institut für traditionelle chinesische Medizin die „Nationale Arbeitskonferenz für Qigong-Forschung" ein und stieß damit auf großes Interesse bei Ärzten, Naturwissenschaftlern und Technikern. Die in jüngerer Zeit erschienenen Forschungsberichte über Qigong befassen sich mit Qigong im Hinblick auf die Grundtheorien der traditionellen chinesischen Medizin (wie Leitbahnen (jingluo), Qi und „Blut" (xue) usw.) sowie mit der Anwendung von Qigong in Prävention und Therapie. In vielen Bereichen wie Sport, Geriatrie und Physiologie konnte die Qigong-Forschung neue Anstöße geben. Aller Voraussicht nach wird Qigong im Laufe der Zeit noch an Bedeutung und Beachtung gewinnen.

3. Zwei Patientenberichte

Qigong als Therapiemethode hat eine mehrere Jahrtausende alte Geschichte. In jüngerer Zeit wurden systematisch klinische Untersuchungen angestellt, und es gibt bereits mehrere 1000 Fallstudien. Auf dem „Ersten Symposium zum Erfahrungsaustausch über Qigong" im Jahre 1959 wurde über mehr als 2000 Patienten mit Magen- bzw. Zwölffingerdarmgeschwür berichtet, deren Erkrankung durch Qigong günstig beeinflußt wurde. An dieser Stelle möchte ich nur zwei Patienten vorstellen, um deutlich zu machen, daß Qigong-Übungen eine regulierende Wirkung auf die physiologischen Funktionen des Körpers haben und der Heilung von Krankheiten dienen.

Das erste Beispiel handelt von mir selbst. In meiner Jugend liebte ich die Kampfkünste (*wushu*)[1] sehr und lernte von verschiedenen alten Meistern die Übungen mit Faust, Stock, Degen und Schwert. Ich war sehr gesund und schenkte deshalb meiner Gesundheit keine besondere Aufmerksamkeit. Als ich später Medizin studierte, blätterte ich oft weiter, wenn ich beim Lesen auf Dokumente der traditionellen chinesischen Medizin stieß, die mit *Tuna* („Auswerfen und Assimilieren", Atemübungen) oder *Daoyin* („Übungen zum Leiten und Dehnen") zu tun hatten, denn damals vertraute ich noch nicht darauf, daß eine so einfache Methode wie Qigong Krankheiten zu heilen vermochte.

In der Folgezeit führte ich ein sehr unregelmäßiges Leben. In Alltag und Arbeit folgte ich nicht mehr dem natürlichen Rhythmus. Die Abstände zwischen den Mahlzeiten schwankten erheblich. Oft aß ich erst spät in der Nacht, ich kümmerte mich nicht darum, ob das Essen heiß oder kalt war, ich schlang das Essen schnell hinunter. Nach einiger Zeit ging mein Appetit zurück, und meine Verdauungsfunktion wurde schlecht. Doch dadurch wurde meine Vorsicht noch immer nicht geweckt, so daß meine Beschwerden nicht rechtzeitig behandelt und geheilt wurden. In der folgenden Zeit litt ich an Konzentrationsschwäche und an einer schweren allergischen Rhinitis. Ich erkrankte mehrmals jährlich, die Nasenschleimhaut war rot geschwollen, und meine Nase lief ständig. Ich hatte Schwindelanfälle und Augenflimmern. Zwar wurde ich mit Medikamenten behandelt, doch war der Effekt äußerst gering.

Im Frühjahr 1958 litt ich an einer sehr schweren Grippe, und die erwähnten Beschwerden verschlimmerten sich so sehr, daß ich im Sommer desselben Jahres meiner Arbeit nicht mehr nachgehen konnte. Erst jetzt begann ich, die Therapie meiner Beschwerden für wichtig zu halten. Meine hauptsächlichen Symptome zu jener Zeit waren: Schwindel, Kopfdruck (sobald ich längere Zeit saß, fiel ich in Ohnmacht), zeitweise heftige Kopfschmerzen, trockene schmerzende Augen, verschwommenes Sehen (ich konnte kaum ein paar Zeilen in der Zeitung lesen). Ich litt an krankhafter Schläfrigkeit und Kraftlosigkeit. Ich konnte jederzeit einschlafen und fühlte mich nach dem Aufwachen genauso zerschlagen und kraftlos wie zuvor. Mein Körper war schlaff, ich dachte nur ans Schlafen und litt unter bleierner Müdigkeit. Erst jetzt konnte ich mir vorstellen, was die traditionelle chinesische Medizin mit dem Ausdruck „Ist die Milz erkrankt, ist der Körper schwer wie Lehm" meint. Ich fürchtete die Kälte. Selbst wenn ich im Winter am Ofen saß, hatte ich das Gefühl, daß aus meinem Inneren Kälte drang, Hände und Füße wurden nicht warm. Ich hatte kein Geschmacksempfinden mehr und wollte weder essen noch trinken. Ich erbrach mich und litt unter saurem Aufstoßen. Ich hatte Magenschmerzen, die sich bis in die Hüft- und Lendengegend zogen. Die Hüften schmerzten mehr als zehnmal täglich

---

[1] *Jiao Guorui* u. a.: Das Spiel der 5 Tiere (das erste Spiel, Vorwort). Volksverlag für Sport 1963.

so stark, daß ich das Gefühl hatte, sie zerbrächen. Manchmal konnte ich wegen der Schmerzen nicht einschlafen oder erwachte davon. Mein Körpergewicht, das normalerweise 120 Pfund betrug, sank rapide auf 98 Pfund. Im Sommer 1958 diagnostizierte ein Arzt für traditionelle chinesische Medizin: „Leber und Magen sind in Disharmonie". Durch Röntgenuntersuchungen und Labortests wurde von einem westlich ausgebildeten Arzt folgende Diagnose gestellt: Geschwür des Zwölffingerdarms im Bereich des Bulbus duodeni, Neurasthenie[2]. Ich wurde mit chinesischen und westlichen Medikamenten behandelt, außerdem mit Physiotherapie, Akupunktur und Moxibustion. Die Krankheit wurde dadurch weder eingedämmt noch konnte ihre Weiterentwicklung gestoppt werden. Schließlich machte man mir den Vorschlag, es mit Qigong-Übungen zu versuchen.

Damals hatte ich kein allzu großes Vertrauen in die Qigong-Therapie. Da ich jedoch von starken Schmerzen geplagt wurde und die anderen Therapieformen über lange Zeit wirkungslos geblieben waren, war ich bereit, einen Versuch zu wagen und die Übungen ernsthaft durchzuführen. Im Verhältnis zu den anderen Patienten, die ebenfalls Qigong zur Therapie ihrer Beschwerden übten, war ich relativ ernst erkrankt. Der Effekt der Therapie war entsprechend auffallend. Schon nach 10 Tagen Übung besserten sich die Hauptsymptome, darunter insbesondere die Magenschmerzen, Hüftschmerzen, die krankhafte Schläfrigkeit, die Kraftlosigkeit und das Gefühl der Abgeschlagenheit. Ich fühlte wieder Kraft in mir und wollte gar nicht mehr ruhig liegen. Nach dreimonatigem Üben verschwanden die Schwindelanfälle, die Augenschmerzen und die verschwommene Sicht besserten sich entscheidend. Das mir seit Jahren vertraute Gefühl der Kraftlosigkeit und Abgeschlagenheit als auch die schwere allergische Rhinitis verschwanden von Grund auf, was mich sehr glücklich machte. Vom ersten Tag der Übung an hörten die ausstrahlenden Magenschmerzen auf, so daß ich keiner anderen Therapie mehr bedurfte. In der Folgezeit habe ich durchgehend an meinen Übungen festgehalten, bis heute sind es über 20 Jahre. Die Geschwüre und die Rhinitis sind nicht wieder aufgetreten, und die Neurasthenie konnte völlig beseitigt werden. Die Praxis hat mir gezeigt, daß Qigong eine einfache und bequeme sowie wirkungsvolle Methode der Therapie als auch der Gesunderhaltung ist.

In einem zweiten Beispiel möchte ich von einem ausländischen Patienten berichten. 1946 war dieser Patient 60 Jahre alt und wurde aufgrund schwerster und „unheilbarer" Krankheit aus dem Krankenhaus entlassen. Er benötigte zu jener Zeit pro Tag 4 Injektionen mit Kampfer. Der behandelnde Arzt sagte zu den Angehörigen, daß der Patient wohl kaum noch 4 Wochen zu leben habe. Es mutet wie ein Wunder an, daß dieser Patient noch 12 Jahre lebte.

Wie kam dieses „Wunder" zustande? Die damalige Diagnose lautete: Arteriosklerose, Angina pectoris, Herzinfarkt, Lungentuberkulose und Lungenemphysem. Der Patient suchte ein zweites, sehr berühmtes Krankenhaus auf, in dem folgende Diagnose gestellt wurde: Arteriosklerose, Mitralklappeninsuffizienz und Lungenfibrose. Darüberhinaus litt der Patient an Asthma, chronischer Gastritis, chronischer

---

[2] *Jiao Guorui:* Erste Erfahrungen mit der Qigong-Therapie. Arbeitsbericht des Instituts für traditionelle chinesische Medizin. Volkshygieneverlag 1959, S. 269-278.

Hepatitis und an Arthritis. Seine Hände schmerzten häufig so sehr, daß er sie nicht anheben konnte. Seit über 10 Jahren war der Patient schon impotent. Man kann sich vorstellen, mit welchen Schmerzen ein Mensch geplagt ist, der an so vielen Krankheiten leidet. In seiner hoffnungslosen Situation wollte der Patient einen Versuch mit der Qigong-Therapie wagen.

Durch geduldiges und beharrliches Training von Qigong-Übungen konnte der Patient schließlich seiner Beschwerden ledig werden und sein Wohlbefinden wieder erlangen. Zwar blieb die Mitralklappeninsuffizienz weiter bestehen, aber der Patient hatte subjektiv das Gefühl, daß diese Krankheit keinen großen Einfluß auf sein körperliches Wohlbefinden habe. Er benötigte keine Medikamente mehr zur Unterstützung seiner Herzfunktion. Seine Beschwerden verschwanden eine nach der anderen, sein Körper wurde wieder widerstandsfähig und kräftig. Die Leute sagten, daß er jünger als sein tatsächliches Alter aussähe.

Der Leser hat bestimmt großes Interesse daran zu erfahren, welche wunderbare Übungsmethode einen Menschen, der so schwer krank ist, schließlich geheilt hat. Es ist ganz einfach: Der Patient wandte die Bauchatmung an und eine den „13 gesunderhaltenden Übungen" (siehe Kapitel IV) ähnliche Übungsmethode und hatte damit Erfolg. Doch dieser Erfolg war nicht ohne Mühe zu erreichen. Das liegt nicht daran, daß die Qigong-Übungen schwer zu erlernen sind, sondern daran, daß sie sehr einfach sind. Das führt dazu, daß viele Patienten nicht glauben können, daß eine so einfache Methode solch durchgreifende Wirkungen entfalten kann. Deshalb führen sie die Übungen nicht gewissenhaft, nicht beständig und nicht ernsthaft genug aus. Viele Patienten beginnen zwar mit dem Üben, haben aber große Schwierigkeiten, ernsthaft dabei zu bleiben. Für solche Patienten liegt die größte Schwierigkeit darin, der Reihenfolge nach, Schritt für Schritt vorzugehen und beständig zu üben.

Es gibt inzwischen zahllose Beispiele dafür, daß durch beständiges Qigong-Training Heilerfolge erzielt werden können. Obwohl ich nur zwei Beispiele erwähnt habe, wird aus ihnen ersichtlich, daß die potentiellen Kräfte des Organismus sehr groß sind, daß sie in kurzer Zeit entfaltet und freigesetzt werden können und daß damit die Abwehrkräfte des Körpers gestärkt werden. Die Erfahrung lehrt uns, daß die potentiellen Kräfte im Menschen so groß sind, daß unter bestimmten Bedingungen sogar einige für „unheilbar" gehaltene Krankheiten geheilt werden können. In den letzten Jahren schenkt die medizinische Fachwelt den Maßnahmen zur „biologischen Stärkung der Abwehrkräfte" immer größere Beachtung. Die Überzeugung, daß die Mobilisierung körpereigener Abwehrkräfte eine größere Rolle im Heilungsprozeß spielt, als dies bisher angenommen wurde, wächst. In der Vergangenheit hat man keine Mühe gescheut, äußere Mittel zur Krankheitsbekämpfung zu erforschen. Wie man die körpereigenen Abwehrkräfte stärkt und mobilisiert, wird erst in jüngster Zeit ernsthafter erforscht. Nach meiner Überzeugung wirken sich Qigong-Übungen sehr positiv auf die körpereigene Abwehrkraft aus und sollten in Zukunft Gegenstand intensiver Forschungsarbeit sein.

4. Qigong aus der Sicht der traditionellen chinesischen Medizin

Wie kommt es, daß Qigong eine heilende und die Gesundheit stärkende Wirkung hat? Wodurch wird diese Wirkung hervorgerufen? Dies ist ein sehr komplexes Problem. Will man es gründlich darlegen, so sind noch viele Forschungsarbeiten notwendig. Im folgenden werden die Mechanismen des Qigong aus der Sicht der TCM erläutert.

Ein so komplizierter Organismus wie der Mensch ist zuallererst damit beschäftigt, die nicht endenwollenden Gegensätze zwischen ihm selbst und seiner Umwelt auszugleichen. Um die biologischen Prozesse in Gang zu halten, steht der menschliche Organismus zum einen durch ununterbrochenen Austausch von Materie in enger Beziehung zu seiner Umwelt. Zum anderen laufen im Inneren des Körpers, in allen Organen und Funktionssystemen, Stoffwechselprozesse ab. So sind z. B. Atmung, Verdauung, Blutkreislauf, Ausscheidung, der Transport von Körperflüssigkeiten bis hin zu den physischen und psychischen Aktivitäten alles Veränderungsprozesse im Spannungsfeld gegensätzlicher körperinterner Abläufe. Die TCM ist der Meinung, daß derartige biologische Prozesse durch die körperinterne „Transformation von Qi" (*qihua*) bewirkt werden. Diese „Transformation von Qi" wurde in alter Zeit auch „Das Prinzip, das jede Wandlung hervorbringt" (*hua sheng dao*) genannt. Erst wenn die „Transformation von Qi" in Gang gekommen ist, können biologische Prozesse ablaufen, die „Altes abschaffen und Neues an seine Stelle setzen". Die Wirkung von Qigong besteht nun darin, mit Hilfe der Übungsaspekte Körperhaltung, Atmung und dem „Bewahren der Vorstellungskraft" (*yishou*) die „Transformation von Qi" zu verstärken. Die verstärkte „Qi-Transformation" kann im Organismus die Ausgewogenheit von Yin und Yang, die Harmonisierung von Qi und „Blut" (*xue*), die Durchgängigkeit der Leitbahnen (*jingluo*) und die Kultivierung des „Wahren Qi" (*zhenqi*) bewirken.

Ausgewogenheit von Yin und Yang

Bezüglich des menschlichen Organismus weisen die Polaritäten von Yin und Yang auf die Gegensätzlichkeiten und auf die gegenseitige Abhängigkeit von Strukturen, Funktionen und Prozessen hin. Yin und Yang sind antagonistisch und bilden doch eine Einheit, sie sind veränderlich und untrennbar.

Der antagonistische Aspekt von Yin und Yang wird in der Kategorisierung von Strukturen und Funktionen des Organismus und seiner Umgebung deutlich: Unten ist Yin, Oben ist Yang; Innen ist Yin, Außen ist Yang; die *Zang*-Funktionskreise („Leber", „Herz", „Milz", „Lunge", „Niere") sind dem Yin zugeordnet, die *Fu*-Funktionskreise („Galle", „Dünndarm", „Magen", „ Dickdarm", „Blase") sind dem Yang zugeordnet. Bezüglich der Temperatur wird die Kälte dem Yin, die Wärme dem Yang zugeordnet. Ruhe ist Yin, Bewegung ist Yang usw. . . .

Der Aspekt der Einheit und gegenseitigen Abhängigkeit von Yin und Yang wird an folgenden Beispielen deutlich: Ohne Oben gibt es kein Unten; ohne Innen gibt es kein Außen; *Zang*- und *Fu*-Funktionskreise stehen in gegenseitiger Abhängigkeit; ohne Kälte gibt es keine Wärme; ohne Bewegung gibt es keine Ruhe usw. . . .

Die Veränderlichkeit, das Sich-ineinander-Verwandeln von Yin und Yang zeigt sich in vielfältiger Form: Extreme Kälte bringt Wärme hervor, extreme Hitze bringt Kälte hervor; extremes Yin wird zu Yang, extremes Yang wird zu Yin.

Das Ineinander-Übergehen und die Untrennbarkeit, d. h. der Wandel von Yin und Yang ist endlos. So steht in den „Abhandlungen über Trennung und Vereinigung von Yin und Yang" der „Unbefangenen Fragen des Inneren Klassikers des Gelben Fürsten" (*Huangdi neijing suwen · yin yang lihe lun*): „Es gibt 10, 100, 1000, 10 000, unendlich viele Erscheinungen von Yin und Yang und doch sind sie alle Eins". Gemäß den Vorstellungen der TCM „wurzeln Yin und Yang ineinander" und alle biologischen Prozesse im Organismus folgen dem Grundsatz: „Yin alleine kann nicht entstehen, Yang alleine kann nicht wachsen". „Sind Yin und Yang ausgewogen, so ist man im Vollbesitz seiner Lebenskräfte", „Trennen sich Yin und Yang, so ist die Essenz des Lebens verbraucht". Dies bedeutet, daß die biologischen Prozesse nur dann normal ablaufen und die Gesundheit nur dann bewahrt werden kann, wenn der Organismus in ständiger Bewegung und Veränderung ein Gleichgewicht zwischen Yin und Yang bewahrt. Die TCM spricht von „Ausgewogenheit zwischen Yin und Yang" oder „Dynamischem Gleichgewicht zwischen Yin und Yang". Bewegung ist Yang, Ruhe ist Yin, und so vertreten Qigong-Meister folgende Ansicht: „Der Körper besteht aus Yin und Yang; Yin und Yang sind Ruhe und Bewegung; wenn Ruhe und Bewegung sich vereinigen, wenn Qi und „Blut" ungehindert fließen, dann kann Krankheit nicht entstehen und man vollendet die von der Natur vorgesehene Lebensspanne"[1]. Beim Praktizieren von Übungen-in-Ruhe soll „außen Ruhe, innen Bewegung" und „Bewegung in der Ruhe" herrschen. Bei Übungen-in-Bewegung praktiziert man „außen Bewegung, innen Ruhe" und „Ruhe in der Bewegung". Auf diese Weise wurzeln Bewegung und Ruhe ineinander und Yin und Yang sind ausgewogen.

Ungehinderter Fluß von Qi und „Blut" (xue)

Die Aktivität von Qi und „Blut" spielt in den physiologischen Prozessen des Organismus eine äußerst wichtige Rolle. Strömen Qi und „Blut" ungehindert, so laufen die physiologischen Prozesse normal ab, stehen Qi und „Blut" im Mißverhältnis zueinander, so entstehen Krankheiten. Das Wesentliche der Qigong-Übungen ist das Trainieren des Qi. Wie aber kann Qigong Einfluß auf das „Blut" nehmen? Die TCM sagt dazu: „Das Qi kommandiert das Blut; ist das Qi in Bewegung, fließt auch das Blut; stagniert das Qi, so stagniert auch das Blut". Deshalb heißt es auch: „Blut kann ohne Qi nicht fließen, Qi kann ohne Blut nicht gehalten werden". Weiter heißt es: „Will man das Blut beleben, muß man zuerst für günstiges Qi sorgen; sinkt das Qi nach unten, so sinkt auch das Blut nach unten; will man das Blut wärmen, so muß man zuerst das Qi erwärmen; sobald das Qi erwärmt ist, gerät das Blut von selbst in Bewegung; wer das Blut nähren will, der muß zuerst das Qi nähren; wenn das Qi üppig ist, vermehrt sich das Blut von selbst"[2].

---

[1] *Zhou Shuguan*: Illustrierte Anleitung zur besseren Ausführung von Inneren-Übungen. (*Zengyan yijing xisui neigong tushuo*). 1930 erschienen im Yiqing Verlag.

[2] *Li Yongcai*: Handbuch der Therapie. Hygieneverlag Shanghai 1958.

Aufgrund dieser Zusammenhänge zwischen Qi und „Blut" verwendet die TCM in der medikamentösen Therapie von Erkrankungen des „Blutes" oft eine Mischung von Arzneien, die auf das „Blut" einwirken, und Arzneien, die auf das Qi einwirken, um auf diese Weise die Heilwirkung zu erhöhen. Aus dem engen Zusammenhang zwischen „Blut" und Qi folgt auch, daß Qigong-Übungen nicht nur auf das Qi, sondern auch maßgeblich auf das „Blut" einwirken. Diese Tatsache wird durch klinische Beobachtungen und experimentelle Untersuchungen bestätigt.

Durchgängigkeit der Leitbahnen (jingluo)

Nach Auffassung der TCM sind die Leitbahnen Wege für die Zirkulation und den Transport von Qi und „Blut", die alle Körperteile miteinander zu einem ganzheitlichen System verbinden. Wenn das Netz der Leitbahnen durchgängig gehalten wird, dann können Qi und „Blut" im Körper zirkulieren, und die Lebensfunktionen laufen geregelt ab. Störungen in den Leitbahnen führen zur Hemmung von Körperfunktionen und zu Krankheiten. Die Durchgängigkeit der Leitbahnen und das Zirkulieren von „Blut" und Körpersäften hängen wiederum von der bewegenden und antreibenden Kraft des Qi ab. Diesen Aspekt des Qi nennt man auch „Qi der Leitbahnen" *(jingluoqi)*. Wer Erfahrungen mit Qigong-Übungen gesammelt und ein gewisses Übungsniveau erreicht hat, kann selbst die Bewegung des „Inneren Qi" *(neiqi)* im Körper spüren, z. B. daß das „Innere Qi" den Krankheitsherd erreicht, daß die Zirkulation von „Blut" und Körpersäften angeregt wird oder daß bestimmte Drüsen aktiver werden. Hat man ein gewisses Niveau beim In-die-Ruhe-Treten *(rujing)* erreicht, kann es leicht vorkommen, daß man die Leitbahnen spürt. Alle diese Phänomene zeigen, daß Qigong-Übungen die Durchgängigkeit der Leitbahnen bewirken können.

Kultivierung von „Wahrem Qi" (zhenqi)

„Wahres Qi" wird auch „Primäres Qi" *(yuanqi)* genannt. Die TCM ist der Ansicht, daß die Lebensprozesse im Organismus eines Impulses durch das „Wahre Qi" bedürfen. Was versteht man unter „Wahrem Qi"? Im „Klassiker über das Zentrum der Wirkkraft" steht im 75. Kapitel „Nadeltechnik, Wahres und schädliches Qi" (*Lingshu jing · cijie zhenxie*): „Das Wahre Qi kommt vom Himmel und erfüllt zusammen mit dem Getreide-Qi den Körper". Das bedeutet, daß das „Himmels-Qi" und das „Getreide-Qi" (Speise und Trank, Wasser und Getreide) vom Körper aufgenommen werden und dann den biologischen Veränderungsprozessen von Zersetzung und Synthese unterworfen sind. Die aus diesen Prozessen gewonnene Essenz und Energie erfüllt den ganzen Organismus, um die Lebensabläufe in Gang zu halten.

Qigong bedient sich aller denkbaren Übungsaspekte (Körperhaltung, Atmung, Imagination), um die Lebensprozesse in Gang zu halten und zu stärken. Menschen, die eine gewisse Grundkenntnis von Qigong-Übungen haben, wissen aus der Praxis, daß das „Dantian-Qi" zunimmt, der Geist klar wird und daß man vor Energie und Tatkraft strotzt. Diese Empfindungen können auch über die Übung hinaus für längere Zeit anhalten. Sie sind ein Anzeichen dafür, daß sich das „Wahre Qi" allmählich entwickelt.

Ein beständiges Üben von Qigong trägt dazu bei, daß Yin und Yang ausgewogen werden, daß Qi und „Blut" frei fließen, die Leitbahnen durchgängig bleiben, das „Wahre Qi" sich mehrt und die Abwehrkräfte stärker werden. Auf diese Weise erreicht man Heilung und Vorbeugung von Krankheiten, Kräftigung der Konstitution und ein langes Leben.

5. Klinische Anwendung

Qigong wird in zahlreichen Krankenhäusern und Sanatorien Chinas eingesetzt. Es hat sich gezeigt, daß sich mit der Qigong-Therapie bei zahlreichen chronischen Krankheiten sehr gute Resultate erzielen lassen. Durch Qigong-Übungen werden die Heilungserfolge verbessert, die Genesungszeit verkürzt und der Heilungserfolg gefestigt. Ein besonders wichtiges Anwendungsgebiet ist die Prävention von Krankheiten.

Häufig ist es ratsam, Qigong in Kombination mit anderen therapeutischen Methoden einzusetzen. In der klinischen Anwendung erwies sich die Qigong-Therapie u. a. bei folgenden Krankheitsbildern als besonders wirksam: Bluthochdruck, Magen- und Zwölffingerdarmgeschwüre, chronische Leberentzündung, chronische Bronchitis, chronische Verdauungsstörungen, Beschwerden bei Magensenkung, Nervenschwäche, Tuberkulose, Bronchialasthma, Rücken- und Beinschmerzen speziell bei älteren Menschen, Übelkeit in der Schwangerschaft, Eierstockentzündung. Weiterhin kann Qigong zur Schmerzreduktion während der Entbindung eingesetzt werden. Außer bei den oben genannten Erkrankungen wird über eine günstige Wirkung der Qigong-Therapie bei chronischer Nierenentzündung, Steinstaublunge, Glaukom (grüner Star), rheumatisch bedingten Herzerkrankungen, Angina pectoris, Lähmungen, Muskelschwäche, chronischer Magenschleimhautentzündung und Leberzirrhose berichtet. Bei Tumorerkrankungen spielt die Qigong-Therapie eine unterstützende Rolle.

Bezüglich der klinischen Anwendung von Qigong wurden bereits viele wertvolle Erfahrungen gesammelt. Es bleibt aber noch eine Vielzahl von offenen Fragen, die weiterer Forschungsarbeit bedürfen. Im folgenden berichten wir über einige ausgewählte klinische Erfahrungen.

Qigong in der Therapie des Bluthochdrucks

Bluthochdruck ist eine häufige Erkrankung, besonders im mittleren und hohen Alter. Insofern beschäftigt sich auch die geriatrische Forschung mit diesem Krankheitsbild. Im Großraum Beijing und Shanghai wurden relativ umfassende Beobachtungen bezüglich der therapeutischen Wirkung des Qigong bei Bluthochdruck gemacht. Dabei stellte Qigong die Hauptkomponente einer kombinierten Behandlungsstrategie dar. Die Medizinischen Kliniken von Beijing kamen aufgrund ihrer Beobachtungen zu dem Ergebnis, daß Qigong bei allen Stadien der Hypertonie wirksam ist. Das Hypertonie-Forschungszentrum Shanghai berichtet über seine Ergebnisse bei unterschiedlichen Behandlungsmethoden des Bluthochdrucks(1):

1. In einer vergleichenden Untersuchung wurden 50 Patienten mit Medikamenten der westlichen Medizin und zugleich mit chinesischen Kräutern (*liu wei dihuang wan*; Indikation: Nieren-Yin-Leere) behandelt. 67 Patienten wurden ausschließlich mit Medikamenten der westlichen Medizin behandelt. Die Erfolgsquoten unterschieden sich kaum.

2. In einer vergleichenden Studie wurden 68 Patienten mit Medikamenten der westlichen Medizin und Qigong-Therapie behandelt (Gruppe A). 67 Patienten wurden ausschließlich mit Medikamenten der westlichen Medizin behandelt (Gruppe B). Es zeigte sich ein deutlicher Unterschied im therapeutischen Erfolg:

Beobachtungsdauer	1 Jahr	2 Jahre
Gruppe A: Besserung	93%	94%
deutliche Besserung	72%	67%
Gruppe B: Besserung	64%	63%
deutliche Besserung	22%	26%

In den beiden Untersuchungsgruppen wurde der Blutdruck monatlich kontrolliert. Ein diastolischer Wert von 90 mm Hg diente als Unterscheidungskriterium zwischen Normo- und Hypertonie. In der Gruppe A wurden im ersten Beobachtungsjahr 85% normotone Werte ermittelt, im zweiten Beobachtungsjahr 84%. In der Gruppe B wurden im ersten Jahr 48% normotone Werte gemessen, im zweiten Jahr waren es 46%.

Allgemein wurde beobachtet, daß die Blutdrucksenkung während des Praktizierens von Qigong-Übungen deutlicher war, als bei gewöhnlicher Ruhe. Bei Patienten, die neben dem Hochdruck an anderen Krankheiten, besonders Herz- und Nierenerkrankungen litten, konnte ein Besserung dieser Erkrankungen in unterschiedlichem Ausmaß erreicht werden. Die meisten der Patienten konnten nach langjähriger Arbeitsunfähigkeit ihre Arbeit wieder aufnehmen. Aus den Ergebnissen wurde übereinstimmend der Schluß gezogen, daß Qigong-Übungen eine gesicherte Wirkung auf den Bluthochdruck haben und insbesondere der Festigung eines mit Medikamenten erzielten Therapieerfolges dienen können. Es ist leicht, den Blutdruck mit Medikamenten zu senken, aber es ist schwer einen therapeutischen Erfolg auf Dauer zu halten. Qigong-Übungen können die mit Medikamenten erzielte Blutdrucksenkung stabilisieren.

Qigong in der Therapie von Magen- und Zwölffingerdarmgeschwüren

Magen- und Zwölffingerdarmgeschwüre sind häufig vorkommende Erkrankungen des Verdauungssystems. In vielen Regionen Chinas konnten bei diesen Erkrankungen mit der Qigong-Therapie gute Ergebnisse erzielt und wertvolle Erfahrungen gesammelt werden. Auf der Konferenz zum Erfahrungsaustausch über Qigong im Jahre 1959 wurde über 2288 Patienten mit Magen- und Zwölffingerdarmgeschwüren berichtet. Ausschnitte hieraus werden im folgenden referiert:

Die Qigong-Forschungsgruppe des 31. Krankenhauses der chinesischen Volksbefreiungsarmee berichtete, daß 96 von 100 Ulkus-Patienten mit Qigong-Therapie geheilt werden konnten. Bei den meisten der Patienten bildeten sich die Geschwüre innerhalb von 90 Tagen zurück(2).

Xu Chongyuan vom Sanatorium in Qingdao berichtete, daß 25 von 29 Magenulkus-Patienten und 45 von 48 Ulkus duodeni-Patienten mit Qigong-Therapie geheilt werden konnten. In der untersuchten Gruppe waren auch 5 Patienten mit chronisch rezidivierendem Ulkusleiden, die nach Qigong-Therapie vollständig geheilt waren. Bei mehr als 80% der Patienten nahm das ursprünglich verminderte Körpergewicht wieder zu(3).

Die Qigong-Abteilung des 1. Arbeiter-Sanatoriums der Stadt Tianjin berichtet über 515 Ulkuspatienten, die mit Qigong therapiert wurden(4). 230 dieser Patienten hatten eine Krankheitsgeschichte von 5 bis 10 Jahren hinter sich. Nach der Qigong-Therapie (durchschnittlicher Krankenhausaufenthalt 72 Tage) konnten 500 Personen (97%) ihre Arbeit wieder aufnehmen.

Eine vergleichende Untersuchung in diesem Sanatorium ergab, daß Patienten ohne Qigong-Training durchschnittlich 1 kg an Gewicht zunahmen, während Patienten mit Qigong-Training durchschnittlich 4,5 kg zunahmen. Die Heilungsrate in der Gruppe, die Qigong praktizierte, betrug 71%, während nur 16% der Patienten, die kein Qigong übten, geheilt werden konnten.

Zhao Liming berichtete über 1278 Ulkuspatienten, die mit einer kombinierten Therapie behandelt wurden, bei der der Schwerpunkt auf den Qigong-Übungen lag(5). Von den 190 Patienten, die an einem Magenulkus litten, konnten 154 (81%) geheilt und 34 (18%) gebessert werden. 2 Patienten (1%) zeigten keinen Therapieerfolg. Von den 955 Patienten, die an einem Ulkus duodeni litten, wurden 742 (78%) geheilt und 202 (21%) gebessert. 11 Patienten (1%) zogen aus der Therapie keinen Nutzen. Von 133 Patienten mit chronisch rezidivierenden Ulkusleiden wurden 94 (71%) geheilt, 32 (24%) gebessert und 7 (5%) sprachen auf die Therapie nicht an. Die Gesamtheilungsrate betrug 77%, die Rate der gebesserten Befunde betrug 21%. Bei 2% der Patienten konnte keine Besserung erzielt werden. Bei der Langzeitbeobachtung der Patienten zeigte sich, daß die Rezidivrate entscheidend davon abhing, inwieweit die Patienten die Qigong-Übungen beständig und ernsthaft weiter praktizierten.

Qigong bei der Therapie der Magensenkung

Unter Magensenkung versteht man einen krankhaften Tiefstand des Magens, der durch Banderschlaffung verursacht wird. Durch Qigong-Übungen kann die Spannkraft der Bänder wiederhergestellt werden. *Zeng Qingyuan* vom Arbeitersanatorium Sonneninsel der Stadt Harbin berichtet über 80 Patienten mit Magensenkung(6). 75 dieser Patienten wurden vor und nach Qigong-Therapie röntgenologisch untersucht. Mit Qigong-Therapie (Kombination aus „Gesunderhaltenden Übungen" (*baojiangong*) und Taiji-Faustkampf (*taijiquan*) konnten 63 Patienten (79%) geheilt werden. Bei 12 Patienten (15%) zeigte sich eine deutliche Verbesserung des Befundes, bei 4 Patienten (5%) eine geringfügige Verbesserung und bei 1 Patienten blieb der Befund unverändert. Die Therapie bewirkte bei den erfolgreich behandelten Patienten eine Anhebung des Magenunterrandes, eine Steigerung der Magenperistaltik und eine verbesserte Funktion des Magens. Vor der Therapie befand sich der untere Rand des Magens bei 31 Patienten 5 bis 6 cm unterhalb der Darmbeinkammhöhe, bei 21 Patienten 7 bis 8 cm, bei 14 Patienten 9 cm, bei 9 Patienten 11 bis 12 cm unterhalb der genannten Linie. Nach Qigong-Therapie hatte der Magen bei 60 Patienten seine normale Lage wieder erreicht (weniger als 5 cm unterhalb der Darmbeinkammlinie), bei 12 Patienten befand sich der Magenunterrand 5 bis 6 cm, bei 3 Patienten 7 bis 8 cm unterhalb der Darmbeinkammlinie. Im Durchschnitt wurde eine Anhebung von 4,5 cm erzielt. Bei 7 Patienten hatte sich der Magenunterrand um 8 bis 9 cm angehoben, bei 5 Patienten um 6,5 bis 7,5 cm, bei 21 Patienten um 4,5 bis 6 cm, bei 41 Patienten um 2 bis 4 cm, bei 1 Patienten zeigte sich keine Veränderung.

Qigong bei der Therapie von Nervenschwäche

Unter Nervenschwäche verstehen wir eine Unausgeglichenheit der psychischen Funktionen. Häufig sind es „Kopfarbeiter", die an dieser Störung leiden. Nervenschwäche kann mit sehr gutem Erfolg mit Qigong behandelt werden.
Fang Qixing vom 33. Sanatorium der chinesischen Volksbefreiungsarmee berichtet über 84 Patienten mit Nervenschwäche (7). 53 dieser Patienten (63%) konnten mit Qigong-Therapie geheilt werden. Dabei war ein großer Teil der 84 Patienten schon mit mehreren anderen Methoden behandelt worden, die jedoch kein befriedigendes Ergebnis zeigten oder deren Wirkung nicht von Dauer war. Die Dauer der Qigong-Therapie betrug 4 bis 6 Wochen. Als erste Wirkung wurde eine Wiederherstellung der geistigen Kräfte und eine Stärkung der körperlichen Konstitution beobachtet. Der Schlaf verbesserte oder normalisierte sich, Symptome wie Schwindel und Kopfschmerzen gingen zurück oder verschwanden, die Gedächtnisleistung verbesserte sich und zuvor vermindertes Körpergewicht normalisierte sich. Die meisten Patienten konnten ihre Arbeit bzw. ihr Studium wieder aufnehmen.
Li Zongran und *Lu Yaobin* vom Kadersanatorium der Stadt Tianjin berichteten über die Behandlung von 120 Patienten mit einer kombinierten Therapie, in der der Schwerpunkt auf Qigong gelegt wurde (8). Die Krankheitsanamnese betrug bei 6 Patienten weniger als 1 Jahr, bei 15 Patienten 1 bis 2 Jahre, bei 10 Patienten 3 Jahre, bei 12 Patienten 4 Jahre, bei 20 Patienten 5 Jahre, bei 53 Patienten 6 bis 15 Jahre und bei 4 Patienten mehr als 20 Jahre. Nach der Qigong-Therapie waren 81 Patienten (68%) beschwerdefrei, bei 37 Patienten (31%) stellte sich eine deutliche Besserung ein. Insbesondere verschwanden typische Beschwerden wie Kopfschmerzen, Schwindel, Kopfdruck, Schlaflosigkeit, zu starkes Träumen, nervöse Herzbeschwerden, Herzklopfen, Kurzatmigkeit, Appetitverlust, Müdigkeit und schlechtes Gedächtnis. Bei einem Teil der Patienten konnte lediglich eine Besserung des Zustandes erreicht werden, nur wenige Patienten verspürten keine Linderung ihrer Beschwerden.

Qigong in der Therapie der Lungentuberkulose

Das 2. Tuberkulose-Krankenhaus der Stadt Shanghai berichtet über 357 Patienten mit Lungentuberkulose, die mit Qigong in Kombination mit westlichen und chinesischen Medikamenten behandelt wurden (9). In die Studie gingen Patienten mit verschiedenen Stadien und Schweregraden der Tuberkulose ein, die alle über 2 Monate hinweg regelmäßig und gewissenhaft Qigong geübt hatten. Alle Patienten hatten über längere Zeit Medikamente gegen Lungentuberkulose eingenommen. An diese rein medikamentöse Therapie schloß sich dann die Kombinationstherapie (Qigong, Medikamente der westlichen und chinesischen Medizin) an, deren Wirkung nach zweimonatiger Behandlungsdauer beurteilt wurde. Es wurden im wesentlichen 3 Übungsmethoden des Qigong praktiziert. Der Schwerpunkt lag auf „Inneren Nährenden Übungen" (*neiyanggong*). Daneben kamen auch „Gesunderhaltende Übungen" (*baojiangong*) zur Anwendung. Patienten mit akuten Symptomen übten Entspannungs-Übungen.

Röntgenologisch wurde bei 283 Patienten (79%) eine deutliche Besserung festgestellt, 73 Patienten (21%) zeigten keine Veränderungen, bei 1 Patient (0,3%) hatte sich die Erkrankung verschlimmert. 180 der 357 Patienten hatten vor der Behandlung Lungenkavernen. Nach der Therapie hatten sich die Kavernen bei 49 Patienten (27%) geschlossen, bei 66 Patienten (37%) verkleinert; dies ergibt eine Ansprechrate von 64%. Von den 64 Patienten, bei denen die Lungenkavernen unverändert blieben, hatten 46 Patienten die Kavernen schon über 1 Jahr. Vor der Therapie war die Blutkörperchensenkungsgeschwindigkeit bei 77 Patienten erhöht; sie normalisierte sich bei 48 dieser Patienten. Insgesamt erfuhren die Patienten eine Verbesserung der körperlichen als auch der geistig-seelischen Verfassung. Aufgrund der Studienergebnisse sieht das Shanghaier Krankenhaus die Wirkung der Qigong-Therapie bei Tuberkulose als gesichert an. Die Ergebnisse, die dort mit einer rein medikamentösen Therapie erzielt worden waren, waren deutlich schlechter als die oben genannten, die mit der Kombinationstherapie unter Einschluß von Qigong erreicht werden konnten.

Es stellt sich die Frage, ob Qigong-Übungen für Patienten mit aktiver Tuberkulose unschädlich sind. Da 99% der Patienten mit aktiver Tuberkulose (darunter 114 (32%) mit progressiver bzw. disseminierter Tuberkulose) nach einer zweimonatigen Qigong-Therapie eine Besserung und nur weniger als 1% eine Verschlechterung des Krankheitsbildes erfuhren, kann angenommen werden, daß Qigong-Übungen auch bei aktiver Tuberkulose gefahrlos praktiziert werden können.

Im Kadersanatorium der Stadt Tianjin wurden 30 Patienten mit kavernöser Lungentuberkulose mit einer Qigong-Kombinationstherapie behandelt. Nach einer 5monatigen Behandlungszeit hatten sich die Lungenkavernen bei 25 Patienten geschlossen, bei 5 Patienten verkleinert. Das Tianjiner Sanatorium vertritt die Meinung, daß die medikamentöse Therapie (Medikamente der westlichen und der chinesischen Medizin) der kavernösen Lungentuberkulose durch Qigong-Übungen ergänzt werden sollte, da sich auf diese Weise eine Verbesserung der Organfunktionen, eine Stärkung des Nervensystems und eine bessere Abwehrlage erreichen lassen. Diese Wirkungen der Qigong-Übungen begünstigen die Abheilung von Früh- und Spätkavernen (10).

Qigong bei der Therapie von Lebererkrankungen

In der Abteilung für Lebererkrankungen des Kadersanatoriums der Stadt Tianjin wurden 100 Patienten mit einer Kombinationstherapie (Qigong, westliche und chinesische Medikamente) behandelt (11). Darunter waren 49 Patienten mit Leberentzündung, 34 mit chronischer Leberentzündung, 4 mit posthepatitischem Syndrom, 1 mit persistierender Leberentzündung und 12 mit Leberzirrhose.

Nach 6wöchiger Therapie waren 33 der 49 Patienten mit Leberentzündung (67%) geheilt, 13 Patienten (27%) waren deutlich gebessert, 3 Patienten (6%) gebessert. Somit war in allen Fällen eine Wirkung erzielt worden. Von den 34 Patienten mit chronischer Leberentzündung konnten 15 (44%) geheilt werden, 16 (47%) deutlich gebessert und 3 (9%) gebessert. Auch diese Patienten zeigten also alle einen positiven Effekt. Der Patient mit persistierender Leberentzündung war nach der Therapie völlig geheilt. Von den 4 Patienten mit posthepatitischem Syndrom wurden 3 geheilt, bei einem trat eine deutliche Besserung ein. Von den 12 Patienten mit Leberzirrhose zeigten 7 eine deutliche Besserung, 3 eine Besserung, in 2 Fällen trat keine Wirkung ein. Die typischen Beschwerden der Lebererkrankungen nahmen bei den meisten Patienten deutlich ab: der Appetit verbesserte sich, die Bauchschwellung und der Bauchdruck nahmen ab, die Verdauungsfunktion normalisierte sich. Insbesondere verbesserte sich auch die geistig-seelische Verfassung, die Stimmung hellte sich auf, die Patienten fühlten sich wieder bei Kräften. Bei einigen Patienten kam es durch fehlerhaft durchgeführte Qigong-Übungen zu Schmerzen im Leberbereich. Diese Patienten hatten die tiefe lange Bauchatmung übertrieben. Nach Korrektur in der Übungspraxis verschwanden die Schmerzen in kurzer Zeit.

Die Einbeziehung von Qigong in den Therapieplan zeigte auch bei Leberschwellung und Milzschwellung unklarer Genese gute Therapieergebnisse. Von 80 Patienten mit Leberschwellung unklarer Genese war die Schwellung nach der Therapie bei 33 Patienten verschwunden und bei 41 zurückgegangen; dies bedeutet eine Ansprechrate von 93%. Von 17 Patienten mit Milzschwellung unklarer Genese war die Schwellung bei 7 Patienten völlig zurückgegangen, bei 6 Patienten verringert.

Insgesamt zeigen diese Ergebnisse, daß eine Kombinationstherapie mit Qigong eine bessere Wirkungsrate erzielt als die herkömmliche rein medikamentöse Therapie.

Qigong in der Therapie von Herzerkrankungen

In der Therapie von funktionellen Herzbeschwerden hat sich Qigong als äußerst wirksame Methode erwiesen. Im folgenden werden die klinischen Beobachtungen des Ambulatoriums für TCM Shanghai dargelegt, in dem 58 Patienten mit koronaren Herzerkrankungen eine Qigong-Therapie durchführten (12). Als Qigong-Methode wurden die „Qigong-Übungen der Familie Chen" angewandt. Bezüglich der klinischen Symptome und Ätiologie ähneln die koronaren Herzerkrankungen dem, was die TCM als „Obstruktion des Herzen" *(xinbi)* oder „Obstruktion der Brust" *(xiongbi)* bezeichnet. Die „Obstruktion des Herzens" ist gekennzeichnet durch die Stagnation von Qi und „Blut" *(xue)* sowie durch die Anhäufung von „Schleim" *(tan)*; die Ursache liegt in einer Schwäche des „Herz-Yang" bzw. „Herz-Qi", in einer Schwäche des

des „Herz-Yin" bzw. „Herz-Blut" oder in einer Schwäche dieser beiden Aspekte des Funktionskreises „Herz". Die „Qi-Übungen der Familie Chen" bewirken eine „Beseitigung der Obstruktion und freie Zirkulation", die Zirkulation des Blutes wird aktiviert, der Qi-Fluß gefördert, der „Schleim" aufgelöst und das „Richtige Qi" (*zhengqi*; Abwehrkraft gegenüber schädigenden Einflüssen) gestärkt.

Patienten: In die Studie gingen 58 Patienten mit koronaren Herzerkrankungen ein (24 Patienten mit instabiler Angina pectoris, 28 Patienten mit stabiler Angina pectoris, 6 Patienten mit Herzinfarkt). Die Patientengruppe bestand aus 41 Männern und 17 Frauen. Das Alter der Patienten betrug zwischen 38 und 74 Jahren, im Durchschnitt 58 Jahre. Die Anamnesedauer betrug zwischen 1 und 20 Jahren (31 Patienten 1 bis 5 Jahre; 23 Patienten 6 bis 10 Jahre; 4 Patienten mehr als 10 Jahre). Die meisten Patienten hatten durch eine vorangehende Therapie mit westlichen und chinesischen Medikamenten keinerlei Linderung ihrer Beschwerden erzielen können.

Qigong-Therapie: Die Patienten übten mindestens 1mal pro Tag. Die Dauer der Übung betrug zwischen 30 und 60 Minuten. In die Studie wurden nur Patienten aufgenommen, die mindestens 6 Monate beständig geübt hatten (19 Patienten praktizierten über 2 Jahre lang, 13 Patienten 1,5 Jahre, 12 Patienten 1 Jahr und 14 Patienten mehr als ein halbes Jahr). Bei den „Qi-Übungen der Familie Chen" wird der Ausgewogenheit von Bewegung und Ruhe, von Härte und Weichheit, von Yin und Yang große Aufmerksamkeit gewidmet.

Therapieergebnisse: Die typischen Angina pectoris-Beschwerden besserten sich bei nahezu allen Patienten. Um Einflüsse von Klima und Jahreszeit auszuschalten, wurden die Herzfunktionsparameter nur bei denjenigen Patienten beurteilt, die mindestens 1 Jahr lang Qigong geübt hatten (44 Patienten). Es ergab sich eine statistisch signifikante Verbesserung des Schlagvolumens, des Herzminutenvolumens und des Herzindex. Vor der Therapie wiesen die EKG-Befunde aller Patienten die Zeichen einer myokardialen Ischämie auf. Bei 18 Patienten wurden daneben noch weitere pathologische Befunde erhoben (AV-Block 2 Patienten, Rechts- bzw. Linksschenkelblock 8 Patienten, Vorhofflimmern 2 Patienten). Nach der Qigong-Therapie hatten sich die EKG-Befunde bei 20 Patienten deutlich gebessert, bei 6 Patienten gebessert, bei 30 Patienten waren sie unverändert geblieben, bei 2 Patienten hatten sich die EKG-Befunde verschlechtert. Unter den 30 Patienten mit unverändertem Befund waren die 18 Patienten mit Überleitungsstörungen und Rhythmusstörungen. Die Untersuchung der Plasmalipide ergab eine statistisch signifikante Verminderung des Cholesterins. Von 17 Patienten, deren Cholesterinwerte vor der Therapie über 250 mg/100 ml lagen, normalisierten sich die Werte bei 14 Patienten. Bei den Triglyzeriden konnte keine Veränderung festgestellt werden. Die Viskosität des Blutes änderte sich bei den 44 Patienten, die über 1 Jahr Qigong geübt hatten, statistisch signifikant. 27 der 58 Patienten litten vor der Therapie unter Bluthochdruck. Bei 20 dieser Patienten sank der diastolische Blutdruck deutlich (bei 10 Patienten um mehr als 20 mmHg, bei 13 Patienten um 10 - 19 mmHg). Vor der Qigong-Therapie nahmen 56 der 58 Patienten Medikamente ein (chinesische Kräuter bzw. chinesische Kräuter in Kombination mit Medikamenten der westlichen Medizin). 12 dieser Patienten benötigten nach der Therapie keinerlei Medizin mehr, 4 Patienten konnten die Medikamente reduzieren.

Qigong in der Therapie des Bronchialasthmas

Huang Hua und *Guo Shabai* berichten über eine Untersuchung am 6. Volkskrankenhaus Shanghai, bei der die Qigong-Therapie zur Behandlung von 107 Patienten mit Asthma bronchiale eingesetzt wurde (13). Alle Patienten hatten zuvor Medikamente der modernen westlichen Medizin eingenommen. Zusätzlich wurden sie mit Akupunktur, Schröpfen, Mikroaderlaß und chinesischen Kräutern behandelt. Trotz dieser Behandlungen konnten ihre Beschwerden nur wenig gebessert werden. Deshalb begann man mit einer Qigong-Therapie, in Kombination mit westlicher Medizin, physikalischer Therapie, Akupunktur und chinesischen Kräutern. Schwere Asthmaanfälle wurden mit westlicher Medizin behandelt. Bei leichten Anfällen wurde Qigong als Haupttherapie eingesetzt und gelegentlich mit anderen Verfahren kombiniert. In der anfallsfreien Zeit übten die Patienten Qigong als Haupttherapie, andere Therapieverfahren kamen nur in geringem Maße zur Anwendung.

Methodik der Qigong-Therapie (14): Die Grundprinzipien der Qigong-Therapie waren Entspannung, Ruhe und Natürlichkeit in Körperhaltung und Atmung. Um diese Prinzipien zu erreichen, wurden von den Patienten zunächst Entspannungs-Übungen erlernt. Die Patienten übten in sitzender Haltung 2- bis 3mal täglich für 20 bis 30 Minuten die Methode „Entspannung in Linien" (s. Kap. IV. 2). Beherrschten die Patienten die „Entspannung in Linien", so wurden sie in Konzentrationsübungen unterrichtet. Patienten mit „Yang-Schwäche" praktizierten das Bewahren der Vorstellungskraft im Bereich *Shenshu* (Akupunkturstelle auf der Blasenleitbahn, s. Abb. 397). Patienten mit „Yin-Schwäche" praktizierten das Bewahren der Vorstellungskraft im Bereich *Yongquan* (Akupunkturstelle auf der Nierenleitbahn, s. Abb. 30). Die Übungsdauer betrug 5 bis 10 Minuten. Eine Behandlungsperiode erstreckte sich über 1 bis 2 Monate.

Therapieergebnisse: Eine erste Auswertung erfolgte nach einer Beobachtungsdauer von 3 bis 10 Monaten (13). Dabei enthielt diese Beobachtungsdauer bei jedem Patienten eine Jahreszeit mit besonderer Gefährdung. Bei 37 Patienten (34%) konnte ein sehr gutes Ergebnis erzielt werden (kein Asthmaanfall seit Beginn der Qigong-Therapie). 34 Patienten (32%) zeigten eine wesentliche Besserung, 32 Patienten (30%) eine leichte Besserung, 4 Patienten (4%) zogen aus der Therapie keinen Nutzen. Es zeigte sich, daß eine enge Beziehung zwischen der Fertigkeit in der Qigong-Praxis und dem Therapieergebnis besteht: von den 37 Patienten, die ein sehr gutes Ergebnis erzielten, übten 31 (84%) auf einem hohen Niveau; von den 34 Patienten, die eine wesentliche Besserung erfuhren, übten 22 (65%) auf einem hohen Niveau. Weiterhin zeigte es sich, daß es sehr wichtig ist, die Qigong-Übungen beständig weiter zu praktizieren.

4 Jahre nach Beginn der Qigong-Therapie wurde bei 99 der 107 Patienten das Langzeitergebnis der Qigong-Therapie ausgewertet (14). Hierzu wurden folgende Kriterien für die therapeutische Wirkung gewählt: 1. Erkrankung klinisch unter Kontrolle: kein Anfall während mindestens 1 Jahr seit Qigong-Therapie. 2. Wesentliche Besserung: deutliche Abnahme von Häufigkeit, Schwere und Dauer der Anfälle sowie deutliche Abnahme der benötigten Medikamente und deutliche Besserung der

Arbeitsfähigkeit. 3. Besserung: bei mindestens drei der fünf unter 2. genannten Kriterien zeigte sich eine deutliche Besserung. 4. Unverändert. Bei 30 Patienten (30%) war die Erkrankung klinisch unter Kontrolle; 39 Patienten (39%) erzielten eine wesentliche Besserung; 24 Patienten (24%) eine Besserung; bei 6 Patienten (6%) blieb der Zustand unverändert.

Qigong in der Therapie der Obstipation

Wang Shubin vom *Tangshan*-Sanatorium berichtet über seine Erfahrungen in der Behandlung der Obstipation mit Qigong bei 126 Patienten (15). Die meisten dieser Patienten hatten neben der Obstipation noch weitere Beschwerden und Erkrankungen (Zwölffingerdarmgeschwür 75 Patienten; Magensenkung 24 Patienten; Magengeschwür 22 Patienten; Zustand nach Magenoperation 3 Patienten; chronische Leberentzündung 2 Patienten). Die Patienten hatten eine Darmentleerung alle 2 bis 10 Tage (90 Patienten hatten eine Darmentleerung alle 2 bis 3 Tage; 1 Patient alle 10 Tage).

Alle Patienten übten „Innere Nährende Übungen" (*neiyanggong*), „Atemübungen mit Atemanhalten" und trainierten das Bewahren der Vorstellungskraft im Dantian bzw. das Lenken der Vorstellungskraft auf die Darmbewegungen. Die Patienten begannen mit ihren Übungen zunächst in liegender Position (Seitenlage) und wechselten nach 10 Tagen in die sitzende Haltung über. Neben den beschriebenen Übungen-in-Ruhe praktizierten die Patienten noch Übungen-in-Bewegung wie „Gesunderhaltende Übungen" (*baojiangong*) und Taiji-Faustkampf (*taijiquan*). Von den 126 Patienten wurden 121 von ihrer Obstipation geheilt und benötigten keine Abführmittel mehr. Bei 4 Patienten trat eine deutliche Besserung ein, während sich bei einem Patienten kein Effekt erzielen ließ. Im allgemeinen besserten sich die Beschwerden schon nach 7 Tagen des Übens. Qigong stellt nicht nur eine symptomatische Behandlung der Obstipation dar, sondern beseitigt ihre Ursachen. Durch die Qigong-Übungen werden die Muskeln des Darmes gestärkt und die Motilität erhöht. Durch die veränderte Darmmotilität wird nicht nur einer Obstipation entgegengewirkt, sondern die gesamte Verdauungsfunktion und Nahrungsausnutzung werden verbessert.

Qigong ist eine Übung für den gesamten Organismus. Durch das Praktizieren von Qigong kann die Konstitution des Organismus gestärkt werden, und es können zahlreiche Beschwerden und Krankheitsbilder günstig beeinflußt werden. Es gibt eine große Zahl verschiedener Qigong-Übungen, die entsprechend dem Krankheitsbild ausgewählt werden müssen.

Literatur

1. Hypertonie-Forschungsinstitut Shanghai: Untersuchungen zur Wirkung von Qigong bei der Stabilisierung des Therapieerfolges in der Behandlung der Hypertonie. Sammelband des Symposiums: Prophylaxe und Therapie von Cor Pulmonale, Angina pectoris und Hypertonie, Bd. II, S. 111, Volksverlag 1972

2. Qigong-Forschungsgruppe des 31. Krankenhauses der chinesischen Volksbefreiungs-armee: Klinische Ergebnisse der Qigong-Therapie bei 100 Ulkus-Patienten. Zeitschrift für TCM der Provinz Jiangsu (1959) 6:14

3. *Xu Chongyuan* u. a.: Klinische Analyse von 150 Patienten mit Magen- bzw. Zwölffinger-darmgeschwür, die mit „Inneren Nährenden Übungen" (*neiyanggong*) therapiert wurden. Zeitschrift für TCM der Provinz Zhejiang (1960) 5:236

4. Wissenschaftliche Informationen zur TCM, 7. Auflage, Forschungsinstitut für TCM der Provinz Hebei (Hrsg.) 1962, S. 194

5. *Zhao Liming*: Qigong-Therapie bei Ulkus-Patienten; zusammenfassender Bericht über 1278 Patienten. Zeitschrift für TCM Harbin (1962) 8:23

6. *Zeng Qingyuan* vom Arbeitersanatorium Sonneninsel der Stadt Harbin: Klinische Unter-suchungen von 80 Patienten mit Magensenkung, die eine Qigong-Therapie ausführten. Zeitschrift für TCM (1961) 5:171

7. *Fang Qixing* vom 33. Sanatorium der chinesischen Volksbefreiungsarmee: Bericht über die Therapie von 84 Patienten mit Nervenschwäche durch „Stehen wie ein Pfahl"-Übun-gen (*zhanzhuanggong*). Zeitschrift für TCM und Drogenkunde der Provinz Zhejiang (1960) 1:40

8. *Li Zongran* und *Lu Yaobin* vom Kadersanatorium der Stadt Tianjin: Klinischer Bericht über Qigong-Therapie bei 120 Patienten mit Nervenschwäche. Zeitschrift für Medizin und Drogenkunde. Tianjin (1963) 3:191

9. 2. Tuberkulose-Krankenhaus der Stadt Shanghai: Qigong-Kombinationstherapie bei 508 Patienten mit Lungentuberkulose. Materialien zum landesweiten Erfahrungsaus-tausch über Forschungsarbeiten zur Verbindung von westlicher und chinesischer Medi-zin, Volkshygieneverlag 1961, S. 99

10. Kaderkrankenhaus der Stadt Tianjin: Untersuchung über die Wirkung einer schwer-punktmäßigen Qigong- und Taijiquan-Therapie in Verbindung mit medikamentöser The-rapie (westliche und chinesische Medikamente) bei 30 Patienten mit Lungentuberkulo-se. Wissenschaftliche Informationen zur TCM, 7. Auflage, Forschungsinstitut für TCM der Provinz Hebei (Hrsg.) 1962, S. 180

11. Abteilung für Lebererkrankungen des Kadersanatoriums Tianjin: Ergebnisse einer Kom-binationstherapie bei 100 Patienten mit Lebererkrankungen. Wissenschaftliche Informa-tionen zur TCM, 7. Auflage, Forschungsinstitut für TCM der Provinz Hebei (Hrsg.) 1962, S. 149

12. *Chen Yunhou*: Therapeutische Wirkung von Qigong (Qi-Übungen der Familie Chen) bei 58 Patienten mit koronaren Herzerkrankungen. Internationales Symposium für Qigong, September 1986, Shanghai

13. *Huang Hua, Guo Shaobai* u. a. vom 6. Volkskrankenhaus Shanghai: Qigong als Haupt-therapie in Verbindung mit anderen Therapieverfahren zur Behandlung des Asthma bronchiale bei 107 Patienten. Zeitschrift für TCM Shanghai (1962) 2:34

14. *Huang Hua*, 6. Volkskrankenhaus Shanghai: Qigong in der Therapie des Asthma bron-chiale. Internationales Symposium für Qigong, September 1986, Shanghai

15. *Wang Shubin*, Tangshan-Sanatorium: Qigong in der Behandlung der Obstipation bei 126 Patienten. Zeitschrift für TCM (1964) 4:21

6. Experimentelle Forschung

Die Wirkungen, die Qigong-Übungen auf den menschlichen Organismus ausüben, sind vielfältig. Seit alters her haben Ärzte und Qigong-Meister Nachforschungen über die Wirkungsweise des Qigong angestellt und Begründungen für die Effekte der Übungen gegeben. Die Forschungsergebnisse aus jüngster Zeit belegen, daß Qigong den gesamten Organismus trainiert, eine positive Wirkung auf die verschiedenen Funktionssysteme und Organe ausübt, Krankheiten heilen und ihnen vorbeugen kann und der Gesunderhaltung und Stärkung des Körpers dient.

Einfluß von Qigong-Übungen auf die Atemfunktion

Die Atemfunktion wird im wesentlichen dadurch beeinflußt, daß sich die Atmung verlangsamt und vertieft. Die Atmung wird nach längerer Übungspraxis weich, ruhig, kraftvoll, langsam und tief. Wenn man bei den Übungen schrittweise aufbauend vorgeht, kann die Atemfrequenz von den üblichen 10 bis 20 Atemzügen pro Minute auf 4 bis 5 Atemzüge pro Minute reduziert werden, manchmal sogar auf 2 bis 3 Atemzüge pro Minute. Die Atembewegung ist bei Personen mit gutem Übungserfolg sanft und gleichmäßig. Die Amplitude der Zwerchfellbewegung ist während des Übens 3- bis 4mal so groß wie im Normalzustand (1).
Untersuchungen an Patienten mit Silikose (Quarzstaublunge) ergaben u. a. folgende positive Effekte eines längeren Qigong-Trainings: Die Brustweite nahm zu und proportional dazu auch das Atemzugvolumen; die durchschnittliche Vitalkapazität stieg von 2724 ml auf 3444 ml (2).
Nach einem Bericht über physiologische Auswirkungen während des Übens von Qigong nimmt die Feuchtigkeit der Atemluft zu, der Kohlendioxydgehalt der ausgeatmeten Luft erhöht sich, der Grundumsatz und die pro Minute produzierte Wärme verringern sich. Diese Veränderungen sind bei Personen, die das In-die-Ruhe-Treten (*rujing*) gut beherrschen, besonders deutlich. Bei Probanden, die nur Atemübungen durchgeführt hatten oder die sich in einem gewöhnlichen Ruhezustand befanden, konnten diese physiologischen Veränderungen nicht beobachtet werden (3, 4).
In einer vergleichenden Untersuchung an erkrankten Personen wurde beobachtet, daß sich in der Gruppe mit Qigong-Training die Atemfrequenz verringerte, das Atemzugvolumen vergrößerte, der Feuchtigkeitsgehalt der Atemluft zunahm und die Atmung gleichmäßig, sanft, tief und langsam wurde. Dadurch wurde der Gasaustausch in der Lunge verbessert, so daß die Patienten, die an einer Beeinträchtigung ihrer Atemfunktion litten, deutlichen Gewinn aus den Qigong-Übungen zogen (5).
Die an Probanden beobachteten positiven Effekte auf die Atemfunktion ließen sich somit auch in der klinischen Anwendung verifizieren.

Einfluß von Qigong-Übungen auf das Verdauungssystem

Durch Qigong-Übungen kann die Funktion des Verdauungssystems deutlich gestärkt werden. Unter Röntgenkontrolle wurde festgestellt, daß Qigong-Übungen (hier: „Regulieren des Atems" (tiaoxigong)) eine regulative Wirkung auf die Magen-motilität ausüben. Bei hypomobilem Magen kommt es zu einer Steigerung, während es bei hypermobilem Magen zu einer Abnahme der Motilität kommt. Bei hypermobilem Magen kommt es während der Qigong-Übung zu einer Verlangsamung der peristaltischen Wellen des Magens, gleichzeitig verschwinden auch die Beschwerden, die durch die Hypermobilität ausgelöst werden (6). Weitere Untersuchungen bezogen sich auf den Einfluß der Bauchatmung auf die Zwerchfellbewegung. Röntgenologisch konnte festgestellt werden, daß sich die Bewegungsamplitude des Zwerchfells bei Qigong-Übenden um etwa 66% zunahm. In einer vergleichenden Untersuchung wurde der Einfluß der Bauchatmung auf die Bewegung des Magenfundus beobachtet. Bei der Inspiration hebt sich der Magenfundus, bei der Exspiration senkt er sich. Die Amplitude dieser Bewegung war in der Qigong-Gruppe 6mal größer als in der Kontrollgruppe. Übungen der Kategorie „Innere Nährende Übungen" (neiyanggong) haben eine beschleunigende Wirkung auf die Magen-Darm-Passage (7). Es wird eine Verbesserung der Magen-Darm-Funktion erreicht, Blähungen werden wirksam bekämpft und eine regelmäßige und gute Verdauung werden durch die „Inneren Nährenden Übungen" gewährleistet. Diese Übungen werden auch zur Behandlung von organisch manifesten Erkrankungen des Magen-Darm-Traktes eingesetzt, sowie allgemein zur Verhinderung eines frühzeitigen Alterungsprozesses (8). Ein weiterer Effekt von Qigong-Übungen ist ihr Einfluß auf die Speichelamylase. Es wurde festgestellt, daß Patienten mit Tuberkulose häufig eine deutlich verringerte Speichelamylase aufweisen. Durch Qigong-Übungen normalisierten sich die Werte in den meisten Fällen. Bereits nach einmaliger Übung können Menge und Aktivität der Speichelamylase zunehmen. Dies erklärt teilweise die Verbesserung des Appetits und die Gewichtszunahme (bei zuvor untergewichtigen Patienten). Für den Einfluß von Qigong auf die Magensaftsekretion, den pH-Wert und Pepsingehalt wurden bisher noch keine Gesetzmäßigkeiten festgestellt.

Einfluß von Qigong-Übungen auf Blutparameter

Es zeigte sich, daß das Praktizieren von Qigong einen deutlichen Einfluß auf das Blutbild ausübt. Bei Patienten, deren weiße und rote Blutkörperchen vermindert waren, konnte eine deutliche Zunahme dieser beiden Parameter festgestellt werden. Auch das Differentialblutbild veränderte sich, wobei die Art der Veränderung sowohl von der Übungsmethode als auch von der zugrunde liegenden Krankheit abhing. Untersuchungen ergaben, daß das Phagozytosesystem durch Qigong-Übungen gestärkt wird (3). Nach Berichten der 2. Tuberkuloseklinik Shanghai wird die Blutsenkungsgeschwindigkeit durch das Üben von Qigong günstig beeinflußt: ein Großteil der untersuchten Patienten erlangte nach Qigong-Therapie normale Senkungswerte (9). Diese Ergebnisse belegen, daß das Praktizieren von Qigong-Übungen die Abwehrkräfte des Menschen stärkt.

Einfluß von Qigong-Übungen auf Herz und Kreislauf

Übungen-in-Ruhe senken deutlich die Herzfrequenz. Personen mit langer Übungspraxis (Übungen-in-Ruhe und Übungen-in-Bewegung) haben auch außerhalb der

Übung einen langsameren Herzschlag und einen kräftigeren Puls als Personen, die nicht Qigong üben. Untersuchungen unter EKG-Kontrolle belegen, daß die Mehrzahl der Übenden eine Frequenzsenkung während und auch nach den Übungen erfahren. Dies führt zu einer Entlastung des Herzens durch einen verminderten Sauerstoffverbrauch (10).

Durch die Registrierung des Gefäßvolumens konnte belegt werden, daß das Kreislaufzentrum durch das Üben von Qigong in eine stabilere Reaktionslage kommt (4). Durch Entspannungs-Übungen können Patienten, die eine sehr instabile Gefäßvolumenkurve aufweisen, eine deutliche Stabilisierung erreichen. Bei manchen Patienten kommt es zu einer Gefäßerweiterung. Dies tritt insbesondere bei Patienten auf, die an Bluthochdruck leiden. Praktizieren die Übenden „Innere Nährende Übungen" (neiyanggong) auf einem Niveau, bei dem sich die Atemfrequenz erniedrigt und das Atemzugvolumen erhöht, dann kann man parallel der Atmung verlaufende Veränderungen der Gefäßvolumenkurve beobachten. Bei der Einatmung kontrahieren sich die Gefäße, bei der Ausatmung dilatieren sie (6). Die Veränderungen der Gefäßvolumenkurve sind abhängig von der Übungsmethode. Die Mehrheit der Übenden zeigt bei „Inneren Nährenden Übungen" sowie bei Entspannungs- und-Ruhe-Übungen eine deutliche Dilatation der Gefäße, wobei letztere Übungsmethode eine ausgeprägtere Wirkung zeigt. Bei der „3 Kreise Stand-Übung" (sanyuanshi zhangong) resultiert jedoch eine Kontraktion der Blutgefäße (3). Bei Personen, die häufig ein Gefäßtraining mit kalten Wassergüssen durchführen, konnte festgestellt werden, daß die bedingten Reflexe (Kontraktion der Gefäße) beim In-die-Ruhe-Treten (rujing) der Qigong-Übungen abgeschwächt werden oder völlig erlöschen. Dies deutet darauf hin, daß sich das Vegetativum in einem besonderen Zustand der Hemmung befindet (4).

Der Einfluß von Qigong-Übungen auf das Herzminutenvolumen steht in enger Verbindung mit der Atmung. Das Herzminutenvolumen nimmt während der Inspiration zu und während der Exspiration ab (6).

Beobachtungen an Patienten mit rheumatischer Endocarditis ergaben, daß der Pulmonalisdruck durch Qigong-Übungen deutlich gesenkt werden konnte. Dabei wurde festgestellt, daß die Qigong-Therapie wirksamer war als die sonst durchgeführte intravenöse Medikamentengabe (11).

In einer vergleichenden Studie wurde an 10 Probanden der Einfluß von normalem Ausruhen und Entspannungs-Übungen auf den Blutdruck untersucht. Während der normalen Ruhe sank der systolische Blutdruck um durchschnittlich 8 mmHg, der diastolische Blutdruck blieb unverändert. Bei Entspannungs-Übungen sank der systolische Blutdruck durchschnittlich um 18 mmHg und der diastolische um 16 mmHg. Ein Vergleich zwischen Entspannungs-Übungen und natürlichem Schlaf erbrachte, daß die Blutdrucksenkung bei Entspannungs-Übungen größer war als beim natürlichen Schlaf.

In einer weiteren Untersuchung wurden die Wirkungen von Barbiturat und Entspannungs-Übungen auf den Blutdruck miteinander verglichen. Es zeigte sich, daß Barbiturat den systolischen Druck deutlicher senkte als Entspannungs-Übungen. Dagegen wurde der diastolische Druck durch die Entspannungs-Übungen deutlicher gesenkt. Der Wirkungseintritt war bei den Entspannungs-Übungen schneller. Der

Vergleich unterschiedlicher Qigong-Methoden an 4 Probanden ergab, daß das „Bewahren der Vorstellungskraft im Dantian" einen deutlicheren Blutdruckabfall bewirkt als Entspannungs-Übungen (12). In unseren eigenen Beobachtungen konnten wir bei Patienten mit Hypertonie schon nach einmaliger Qigong-Übung einen Abfall des diastolischen Druckes um durchschnittlich 20 mmHg und ein besseres Befinden der Patienten verzeichnen.

Qigong-Übungen haben jedoch keinen nennenswerten Einfluß auf den Blutdruck, wenn dieser im Normbereich liegt. Daraus ist ersichtlich, daß die Auswirkungen von Qigong-Übungen auf den Blutdruck nicht nur von der Qigong-Methode, sondern insbesondere auch von der physiologischen Ausgangslage des Übenden abhängen.

Einfluß von Qigong auf den Stoffwechsel

Bei Qigong-Übenden, die das In-die-Ruhe-Treten praktizieren, sinkt der Sauerstoffverbrauch (4). Die Veränderung des Sauerstoffverbrauchs hängt eng mit der jeweiligen Übungsstellung zusammen: bei Qigong-Übungen im Liegen ist der Sauerstoffverbrauch im Vergleich zum normalen ruhigen Liegen deutlich erniedrigt und entspricht etwa dem Grundumsatz; bei Qigong-Übungen im Sitzen ist der Sauerstoffverbrauch deutlich niedriger als bei normalem Sitzen; bei Übungen im Stehen verhält es sich umgekehrt, der Sauerstoffverbrauch steigt deutlich an (13).

Stoffwechselveränderungen zeigen sich auch in Veränderungen der Körpertemperatur. Experimentell wurde gezeigt, daß sich die Temperatur der Haut durch das Praktizieren von Qigong deutlich erhöht. Dabei ist die Temperaturerhöhung bei Übungen im Sitzen am stärksten, etwas weniger ausgeprägt bei Übungen im Liegen und bei Übungen im Stehen am geringsten (13). Unter Normalbedingungen unterscheidet sich die Hauttemperatur der verschiedenen Körperteile: die Stirn hat die höchste Temperatur, danach kommen Nacken und Brustkorb; Hände und Füße haben die niedrigste Hauttemperatur (14). Beim Üben von Entspannungs-und-Ruhe-Übungen im Liegen bzw. bei „Stärkenden Übungen" (*qiangzhuanggong*) im Lotos- oder Schneidersitz erhöht sich die Hauttemperatur am ganzen Körper. Bei Entspannungs-und-Ruhe-Übungen ist die Veränderung der Hauttemperatur an den Füßen am deutlichsten. Bei „Stärkenden Übungen" ist die Temperaturerhöhung an den Händen am deutlichsten. Bei „Inneren Nährenden Übungen" (*neiyanggong*) im Sitzen erhöht sich die Temperatur der Hände, des Gesichts, des Brustkorbs und des Unterbauchs, die Temperatur der Füße sinkt dagegen (3). Untersuchungen, die an Ulkus-Patienten durchgeführt wurden, ergaben, daß die Hauttemperatur an Hand- und Fußrücken 10 Minuten nach dem In-die-Ruhe-Treten ansteigt und etwa den Wert erreicht, der unter Normalbedingungen am vorderen Brustkorbbereich gemessen wird. Nach Beendigung der Übung hält sich die Hauttemperatur an allen Körperarealen noch eine Weile auf dem Wert, der 10 Minuten nach dem In-die-Ruhe-Treten vorlag (13).

Aufgrund klinischer Untersuchungen ergab sich, daß der Einfluß von Qigong-Übungen auf die Hauttemperatur nicht nur von der Übungsmethode abhängt, sondern auch von der Art der Erkrankung und vom Übungsniveau des Patienten.

Einfluß von Qigong-Übungen auf Hormone

Hormone sind in speziellen Drüsen gebildete Stoffe, die als Informationsüberträger zwischen den verschiedenen Zellarten des Körpers dienen. Hormone beeinflussen in vielfältiger Weise Stoffwechsel, Wachstum, Entwicklung und Fortpflanzung und weitere physiologische Funktionen. Es gibt erst wenige Untersuchungen über den Einfluß von Qigong auf den Hormonhaushalt. Untersuchungen an Patienten mit Bronchialasthma (Diagnose gemäß der TCM: „schwere Form von zur Leere neigendem Nieren-Yang") ergaben, daß die 17-Ketosteroide im 24-Stunden-Harn vor Beginn der Qigong-Therapie erniedrigt waren. Nach zweiwöchigem Üben von Qigong hatten sich die Werte bei denjenigen Patienten normalisiert, die bezüglich des Asthmas einen guten Therapieerfolg erzielt hatten. Aufgrund dieser Befunde wird diskutiert, daß der Therapieerfolg von Qigong bei Bronchialasthma auf der Verbesserung der Nebennierenrindenfunktion beruht (15).

Einfluß von Qigong-Übungen auf das Nervensystem

Der Einfluß von Qigong auf die Funktionen des Nervensystems, insbesondere auf die Funktion der Großhirnrinde, ist sehr offensichtlich. Die Ergebnisse von EEG-Analysen legen nahe, daß das Praktizieren von Qigong zu einem besonderen Zustand der Hemmung des Nervensystems führt. In einer vergleichenden Studie wurde festgestellt, daß sich das EEG von Probanden, die eine halbe Stunde einfach ruhig dasaßen, nicht wesentlich veränderte. Bei Qigong-Übenden, die eine halbe Stunde Übungen im Sitzen praktizierten, veränderte sich das EEG deutlich, und zwar vergrößerte sich die Amplitude der α-Wellen. Die Veränderung der Amplitude war in den ersten 5 Minuten am deutlichsten, danach wurde die Amplitude langsam ständig weiter größer bis zum Abschluß der Übung. Nach Beendigung der Übung und einer 10minütigen Ruhepause war die Amplitude der α-Wellen wieder zum Zustand vor der Übung zurückgegangen. EEG-Untersuchungen an alten Menschen, die Qigong praktizierten, zeigten eine allmähliche Zunahme der langsamen α-Wellen während des Übens. Diese Ergebnisse weisen darauf hin, daß die Großhirnrinde beim Praktizieren von Qigong in einen besonderen Zustand der Hemmung kommt und daß die Übungen eine schonende Wirkung auf die Großhirnrinde ausüben. Die beschriebenen Effekte von Qigong auf die Gehirnfunktion treten nur auf, wenn der Übende in den „Zustand der (geistigen) Ruhe" (*rujing*) gelangt ist (10).

Prüft man den Patellarreflex im „Zustand der Ruhe", so findet man eine Abschwächung oder ein gänzliches Verschwinden des Reflexes. Auch Fremdreflexe werden durch den „Zustand der Ruhe" beeinflußt: fordert man Probanden auf, Bewegungen aufgrund bestimmter Reize (Geräusch, Hautreiz) auszuführen, zeigt sich bei der Mehrzahl der Probanden eine Verlängerung der Reaktionszeit, manchmal tritt überhaupt keine Reaktion auf (4).
Untersuchungen an Patienten mit Bluthochdruck ergaben, daß sich die Chronaxie beim Praktizieren von „Inneren Nährenden Übungen" (*neiyanggong*) verlängert. Die Veränderung der Chronaxie steht in engem Zusammenhang mit dem EEG-Befund: Die Hemmung der Funktion der Großhirnrinde und die Verlängerung der Chronaxie verlaufen synchron zueinander (12).

Es zeigt sich, daß im „Zustand der Ruhe" und damit im Zustand einer besonderen Hemmung der Großhirnrinde, Stoffwechselvorgänge mit erhöhter Aktivität ablaufen. In einer vergleichenden Untersuchung wurde cAMP an Probanden, die sich normal ausruhen, und Probanden, die Qigong (Übungen-in-Ruhe) praktizieren, gemessen. Es zeigte sich, daß der cAMP-Wert bei normalem Ausruhen nur wenig um den Normwert schwankt. Dagegen schwankt der cAMP-Wert beim Praktizieren von Übungen-in-Ruhe deutlich mit großen Abweichungen. Der Unterschied zwischen den beiden Gruppen war statistisch signifikant. Dies belegt, daß die Funktionen und Stoffwechselvorgänge im Organismus angeregt und reguliert werden. Beim Praktizieren von Übungen-in-Ruhe herrschen „Äußere Ruhe und Innere Bewegung" (16).

Das elektrische Potential der Haut ist ein weiterer Parameter, der den Funktionszustand des Nervensystems widerspiegelt. Das elektrische Potential der Haut wird natürlich von verschiedenen Faktoren mitbeeinflußt, wie der Funktion der inneren Organe, Stoffwechselfunktionen, Blutversorgung der Haut, Aktivität der Schweißdrüsen usw. Beim Praktizieren von Entspannungs-Übungen erhöht sich das elektrische Potential der Haut an jenen Körperbereichen, an denen der Übende seine Vorstellungskraft bewahrt; an Körperarealen, auf die keine Aufmerksamkeit gerichtet wird, sinkt das elektrische Potential der Haut ab, um nach Beendigung der Übung sofort wieder anzusteigen (17). Bei Personen, bei denen das elektrische Potential der Haut vor dem Üben großen Schwankungen unterworfen war, stabilisierte sich das Potential nach Beginn der Übung und sank in seinem Gesamtniveau im Verlauf der Übung kontinuierlich ab. Die Verlaufskurve ähnelte der beim Schlaf nach Einnahme von Barbiturat (12).

Untersuchungen über das Verhalten des Hautwiderstandes ergaben, daß der Hautwiderstand beim In-die-Ruhe-Treten (*rujing*) zunimmt und nach Beendigung der Übung wieder absinkt. Bei Personen, die das In-die-Ruhe-Treten sehr gut beherrschen, ist der Anstieg des Hautwiderstandes sehr deutlich und vollzieht sich gleichmäßig. Bei Personen, die das In-die-Ruhe-Treten noch nicht gut beherrschen, weist die Anstiegskurve des Hautwiderstandes größere Schwankungen auf. Weiterhin konnte festgestellt werden, daß sich durch Qigong-Übungen Unausgewogenheiten zwischen den Hautwiderständen an rechtem und linkem *Yuan*-Punkt* ausgleichen lassen: der höhere Hautwiderstand sank dabei ab, der niedrigere stieg an. In einigen Fällen konnte beobachtet werden, daß sich der Hautwiderstand an rechten und linken *Shu*-Punkten synchron veränderte. Qigong-Übungen wirken sich ausgleichend und regulierend auf den Hautwiderstand an den wichtigen Akupunkturstellen der *Shu*-Punkte aus (18).

Der Einfluß von Qigong auf das elektrische Potential der Haut steht in engem Zusammenhang mit der Atmung. Bei Übungen-in-Ruhe, bei denen das In-die-Ruhe-Treten, das Bewahren der Vorstellungskraft und das Regulieren des Atems praktiziert werden, kann man Schwankungen des elektrischen Potentials der Haut beob-

---

* *Yuan*-Punkte gehören zu den 5 *Shu*-Punkten, die auf den 12 Leitbahnen jeweils distal von Ellbogen bzw. Knie gelegen sind und sich durch besondere diagnostische und therapeutische Charakteristika auszeichnen.

achten, die synchron mit der Atembewegung verlaufen. Das elektrische Potential ist dabei am Ende des Ausatmens und am Anfang des Einatmens jeweils am höchsten (6).

Der „Zustand der Ruhe" beim Praktizieren von Qigong wird als besonderer Hemmzustand des zentralen Nervensystems angesehen, der sich aber vom Schlafzustand unterscheidet. Experimentell läßt sich z. B. zeigen, daß sich die Gefäßvolumenkurven im „Zustand der Ruhe" und im Schlaf unterscheiden: im „Zustand der Ruhe" sind die Schwankungen der Gefäßvolumenkurve deutlich geringer als im Schlaf (19). Experimente über die Reaktivität der Gefäße auf Druck- und Kältereize ergaben eine geringere Reaktivität der Blutgefäße bei gewöhnlichem Ausruhen im Vergleich zum „Ruhezustand" während des Übens von Qigong (3). Der „Zustand der Ruhe" unterscheidet sich vom Schlafzustand und ebenso von gewöhnlichem Ausruhen und von normalem ruhigem Sitzen. Im „Zustand der Ruhe" treten wichtige Veränderungen in den funktionellen Aktivitäten des Organismus auf: auf Energieverbrauch ausgerichtete Prozesse werden in Prozesse umgewandelt, die auf Energiespeicherung ausgerichtet sind (4, 20).

Zusammenfassend kann man sagen, daß Qigong-Übungen einen aktiven Prozeß der „Selbstregulierung", der „Selbstwiederherstellung" und des „Selbstaufbaus" darstellen. Die Übungen rufen positive Wirkungen in den verschiedenen Systemen und Organen des Körpers hervor. Ihre heilende und kräftigende Wirkung kann in gewissem Umfang auch schon mit naturwissenschaftlichen Methoden erklärt werden. Die hier dargelegten Ergebnisse stellen einen Auszug der bisherigen Forschung über die Wirkungsweise des Qigong dar. Das Wissen von den physiologischen Mechanismen beim Praktizieren von Qigong ist noch lange nicht vollständig. Die bisherigen Ergebnisse bieten aber nützliche Anhaltspunkte für die weitere Erforschung physiologischer Mechanismen und klinischer Anwendungsgebiete.

Literatur

1. *Xu Fengyan* u. a.: Reaktionen des Körpers auf Qigong-Therapie. Festschrift zum 10jährigen Bestehen des Neuen China: Diskussionsbeiträge zu medizinischen und wissenschaftlichen Erfolgen. Volkshygieneverlag, 1959, S. 115.

2. Tangshan-Qigong-Krankenhaus: Abriß zur Therapie der Silikose mit Qigong. Wissenschaftliche Informationen zur TCM, 7. Auflage, Forschungsinstitut für TCM der Provinz Hebei (Hrsg.) 1962, S. 189.

3. Physiologisches Institut der Medizinischen Akademie Chongqing: Forschungsbericht über physiologische Wirkungen der Qigong-Therapie. Zeitschrift für TCM (1963) 5:161.

4. Physiologisches Institut der 1. Medizinischen Hochschule Shanghai: Bericht über physiologische Mechanismen bei Qigong-Übungen. Zeitschrift für TCM und Drogenkunde Shanghai (1962) 5:6.

5. *Zhao Lianyun* und *Zhang Yujin* vom Lungenfunktionslabor des 1. Tuberkulose-Sanatoriums der Stadt Tianjin: Lungenfunktionsuntersuchungen nach Qigong-Therapie (als Haupttherapie) bei Tuberkulosekranken. Wissenschaftliche Informationen zur TCM, 7. Auflage, Forschungsinstitut für TCM der Provinz Hebei (Hrsg.) 1962, S. 174.

6. Qigong-Forschungsgruppe der 1. Medizinischen Hochschule Shanghai: Physiologische Mechanismen bei Qigong-Übungen. Zeitschrift für TCM (1979) 7.

7. 2. Tuberkulose-Krankenhaus Shanghai: Qigong-Kombinationstherapie bei 508 Patienten mit Lungentuberkulose. Materialien zum landesweiten Erfahrungsaustausch über Forschungsarbeiten zur Verbindung von westlicher und chinesischer Medizin, Volkshygieneverlag 1961, S. 99.

8. *Zeng Guozhang*: Ursachen des Alterns. Wissenschaftsbulletin (1961) 11:37.

9. 2. Tuberkulose-Krankenhaus Shanghai: Mechanismen der Qigong-Therapie. Wissenschaftliche Informationen zur Medizin (1959) 6:4.

10. Hygiene-Abteilung der Medizinischen Hochschule Wuhan: Bedeutung von Qigong für die Volksgesundheit. Interne Mitteilung 1961.

11. Forschungsinstitut für Thoraxerkrankungen der Medizinischen Akademie Guangdong: Einfluß von Qigong auf den Pulmonalisdruck und die Sauerstoffkonzentration des Blutes. Zeitschrift für Innere Medizin (1961) 6:361.

12. Hypertonie-Forschungsinstitut Shanghai: Berichte über Qigong in der Therapie der Hypertonie. Zeitschrift für TCM (1959) 10:37.

13. *Xiang Dianfang* u. a.: Untersuchungen zum Energiestoffwechsel und anderen physiologischen Parametern beim Üben von Qigong. Zeitschrift für TCM Harbin (1962) 7:31.

14. *Xu Fengchan* (Hrsg.): Physiologie. Volkshygieneverlag 1959, S. 289.

15. *Zhu Yunqing* u. a.: Bericht über den Einfluß von Qigong auf die Ausscheidung von 17-Ketosteroiden bei Patienten mit Bronchialasthma. Zeitschrift für TCM und Drogenkunde Shanghai (1963) 4:29.

16. *Chen Bohua*: Erste Untersuchungen zu Empfindungsveränderungen in den Leitbahnen, cAMP und Cortisol beim Praktizieren von Qigong. Zeitschrift für TCM (1979) 7.

17. *Yang Qinzhao* u. a.: Veränderungen des elektrischen Potentials der Haut während des Praktizierens von Qigong. Zeitschrift für TCM und Drogenkunde Shanghai (1962) 5:14.

18. *Mo Huanying* u. a.: Untersuchungen zur Hautleitfähigkeit. Zeitschrift für TCM und Drogenkunde (1959) 7:309.

19. *Ji Linying*: Untersuchungen des Armvolumens im Schlaf und beim Praktizieren von Qigong (Entspannungs-Übungen). Zeitschrift für TCM und Drogenkunde Shanghai (1962) 5:6.

20. *He Huankui*: Biochemische Untersuchungen zur Gehirnfunktion im Rahmen der Qigong-Therapie: Zeitschrift für TCM der Provinz Zhejiang (1957) 9:13.

7. Qigong in der Geriatrie

Die Geriatrie (Lehre von den Krankheiten des alten Menschen) ist ein relativ junger Wissenschaftszweig der Medizin. Ihre Anfänge gehen auf den Beginn dieses Jahrhunderts zurück. In den 50er Jahren entwickelte sich die Geriatrie zu einem mehr beachteten klinischen Fachgebiet.

Infolge von Mangel an körperlicher Betätigung und zahlreicher anderer Faktoren erkranken Menschen im mittleren und höheren Alter häufiger oder der Alterungsprozeß setzt zu früh ein. Typische Krankheitsbilder sind Bluthochdruck, Arteriosklerose, chronische Bronchitis, Hüft- und Beinleiden oder klimakterische Beschwerden. Häufig führen diese Krankheiten zur Verminderung der Arbeitsfähigkeit oder sogar zur Arbeitsunfähigkeit. Auf der anderen Seite verfügen gerade die Menschen mittleren oder höheren Alters über langjährige Erfahrung in ihren Arbeitsbereichen. Krankheiten im mittleren und höheren Alter bzw. frühzeitiges Altern stellen somit einen großen Verlust für die Gesellschaft dar. Prävention und Therapie geriatrischer Erkrankungen und eine Vorbeugung gegen frühzeitiges Altern sind eine sehr wichtige Aufgabe der Medizin.

Wie wir alle wissen, durchläuft der Mensch die Phasen der Geburt, des Wachstums, der Reifung und des Alterns. Mit den Prozessen des Wachstums und des Alterns verändern sich die physiologischen Charakteristika. Haare, Haut, Skelett, Muskeln, Sinnesorgane, Zähne, sowie auch innere Organe und Nervensystem erleiden im Alter eine Regression. Auch die von der traditionellen chinesischen Medizin beschriebenen Funktionen des Organismus (Funktionskreise (*zangfu*), Qi und „Blut" (*xue*), Leitbahnen (*jingluo*)) unterliegen einem Alterungsprozeß. Die Arterien verlieren im Alter relativ leicht ihre Elastizität und verhärten sich, die Zirkulation des Blutes wird erschwert. Um die Zirkulation aufrecht zu erhalten, muß das Herz vermehrt arbeiten und wird überlastet. Die im Alter häufig vorkommenden Krankheiten seitens des Herz-Kreislaufsystems sind Arteriosklerose, Bluthochdruck sowie die durch Arteriosklerose und Hypertonie bedingten Herzerkrankungen. Die Regressionserscheinungen bezüglich der Lungenfunktion sind durch eine Schrumpfung der Thoraxmuskulatur und durch eine verringerte Elastizität der Rippen bedingt, was zu einer Abnahme der Beweglichkeit des Brustkorbes führt. Daraus resultiert ein verminderter Gasaustausch in der Lunge. In Kombination mit einer geschwächten Abwehrlage führen diese Veränderungen zu einer Anfälligkeit für Erkältungskrankheiten. Die elastischen Substanzen der Lungenalveolen schrumpfen im Alter, so daß es zu Lungenemphysem und chronischer Bronchitis kommen kann. Infolge einer geschwächten Funktion des Verdauungssystems erkranken ältere Menschen häufiger an Magen-Darmerkrankungen wie z. B. Malassimilationssyndrom oder Verstopfung. Eine verminderte Funktion von Skelett und Muskulatur zeigt sich darin, daß ältere Menschen gehäuft an Gelenk- und Muskelschmerzen sowie an Bewegungseinschränkungen leiden. Die abnehmende Funktion des Nervensystems zeigt sich z. B. in einer Schwächung der regulativen Funktion und damit in Koordinationsstörungen vielfältiger Art.

Die TCM faßt die Prozesse von Geburt, Wachstum, Reifung und Altern folgendermaßen zusammen: Ist der Mensch jung, so „befindet sich sein Qi unten", das „Qi der 6 Fuß-Leitbahnen ist kraftvoll" und das „Primäre Qi" *(yuanqi)* befindet sich in der Phase des Stärkerwerdens. Wird der Mensch alt, so „verfällt seine Yin-Essenz", das „Primäre Qi erschöpft sich". Daraus resultiert, daß die Funktionskreise (*zang*) Schwächen zeigen und der Körper schwerfälliger wird. Der Kopf wird schwer, die Füße leicht und der Schritt unsicher. Es entsteht „Obere Fülle, untere Leere" oder auch der Zustand der „Yin-Leere und Yang-Leere". Gemäß der Lehre von Yin und Yang sowie der Lehre von den Leitbahnen ist der obere Teil des Körpers dem Yang zugeordnet, der untere Teil des Körpers dem Yin. In Kopf und Gesicht kommen alle Yang-Leitbahnen zusammen, während der Unterleib und die Beine die Wurzel aller Yin-Leitbahnen beheimatet. „Obere Fülle, untere Leere" entsteht, wenn das Yin im „Unteren Erwärmer" (*xiajiao*; Bereich unterhalb des Nabels) schwach ist und das Yang im oberen Körperbereich dominiert. Yin-Schwäche und Yang-Übermaß bedeuten, daß Yin und Yang nicht in Balance sind, daß „Herz" (Yang) und „Nieren" (Yin) nicht in Harmonie sind und deshalb die für das Alter typischen Krankheiten entstehen können. Gesunderhaltende Übungen werden deshalb besonders im mittleren und höheren Alter als wichtig erachtet.

Bezüglich des frühzeitigen Alterns gibt es folgende Textstelle im Kapitel „Große Abhandlung über die Zuordnung von Erscheinungen zu Yin und Yang" (*Yin yang yingxiang dalun*) der „Unbefangenen Fragen des Inneren Klassikers des Gelben Fürsten" (*Huangdi neijing suwen*): „Wenn man über die sieben schädlichen und die acht nützlichen Einflüsse Bescheid weiß, kann man die beiden Prinzipien (Yin und Yang) in Balance halten. Wenn man dieses Wissen nicht anzuwenden weiß, so altert man frühzeitig". In diesem Kapitel werden Entstehen und Vergehen von Yin und Yang, Fortpflanzung, Wachstum und frühzeitiges Altern besprochen. Zu diesem Text existieren unterschiedliche Kommentare verschiedener Schulen. In der Ming-Zeit schreibt *Li Niane* in den „Wichtigen Prinzipien des Inneren Klassikers" (*Neijing zhiyao*): „Die 7 bedeutet Yang, die 8 bedeutet Yin, schädliche Einflüsse bedeuten Vergehen, nützliche Einflüsse bedeuten Wachsen. Yang hemmt das Vergehen, Yin hemmt das Wachsen. Wer gegen diese Prinzipien verstößt, wird krank. Wenn man über die 7 schädlichen Einflüsse und die 8 nützlichen Einflüsse Bescheid weiß und den genauen Zeitplan ihres Vergehens und Entstehens kennt, kann man das Yang vor einer Invasion des Yin bewahren und Yin und Yang in Balance halten". *Zhang Zhicong* aus der Qing-Zeit führt in seiner „Kommentierten Ausgabe des Inneren Klassikers des Gelben Fürsten" (*Huangdi neijing suwen lingshu jizhu*) aus: „Yang ist häufig im Überfluß, deshalb muß es vermindert werden; Yin ist häufig ungenügend vorhanden, deshalb muß es gestärkt werden. Nach diesem Prinzip soll man einen Verlust von Yin und Essenz vermeiden und dadurch Yin und Yang regulieren, um einem frühzeitigen Altern vorzubeugen". Im Kapitel „Abhandlung über das naturgemäße und wahrhaftige Leben im Altertum" der „Unbefangenen Fragen" (*Suwen · shanggu tianzhen lun*) wird gesagt: „Wenn eine Frau 2mal 7 Jahre alt ist, erreicht sie die Geschlechtsreife, die *Renmai*-Leitbahn ist durchgängig und die *Chongmai*-Leitbahn ist in voller Entfaltung, die Menstruation setzt regelmäßig ein" . . . „Wenn ein Mann 2mal 8 Jahre alt ist, so ist sein Nieren-Qi in voller Entfaltung und er erreicht die Geschlechtsreife. Das Essenz-Qi ist überreichlich vorhanden und läuft aus (Essenz-Qi bedeutet hier Samenflüssigkeit)". In diesem Zitat werden die Prinzipien der Geschlechtsreife und Fortpflanzung erklärt. Zusammenfassend kann man dieses Zitat wie folgt verstehen: Wenn man die Prinzipien des Entstehens und Vergehens von Yin und Yang, von Fortpflanzung und Reifung, versteht und dementsprechend lebt, kann man Yin und Yang in Balance halten. Wenn man diese Prinzipien aber nicht versteht oder ihnen zuwider handelt, wird man frühzeitig altern. So sind etwa allzufrühe Heirat, ausschweifendes Geschlechtsleben oder zu viele Geburten Ursachen für frühzeitiges Altern.

Aus dem Gesagten wird deutlich, daß Ärzte und Qigong-Meister den Funktionen von Yin und Yang, von „Herz" und „Nieren" große Aufmerksamkeit widmen. So vertreten sie folgende Ansicht: Nur wenn Yin und Yang ausgewogen sind, ist man im Vollbesitz seiner Lebenskräfte; das „Herz" (Herzfunktionskreis) ist der Anführer des ganzen Organismus, deshalb kann man durch eine Stärkung des „Herzens" ein langes Leben erreichen; die „Niere" (Nierenfunktionskreis der TCM) ist die Wurzel des „Primären Qi" *(yuanqi)*, d. h. die Wurzel des Vorgeburtlichen. Die alten Ärzte haben zahlreiche Methoden von gesundheitsfördernden Übungen entwickelt und theoretische Kenntnisse zusammengetragen, die dem Ziel dienen, das frühzeitige Altern zu vermeiden und Alterskrankheiten vorzubeugen. So entnehmen wir z. B. dem „Kapitel über das Fördern des Qi-Flusses" aus den „Wichtigen Rezepten, die 1000 Goldstücke wert sind" (*Qianjin yaofang · xingqi fa pian*) von *Sun Simiao* (581 - 682): „Stoße die schlechte Luft durch den Mund aus und führe die saubere Luft durch die Nase herein, beruhige langsam das Herz, nimm die Meditationshaltung ein . . . nach einer Weile kannst du das Primäre Qi im *Qihai* spüren, nach einer weiteren Weile ist es im *Yongquan* angekommen". In der „Einführung in die Lebenspflege" (*yangsheng fuyu*), die 1606 geschrieben wurde, lesen wir: „Das Bewahren der Essenz, das Üben des Qi und das Nähren des Geistes — dies sind alles Methoden, die zu einem langen Leben führen". In der „Abhandlung über Krankheiten, die durch zuviel Yang verursacht werden" (*Gezhiyu lun*), die 1347 geschrieben wurde, wird gesagt: „Reguliere den Atem, beruhige den Geist — das ist das Wesentliche bei der Heilung von Krankheiten". *Baopuzi* schreibt (341 n. Chr.): „Wer das Qi zu führen weiß, nährt im Inneren seinen Körper und wehrt nach außen hin schädigende Einflüsse ab". Gemäß den „Biographien der Rezeptkundigen" aus der „Geschichte der Späteren Han-Zeit" (*Hou hanshu · fangshu chuan*) sagte der berühmte Arzt *Hua Tuo* (? - 208 n. Chr.): „Wenn man sich bewegt, kann das mit der Nahrung aufgenommene Qi verbraucht werden, zirkulieren die pulsierenden Kräfte ungehindert und Krankheit kann nicht entstehen". Ausgehend von der Erkenntnis über die Bedeutung der Balance von Yin und Yang, der Wechselwirkung von Bewegung und Ruhe, der „Niere" als Wurzel der angeborenen Konstitution, der „Milz" (Milzfunktionskreis der TCM) als Quelle der erworbenen Konstitution und ausgehend von der Beobachtung, daß ältere Menschen häufig „Obere Fülle, untere Leere" aufweisen, wird als wichtiges Übungsprinzip „Obere Leere, untere Fülle" praktiziert. Wenn man bei den Qigong-Übungen das Qi nach unten führt, die Atmung zu ihrer Wurzel zurückführt, das Qi zur Stärkung des Dantian einsetzt und das „Primäre Qi" des „Unteren Erwärmers", womit im wesentlichen das „Nieren-Qi" gemeint ist, stärkt, dann kann man der „Oberen Fülle und unteren Leere" und damit dem vorzeitigen Altern vorbeugen. Der Kernpunkt der Qigong-Übungen für ältere Menschen ist das Stärken des „Primären Qi" des „Unteren

Erwärmers". Nur wenn das „Nieren-Qi" gestärkt wird, kann sich der Körper leicht bewegen, die Gedanken werden klar, die Bewegungen werden flink und behende und der Gang wird sicher und stabil. Aus diesem Grunde lautet eine wichtige Übungsregel: „70% der Gewichtung liegen auf den Füßen, 30% der Gewichtung in den Händen, jeder Atemzug kehrt zu seiner Wurzel zurück, um das Qi des Unteren Erwärmers zu trainieren". Aus den Charakteristika der geriatrischen Physiologie und Pathologie läßt sich erkennen, daß das Prinzip der „Oberen Leere und unteren Fülle" von großer Bedeutung für ältere Menschen ist.

Wenn man Qigong-Übungen in richtiger Weise unter Beachtung ihrer Prinzipien praktiziert, kann man im Körper eine Reihe von angenehmen und günstigen Veränderungen bewirken. Außer den im 6. Abschnitt dieses Kapitels erwähnten experimentell erforschten physiologischen Veränderungen kann man noch weitere Veränderungen als eigene Empfindung erfahren, wie z. B. vermehrten Speichelfluß, vermehrte Tränensekretion; Wärme im kleinen Becken, Rücken und in den Extremitäten; leichte Vibrationen der Muskulatur im kleinen Becken und in den Extremitäten. An manchen Körperpartien kann man das Gefühl einer warmen Strömung empfinden. Es kann zum Aufstoßen, Bauchgurgeln und zu Windabgang kommen. Häufig empfindet man eine vermehrte Kraft im Bauch- und Rückenbereich, es setzt eine leichte Transpiration ein, der Kopf wird klar, man fühlt sich voller Lebenskraft und entspannt. Diese Empfindungen werden durch die „Innere Bewegung" (des Qi) bewirkt. Alle diese Empfindungen sind sehr wirksam zur Beseitigung von Unwohlgefühlen und Schmerzen. Nach unserer Erfahrung entsteht das Gefühl des Entspanntseins dadurch, daß sich während des Übens die inneren Organe und die Muskulatur leicht bewegen, die Zirkulation des Blutes verbessert wird, eine langsame tiefe und sehr rhythmische Atmung entsteht und das Nervensystem reflektorisch die „Innere Bewegung" (des Qi) bewirkt. Eine vermehrte Speichelsekretion ist das häufigste Phänomen bei Qigong-Übungen. Es gibt auch ganz spezielle Methoden, um den Speichelfluß zu steigern. Geriatrische Forschungen haben ergeben, daß die Funktion der Speicheldrüsen im Alter abnimmt und daß dies in engem Zusammenhang mit anderen pathologischen Veränderungen im Alter steht[1]. Insofern stellen Qigong-Übungen, insbesondere auch die speziellen Methoden zur Speichelvermehrung, einen guten Weg dar, um Alterskrankheiten vorzubeugen.

In einer vergleichenden Untersuchung an älteren Menschen wurde festgestellt, daß die Gruppe, die Qigong übte, sich deutlich von der Gruppe, die kein Qigong-Training durchführte, unterschied. Dies bezog sich auf den Anteil an Hochdruckkranken, auf die Funktionen von Augen (Qigong-Gruppe: 93% Normalsichtige; Kontrollgruppe: 50% Normalsichtige) und Ohren (Qigong-Gruppe: 65% mit normaler Hörfähigkeit; Kontrollgruppe: 34% mit normaler Hörfähigkeit), auf Gedächtnisleistung, Krankheitsanfälligkeit, Kälteempfindlichkeit sowie Erwerbsminderung bzw. Arbeitsunfähigkeit. In all diesen Bereichen zeigten die Personen mit Qigong-Training deutlich bessere Ergebnisse. Wir ziehen daraus den Schluß, daß Qigong eine bedeutende

---

[1] *Zhang Yongceng*: Über die sekretorische Funktion der Speicheldrüse. Zeitschrift für Trends der Medizin im Ausland (1963) 9:33.

Rolle in der Prävention des frühzeitigen Alterns spielen kann. In einer Gruppe von älteren Menschen, die 5 Monate lang Qigong übten, verbesserten sich sowohl die Arbeitsleistung als auch physiologische Parameter[1]. Natürlich wird der Gesundheitszustand von vielen Faktoren bestimmt, Qigong stellt zweifellos einen der besonders nützlichen Faktoren dar.

Qigong hat einerseits einen großen praktischen Nutzen in der Prävention und Therapie von Alterskrankheiten und gibt andererseits der geriatrischen Forschung wertvolle Impulse.

8. „Stützen des Guten, vertreiben des Schlechten"

Das „Stützen des Guten und Vertreiben des Schlechten" ist ein grundlegendes Prinzip und ein wichtiger gedanklicher Ansatz der traditionellen chinesischen Medizin in ihrer Prävention und Therapie von Krankheiten. Qigong spielt in diesem Rahmen eine bedeutende Rolle. Um dies zu erläutern, müssen wir zunächst, in vereinfachter Form, über den Aufbau des Organismus und seine Funktionen sprechen.

Der menschliche Organismus ist ein sehr komplexer Verband von Geweben und Funktionssystemen (Knochen, Muskulatur, Atmung, Verdauung, Kreislauf, Harnproduktion, Fortpflanzung, Nervensystem usw.) und verschiedenen Organen (Herz, Leber, Milz, Niere, Augen, Ohren, Mund, Nase usw.). Funktionssysteme, Organe und Gewebe haben jeweils ihre eigene Funktion, arbeiten aber nicht unkoordiniert. Sie führen komplexe und koordinierte Aktivitäten aus und halten den Körper selbst und in seiner Beziehung zum äußeren Milieu in Harmonie. Dies geschieht unter Führung des Nervensystems, insbesondere der Gehirnfunktion. Man kann deshalb das Gehirn auch als Kommandozentrale des Organismus bezeichnen.

Welche Vorstellungen vom menschlichen Organismus hat die TCM? Der menschliche Organismus besteht aus 4 Extremitäten, 100 Knochen, 5 *Zang*-Funktionskreisen und 6 *Fu*-Funktionskreisen usw. und wird von einem System von „Leitbahnen" (*jingluo*) zu einem zusammenhängenden Komplex verbunden. Jeder Funktionskreis hat zwar seine eigenen Aufgaben, aber alle Funktionskreise müssen in einem Verbund zusammenarbeiten: „Die 12 Beamten dürfen nicht im Mißverhältnis zueinander stehen". Mit den „12 Beamten" sind die Funktionskreise des Organismus gemeint: „Herz", „Leber", „Milz", „Lunge", „Niere", „Herzhülle", „Dünndarm", „Galle", „Magen", „Dickdarm", „Blase" und „Drei Erwärmer". Diese Funktionskreise dürfen in ihren Aktivitäten nicht unausgewogen sein. Alle Funktionskreise arbeiten unter Führung des „Herzens", führen komplexe und harmonische Aktivitäten aus und bleiben dabei in harmonischer Beziehung zum äußeren Milieu. Die TCM drückt dies so aus: „Das Herz ist der Herrscher" und „Der Mensch und seine Außenwelt funktionieren zusammen in einer Einheit". Schon in früher Zeit hat die chinesische Medizin das „Herz" als den „führenden Beamten" angesehen und ihm eine „beherrschende"

---

[1] Hygiene-Abteilung der Medizinischen Hochschule Wuhan: Beitrag des Qigong zur Volksgesundheit. Internes Dokument 1961. Zit. aus: Zeitschrift für TCM (1979) Heft 7.

Rolle zugeschrieben. Das entspricht etwa der Vorstellung, die die moderne Medizin vom Gehirn als Funktionszentrum des menschlichen Körpers hat. Die chinesische Medizin hatte also schon vor 2000 Jahren eine gute Vorstellung über die Funktionen des menschlichen Körpers und die Wechselbeziehungen zwischen äußerem Milieu und menschlichem Organismus.

Nach welchen Gesetzen laufen die Funktionen des menschlichen Organismus ab? Gemäß den Vorstellungen der TCM werden die Funktionen des Organismus durch „Yin" und „Yang", d. h. zwei einander entgegengesetzte, sich entsprechende und ergänzende Prozesse aufrecht erhalten. Diese Prozesse sind für das Verständnis von Qigong-Übungen und ihren Wirkungen äußerst wichtig. *Mao Zedong* sagte: „Die eigentliche Ursache für die Entwicklung aller Dinge liegt nicht im Äußeren, sondern im Inneren der Dinge, und zwar in der Widersprüchlichkeit des Inneren der Dinge. Im Inneren aller Dinge gibt es diese Widersprüchlichkeit, auf ihr beruht die Bewegung und Entwicklung der Dinge"[1]. Im Prozeß von Yin und Yang findet in unaufhörlicher Bewegung Veränderung und Entwicklung statt, wodurch alle Funktionen des Organismus ihr dynamisches Gleichgewicht aufrechterhalten können. Die TCM spricht von der „Ausgewogenheit von Yin und Yang": nur wenn Yin und Yang ausgewogen sind, laufen die Körperfunktionen geregelt ab; „nur wenn Yin und Yang ausgewogen sind, ist man im Vollbesitz seiner Lebenskräfte". Wenn die Prozesse im Organismus zum Übermaß („Fülle" *shi*) tendieren, so verlieren die Körperfunktionen ihre Ausgewogenheit und es entsteht ein pathologischer Prozeß. Man sagt auch: „Wenn Yin und Yang zur Fülle neigen, so entsteht Krankheit" (bei „Yin-Fülle" entstehen „Yang-Krankheiten", bei „Yang-Fülle" entstehen „Yin-Krankheiten"). Wenn sich im Prozeß von Yin und Yang eine Trennung vollzieht, dann können Yin und Yang einander nicht mehr fördern, so daß die Lebensfunktionen zum Stillstand kommen. Man sagt deshalb auch: „Wenn Yin und Yang sich trennen, ist die Essenz des Lebens verbraucht". Wir können zusammenfassen: Wenn Yin und Yang ausgewogen sind, so bedeutet dies Leben, wenn Yin und Yang zur Fülle neigen, so bedeutet dies Krankheit, wenn Yin und Yang sich trennen, so bedeutet dies Tod. *En Gesi* erläutert den Prozeß des Lebens folgendermaßen: „Leben besteht in erster Linie darin: ein Lebewesen ist in jedem Augenblick es selbst und gleichzeitig auch ein anderes Ding. Das Leben besteht in einem unaufhörlichen Prozeß des Hervorbringens und Lösens von Widersprüchen im Organismus; Hört der Widerspruch auf, so hört auch das Leben auf und der Tod naht"[2]. D. h., daß die Lebensfunktionen des menschlichen Organismus in einem unaufhörlichen Prozeß von Widerspruch und Einssein ablaufen. Wird dieser Prozeß gestört, tritt Krankheit auf, geht die Störung über gewisse Grenzen hinaus, führt das zum Stillstand des Lebens.

Wie kommt es aber zu einer Störung des Lebensprozesses und zum Auftreten von Krankheiten. Es gibt sehr vielfältige krankheitsverursachende Faktoren, die die

---

[1] *Mao Zedong*: Diskussionen über das Widersprüchliche. (Fünf philosophische Abhandlungen des Vorsitzenden Mao). Volksverlag, S. 239.

[2] *En Gesi*: Abhandlung über die Rückkehr zum Dulin Wald (*Fan dulin lun*). Volksverlag 1971, S. 118

TCM in 3 Kategorien einteilt. Die erste Kategorie sind die sogenannten „Äußeren Krankheitsfaktoren"; sie umfassen die klimatischen Einflüsse „Wind", „Kälte", „Hitze", „Feuchtigkeit", „Trockenheit" und „Feuer". Die zweite Kategorie sind die sogenannten „Inneren Krankheitsfaktoren". Hierbei handelt es sich um Veränderungen im psychisch-emotionalen Bereich: Freude, Zorn und Wut, Besorgnis, Nachdenken und Grübeln, Trauer, Angst. Die dritte Kategorie sind „Weder Äußere noch Innere Krankheitsfaktoren" womit hauptsächlich Nahrung und Nahrungsgewohnheiten, alltägliches Leben, Wohnverhältnisse und Arbeitswelt gemeint sind. Physiologische Funktionen können wir als „Innere Faktoren" betrachten. Grundsätzlich hängen alle Faktoren, ganz gleich ob „Innere", „Äußere" oder „Weder Innere noch Äußere" von äußeren Bedingungen ab. Lösen nun alle Krankheitsfaktoren, sobald sie auf den Organismus treffen, auch eine Krankheit aus? Nein! Ob ein Krankheitsfaktor eine Krankheit hervorruft, hängt von zwei Bedingungen ab: 1. Bei gleichen körperlichen Gegebenheiten hängt es von den Modalitäten des Krankheitsfaktors ab, ob eine Krankheit entsteht, so z. B. von der Art des Krankheitsfaktors, seinen charakteristischen Eigenschaften, seiner Stärke, seinem Angriffsgebiet, der Dauer seines Einwirkens usw. 2. Bei gleichem Krankheitsfaktor hängt es von den innerkörperlichen Gegebenheiten ab, ob der Krankheitsfaktor auch eine Krankheit hervorrufen kann, so z. B. von der Widerstandskraft des Organismus, der Abwehrlage des Körpers, den konstitutionellen Eigenarten und der Sensibilität gegenüber dem speziellen Krankheitsfaktor. Die TCM ist der Ansicht, daß Krankheitsfaktoren erst in einem geschwächten Körper wirksam werden können, sie sagt dazu: „Wenn schädliche Einflüsse Platz greifen können, dann muß das Qi schwach sein". Das bedeutet: „die äußeren Faktoren sind die Voraussetzung für eine Veränderung, die inneren Faktoren sind die Grundlage für eine Veränderung; die äußeren Faktoren wirken sich in Verbindung mit den inneren Faktoren aus". Gesundheit und Krankheit gehen ineinander über und stehen in gegenseitigem Abhängigkeitsverhältnis. Wenn Krankheitsfaktoren eine Krankheit im Organismus hervorgerufen haben, dann nimmt die körpereigene Abwehrkraft (die TCM nennt sie „Richtiges Qi" *zhengqi*) den Kampf mit den Krankheitsfaktoren (die TCM nennt sie auch „Schädliches Qi" *xieqi)* auf und löst so physiologische Prozesse im Organismus aus. Diese Prozesse nennt die TCM den „Kampf zwischen Wahrem Qi (*zhenqi)* und Schädlichem Qi" oder „Kampf zwischen Richtigem Qi und Schädlichem Qi". Wenn das „Richtige Qi" in diesem Kampf die Oberhand gewinnt, dann nimmt die Erkrankung einen guten Verlauf. Gewinnt das „Schädliche Qi" die Oberhand, so verschlechtert sich die Krankheit. Aus diesen Gründen muß man bei der Therapie von Krankheiten darauf achten, die „Äußeren Krankheitsfaktoren" auszuschalten und das „Richtige Qi" als „Inneren Faktor" zu unterstützen, um so die Abwehrkräfte des Menschen zu stärken. Dieses Therapieprinzip nennt man „Vertreiben des Schädlichen (Schlechten), und Fördern des Richtigen (Guten)".

Physiologische Abläufe, das Entstehen und Heilen von Krankheiten, das Stabilisieren des Heilerfolgs und die Gesunderhaltung sind komplexe Prozesse, die man von verschiedenen Aspekten aus angehen muß. Man muß sich darauf verstehen, die positiven Bedingungen zu nutzen bzw. zu schaffen, um die Heilung anzuregen, den Therapieerfolg zu sichern und die Gesundheit zu erhalten. Andererseits muß man die schädlichen Faktoren und Einflüsse zurückdrängen. Eine Heilung und Wiederherstellung des Körpers kann nur gelingen, wenn man das Prinzip „Vertreiben des Schädlichen und Fördern des Richtigen" beherzigt. Qigong-Übungen sind eine wirksame Methode, da sie durch das „Fördern des Richtigen" (das Kultivieren von „Wahrem Qi") zum „Vertreiben des Schädlichen" beitragen. Es ist für Ärzte und Patienten gleichermaßen wichtig, die Bedeutung des „Vertreibens des Schädlichen und Förderns des Richtigen" zu erkennen und zu berücksichtigen. Häufig wird das „Fördern bzw. Stützen des Richtigen" vernachlässigt. Es ist aber äußerst wichtig, da es die Abwehrkräfte des Menschen aufbaut. Es gibt sehr viele Methoden hierzu. Auf lange Sicht gesehen ist das Körpertraining (darin inbegriffen die Qigong-Übungen) die grundlegendste Maßnahme von allgemeiner Bedeutung. Im Rahmen der Körperübungen zeichnet sich Qigong durch besondere Charakteristika aus. Es gibt eine Vielzahl von Übungsmethoden für die Therapie von Krankheiten, für die Erhaltung der Gesundheit, für die Kräftigung des Körpers, für die Regulierung und Kräftigung der verschiedenen Funktionssysteme des Organismus. Von anderen Therapiemaßnahmen unterscheidet sich Qigong dadurch, daß es sich dabei um eine Methode handelt, bei der man durch eigenes Training auf die Funktionen des Organismus einwirken kann. Von dem berühmten Arzt meines Landes, *Hua Tuo*, stammt das Zitat: „Wenn man sich bewegt, kann das mit der Nahrung aufgenommene Qi verbraucht werden, zirkulieren die pulsierenden Säfte ungehindert und Krankheit kann nicht entstehen. Es ist dabei wie mit der Türangel, die niemals rostet".

II. KAPITEL

Grundlagen der Qigong-Praxis

1. Allgemeines über Qigong-Methoden

Es gibt zahlreiche unterschiedliche Qigong-Methoden, die alle ihre eigenen Charakteristika und Wirkungen haben.

Gemäß der Übungsmethodik kann man Qigong nach folgenden Gesichtspunkten differenzieren: Körperhaltung; Übungsweg; Innen und Außen; Bewegung und Ruhe.

KÖRPERHALTUNGEN

Liegen
Übungen im Liegen werden eingeteilt in Übungen in Rückenlage und Übungen in Seitenlage. Sie sind für kranke und schwache Menschen geeignet sowie für einige spezielle Krankheitszustände. Menschen, die an Schlaflosigkeit leiden, können Übungen im Liegen vor dem Zubettgehen ausführen. Eine besondere Variante, bei der der Unterkörper höher liegt als der Oberkörper, eignet sich hauptsächlich für Patienten mit einer Senkung innerer Organe.

Sitzen
Übungen im Sitzen werden eingeteilt in Übungen mit gekreuzten Unterschenkeln und Übungen mit parallel gestellten Unterschenkeln. Sie eignen sich für nicht allzu geschwächte Kranke und für gesunde Menschen mit schwacher Konstitution, die ihren Körper durch Qigong-Übungen stärken wollen. Meistens handelt es sich bei den Übungen im Sitzen um Übungen in körperlicher Ruhe. Eine Zwischenstufe zwischen Übungen im Liegen und Übungen im Sitzen stellen die Übungen mit angelehntem Rücken dar; sie eignen sich für geschwächte Patienten.

Stehen
Übungen im Stehen haben eine größere Variationsbreite als Übungen im Liegen und Übungen im Sitzen. Im allgemeinen handelt es sich um Übungen mit feststehenden Füßen und vorgeschriebener Körperhaltung. Je nach Körperhaltung haben sie verschiedene Bezeichnungen wie z. B. „Stehen wie ein Pfahl", „Stehen wie eine Glocke" usw. Es gibt Übungen im Stehen in körperlicher Ruhe wie auch mit körperlicher Bewegung wie z. B. die „8 Brokat-Übungen", „Übungen zur Umwandlung der Muskeln", usw.

Gehen

Die Bewegungen der unteren Extremitäten bei den Übungen im Gehen sind sehr vielfältig, und es gibt sehr viele verschiedene Übungsmethoden dieser Kategorie. Bezüglich der Körperhaltung gibt es komplizierte und einfache Bewegungsabläufe, bezüglich der Kraftentfaltung gibt es harte und weiche Methoden, bezüglich der Geschwindigkeit gibt es schnelle und langsame Bewegungen, bezüglich des Kraftaufwandes unterscheidet man Übungen mit großem und kleinem Kraftaufwand, usw. Die Körperbewegungen haben unterschiedliche Charakteristika: elegant und sanft, hochaufgerichtet, kraftvoll und energisch, flink und behende, leichtfüßig und entspannt, langsam und bedächtig, träge und schwerfällig, kämpferisch und mutig, imponierend und grandios, ungekünstelt und fest, usw. Die Vielfältigkeit dieser Übungen deckt einerseits die unterschiedlichen Bedürfnisse der Übenden ab und trägt andererseits dazu bei, daß die Übenden mehr Freude am Praktizieren haben. Unter den Übungen im Gehen gibt es einige einfach auszuführende Übungen, die man als „Schritt-Übungen" bezeichnet. Sie heißen z. B. „Schritt des Tigers", „Schritt des Kranichs", „Schritt des Hirschen", „Schritt des Bären", „Schritt des Affen", „Gehen im Schlamm", „Gehen im Wasser", „Schritt mit schwingenden Armen", „Schleifendes Gehen", „Schritte zur Atemregulierung" usw. Diese Methoden sind einfach zu erlernen und zeigen gute Wirkungen.

ÜBUNGSWEGE

Körperhaltungs-Übungen

Hierzu gehören Übungen, deren Schwerpunkt das Einnehmen einer ganz bestimmten Körperhaltung ist. Früher wurden sie auch Körperregulierungs-Übungen genannt. Körperhaltungs-Übungen werden unterteilt in Übungen-in-Ruhe (d. h. ohne körperliche Bewegung) und Übungen-in-Bewegung, die unterschiedliche Anforderungen hinsichtlich der Atemführung und des Einsatzes der Vorstellungskraft haben. Es gibt Formen der Körperhaltungs-Übungen, die im Liegen, Sitzen, Stehen oder Gehen ausgeführt werden.

Atem-Übungen

Hierzu gehören Übungen, die ihren Schwerpunkt im Training des Atems haben. Andere Bezeichnungen sind: „Atemregulierungs-Übungen", „Altes ausstoßen, Neues aufnehmen", „Übungen zur Läuterung". Atem-Übungen gibt es als Übungen-in-Ruhe und Übungen-in-Bewegung, die jeweils mit unterschiedlichen Körperhaltungen und unterschiedlichem Einsatz der Vorstellungskraft und Gedankenführung ausgeübt werden.

Übungen der Vorstellungskraft (yi)

Der Schwerpunkt dieser Übungen liegt auf dem Einsatz von Vorstellungsbildern und dem Bewahren und Lenken der Vorstellungskraft und somit auf geistiger und gedanklicher Ebene. Früher wurden diese Übungen auch „Übungen zur Regulierung des ‚Herzens'" („Herz" *xin* im Sinne von Bewußtsein, innerer Einstellung) genannt. Auch diese Übungen können als Übungen-in-Ruhe und Übungen-in-Bewegung praktiziert werden, wobei unterschiedliche Körperhaltungen eingenommen werden.

Die drei Übungswege hängen sehr eng miteinander zusammen, sie beeinflussen sich gegenseitig, sie fördern, begrenzen und ergänzen sich zu einer Einheit. Aus diesem Grunde darf man bei Qigong-Übungen diese drei Aspekte nicht völlig voneinander isolieren. So bedürfen selbst einfache Lockerungs-Übungen einer Führung durch die Vorstellungskraft und einer angepaßten Atmung. Der Körper bildet das Fundament, die Atmung ist der Schlüssel, Vorstellungskraft und geistige Tätigkeit übernehmen die Führung. Da Körperhaltungs- und Atem-Übungen dem Bewußtsein und der Vorstellungskraft unterliegen, spielen Vorstellungskraft und Gedankenführung eine zentrale und führende Rolle bei Qigong-Übungen.

INNEN UND AUSSEN

Innere-Übungen (neigong)

Hierzu gehören alle Übungen, die den körperinternen Funktionen besondere Aufmerksamkeit widmen. Zu körperinternen Funktionen zählen Gedankenbewegungen, Atmung, Funktionskreise (zangfu), Leitbahnen (jingluo), „Blut" (xue) und Puls (mai) usw. Die alten Qigong-Meister sagten: „In Ruhe übt man das Innere", „Im Inneren trainiert man den Atem". Aus diesem Grund werden Übungen-in-Ruhe oft zur Kategorie der Inneren-Übungen gezählt. Dies gilt jedoch nicht absolut, denn auch einige Übungen-in-Ruhe, z. B. „Stehen wie ein Pfahl" (siehe Kapitel IV) haben eine große Wirkung auf die äußere Körperhaltung.

Äußere-Übungen (waigong)

Hierzu zählt man Übungen, die schwerpunktmäßig auf die äußeren Funktionen des Organismus wie Skelett, Sehnen, Muskeln und Haut einwirken. Die alten Qigong-Meister sagen: „In Bewegung übt man das Äußere", „das Äußere trainiert Sehnen, Skelett und Haut". Deshalb werden Übungen-in-Bewegung in der Regel den Äußeren-Übungen zugeordnet. Dies darf man jedoch auch nicht absolut sehen, da manche Äußeren-Übungen wie z. B. das „Spiel der 5 Tiere" (siehe Kapitel V) einen großen Einfluß auf körperinterne Funktionen haben.
Innere-Übungen und Äußere-Übungen haben verschiedene Schwerpunkte bezüglich ihrer Wirkung. Sie können jedoch nicht isoliert betrachtet werden, da jede Beeinflussung einer körperinternen Funktion auch den äußeren Körper mit beeinflußt und umgekehrt.

BEWEGUNG UND RUHE

Übungen-in-Ruhe (jinggong)

Hierzu gehören Übungen, bei denen keine körperliche Bewegung ausgeführt wird wie z. B. Entspannungs-und-Ruhe-Übungen, „Innere-Nährende-Übungen", „Stehen wie ein Pfahl", „Dantian-Ruhe-Übung" usw. Bei Übungen-in-Ruhe kann man das Bewahren der Vorstellungskraft, die Atemführung und die Haltung des Körpers in unterschiedlichem Maße betonen. An Körperpositionen werden liegende, sitzende und stehende Haltungen eingenommen.

Übungen-in-Bewegung (donggong)

Übungen mit Bewegung des Körpers und der Extremitäten gehören zu dieser Kategorie wie z. B. „Gesunderhaltende Übungen", Taijiquan (Taiji-Faustkampf), „Spiel der 5 Tiere", „Emei-Pfahl-Übung" u. a. Auch bei Übungen-in-Bewegung werden das Bewahren der Vorstellungskraft, die Atemführung und Körperhaltung in unterschiedlicher Weise betont. Die Übungen werden hauptsächlich im Stehen und Gehen ausgeführt. Allerdings gibt es auch einige Übungen in sitzender Position wie z. B. die „8 Brokat-Übungen" im Sitzen. Unter besonderen Umständen lassen sich Übungen-in-Bewegung auch im Liegen ausführen.

Übungen-in-Ruhe-und-Bewegung (jingdonggong)

Diese Übungsform legt gleiche Gewichtung auf Ruhe und Bewegung. Ihre Charakteristik ist „erst Ruhe, dann Bewegung" und „Bewegung und Ruhe zu gleicher Zeit". Ruhe und Bewegung des Körpers dienen der Kategorisierung des Qigong in Übungen-in-Ruhe und Übungen-in-Bewegung. Bei genauerer Betrachtung sind Ruhe und Bewegung jedoch nicht absolut. Bei Übungen-in-Ruhe sind Körper und Geist in einem relativen Ruhezustand, das Lenken der Vorstellungskraft und die Atembewegung werden besonders geübt. D. h., es herrschen äußere Ruhe und innere Bewegung vor. Bei Übungen-in-Bewegung werden die Körperbewegungen in einem Zustand der geistigen Ruhe ausgeführt, d. h., es herrschen äußere Bewegung und innere Ruhe vor. So gibt es in jeder Qigong-Übung den Aspekt der Ruhe und den Aspekt der Bewegung. Bei Übungen-in-Ruhe ist Bewegung in der Ruhe und bei Übungen-in-Bewegung ist Ruhe in der Bewegung. Die Auswirkungen von Übungen-in-Ruhe und Übungen-in-Bewegung unterscheiden sich: Übungen-in-Ruhe trainieren hauptsächlich geistige Ruhe, Atemfunktion und „Inneres Qi", haben aber auch Einfluß auf die äußere Körperkonstitution. Sie werden bevorzugt zur Erhaltung der Gesundheit, zur Heilung von Krankheiten und zur Stärkung des Körpers praktiziert. Übungen-in-Bewegung dienen hauptsächlich dem Körpertraining und stärken Sehnen, Muskulatur und Knochen. Sie haben aber auch eine günstige Wirkung auf die geistige Ruhe und das „Innere Qi" und dienen damit der Gesunderhaltung und zur Heilung von Krankheiten. Die Auswahl der geeigneten Qigong-Methoden hängt von den körperlichen Gegebenheiten und dem Gesundheitszustand des Übenden ab. Das Prinzip ist jedoch immer, Ruhe und Bewegung in ihren Aspekten des „Innen" und „Außen" gleichermaßen zu praktizieren.

ÜBUNGSZIELE

Qigong-Übungen können in vielen Bereichen und mit unterschiedlichen Zielsetzungen praktiziert werden: als gesundheitsfördernde Methode in Prophylaxe und Therapie, als ergänzende Übung in Verbindung mit Akupunktur und Punktmassage, in der Kampfkunst (*wushu*), im Bereich des Theaters und Tanzes sowie im sportlichen Bereich. Je nach Anwendungsgebiet werden die Übungsanforderungen bezüglich „Innen" und „Außen", Qi und Körper, Ruhe und Bewegung, Härte und Sanftheit, variiert. Zusammenfassend kann man Qi-Übungen trotz der Vielfältigkeit ihrer Methoden inhaltlich in Übungen der Körperhaltung, der Atmung und der Vorstellungskraft einteilen. Von der äußeren Form her gilt die Einteilung in Übungen-in-Ruhe und Übungen-in-Bewegung. Eine organische Zusammensetzung dieser Aspekte in einer geeigneten Übungskombination bildet dann das „Qigong-Rezept" für die unterschiedlichen Krankheitsbilder bzw. Anwendungsgebiete. Die Anpassungsfähigkeit der Qi-Übungen an die unterschiedlichsten Bedingungen und Ziele sind ein großer Vorzug.

2. Anwendungsbereich

Qigong spielt eine bedeutende Rolle in der Prävention und Therapie von Krankheiten, in der Gesundheitspflege und bei der Stärkung des Organismus, bei der Vorbeugung eines vorzeitigen Alterungsprozesses und bei der Erlangung eines hohen Alters. Richtig durchgeführte Qigong-Übungen führen bei vielen Krankheiten zur Besserung des Leidens oder sogar zur Heilung; geschwächte Patienten können ihre Gesundheit wiedererlangen, gesunde Menschen können ihre Konstitution und Kondition noch weiter verbessern. Qigong bewährt sich gut zum Schutz der Gesundheit und zur Erhöhung der Arbeitsausdauer und der Arbeitsleistung.
Allgemein gesprochen ist Qigong eine Selbst-Übungsmethode, bei der der Übende seine eigene Lebenskraft mobilisiert und entfaltet und dadurch seinen Körper und seinen Geist selbst in Harmonie bringt. Die Wirkungen des Qigong entstehen durch sich langsam verbessernde physiologische Funktionen. Insofern erstreckt sich die Wirkung von Qigong auf den gesamten Menschen. Charakteristisch für Qigong sind: „Erhöhung der Vitalität aus eigener Kraft", „Selbstregulation", „Selbstwiederherstellung" und „Selbstaufbau". Qigong dient der Verbesserung und Regulierung der Organfunktionen und Stoffwechselvorgänge im menschlichen Körper. Daraus geht hervor, daß der Anwendungsbereich von Qigong sehr breit ist. Da Qigong das Qi mobilisiert und trainiert, das Gemüt zur Ruhe bringt und eine weiche, langsame, rhythmische Bewegungsübung darstellt, ist es für die menschliche Gesundheit von großem Nutzen.
Als Therapiemethode ist Qigong wirksam zur Verkürzung des Therapieprozesses, zur Förderung der Heilung, zur Festigung des Heilungserfolges und zur Wiederherstellung der Lebenskraft. In der klinischen Anwendung wird Qigong häufig mit anderen Therapiemethoden kombiniert. Therapieerfolge werden z. B. bei folgenden Krankheitsbildern erzielt:
Hoher Blutdruck, Nervenschwäche, Magengeschwür, Zwölffingerdarmgeschwür, Magensenkung, chronische Obstipation, Tuberkulose, Lungenemphysem, Steinstaublunge, Asthma bronchiale, chronische Bronchitis, chronische Leberentzündung, Ischias- und Beinschmerzen, häufiges Wasserlassen, funktionelle und organische Herzerkrankungen, Übelkeit in der Schwangerschaft, chronische Entzündungen im Beckenraum speziell bei Frauen. Auch zur Geburtserleichterung und zur Schmerzlinderung während der Geburt kann Qigong eingesetzt werden.
Weiterhin liegen Berichte über gute therapeutische Ergebnisse bei der Zuckerkrankheit, Glaukom (grüner Star) und Leberzirrhose vor. Seit einigen Jahren beschäftigt man sich mit der Erforschung der Qigong-Therapie in der Behandlung ei-

niger Krebserkrankungen. Mit Qigong kann der Effekt der Akupunkturanästhesie verstärkt werden.

Bei manchen Erkrankungen kann Qigong als Haupttherapie eingesetzt werden, bei anderen Erkrankungen spielt Qigong nur eine unterstützende Rolle. In manchen Phasen einer Krankheit kann Qigong als hauptsächliche Therapie benützt werden, in anderen Phasen spielt Qigong dagegen eine unterstützende Rolle (z. B. akute Phase eines Magengeschwürs, akuter Asthmaanfall). Gleichgültig welche Rolle Qigong im Rahmen der Therapie spielt — die Wirkung erzielt in jedem Falle der Patient durch sein eigenes Üben. Die Auswirkungen der Qigong-Übungen — Stärkung der Lebenskraft, Stärkung der Abwehrkraft gegen Krankheiten, Beschleunigung des Heilungsprozesses — lassen Qigong eine grundlegende Bedeutung für die Gesundheit des Menschen zukommen. Wenn man therapeutischen Weitblick hat, wird man Qigong-Übungen zur Behandlung zahlreicher chronischer Erkrankungen als eine wichtige Methode zur Verstärkung der Abwehrkräfte und zur Festigung des therapeutisch Erreichten benützen, denn Qigong „stützt das Gute, vertreibt das Schlechte". Es ist wichtig, die Übungsmethode entsprechend dem Krankheitszustand und dem Beschwerdebild auszuwählen und relative Kontraindikationen bezüglich der einzelnen Übungsaspekte zu beachten. Die unterschiedlichen Körperhaltungen, Atemmethoden und die verschiedenen Arten, die Vorstellungskraft einzusetzen, haben einen unterschiedlichen Einfluß auf Organfunktionen und Stoffwechselvorgänge im Körper. Man muß die geeigneten Übungsmethoden gemäß der körperlichen Konstitution, des Krankheitsbildes und der Krankheitsphase auswählen, um keine unerwünschten Wirkungen hervorzurufen. Auf die Auswahl der Übungen wird in den Kapiteln II.3, IV und V noch näher eingegangen. Für schwerstkranke Patienten und Patienten mit Geisteskrankheiten ist die Qigong-Therapie nicht geeignet. Übungen, bei denen das Bewahren und Lenken der Vorstellungskraft eine große Rolle spielt, eignen sich nicht für Menschen, deren Gemütslage nicht stabil ist, die stets eine skeptische Grundstimmung haben, denen es an Objektivität mangelt, die immer extreme und radikale Meinungen haben oder die sehr leicht erregbar sind. Diese Menschen sollten Übungsmethoden wählen, bei denen die körperliche Bewegung den Hauptaspekt bildet.

3. Schlüsselpunkte der Qigong-Praxis

Es gibt viele unterschiedliche Übungsmethoden des Qigong; jede hat ihre eigenen Charakteristika und Erfordernisse. Alle Qi-Übungen basieren jedoch auf den gleichen Prinzipien. Diese gemeinsame Grundlage aller unterschiedlicher Übungsformen wollen wir als Schlüsselpunkte der Qigong-Praxis bezeichnen:

— Entspannung, Ruhe, Natürlichkeit
— Vorstellungskraft und Qi folgen einander
— Bewegung und Ruhe gehören zusammen
— Oben „leer", unten „fest"
— Anpassung des Übungsniveaus
— Schritt für Schritt üben

ENTSPANNUNG, RUHE, NATÜRLICHKEIT

Oberflächlich betrachtet erscheint es uns leicht, diese drei Forderungen zu verstehen und während des Übens zu beherzigen. In der Praxis stellt es sich jedoch schnell heraus, daß es gar nicht so leicht ist, das richtige Verständnis für Entspannung, Ruhe und Natürlichkeit zu entwickeln und diesen Anforderungen während des Übens nachzukommen. Oft berücksichtigt man nur einen der drei Aspekte und vernachlässigt die anderen.

Entspannung
Mit Entspannung ist sowohl die Entspannung des Körpers als auch die Entspannung des Geistes gemeint. Nur wer sich geistig entspannen kann, kann auch seine Gliedmaßen entspannen. Entspannung bedeutet nicht Schlaffheit oder Kraftlosigkeit, sondern es ist immer Festigkeit in der Entspannung. Warum wird die Entspannung so betont? Der menschliche Körper und Geist befinden sich in wachem Zustand in einer ständigen Spannung. Zwar findet auch in wachem Zustand, z. B. bei körperlicher Bewegung, ein ständiger Wechsel von Anspannung und Entspannung statt, aber die Anspannung überwiegt. Aus diesem Grunde betont man in den Qigong-Übungen die Entspannung. Bei Übungen-in-Ruhe wird die Entspannung als Hauptaspekt geübt, ohne dabei in Kraftlosigkeit oder Schlaffheit zu sinken. In der Entspannung liegt eine gewisse Spannung, die aber nicht zu Steifheit oder Starrheit werden darf. Nach meiner Erfahrung ist es äußerst wichtig, die Prinzipien von Qigong zu verstehen. Hierzu gehört, daß man die Entspannung nicht als absolut betrachtet und so dem Zustand der Kraftlosigkeit vorbeugt. Manche Qigong-Schüler berichten, daß sie sich bei der Übung immer sehr gut entspannen, aber mit der Zeit immer mehr an Kraft verlieren. Woran liegt das? Der Kraftverlust tritt auf, wenn man die Entspannung nicht richtig beherrscht, wenn man die Festigkeit in der Entspannung vergißt. Ist man zu gespannt während des Übens, so führt dies auf Dauer zu Starrheit und Steifheit der Extremitäten. Die Muskeln verhärten sich, man wird nervös und fühlt sich nicht wohl. Es gilt also, das richtige Maß im Verhältnis von Spannung und Entspannung zu finden. Während des Entspannens muß man kleine Korrekturen in Richtung Spannung erlauben, um eine der eigenen Konstitution angemessene Körperhaltung zu erreichen. Die Anweisung, wie eine Qigong-Übung auszuführen ist, ist der große Rahmen. Innerhalb dieses Rahmens gibt es immer kleine Variationen und Korrekturen. Die feinen Unterschiede ergeben sich aus den individuellen Gegebenheiten des Menschen (physiologische Besonderheiten, pathologische Prozesse, unterschiedliche Reaktionsweise des Nervensystems). Die kleinen Variationen und Korrekturen sind eine Feinabstimmung, die über den Effekt der Übung entscheidet. Die Feinabstimmung ereignet sich innen, als innere Bewegung. Sie ist von außen nicht sichtbar, aber innerlich fühlbar. Als Anfänger ahmt man nur die Haltung des Lehrers nach, später reguliert sich der Körper selbst von innen heraus. Die richtige Haltung und Form entsteht innen und projiziert sich nach außen. Das Prinzip des Menschen ist gleichbleibend, seine Bedingungen sind variabel. Alles hat sein festes Prinzip und seine flexible Seite. Ebenso haben Qigong-Übungen

ein festes Prinzip und eine Variabilität. Die Kunst in der Praxis des Qigong ist die Kombination von Prinzip und Flexibilität.

Ruhe

Mit „Ruhe" ist die geistige Ruhe während des Übens von Qigong gemeint. Die Ruhe des Geistes ist nicht absolut, sondern in ihrer Relation zur Bewegung zu betrachten. Dem Wesen nach ist unser Leben ein sich ständig bewegender Prozeß, und so ist Ruhe in unserem Leben nur relativ vorhanden. Wir verändern und wandeln uns in jeder Sekunde unseres Lebens, und schließlich verwandeln wir uns in andere Dinge, der Fluß des Lebens kann nicht angehalten werden. Im Universum bewegt sich alles, es gibt nichts ohne Bewegung. Deshalb sagen wir, daß die Ruhe nur relativ und nicht absolut ist. Wir können die Ruhe auch als einen besonderen Zustand von Bewegung bezeichnen. Im Wachzustand arbeitet unser Gehirn normalerweise angespannt und so verbrauchen wir Energie. Unser Gehirn braucht Zeiten der Ruhe, um sich zu regenerieren. Aus diesem Grunde betont man bei Qigong-Übungen das In-die-Ruhe-Treten (*rujing*) des Geistes. Die geistige Ruhe während der Qigong-Übung unterscheidet sich vom natürlichen Schlaf oder vom normalen Ausruhen, es handelt sich um einen besonderen Ruhezustand des Bewußtseins. Man kann auch umgekehrt sagen, daß es ein besonderer Wachzustand bei geistiger Ruhe ist. Insofern handelt es sich nicht um absolute Ruhe, sondern um „Bewegung in der Ruhe". Alle Bewegungen vollziehen sich unter einem besonderen Ruhezustand des Gehirns. Entspannung und Ruhe fördern und unterstützen sich gegenseitig. Die Entspannung hilft einem in die Ruhe zu kommen, in der Ruhe kann man sich weiter entspannen. Entspannung und Ruhe sind zwei gleichzeitig nebeneinander ablaufende Prozesse.

Natürlichkeit

Die Forderung nach „Natürlichkeit" betrifft alle Aspekte der Qigong-Übungen. Körperhaltung und Körperbewegung, Atmung und das Bewahren und Lenken der Vorstellungskraft sollen auf natürliche Weise erfolgen. Zwanghaftigkeit ist fehl am Platz. Nur wer sich seiner Natur gemäß verhält und übt, kann in den Genuß der angenehmen Wirkungen des Qigong kommen. In China gibt es das Sprichwort „Natürlichkeit ist teuer". Es hört sich leicht an, natürlich zu sein, aber in der Übungspraxis erweist es sich als gar nicht so leicht. Vielleicht wird Ihnen folgendes passieren: Ihr Lehrer macht eine Körperhaltung vor und Sie machen sie nach. Nach einer Weile merken Sie, daß die Haltung in irgendeiner Weise unbequem ist, und sie wollen die Haltung korrigieren. Oder Sie verspüren gar keine Unbequemlichkeit, sondern den Drang, sich zu bewegen. Es bedarf nur einer kleinen Korrektur, um wieder bequem zu üben. Viele Übende scheuen sich, die notwendigen kleinen Korrekturen zu machen, weil sie glauben, daß sie die Körperhaltung des Lehrers genau kopieren müßten. Selbstverständlich darf man die vorgeschriebenen Körperhaltungen nicht willkürlich ändern, aber wenn man alles nur nachahmt, wie sollte man da Natürlichkeit erlangen?
Es gibt zwei Arten der natürlichen Regulation und Korrektur der Körperhaltung: Die Korrektur ist äußerlich nicht sichtbar — die Korrektur zeigt sich auch in der äußeren Haltung.

Bei der ersten Art vollzieht sich keine Änderung der äußeren Gestalt, aber der Übende spürt z. B. ein Entspannen der Schulter und empfindet dabei, daß die Schulter nach unten sinkt. Eine solche Empfindung kann in verschiedenen Körperteilen auftreten. Oder der Übende spürt auf einmal nicht mehr, daß er den Bauch leicht einzieht und die Brust etwas zurücknimmt, obwohl er äußerlich weiterhin diesen Anforderungen einer Standhaltung nachkommt. Oder der Übende spürt einen Drang, der ihn zum Begradigen der Wirbelsäule zwingt, aber dies verursacht keine äußerlich wahrnehmbare Veränderung. Qigong-Experten nennen diese sich innen vollziehenden Veränderungen auch „funktionelle Aktivität des Qi" (*qiji*), was bedeutet, daß das Qi sich bewegt bzw. daß die Körperfunktionen unter den besonderen Bedingungen der Qigong-Übung ablaufen. Leben heißt Bewegung. Jede Veränderung (Genesung, Stärkung des Körpers und der Konstitution usw.) vollzieht sich als Entwicklung einer Bewegung. Qigong ist eine bestimmte Methode, die inneren Bewegungen der Körperfunktionen besser zu koordinieren, wodurch heilende und körperstärkende Wirkungen erzielt werden. Wenn der Übende gerade bemerkt, daß sich günstige Veränderungen in ihm anbahnen und er diese Veränderungen zu unterdrücken versucht und dadurch die inneren Bewegungen in gewisser Weise einschränkt, widerspricht dies deutlich der Forderung nach „Natürlichkeit". Manchmal wechselt man von der normalerweise praktizierten sanften, feinen, gleichmäßigen und langen Atmung auf natürliche Weise zur langen tiefen Atmung über. Diese Art des Atmens wird als besonders angenehm empfunden. Meist bemerkt man gar nicht, wann die lange tiefe Atmung einsetzt, weil sie sich in natürlicher Weise entwickelt. Wir müssen lernen, die Tendenz zu einer Entwicklung zu erkennen, den günstigen Zeitpunkt nicht zu verpassen und dem Drang zu einer Entwicklung auf natürliche Weise nachzugeben. Wenn sich in der Körperhaltung, der Atmung oder unserer Vorstellungskraft eine Wandlung anbahnt oder schon stattgefunden hat, soll man diesen Veränderungen nichts in den Weg stellen.

Die zweite Art der Regulation und Korrektur läßt sich auch äußerlich am Körper wahrnehmen: Es ist zu bedenken, daß körperliches Gleichgewicht und Ausgeglichenheit in der Haltung nichts Absolutes sind, sondern ein dynamischer Prozeß. Dynamik entspricht der Natur der Sache; dies wird auch in der Theorie von Yin und Yang, der Theorie von Qi und „Blut" (*xue*) sowie im Gesetz von der Einheit der Gegensätze so betrachtet. Wenn man z. B. eine gewisse Körperhaltung eingenommen hat (z. B. Rücken gerade, Kopf aufrecht, Blick in die Ferne, Oberkörper wie ein Lot . . .) und in dieser Haltung eine Zeitlang übt (3 oder 5 Minuten oder länger), spürt man den Drang zu einer Veränderung nach links, rechts, vorne oder hinten. Dies ist die Tendenz zu dynamischen Ausgleichsbewegungen und es bedarf einer Korrektur, auch wenn sie ganz klein ist. Nach einer weiteren Weile des Übens wird aufgrund der korrigierten Körperhaltung eine neue Veränderung auftauchen usw. Es tritt also im Laufe der Übung eine Sequenz von Veränderungen und Bewegungen auf, die sich mit Zeiten der Ruhe abwechselt. Es können innere oder äußere oder auch innere und äußere Bewegungen sein. Aufgrund dieser Korrekturen kristallisieren sich die eigenen Übungsregeln heraus.

Wie kann man erreichen, nach dem Kriterium der Natürlichkeit zu üben? Ich meine, daß man Entspannung und geistige Ruhe praktizieren muß und sich daraus schrittweise die für einen selbst geeignete Übungsform entwickelt. In einem Seminar üben alle Teilnehmer nach den gleichen Anweisungen und Regeln. Und dies ist notwendig, denn ohne das Prinzip einer Übung verstanden zu haben, kann man keine spezifische Variante entwickeln. Wenn später jeder für sich alleine übt, ergeben sich kleine Unterschiede zur gelehrten Form, und diese Unterschiede sind wertvoll und erlaubt. Denn diese kleinen Unterschiede basieren auf individuellen Gegebenheiten des einzelnen (Geschlecht, Alter, Gesundheitszustand, Krankheitsstadium, Krankheitsbild, Krankheitsverlauf, angeborene Konstitution, Reaktionslage des Nervensystems usw.). Es ist wichtig, unter Beachtung des Prinzips einer Übung, die kleinen Variationen sich entwickeln zu lassen. Denn wenn man alle Übenden in eine Form zwingen wollte, so würde man dem chinesischen Sprichwort: „Den Fuß stutzen, damit er in den Schuh paßt" folgen. Wenn man die kleinen Variationen nicht zuläßt, wird man sich unbehaglich fühlen und Widerwillen gegen die Übungen entwickeln, weil man gegen seine Natur übt. Den Gesetzen der Natur zu folgen, ist das wichtigste Prinzip der Qigong-Übungen. Um die notwendigen kleinen Korrekturen zu erkennen, muß man sehr aufmerksam üben und die Veränderungen im Empfinden beachten. Qigong muß man praktizieren und fühlen, darüber zu reden bringt nicht viel weiter. Bei den Korrekturen werden wir erfahren, daß kleine Änderungen in der Haltung ein große Veränderung im Gefühl hervorrufen, während große Veränderungen der Körperhaltung nur kleine Veränderungen im Empfinden bewirken. Wenn wir die Gesetze der Natur wahrnehmen und ihnen folgen, werden wir die besten Effekte beim Praktizieren von Qigong erzielen.

VORSTELLUNGSKRAFT UND QI FOLGEN EINANDER

Ein weiterer Schlüsselpunkt der Qigong-Praxis ist, daß Vorstellungskraft und Qi eng zusammenspielen und während des Übens einander folgen. Die führende Rolle übernimmt dabei die Vorstellungskraft. Mit Vorstellungskraft *(yi)* sind die geistige, gedankliche Aktivität, Inhalt und Bewegung unserer Gedanken gemeint. Insofern ist die Vorstellungskraft eine Funktion unseres Großhirns. Die Übungen der Vorstellungskraft wirken sich fördernd auf die physiologischen Funktionen des Körpers aus. Mit Qi ist hier das „Wahre Qi" *(zhenqi)* gemeint. Es umfaßt das „Atem-Qi" bzw. den Atem als einen Aspekt des Qi und das „Innere Qi" *(neiqi)*, auch „Dantian-Qi" genannt, welches man nach längerer Qigong-Praxis empfinden kann. Das Aufeinanderfolgen von Vorstellungskraft und Qi besagt, daß der Übende durch eigene geistige Tätigkeit, durch seine Vorstellungskraft, den Atem und die Bewegung des „Inneren Qi" beeinflußt und so die Bewegung von Qi und Vorstellungskraft in Einklang bringt. Der Gedankenbewegung folgend, werden die Atembewegungen langsam, und es entwickelt sich auf natürliche Weise die sanfte, feine, gleichmäßige und lange Atmung, die Atembewegung ist wie „einen Seidenfaden spinnen". Beim Training des „Inneren Qi" versucht der Übende die Bewegung des „Inneren Qi" mit seiner Vorstellungskraft und der ihr folgenden Atembewegung zu beeinflussen. Mit Vorstellungskraft und Atembewegung wird das „Innere Qi" gesteuert und folgt allmählich den gedanklichen Bewegungen. Die „Vorstellungskraft führt das Qi", das „Qi folgt der Vorstellungskraft" und schließlich „folgen Vorstellungskraft und Qi einander". In vielfältigen Übungsmethoden wird das Zusammenspiel von Vorstellungskraft und Qi trainiert: Qi sinkt mit Hilfe der Vorstellungskraft ins Dantian; die Vorstellungskraft führt das „Innere Qi" an einen beliebigen Ort des Körpers; die Vorstellungskraft führt das Qi entlang einer Leitbahn (z. B. „Großer Himmelskreislauf" und „Kleiner Himmelskreislauf") usw. Die Führung des Qi mit Hilfe der Vorstellungskraft muß immer in natürlicher Weise und darf auf keinen Fall zwanghaft praktiziert werden. Nur so kann man erreichen, daß Vorstellungskraft und Qi einander folgen und sich in Einklang bewegen. Wie kann man spüren, daß Vorstellungskraft und Qi einander folgen? Stellt man sich über längere Zeit vor, mit der Handfläche einen Ball ins Wasser zu drücken, so spürt man nach längerem Üben Wärme in der Handfläche: Das „Innere Qi" ist der Vorstellungskraft gefolgt. Man sagt: Die Vorstellungskraft ist oft „wie ein Affe", „wie ein wildes Pferd", d. h., sie ist immer in Bewegung und schwer zu kontrollieren. Nur beständiges und geduldiges Üben führt zu einem Einklang von Vorstellungskraft und Qi.

BEWEGUNG UND RUHE GEHÖREN ZUSAMMEN

Zum einen unterteilt man Qigong-Übungen in die beiden Kategorien Übungen-in-Ruhe und Übungen-in-Bewegung, zum anderen verknüpft man in jeder Qigong-Übung Ruhe und Bewegung organisch miteinander. Bewegung bezieht sich sowohl auf die äußere Bewegung des Körpers als auch auf die innere Bewegung des Qi. Auch die Ruhe hat zwei Aspekte: den äußeren Ruhezustand des Körpers als auch die innere geistige Ruhe. Bewegung und Ruhe sind relativ. Alle Dinge im Universum befinden sich in ständiger Bewegung, Entwicklung und Veränderung. Insofern gibt es keine absolute Ruhe. Das Ziel der Qigong-Übungen ist es, die physiologischen Funktionen als „Bewegungen" im Körper zu fördern. Dadurch werden Yin und Yang harmonisiert, Qi und „Blut" (xue) reguliert, die Leitbahnen durchgängig gemacht, „Wahres Qi" (zhenqi) gefördert und Krankheiten vertrieben. Qigong hat eine regulierende, regenerierende und aufbauende Wirkung auf den Organismus. Vom Beginn einer Krankheit bis zur Heilung, von der Schwächung des Körpers bis zum Wiedererstarken läuft ein kontinuierlicher Prozeß ab, der sich nur in Bewegung realisieren kann. Ohne Bewegung gibt es keine Veränderung. Die chinesische Medizin ist der Ansicht, daß Krankheit dann entsteht, wenn die Bewegung von Qi und „Blut" im Körper stagniert. Damit Qi und „Blut" frei fließen können, muß man sie in Bewegung setzen. Aus diesem Grunde ist die Bewegung so elementar. Allerdings kann sich die Wirkung von Bewegung nur unter der Bedingung einer inneren Ruhe entfalten. Deshalb gilt die innere Ruhe als Voraussetzung einer jeden Qigong-Übung. Hinsichtlich der Methode einer Qigong-Übung kann entweder die Bewegung oder die Ruhe den Hauptaspekt bilden; die beste Wirkung erzielt man durch eine organische Verbindung der beiden Aspekte. Bei Übungen-in-Ruhe werden äußere Ruhe und innere Bewegung trainiert; in der Ruhe sucht man Bewegung. Bei Übungen-in-Bewegung werden äußere Bewegung und innere Ruhe gefördert; in der Bewegung sucht man Ruhe. Auf diese Weise gelangt man zum Ineinandergreifen und Einklang von Bewegung und Ruhe. Bei der Kombination von Übungen-in-Bewegung und Übungen-in-Ruhe achte man auf die speziellen Konditionen des Übenden wie Alter, Geschlecht, Allgemeinzustand, Übungsniveau usw. Bei Patienten berücksichtigt man die Art und Phase der Erkrankung. Man kann die beiden Übungskategorien in verschiedener Weise miteinander kombinieren: an Übungen-in-Ruhe kann man Übungen-in-Bewegung anschließen, oder man übt morgens Übungen-in-Bewegung und abends Übungen-in-Ruhe oder man übt eine Zeitlang vorwiegend eine der beiden Übungsarten, wenn dies vom Krankheitsbild her angezeigt ist. Nur durch eine angemessene Kombination von Bewegung und Ruhe kann man von Qigong-Übungen profitieren und Schädigungen vermeiden.

OBEN „LEER" *(xu)*, UNTEN „FEST" *(shi)**

Als Grenzlinie zwischen „oben" und „unten" wird die Nabelhöhe angenommen. Während des Übens von Qigong soll also der Körper oberhalb des Nabels „leer" sein, man spricht auch von „leichtem Brustkorb". Unterhalb des Nabels soll der Körper dagegen „fest" sein, man spricht auch von festem, solidem Bauch. Was heißt „leer" bzw. „leicht"? Wenn in einer Tasse Wasser ist, so läßt es sich leicht umrühren; enthält die Tasse dagegen Lehm, so rührt es sich schwer. In einer Türangel muß immer Platz (Leere) sein, dann läßt sich die Türe leicht bewegen. In diesem Sinne soll im oberen Teil des Körpers (Brustkorb und Kopf) das Gefühl der Leere, Leichtigkeit und inneren Beweglichkeit herrschen. Im unteren Teil des Körpers (Bauch und untere Extremität) soll dagegen das Gefühl von Festigkeit und Kraft vorherrschen.
Im unteren Teil des Körpers ist das „Primäre Qi" *(yuanqi)* zu Hause. Es muß dort bewahrt werden. Deshalb führt man das Qi immer wieder zum Dantian im unteren Körperbereich zurück. Eine grundlegende Anforderung von Qigong-Übungen lautet: „Oben leer, unten fest; das Qi sinkt ins Dantian; das Qi kehrt zu seiner Quelle zurück; der Atem kehrt zu seiner Wurzel zurück". Nur wenn das Qi zu seiner Wurzel (Dantian) zurückkehrt, wird der Oberkörper leicht. Um dies zu erreichen, läßt man das Qi bzw. die Atmung als einen Aspekt des Qi zum Dantian sinken. Die Wurzel muß gefestigt werden, dadurch ergibt sich die Festigkeit im unteren Körperbereich; hierzu bewahrt man das Qi im Dantian. Wenn wir „Oben leer" verwirklichen, dann werden wir über gutes Sehvermögen, Hörvermögen und einen klaren Geist verfügen. Wenn wir „Unten Festigkeit und Fülle" erreichen, dann werden wir über reichliche Kraft und „Inneres Qi" und über die Fülle unserer Lebenskraft verfügen, wir sind dann wie ein Baum mit starken Wurzeln. Das Fundament von „Oben leer, unten fest"

---

*   *xu* und *shi* sind auch bekannte Begriffe der Akupunkturlehre. *xu* bedeutet in der Akupunkturlehre „Leere" im Sinne von Mangel, Schwäche, Insuffizienz, während *xu* im hier dargelegten Zusammenhang keine negative Bedeutung hat. *shi* wird in der Akupunkturlehre im Sinne von Fülle, Übermaß an pathogenen Einflüssen benützt, während dieser Begriff in unserem Zusammenhang die positive Bedeutung von Festigkeit und Stärke hat.

ist die untere Fülle und Festigkeit. Wir müssen deshalb sowohl bei Übungen-in-Ruhe als auch bei Übungen-in-Bewegung darauf achten, die untere Festigkeit zu erreichen, indem wir die Vorstellungskraft während des Übens nach unten lenken. Es ist sehr wichtig, die Vorstellungskraft im allgemeinen nicht in den oberen Körperbereich zu führen. Im allgemeinen bewahrt man die Vorstellungskraft in der Mitte des Körpers und zwar im mittleren Dantian. Oder man bewahrt die Vorstellungskraft etwas weiter unten und dann meistens in der Tiefe der Akupunkturstelle *Qihai*. Da das Fundament von „Oben leer, unten fest" die untere Festigkeit ist, stellt man sich in erster Linie das Gefühl der unteren Festigkeit vor; an die „obere Leere" denkt man gar nicht, sie ergibt sich dann von selbst. „Oben leer, unten fest" ist ein ganz wichtiges Prinzip der Qigong-Übungen. Ältere Menschen haben oft eine schon schwächer gewordene Basis und deshalb Symptome und Beschwerden, die auf „Obere Fülle, untere Leere" hinweisen, wie z. B. hohen Blutdruck, „schweren Kopf und leichten Fuß", d. h. Schwindel, Kopfdruck und unsicheren Gang. Dies tritt insbesondere bei leicht reizbaren und emotional instabilen Menschen auf. Um die Basis zu stärken, betonen die Qigong-Meister, das Qi nach unten zu führen, zu seiner Wurzel zurückkehren zu lassen und so das Qi des „Unteren Erwärmers" (Qi des Funktionskreises Niere) zu stärken. Damit wird dem Phänomen „Obere Fülle, untere Leere" vorgebeugt, und man erreicht Leichtigkeit im Oberkörper, klares Denken, gutes Sehvermögen, gutes Gehör und Stabilität im Gehen.

Oft ist es nicht leicht, die Vorstellungskraft im Dantian bzw. im unteren Körperbereich zu bewahren, weil unsere Gedanken wandern und wir an viele andere Dinge denken. Es gibt viele Wege, um die wirren Gedanken zu eliminieren, wie z. B. an ein einziges Ding denken, die Atemzüge zählen, den wirren Gedanken keine Aufmerksamkeit schenken usw. Um die Vorstellungskraft nach unten zu lenken, kann man sich z. B. bei Standübungen vorstellen, daß die Füße Wurzeln haben. Je aufrechter wir stehen, desto tiefer lassen wir die Wurzeln gehen. Die Arme stellen wir uns dagegen leicht vor, wie die Äste im Wind: „Der Baum auf dem Huangshan (gelbes Gebirge) benützt den Fels als sein Bett. Er wächst aus den Steinen ohne Erde. Er trinkt die Wolken als seine Milch. Regen und Tau speisen seine Wurzeln. Die Bäume des Huangshan haben ein langes Leben. Wenn du Qigong praktizierst, so habe die Vorstellung von Bäumen des Huangshan."

ANPASSUNG DES ÜBUNGSNIVEAUS

So wie beim Kochen die Flamme nicht zu klein und nicht zu groß sein darf, so müssen wir auch Qigong auf der richtigen Stufe praktizieren. Wir müssen die Grenzen nach oben und nach unten kennen. Wenn wir auf zu niedrigem Niveau üben, erzielen wir keine Wirkungen. Wenn wir zu hart praktizieren, erreichen wir ebenfalls keine optimale Wirkung und müssen sogar mit schädlichen Wirkungen rechnen. Zu stark zu praktizieren ist schlimmer als zu lasch zu üben, da wir im ersten Falle unserem Organismus Schaden zufügen, im zweiten Falle lediglich keine Wirkung erreichen. Anpassung des Übungsniveaus heißt, das rechte Maß in bezug auf folgende Aspekte zu finden:

Vorstellungskraft, Gedanken

Die Gedanken spielen die führende Rolle in der Qigong-Übung, die Vorstellungskraft ist der „Dirigent" aller anderen Übungsaspekte. Um den richtigen Gebrauch von Gedanken und Vorstellungskraft zu machen, muß man folgendes beherzigen: „Man achtet auf die Vorstellungskraft, aber man betont sie nicht"; „man vergißt das Bewahren der Vorstellungskraft nicht, beachtet es aber auch nicht zu sehr". Es ist wie „denken und doch nicht denken", wie „sich etwas vorstellen und doch nicht vorstellen". D. h., daß man während des Übens das Lenken und Bewahren der Vorstellungskraft nicht vernachlässigen soll, daß man aber die Vorstellungskraft auch niemals zwanghaft einsetzen darf. Hierzu ein Beispiel: In vielen Übungen stellen wir uns vor, einen Ball zu halten. Wir stellen uns vor: „Wir halten einen Ball, da ist ein Ball, da ist aber auch ‚kein Ball'". Eine kleine Unsicherheit, ob da wirklich ein Ball ist, soll bleiben. Wenn wir ganz stark denken: „Da ist ganz sicher ein Ball", dann werden wir verkrampft und steif. Wenn wir zu stark denken und uns etwas zu stark vorstellen, dann wird das Qi stagnieren. Wir bekommen das Gefühl, daß etwas in unserem Körper steckengeblieben ist. Wenn wir zu schwach denken und die Vorstellung zu verschwommen ist, dann können wir damit keine innere Bewegung des Qi bewirken. Es ist sehr wichtig, das richtige Maß für die Vorstellungskraft zu finden, sonst kann es, insbesondere bei Übungen-in-Ruhe, sehr leicht zu schädlichen Wirkungen kommen.

Qi-Atmung (qixi)

Mit Qi ist hier das Einatmen und Ausatmen gemeint; mit *xi* ist der daraus resultierende Effekt bzw. die Bewegung des „Inneren Qi" *(neiqi)* gemeint, die aus der Interaktion zwischen Atmung und Aktivität der Vorstellungskraft entsteht. Qi-Atmung bedeutet also Atmung im Zusammenspiel mit der Vorstellungskraft und die daraus resultierende Bewegung des „Inneren Qi". Das Praktizieren der Qi-Atmung erfolgt immer unter dem Kriterium der Natürlichkeit, niemals zwanghaft. So entwickelt sich auf natürliche Weise eine langsame, tiefe und gleichmäßige Atmung; Entstehung und Bewegung des „Inneren Qi" folgen. Das „Innere Qi" zirkuliert vornehmlich über zwei Kreisläufe: Der „Kleine Himmelskreislauf" umfaßt *Dumai-* und *Renmai-* Leitbahn, beim „Großen Himmelskreislauf" zirkuliert das „Innere Qi" durch alle Leitbahnen.

Körperhaltung

Prinzipiell wird eine lockere, natürliche und angenehme Körperhaltung eingenommen. Innerhalb der speziellen Anforderungen der jeweiligen Körperhaltung sind kleine Variationen zugelassen, die den speziellen Eigenschaften des Übenden entsprechen. Diese kleinen Variationen haben einen sehr großen Effekt, insbesondere im Hinblick auf die Heilung von Krankheiten. Die Körperhaltung muß stets bequem und der eigenen Kraft angemessen sein.

Übungsdauer

Man übt nur so lange, daß man noch über Kraft verfügt und das Interesse an den Übungen noch wach ist. Man soll nie bis zur Erschöpfung oder bis zum Überdruß praktizieren. Patienten, die nicht arbeiten, üben im allgemeinen mehrmals am Tage, normalerweise 3mal. Die jeweilige Dauer einer Übung kann dabei sehr variabel sein und bis zu 2 Stunden betragen. Chronisch Kranke wie auch Gesunde üben günstigerweise 2- bis 3mal täglich, wobei die Übungsdauer für Übungen-in-Ruhe zwischen 15 und 30 Minuten betragen sollte, für die Übungen-in-Bewegung ca. 15 Minuten.

Intensität
Es ist wichtig, die Intensität einer Übung den eigenen Bedingungen anzupassen und weder zu intensiv noch zu oberflächlich zu praktizieren.

SCHRITT FÜR SCHRITT ÜBEN

Qigong ist eine Selbsttrainingsmethode, deren Effekte sich mit der Dauer des Trainings immer deutlicher zeigen. Um die erwünschten Wirkungen zu erzielen, muß man ernsthaft und ausdauernd üben, dabei nicht ungeduldig werden, sondern Schritt für Schritt üben. Jede Übungsmethode des Qigong hat ihre eigenen Anforderungen und Schwierigkeiten, an die sich jeder Anfänger halten soll. Besonders am Anfang ist es wichtig, die Basis-Übungen ausgiebig zu praktizieren, um sich ein sicheres und solides Fundament zu schaffen, um dann erst Schritt für Schritt zu den schwierigeren Stufen überzugehen. Wer keine Geduld hat und wer sich nicht ernsthaft mit seiner Übung befaßt oder wer nach schnellen Effekten strebt, der wird keinen Fortschritt erzielen und sogar schädliche Wirkungen auslösen. Auf die Dauer ist das langsame Schreiten schneller als das ungeduldige und hastige Gehen.
Die oben genannten 6 Schlüsselpunkte haben allgemeine Gültigkeit für alle unterschiedlichen Übungswege. Daneben hat jede Methode noch ihre speziellen Übungsanforderungen und „Schlüssel".

4. Fühlbare Wirkungen der Qigong-Übungen

Hat man ein gewisses Stadium der Qigong-Praxis erreicht, kann man einige besondere Effekte der Übungen wahrnehmen, die man in normale (positiv zu wertende) und abnorme (negativ zu wertende) Effekte einteilen kann. Normale Effekte tauchen insbesondere dann auf, wenn man die Schlüsselpunkte der Qigong-Praxis richtig versteht und beherzigt, sich an die Übungsanforderungen hält und Schritt für Schritt übt. Umgekehrt treten abnorme Effekte dann auf, wenn man entgegen den Regeln übt, blindlings und eilig einige Übungseffekte zu erreichen versucht. Treten abnorme Effekte auf, so muß man die Ursache ausfindig machen und die Fehler beim Üben korrigieren. Das Auftreten von normalen und abnormen Effekten hängt von der körperlichen Verfassung, dem Gesundheitszustand, der seelischen Verfassung, dem Verständnis für die Übungsanforderungen, der Dauer der Übungspraxis und der äußeren Umgebung während des Übens ab.

NORMALE EFFEKTE

Wärmeempfindung im Lendenbereich, im Bereich des kleinen Beckens und in den Extremitäten

Lenkt der Übende die Vorstellungskraft zur Nabelgegend, in die Tiefe der Nabelgegend, zu den Akupunkturstellen *Qihai* oder *Guanyuan* und bewahrt sie dort, so empfindet er Wärme im kleinen Becken. Wenn die Vorstellungskraft in den Bereichen *Mingmen* oder *Yaoyangguan* gehalten wird, tritt die Wärmeempfindung im Lendenbereich auf. Die Wärmeempfindung kann sich anfühlen wie eine „heiße Luftmasse" oder „diffuse heiße Luft". Manchmal fühlt es sich an wie warmes Wasser, das sanft durch den Körper rinnt. In Händen und Füßen tritt das Gefühl der Wärme relativ leicht auf. Auch bei der tiefen Bauchatmung ist eine Wärmeempfindung häufig. Wärmeempfindungen sind meist sehr angenehm. Man muß jedoch darauf achten, daß die Wärmeempfindung nicht zu stark wird. Tritt dies auf, so kann man dieses Übermaß an Wärmegefühl mindern, indem man lange ausatmet oder die Vorstellungskraft aus der entsprechenden Körperregion abzieht oder die Vorstellungskraft zerstreut.

Leichtes Schwitzen
Leichtes Schwitzen tritt sowohl bei Übungen-in-Ruhe als auch bei Übungen-in-Bewegung auf und gilt als positiver Effekt. Das leichte Schwitzen fühlt sich an, als ob man sich mit einem feuchten Tuch abgewischt hätte, die Feuchtigkeit sollte gerade eben an die Oberfläche der Haut dringen. Starkes Schwitzen ist unerwünscht, da der Körper dadurch leicht in einen Zustand der Schwäche gerät. Bei gesunden kräftigen Personen schadet etwas stärkeres Schwitzen jedoch nicht. Bei geschwächten Personen achte man auf Anzeichen wie blasse Lippen und kalter Schweiß im Gesicht, da sie bei zu intensivem Üben zum Kollabieren neigen. Beim Üben im Freien achte man darauf, sich vor zu viel Wind und Kälte zu schützen, während man transpiriert.

Speichelsekretion
Die Speichelsekretion nimmt während des Übens häufig zu, insbesondere bei Übungen wie „Zähneklappern", „die Zunge im Mund rollen" und bei Übungen-in-Ruhe. Aber auch bei jeder anderen Qigong-Übung kann eine vermehrte Speichelsekretion auftreten. Man schluckt den Speichel hinunter, was die Verdauungsfunktion fördert. Untersuchungen haben gezeigt, daß der Amylasegehalt des Speichels durch das Praktizieren von Qigong steigt. Klinische Untersuchungen belegen, daß auch bei Tuberkulosekranken, die an einem Schwächezustand mit Untertemperatur, kaltem Schweiß, heißen Handflächen, trockenem Mund und trockenem Stuhl litten, eine vermehrte Speichelproduktion erreicht werden konnte, obwohl die genannten Symptome nicht leicht zu beeinflussen sind.

Motilität von Magen und Darm
Insbesondere bei Übungen-in-Ruhe, bei der tiefen Bauchatmung sowie beim Bewahren der Vorstellungskraft im vorderen Dantian (Nabel), *Qihai* und *Guanyuan* kommt

es zu stärkeren und schnelleren Bewegungen von Magen und Darm. Man fühlt häufig ein Rumpeln im Bauch und hört Darmgeräusche. Experimentell wurde nachgewiesen, daß es zu einer vermehrten Darmperistaltik und zu einer verbesserten Ausnutzung der Nahrung kommt. Durch die Motilitätssteigerung im Verdauungstrakt werden verschiedene Beschwerdebilder günstig beeinflußt: Blähungen, Appetitstörungen, Obstipation, Verdauungsstörungen und die mit einer schlechten Verdauung einhergehenden emotionalen Störungen. Der Effekt der Qigong-Übungen auf die Motilität des Verdauungstraktes erscheint weder sehr spezifisch noch bedeutsam, ist aber außerordentlich wichtig. Zahlreiche Krankheiten betreffen auch oder ausschließlich den Magen-Darm-Trakt. Die Verfügbarkeit des „Nahrungs-Qi" (guqi) hängt nach Ansicht der traditionellen chinesischen Medizin von der intakten Funktion des Milz-Magen-Funktionskreises ab, der besonders durch die oben genannten Übungen gestärkt wird. Obstipation und stagnierendes Qi im Dickdarm gelten als eine der Ursachen des Darmkrebses. Insofern kommt der Wirkung von Qigong-Übungen auf die Motilität des Darmtraktes eine große Bedeutung zu.

Verbesserung des Appetits und Zunahme des Gewichts
Nach längerer Übungsdauer treten häufig gesteigerter Appetit, vermehrte Nahrungsaufnahme und Gewichtszunahme auf. Diese Effekte treten insbesondere bei Personen mit Appetitmangel und allgemeiner körperlicher Schwäche aufgrund einer Dysfunktion des Magen-Darm-Traktes auf. Normalgewichtige Personen nehmen aber nicht zu, solange sie ihr Eßverhalten vernünftig gestalten. Der Verbesserung des Appetits dienen insbesondere Übungen, bei denen die tiefe Bauchatmung praktiziert wird. Zu dicke Personen können ihr Gewicht langsam reduzieren. Hierzu sind besonders Standübungen geeignet, wobei man eine etwas stärkere Spannkraft wählt. Reicht die Körperkraft für Standübungen nicht aus, so übt man im Sitzen, setzt dabei aber nur die Fersen auf (das verbraucht mehr Kraft) und stellt die Füße weiter als schulterbreit auseinander.

Verbesserung des Schlafs
Nach längerer Übungsdauer schläft man besser und tiefer. Dies ist für die Regeneration von körperlichen und seelischen Funktionen äußerst wichtig. Dieser Effekt tritt besonders deutlich bei Personen mit Schlafstörungen zutage. Schlafstörungen können zu vielfältigen Beschwerden führen: Schwindel, Kopfdruck, Kopfschmerzen, Ohrensausen, Gedächtnisstörungen, Appetitverlust, Herzklopfen, Angst vor Schlaflosigkeit, Nervosität, leichte Erregbarkeit, Arbeitsunlust usw. In den Jahren von 1959 bis 1966 arbeitete ich an einer Klinik, in der viele Patienten mit nervösen Störungen verbunden mit Schlaflosigkeit behandelt wurden. Zumeist handelte es sich um „Kopfarbeiter". Mit Qigong-Übungen konnten wir sehr gute Resultate erzielen.

Jucken auf der Haut
Nach längerer Übungspraxis kann ein Jucken auf der Haut auftreten, so als ob ein kleines Insekt auf der Haut kriecht. Qigong-Meister sagen dazu: die „funktionelle Aktivität des Qi" (qiji) erreicht die Haut. Sie werten diesen Zustand als ein Zeichen

verstärkten Qi-Flußes in der Haut. Dieser Effekt ist ein „erster Schritt durch die Tür" und bedeutet, daß das Qi sanft und gleichmäßig durch die Leitbahnen fließt. Wenn der Übende einen gewissen Grad des In-die-Ruhe-Tretens erreicht hat, kann er manche schwachen Effekte deutlich spüren. Der Übende soll diesen Effekten jedoch keine besondere Aufmerksamkeit schenken. Wenn das Jucken zu stark wird, kann man es reduzieren, indem man die Konzentration etwas zerstreut und dem Jucken keine Beachtung schenkt. Man kann auch die juckende Stelle etwas reiben und dann weiterüben.

Leichte Muskelvibrationen, Geräusche in den Gelenken
Es können leichte Muskelvibrationen an isolierten Arealen des Körpers auftreten. Auch können die Gelenke leichte knackende Geräusche von sich geben, die sogar von in der Nähe stehenden Personen gehört werden können. Das Auftreten dieser Effekte hängt mit der Übungsmethode, der Dauer der Übungspraxis und mit dem Füllezustand des „Essenz-Qi" *(jingqi)* zusammen. Qigong-Meister werten die Effekte der Muskelvibration und Gelenkgeräusche als Kennzeichen einer gesteigerten „funktionellen Aktivität des Qi". Diese Phänomene treten häufig in den Akren, in der Gegend des Steißbeins und im Nackenbereich auf. Sie stellen einen tiefer gehenden Effekt als das Jucken auf der Haut dar. Diese Phänomene treten bei Übungen-in-Ruhe auf und sind Ausdruck innerer Veränderungen im Körper. In höherem Alter treten diese Effekt nur schwer auf. Sexuelles Leben verhindert diese Phänomene, da beim Geschlechtsverkehr „Essenz-Qi" verbraucht wird. Wenn Muskelvibrationen oder Gelenkgeräusche auftreten, soll man sie nicht zu sehr beachten. Wenn diese Effekte anhalten, zerstreut man die Konzentration ein wenig oder lenkt seine Aufmerksamkeit auf andere Dinge, um so eine Linderung zu erreichen.

Klarer Geist und erhöhte Lebensenergie
Das Empfinden von klarem Geist und erhöhter Lebensenergie kann sowohl nach Übungen-in-Ruhe als auch nach Übungen-in-Bewegung auftreten. Dieses Gefühl kann für längere Zeit anhalten. Oft genügt eine Übung am Morgen, um das Gefühl des klaren Geistes und der erhöhten Lebensenergie den ganzen Tag über zu spüren. Manche Übende fühlen auch einen klaren Geist verbunden mit einer freien Atmung, leichten Extremitäten und heller, ruhiger Gemütslage. Nach Übungen, die dem In-die-Ruhe-Treten dienen oder nach Übungen, die eine Kombination aus Übungen-in-Ruhe und Übungen-in-Bewegung darstellen, tritt häufig ein Gefühl des klaren Geistes und der Kraftfülle auf, wie man es nach einer großen Anstrengung und anschließender Ruhepause empfindet. Das Gefühl des klaren Geistes und der erhöhten Lebensenergie können auch schwerkranke Patienten empfinden.

Weitere angenehme Empfindungen
Außer den oben genannten Effekten treten bei Qigong-Übungen noch weitere angenehme Empfindungen auf. Manche Patienten beschreiben ein Gefühl, als ob an verschiedenen Körperarealen angenehm warmes Wasser strömt (als ob man nach einer Stauung das Blut wieder strömen fühlt). Oder man fühlt sich wie unter einer lauen angenehmen Dusche oder wie im plätschernden Wasser, wobei kleine Wellen

den Körper umspülen. Manche Patienten beschreiben ihren eigenen Körper als einen Eisblock, der unter der Frühlingssonne auftaut: Zunächst ist der Körper wie Eis im Frühling, während man praktiziert schmilzt das Eis und es beginnt zu strömen. Eis — das ist „kein Gefühl", „kein Leben"; während des Praktizierens beginnt ein angenehmes Gefühl des Lebendigseins. Wenn das Eis im Fluß schmilzt, dann richtet es sich auf und knackt — beim Üben hört man das Knacken in den Gelenken. Das Knacken im Eis ist ein Geräusch des Frühlings, des Beginns und des Wachstums — das Knacken in den Gelenken ist der Abschied von der Starre.

Das Auftauchen solcher angenehmer Gefühle hilft Patienten bei der Überwindung anderer unangenehmer Empfindungen. Sie sind Ausdruck der Qi-Bewegung im Zustand des In-die-Ruhe-Kommens. Die oben erwähnten Effekte tauchen nicht bei jedem Übenden auf. Ihr Auftreten hängt vom inneren Funktionszustand des Körpers während der Übung ab. Deswegen sollte man nicht versuchen, diese Effekte möglichst schnell zu empfinden. Wenn sie auftreten, soll man ihnen auch nicht zu viel Beachtung schenken, da dies dem Prinzip der Natürlichkeit, das ein ganz wesentlicher Schlüsselpunkt der Qigong-Praxis ist, widerspricht. Der Ausspruch „Teuer ist die Natürlichkeit" deutet an, daß das Prinzip der Natürlichkeit nicht immer leicht zu befolgen ist.

ABNORME EFFEKTE

Schwindel, Schweregefühl im Kopf, Kopffülle, Kopfspannung, Kopfschmerzen
Diese Effekte treten auf, wenn man während des Übens psychisch zu sehr angespannt ist oder wenn man die Vorstellungskraft zu stark führt oder wenn man die Vorstellungskraft zu stark in einem Bereich halten will („ich muß meine Vorstellungskraft im Dantian festhalten"). Sie können auch auftreten, wenn man das In-die-Ruhe-Kommen erzwingen will oder zu krampfhaft an die Übungsanforderungen denkt und somit den Körper nicht lockern kann. Dies alles führt dazu, daß der obere Teil des Körpers zu „schwer" bzw. zu „voll" wird, was die oben genannten Effekte verursacht. Wenn man die falschen Wege korrigiert, verschwinden diese abnormen Effekte. Notfalls hilft auch langes Ausatmen.

Kurzatmigkeit, stockender Atem, Druck auf der Brust, Schwere- bzw. Füllegefühl im Brustraum
Diese Effekte tauchen auf, wenn man zu stark auf das Atmen achtet, wenn Schultern und Brustkorb nicht entspannt sind, wenn die Haltung des Oberkörpers nicht natürlich ist. Weitere Ursachen sind eine zwanghafte, forcierte Atmung, insbesondere beim Praktizieren der Methoden mit Anhalten des Atems und der Versuch, möglichst schnell zu einer tiefen langen Atmung zu gelangen. All dies stört und behindert die natürliche Atmung. Manche Übende beachten nicht die Schlüsselpunkte „Natürlichkeit" und „Vorstellungskraft und Qi folgen einander", sondern sie forcieren die Vorstellungskraft, sie lenken die Vorstellungskraft zwanghaft und damit kann das Qi der Vorstellungskraft nicht folgen. Korrigiert man die Übungsfehler und praktiziert locker, natürlich und schrittweise, dann treten die oben genannten Effek-

te nicht mehr auf. Beachte: Atme immer natürlich, störe nie die Natur deines Atems, übe ruhig, Schritt für Schritt.

Das Qi steigt vom Unterbauch nach oben
Dies ist ein Gefühl, als ob etwas, vom kleinen Becken ausgehend, nach oben steigt. Es ist ein sehr unangenehmes Gefühl. Dieser Effekt beruht darauf, daß das Qi nicht in stabiler Weise nach unten gesenkt wird, was wiederum dadurch verursacht wird, daß die Gedankenbewegungen nicht stabil sind (die Vorstellungskraft wird nicht stabil an einem Ort bewahrt). Kann die Vorstellungskraft nicht stabil an einem Ort bewahrt werden, sondern wechselt sie ständig ihren Platz, dann kann die Vorstellungskraft das Qi nicht nach unten führen und so kommt es, daß das Qi nach oben steigt. Zur Korrektur entspannt man den Geist, stabilisiert die Gedankenbewegung und versucht, die Vorstellungskraft in Natürlichkeit an einem Ort zu bewahren. Dieser Effekt tritt häufig bei übersensiblen Menschen auf: Sie reagieren sehr empfindlich, fühlen die Vorstellungskraft ständig an anderen Orten und können so das Qi nicht stabil senken. Gelingt bei sehr empfindlichen Menschen die Korrektur nicht gut, so soll man zunächst auf das Praktizieren des Bewahrens der Vorstellungskraft und das Üben des Lenkens des Qi zum Dantian verzichten und nur das Lockern und das In-die-Ruhe-Kommen üben. Dem Atem schenkt man keine besondere Beachtung, sondern läßt ihn ganz natürlich erfolgen. Wenn für einen Übenden ein Aspekt des Qigong, das Bewahren der Vorstellungskraft, das Führen des Atems oder die Körperhaltung bzw. -bewegung besondere Schwierigkeiten macht, dann soll man zunächst einen leichter zu bewältigenden Aspekt bei den Übungen betonen. Der oben genannte Effekt tritt nur auf, wenn man die Vorstellungskraft im Körper (z. B. im mittleren Dantian) zu bewahren versucht, nicht aber wenn man die Vorstellungskraft zu den Extremitäten lenkt (z. B. „Den Ball im Wasser halten" in den „15 Ausdrucksformen des Taiji", Kapitel V).

Das Gefühl „der Körper sinkt nach unten, auf den Schultern liegt etwas Schweres"
Dieses Phänomen tritt auf, wenn man den Körper von oben nach unten lockert oder wenn man das Qi mit Hilfe der Vorstellungskraft nach unten führt und dabei zu starke Gedankenkraft einsetzt und somit das Zusammenspiel von Vorstellungskraft und Qi nicht mehr natürlich ist. Auch sehr verspannte Schultern können diesen Effekt auslösen. Zur Korrektur entspannt man den Geist, d. h., man wendet keine forcierte Gedankenkraft bzw. Vorstellungskraft an. Tritt das Gefühl der schweren Schulterlast auf, lockert man in Gedanken die Schultern oder führt mit den Schultern einige drehende Bewegungen aus. Nicht in jedem Fall ist das Gefühl, daß der Körper nach unten sinkt, ein schädlicher Effekt. Diese Empfindung kann auch durch eine Veränderung der „funktionellen Aktivität des Qi" *(qiji)* hervorgerufen werden. In diesem Falle ist die Empfindung aber keinesfalls unangenehm, sondern ein angenehmes Gefühl. Nach einer Weile taucht dann das Gefühl des „sich Entfaltens" des Körpers auf. Das Wechselspiel dieser Gefühle wird als sehr angenehm empfunden. Es handelt sich um das Wahrnehmen der Bewegungen des „Inneren Qi" *(neiqi)* in Form des Steigens, Sinkens, Öffnens und Schließens. Die Bewegungen des „Inneren Qi" haben tiefgreifende Wirkungen auf den Organismus.

Trockener Mund, Kitzeln und Kratzen im Hals
Die Ursachen dieses Phänomens sind das Atmen mit offenem Mund oder das krampfhafte Schließen des Mundes. Zur Korrektur achte man auf einen leicht geschlossenen Mund und atme durch die Nase oder durch Mund und Nase. Man kann auch vor der Übung einen Schluck warmes Wasser trinken.

Herzklopfen
Bei Übungen-in-Ruhe werden normalerweise Herzschlag und Atmung langsamer. Herzklopfen stellt also einen anormalen Effekt dar, der auftritt, wenn der Geist unruhig ist, man sich in gespannter Gemütslage befindet, der Brustkorb nicht gelockert ist oder eine unnatürliche Atmung praktiziert wird. Zur Korrektur entspannt man sich geistig, lockert die Brustregion und verzichtet zunächst auf Atem-Übungen.

Schwellungs- und Blähungsgefühl im Bauch
Dieses Gefühl kann im Ober- oder Unterbauch auftreten und ähnelt dem Gefühl nach zu reichlichem Essen. Es ist nicht zu verwechseln mit dem Gefühl, das entsteht, wenn das Qi nach unten sinkt. Dies kann auch eine sehr starke Empfindung sein, die jedoch nicht unangenehm ist. Die Ursachen für Schwellungs- und Blähungsgefühl im Bauch sind zwanghaftes tiefes und langes Atmen, ein forciertes Praktizieren von Atem-Übungen, bei denen der Atem angehalten wird, ein zu starkes Lenken des Qi nach unten sowie willkürliches Anhalten des Atems. Bei richtig durchgeführten Qigong-Übungen verbessert sich die Verdauungsfunktion und der Bauch wird entbläht, wodurch ein angenehmes Gefühl im Bauch entsteht. Abnorme Empfindungen im Bauch können nur auftreten, wenn man sich nicht an die Anforderungen des Qigong bezüglich der Natürlichkeit der Atmung hält. Zur Korrektur geht man zur natürlichen Atmung über, worauf Schwellungs- und Blähungsgefühl von selber verschwinden.

Vorübergehende Schlaflosigkeit
Vorübergehende Schlaflosigkeit kann auftreten, wenn man einerseits beim Praktizieren von Qigong in einen Schlafzustand gerät und wenn man andererseits versucht, beim Schlafengehen Qigong zu praktizieren. Auf diese Weise erzielt man weder gute Übungseffekte noch kann man angenehm und erholsam schlafen. Vorübergehende Schlaflosigkeit kann auch auftreten, wenn man durch Qigong-Übungen zu einer Vitalitätssteigerung gekommen ist oder wenn man psychisch sehr angespannt ist. Die häufigste Ursache ist jedoch, daß Anfänger Qigong-Übung und Schlaf vermengen. Wenn man darauf achtet, daß man ganz bei einer Sache ist, Qigong oder Schlaf, dann kann man diesen anormalen Effekt vermeiden.

Schläfrigkeit, Müdigkeit
Damit ist ein Zustand des Dösens während der Übung gemeint. Man soll es vermeiden, während des Übens von Qigong einzuschlafen, da sich das In-die-Ruhe-Treten des Qigong vom Schlafzustand unterscheidet. Es ist vielmehr ein besonderer Ruhezustand im Wachsein. Wenn man während der Übung einschläft, kann man natürlich keinen Übungseffekt erzielen. Allerdings können Patienten, die unter

Schlaflosigkeit leiden, Qigong als eine Methode zum Einschlafen benutzen. Wenn man Qigong in dösendem Zustand praktiziert, führt man die Übungen mit Widerwillen durch und dadurch wirken sie nicht erfrischend. Der Zustand des Dösens tritt häufig bei Anfängern auf, insbesondere wenn der Übende geistig oder körperlich ermüdet ist. Anfänger schlafen auch leicht ein, wenn sie in liegender Position praktizieren.

Ein weiterer Effekt, der durch Qigong-Übungen auftreten kann, ist das Phänomen des „schüttelnden Körpers". Dabei verspürt der Übende zunächst eine Veränderung in einem Körperteil oder eine leichte Vibration. Während dieser Empfindung hat sich der Körper äußerlich nicht verändert und auch nicht vibriert. Verändert hat sich dagegen die „funktionelle Aktivität des Qi" *(qiji)*. Das Phänomen des „schüttelnden Körpers" geht man unterschiedlich an, je nach der Art der praktizierten Qigong-Übung. Wenn man z. B. beim Praktizieren von Übungen-in-Ruhe die Anzeichen für dieses Phänomen bemerkt, greift man aktiv ein, indem man, falls man mit geschlossenen Augen geübt hat, die Augen etwas öffnet und sich suggeriert: „Sei locker, vermeide das Schütteln des Körpers". Das Auftreten von leichten Körperbewegungen während des Übens ist im allgemeinen von Vorteil, sollte aber beim Praktizieren von Übungen-in-Ruhe auf geringe Bewegungen beschränkt bleiben. Bei Übungen-in-Ruhe-und-Bewegung (zuerst Ruhe, dann Bewegung) sind sie sogar erforderlich.

Allgemein läßt sich sagen, daß die oben erwähnten abnormen Effekte nur dann auftreten, wenn man entgegen den Übungsanforderungen trainiert. Um diesen abnormen Effekten vorzubeugen, sollte der Anfänger unter Leitung eines erfahrenen Lehrers üben. Als Übender schenke man weder den normalen noch den abnormen Effekten übertrieben viel Aufmerksamkeit. Die drei Hauptursachen der schädlichen Effekte liegen in den drei Aspekten des Qigong: Körperhaltung (zuviel Spannung im Körper), Atmung (unnatürliche Atmung) und geistiger Tätigkeit (zu starke Vorstellungskraft, Zwingen der Vorstellungskraft, geistige Unruhe). Durch Beachtung der sechs Schlüsselpunkte der Qigong-Praxis lassen sich abnorme und damit schädliche Effekte vermeiden.

5. Wichtige Aspekte beim Lehren und Lernen von Qigong

Wichtige Aspekte beim Unterrichten von Qigong

1. Qigong-Lehrer sollen ihren Schülern allgemeines Wissen über Aufbau und Funktionsweise des Organismus sowie über Krankheitsverhütung vermitteln. Weiterhin ist es wichtig, allgemeine Kenntnisse über Qigong-Übungen zu lehren und typische Beispiele für den erfolgreichen Einsatz von Qigong in der Behandlung von Krankheiten darzustellen, um damit den Patienten zu ermutigen und ihm zu einem festen Willen, seiner Krankheit zu begegnen, zu verhelfen. Der Lehrer soll seine Schüler aktiv in den Lernprozeß miteinbeziehen und den Schülern Raum für eigene freie Entfaltung gewähren.

2. Die Prinzipien der Übungen und die Schlüsselpunkte der Qigong-Praxis müssen ausführlich und detailliert gelehrt werden. Wenn die Schüler die Übungsprinzipien kennen, können sie sich aktiver am Unterricht beteiligen. Die Erläuterung der Übungsprinzipien und der Schlüsselpunkte der Qigong-Praxis erfolgt am besten anhand aktueller Probleme der Übenden.

3. Den Verständnismöglichkeiten der Schüler angepaßt, sollten die philosophischen Grundlagen des Qigong und die wissenschaftlichen Erkenntnisse über Qigong gelehrt werden. Es ist wichtig, die Schüler auf falsche Wege des Übens aufmerksam zu machen. Die Übenden sollten wissen, daß sie sich unter Umständen zu Beginn ihrer Übungspraxis sehr wohl fühlen, daß diese positiven Empfindungen aber auch für einige Zeit aussetzen können.

4. Je nach den unterschiedlichen Übungsmethoden und je nach den unterschiedlichen Konditionen der Schüler ist Einzelunterricht, Gruppenunterricht oder eine Kombination davon vorzuziehen. Die Situation des einzelnen Schülers soll genau beobachtet und analysiert werden, um ihm optimale Übungsanleitungen geben zu können. Es ist zu beachten, daß jeder Schüler andere innere Veränderungen während des Übens hervorruft und dementsprechend andere fühlbare Wirkungen erlebt. Es ist wichtig, bei jedem Schüler die schwachen Punkte seiner Praxis zu erkennen und ihm bei der Korrektur zu helfen.

5. Wenn man Schüler unterrichtet, die schon Qigong-Übungen praktiziert haben, muß man beim Unterricht ihre bisherige Übungspraxis und die Charakteristika der bislang erlernten Methode berücksichtigen.

6. Die Entwicklung und Veränderung des Krankheitszustandes sowie Veränderungen der emotionalen Lage sind bei Patienten sorgfältig zu analysieren, um rechtzeitig eingreifen zu können und die Übungen zu adaptieren. Auch das jeweils erreichte Niveau der Übungspraxis und eventuell auftretende Probleme beim Üben sollen sorgfältig beobachtet werden. Entdeckt man bei einem Übenden Probleme, die von allgemeiner Bedeutung sind, so weist man im Gruppenunterricht auf diese Probleme und ihre Lösungsmöglichkeiten hin.

7. Um die Motivation zu den Übungen zu verbessern, kann man Diskussionsrunden veranstalten, bei dem die Übenden über ihre Erfahrungen berichten. Es ist aber zu beachten, daß es günstiger ist, über einige der möglichen Übungseffekte (normale als auch abnorme) in Anfängergruppen nicht zu sprechen, um schädliche Effekte beim Üben zu vermeiden.

8. Ein Lehrer soll nur die Methoden unterrichten, in denen er eigene Erfahrungen besitzt. Er soll die Übungen, die er unterrichtet, selbst beständig praktizieren, um so die Effekte, die sie hervorrufen können, selbst zu erfahren und somit seinen Schülern voraussehende Hilfestellung leisten zu können.

9. Ein Lehrer sollte alle auftauchende Probleme seiner Schüler mit ständiger Aufmerksamkeit verfolgen, um so die Übungen zu verbessern und die medizinische Wirkung des Qigong zur vollen Entfaltung zu bringen.

Wichtige Aspekte beim Erlernen von Qigong

1. Man soll sich um ein richtiges Verständnis von Qigong bemühen, die Prinzipien der Übungen beachten und streng gemäß der Schlüsselpunkte üben. Man sollte Qigong weder mystifizieren noch vereinfachen, weder kompliziert machen, noch herabwürdigen. Qigong sollte man ernsthaft üben und dabei eigene Initiative entwickeln. Man sollte entschlossen und zuversichtlich, mit Beharrlichkeit und Ausdauer praktizieren und Schritt für Schritt üben.

2. Für Anfänger empfiehlt sich ein erfahrener Lehrer. Wenn man eine passende Übungsmethode gefunden hat, sollte man nicht willkürlich zu einer anderen Methode wechseln, um den Effekt der Übung nicht zu beeinträchtigen.

3. In der Anfangsphase des Übens soll man sich gemäß der Übungsprinzipien und gemäß der Schlüsselpunkte der Qigong-Praxis, Schritt für Schritt die Basisübungen erarbeiten. Man sollte nicht ständig mit neuen Übungen liebäugeln und die Zeit mit der Suche nach besonderen und neuen Methoden verschwenden. Im Anfangsstadium der Qigong-Praxis, in dem man die Basisübungen noch nicht beherrscht, in dem man gerade erst „über die Schwelle getreten ist", hat man noch viele Fragen, z. B. über andere Übungsmethoden, über Übungseffekte und Veränderungen, die durch die Übung hervorgerufen werden. In diesem Stadium zieht man keinen Nutzen aus dem Erlernen neuer Übungen, man stiftet höchstens Chaos im Verständnis für die eigene Übung und beeinträchtigt somit ihren Effekt.

4. Die tägliche Anzahl der Übungen sowie die tägliche Übungsdauer richten sich nach der körperlichen Verfassung, dem Gesundheitszustand und dem Übungsfortschritt. Hierfür kann man keine allgemein gültigen Regeln aufstellen. Folgende Angaben können als Anhaltspunkte gelten: Leicht erkrankte Patienten üben 2- bis 3mal täglich ca. 30 Minuten, dabei können Anfänger mit einer Übungsdauer von einigen Minuten beginnen und sie dann schrittweise verlängern; Kranke, die nicht arbeiten können, haben mehr Zeit zum Üben und können dementsprechend Übungszahl und -dauer ausdehnen; Personen, die Qigong als gesunderhaltende Übung praktizieren, üben pro Tag 1- bis 3mal, je 10 bis 30 Minuten, im Urlaub auch mehr. Gesunde Personen können, statt häufig und lang zu üben, die Intensität der Übungen vergrößern. Keinesfalls sollte man aber bis zur letzten Kraftreserve oder mit Widerwillen üben, sondern immer noch Kraft und Freude am Üben übrig behalten. Als Maßstab gilt, daß man sich durch die Übung nicht erschöpft fühlen darf.

5. Die Übungen sollen in ruhiger Umgebung und in frischer Luft ausgeführt werden. Bei Übungen-in-Ruhe soll man plötzliche laute Geräusche und starkes Licht vermeiden. Übt man in einer Wohnung, so soll man für frische Luft sorgen. Übt man im Freien, soll man direkte Sonneneinwirkung vermeiden. Bei Übungen-in-Ruhe, die man im Freien durchführt, hüte man sich vor kaltem Wind. Schwitzt man nach Übungen-in-Bewegung, so hüte man sich vor Erkältungen.

6. Es ist wichtig, sich gut auf die Übungen vorzubereiten, da sonst das In-die-Ruhe-Treten (*rujing*) nicht gelingt. So soll man z. B. die Arbeit, die man vor dem Üben verrichtet hat, zu einem gewissen Abschluß bringen, um nicht während der Übung dar-

an denken zu müssen. Stationäre Patienten sollten ihre häuslichen Angelegenheiten vor ihrer Aufnahme ins Krankenhaus regeln. Durch gute Vorbereitung schafft man die Voraussetzungen für die geistige Ruhe, die für Qigong-Übungen wesentlich ist und beugt einer Zerstreuung der Gedanken vor. Bevor man mit dem Üben beginnt, sollte man zur Toilette gehen. Enge Kragen und Gürtel sowie andere einschnürende Kleidung soll gelockert werden, um ihren negativen Einfluß auf Atemübungen, Entspannungsübungen und auf das In-die-Ruhe-Treten auszuschließen. Wenn man durstig ist, kann man ein wenig warmes Wasser trinken.

7. Wenn man sehr müde ist, übersättigt ist oder Hunger hat, sollte man nicht Qigong üben. Ebensowenig sollte man im Zustand geistiger Erregung, bei sehr labiler Stimmung oder in ausgesprochen schlechter Laune üben. Bei Qigong-Übungen soll man auch das geistige Training beachten, Zorn und leichte Erregbarkeit soll man vermeiden. Man sollte nicht blind nach Übungseffekten streben. Geschwächte Personen und Patienten, die an gewissen Krankheiten leiden (Bluthochdruck, Herzerkrankungen, Tuberkulose, Lebererkrankungen, Nierenerkrankungen, Magen- und Darmgeschwüre, Nervenschwäche) sollten für einen Zeitraum von etwa drei Monaten den Geschlechtsverkehr unterlassen. Auch nach ihrer Heilung sollten diese Personen des Geschlechtsleben etwas einschränken.

8. Frauen sollten während der Menstruation nicht zu lange üben und Übungen mit großem Kraftaufwand meiden. Bei Übungen-in-Ruhe sollten sie die Vorstellungskraft nicht im Unterbauch oder unteren Körperpartien (z. B. Akupunkturstellen *Qihai, Guanyuan, Yongquan*) bewahren und auch keine zu starken Gedankenbewegungen nach unten ausführen. Schwangere Frauen sollten die Vorstellungskraft nicht tiefer als Nabelhöhe bewahren und ebenfalls keine starken Gedankenbewegungen nach unten ausführen. Außerdem sollten breite Standhaltungen und tiefer Reitersitz nicht praktiziert werden. Diese Körperhaltungen sind auch während der Menstruation ungeeignet.

9. Man strebt danach, die „3 Stabilitätskriterien" zu erfüllen, nämlich Stabilität in der Vorbereitungsübung, Stabilität während der eigentlichen Übung und Stabilität in der abschließenden Übung. Dies entspricht dem Vorgehen eines guten Autofahrers: langsames Anfahren, ruhiges Fahren mit gleichmäßiger Geschwindigkeit und Halten der Spur, langsames Abbremsen. Unter solchen Bedingungen fühlen sich die Menschen im Auto wohl und die einzelnen Teile des Fahrzeugs erleiden keinen Schaden. Die „3 Stabilitätskriterien" sind bei allen Übungsaspekten und allen Übungskategorien zu beachten, so bei den Bewegungen der Extremitäten und den Bewegungen des „Inneren Qi" *(neiqi)*, bei Übungen-in-Ruhe und bei Übungen-in-Bewegung, bei äußeren Bewegungen und bei inneren Bewegungen.

10. Es ist wichtig, den Alltag vernünftig zu gestalten. Die Heilung von Krankheiten, die Festigung der Heilungseffekte und die Erhaltung der Gesundheit hängen von vielen Faktoren ab. Die Qigong-Übung ist nur einer dieser Faktoren. Daneben ist es wichtig, auf eine ausgewogene Gemütslage zu achten und den Alltag gut zu gestalten. Dies schließt gute Gewohnheiten beim Arbeiten und Lernen, beim Essen und Wohnen und im kulturellen Leben ein.

6. Das In-die-Ruhe-Treten (*rujing*) beim Üben von Qigong

In-die-Ruhe-Treten ist ein wichtiger Teil der Qigong-Übungen. Obwohl Übungen-in-Ruhe und Übungen-in-Bewegung unterschiedliche Anforderungen bezüglich des In-die-Ruhe-Tretens haben, hängt der Übungseffekt beider Übungskategorien von der Qualität des In-die-Ruhe-Tretens ab.

Wie kann man In-die-Ruhe-Treten?

Ich glaube, daß es hierzu Probleme der Methodik und auch Verständnisprobleme gibt. Ich möchte hier einige meiner eigenen Erfahrungen für Anfänger der Qigong-Praxis erläutern.

Zum ersten muß man das richtige Verständnis für das In-die-Ruhe-Treten haben. Wie schon erwähnt wurde, sind Ruhe und Bewegung in der Qigong-Praxis relative Begriffe. Genau genommen handelt es sich bei der Kategorie der Übungen-in-Ruhe um Übungen, die sowohl Ruhe als auch Bewegung beinhalten. In-die-Ruhe-Treten ist ein besonderer Bewegungszustand der Qigong-Übung. Ein richtiges Verständnis des In-die-Ruhe-Tretens setzt voraus, daß man bei der Bewegung die Ruhe nicht vergißt und bei der Ruhe die Bewegung nicht vergißt. Einseitigkeit und Absolutheit werden dem richtigen Verständnis für die Relation von Ruhe und Bewegung nicht gerecht.

Zum zweiten muß man die Methoden des In-die-Ruhe-Tretens kennen. Es gibt eine Vielzahl von Methoden, aus denen sich der Schüler eine für ihn angemessene heraussuchen kann. Die gebräuchlichsten Methoden sind: das Bewahren der Vorstellungskraft im Dantian, das Bewahren der Vorstellungskraft in der äußeren Umgebung, das Zählen der Atemzüge, dem Atem zuhören, in Gedanken zählen oder sprechen, an die Bedeutung von Worten denken, leise Musik hören, sich durch angenehme monotone Töne zur Ruhe leiten lassen. Allen diesen Methoden ist gemeinsam, daß sie zur Konzentration der Gedanken führen und Nebengedanken ausschließen. Das In-die-Ruhe-Treten ist ein geistiger Übungsprozeß. Die Bewegungen, die sich in unserem Gehirn abspielen, besitzen „Flexibilität" und „Formbarkeit". Diese beiden Aspekte beeinflussen sich gegenseitig. Wenn der Übende eine Methode für das In-die-Ruhe-Treten wiederholt trainiert, so kommt es durch die Wiederholung zu einer Verstärkung und Formung jener geistigen Aktivitäten, die durch das In-die-Ruhe-Treten induziert werden. Das „Formen des In-die-Ruhe-Tretens" kann mit der Ausbildung eines bedingten Reflexes verglichen werden. So läßt sich erklären, daß das beständige Üben des In-die-Ruhe-Tretens dazu führt, daß es immer leichter gelingt. Am Anfang sollte man bezüglich des In-die-Ruhe-Tretens nicht zu hohe Anforderungen an sich stellen, da diese hohen Anforderungen psychische Spannungen auslösen würden und Spannung der Feind des In-die-Ruhe-Tretens ist. Um in die Ruhe zu treten, sollte der Anfänger zunächst körperliche und geistige Entspannung erreichen. Nur wer sich entspannt hat, kann leicht In-die-Ruhe-Treten. Um Entspannung zu erreichen, sollte man zunächst einfache Übungen praktizieren, da komplizierte Übungen eine psychische Belastung darstellen. Für den Anfänger genügt es, wenn er eine bequeme Körperhaltung einnimmt und eine Methode des In-die-Ruhe-Tretens praktiziert wie z. B. „dem Atem zuhören" oder „Bewahren der Vorstellungskraft im Dantian" (hierbei ist mit Dantian der Nabelbereich gemeint).

„Dem Atem zuhören" bedeutet, daß man dem Geräusch des Ein- und Ausatmens zuhört. Da die Atmung bei Übungen-in-Ruhe sehr leise ausgeführt wird, muß man sich auf das Hören der Atmung konzentrieren, wodurch man leichter in die Ruhe kommt. Bei der Methode „dem Atem zuhören" ist zu beachten, daß man die Atemzüge zwar mit den Ohren hört, aber gleichzeitig versuchen soll, das Atemgeräusch mit dem Dantian (Nabelbereich) zu „hören" (das bedeutet, daß man sich vorstellt das Atmen mit dem Dantian zu „hören"). Auf diese Weise verlagern sich die Gedankenbewegungen auf das Dantian, d. h., daß man die Vorstellungskraft im Dantian bewahrt.

In-die-Ruhe-Treten ist ein wichtiges Glied der Qigong-Übung, und das „Bewahren der Vorstellungskraft" stellt eine wichtige Methode des „In-die-Ruhe-Tretens" dar. In-die-Ruhe-Treten bedeutet nicht das Erreichen eines Zustandes geistiger Leere, sondern das Ersetzen von vielen verschiedenen Gedanken durch einen Gedanken. „Bewahren der Vorstellungskraft" ist ein Zustand, in dem „man denkt und nicht denkt" (d. h. absichtslos denkt), in dem man „das Bewahren der Vorstellungskraft nicht vergißt und nicht forciert". Man sollte das Bewahren der Vorstellungskraft niemals erzwingen wollen. Sowohl Körperhaltung als auch Atmung und Vorstellungskraft sollen immer dem Kriterium der Natürlichkeit genügen. Entspannung, Ruhe und Natürlichkeit sind in der Qigong-Übung ein zusammenhängender Komplex. Entspannung und Ruhe werden immer unter den Bedingungen der Natürlichkeit praktiziert. Dieses Prinzip wird mit dem schon früher erwähnten Spruch „Natürlichkeit ist teuer" ausgedrückt. Wenn man in die Ruhe getreten ist und trotzdem noch verschiedene Gedanken auftauchen, so ist dies als ganz normal zu werten. Man sollte darüber nicht ärgerlich werden. Mit längerer Übungs-Praxis verfestigt sich das „Formen des In-die-Ruhe-Tretens" und damit werden die Nebengedanken weniger. Man darf das „In-die-Ruhe-Treten" nicht so absolut und auch nicht mysteriös auffassen.

III. KAPITEL

Theorie des Qigong

Die Wirkungen von Qigong-Übungen hinsichtlich der Gesunderhaltung und der Heilung von Krankheiten haben sich in der klinischen Praxis immer wieder gezeigt. Aber bis heute versteht man noch sehr wenig davon, wie diese Wirkungen zustande kommen. Im folgenden möchte ich deshalb einige Hauptaspekte des Qigong aus meiner praktischen Trainingserfahrung, meinen klinischen Beobachtungen sowie aus der Sicht der traditionellen chinesischen Medizin und aus der Sicht der modernen Wissenschaft diskutieren.

1. Die Bedeutung von „Herz" *(xin)* und Vorstellungskraft *(yi)*

Qigong-Meister sagen oft: „Man bewahrt die Vorstellungskraft im Dantian und ist mit ganzem Herzen bei der Übung" oder: „Man übt nur dann wirklich Qigong, wenn Herz und Gedanken dabei sind". Hieraus können wir ersehen, daß „Herz" *(xin)* und Gedanken bzw. Vorstellungskraft *(yi)* eine äußerst wichtige Rolle bei den Qigong-Übungen spielen.

Mit „Herz und Gedanken" *(xinyi)* sind unsere psychischen, geistigen, gedanklichen und bewußtseinsmäßigen Aktivitäten gemeint. Die Bewegungen von „Herz und Gedanken" entsprechen den Bewegungen von Seele und Geist, von Gedanken und Bewußtsein. Diese Bewegungen vollziehen sich in einem bestimmten materiellen Substrat, dem Gehirn. Wenn man bei den Qigong-Übungen „Herz und Gedanken", „Bewußtsein und Vorstellungskraft", trainiert, dann trainiert man im wesentlichen die eigenen geistigen und gedanklichen Bewegungen und damit das Zentrum des Nervensystems. Die Bewegungen von „Herz und Gedanken" erfolgen aktiv und insofern ist Qigong eine aktive Übung.

Qigong-Meister legen großen Wert auf das Training von „Herz und Gedanken". Sie fordern, daß man sich der Übung vollständig widmet, daß man aufrichtig und mit ganzem Herzen übt. Will man Qigong praktizieren, so soll man nicht zögernd und schwankend an die Sache herangehen und nicht halbherzig üben. Qigong-Meister sagen: „Beim Üben von Qigong benützt man die Vorstellung und nicht das Qi, man benützt das Qi und nicht die Kraft"* oder: „Wenn das Herz da ist, folgen die Gedan-

---

* Dies ist eine häufig benutzte Lehrformel der Qigong-Meister, um die Wichtigkeit von Vorstellungskraft und Qi für die Praxis des Qigong zu erklären. Natürlich ist es nicht möglich, beim Üben kein Qi und keine Kraft zu benützen. Die Worte „nicht benützen" sollen den Übenden davor warnen, das Qi in zu starker Weise zu gebrauchen, die körperliche Kraft in zu plumper Weise einzusetzen und die speziellen Kraftausübungen (z. B. „Tigerkrallen-kraft", „hebende Kraft") in starrer Weise anzuwenden.

ken; wenn die Gedanken da sind, folgt das Qi; wenn das Qi da ist, folgt die Kraft" oder: „Herz und Gedanken entsprechen einander, Gedanken und Qi entsprechen einander, Qi und Kraft entsprechen einander". Diese Sprichwörter erläutern alle die Beziehung zwischen „Herz", Gedanken, Qi und Kraft; sie unterstreichen wie wichtig es ist, „Herz und Gedanken" im Rahmen der Qigong-Übungen zu trainieren.

Das Sprichwort „Echte Fertigkeit erlangt man nur mit Herz und Gedanken" bedeutet, daß man Qigong nur in Verbindung mit seelischen und gedanklichen Bewegungen ausführen kann und daß diese Bewegungen von „Herz und Gedanken" die führende Rolle in der Qigong-Praxis spielen.

Die Wirkungen des Qigong beruhen darauf, daß die physiologischen Prozesse im Organismus durch die Aktivität von „Herz und Gedanken" beeinflußt werden. Der Einfluß von „Herz und Gedanken" auf physische Bewegungen und physiologische Prozesse kann auf zwei Arten erfolgen: zum einen in Form von „Bewegung" und zum anderen in Form von „Ruhe".

Bewegung: Wie wir wissen, können wir einige Bewegungen unseres Körpers willkürlich beeinflussen. So können wir z. B. die Extremitäten, die Gesichtsmuskulatur, die Augen oder die Zunge willkürlich, d. h. aufgrund unserer eigenen Gedankenaktivität, bewegen. Die genannten Bewegungen werden von quergestreifter Muskulatur bewerkstelligt. Spezifische Bewegungsmuster der quergestreiften Muskulatur bilden die Grundlage für vielfältige Körperhaltungen und Methoden des Qigong. Die vielfältigen Muster von Muskelspannung und Muskelbewegung beeinflussen reflektorisch, über das Nervensystem, physiologische Prozesse im Organismus. Ein anderer Teil von Bewegungen ist nur in beschränktem Maße durch eigene Vorstellungskraft und Gedanken zu regulieren. Ein Beispiel hierfür ist die Atembewegung. Wir können die Atembewegung zwar beschleunigen oder verlangsamen, aber nur bis zu einem gewissen Maß. Wir wollen diese Art von Bewegungen als halbwillkürliche Bewegungen bezeichnen. In Qigong-Übungen wird besonders die Beeinflussung dieser halbwillkürlichen Bewegungen trainiert. So werden z. B. Atemfrequenz, Amplitude und Kraft der Atembewegung durch die Aktivität der Gedanken verändert. Solche Übungen trainieren die Atemorgane und beeinflussen reflektorisch über das Nervensystem auch andere Organsysteme. Außer den willkürlichen und halbwillkürlichen Bewegungen gibt es auch solche, die sich der direkten Beeinflussung durch gedankliche Aktivität entziehen. Innere Organe folgen in Bewegung und Funktion ihrem eigenen biologischen Rhythmus, den wir durch Gedanken nicht willkürlich beeinflussen können. Aber auch diese inneren Organe unterliegen dem Einfluß von psychischen Bewegungen. Beim Praktizieren von Qigong kann man in zweifacher Weise Einfluß auf die physiologischen Prozesse der inneren Organe nehmen: zum einen reflektorisch über spezifische Körperhaltungen oder Atemtechniken; zum anderen über die Aktivität der Vorstellungskraft. Hierbei lenkt man die Vorstellungskraft in eine bestimmte Richtung, oder man bewahrt die Vorstellungskraft in einem besonderen Körperareal. Zwar ist die Beeinflussung willkürlicher und halbwillkürlicher Bewegungen einfacher und in größerem Umfang möglich, jedoch sind auch die inneren Organe in gewissem Ausmaß und durch spezielle Übungen einer Beeinflussung durch gedankliche Aktivität zugänglich.

In Qigong-Übungen werden also drei Wege beschritten, um physiologische Prozesse durch gedankliche Bewegungen zu beeinflussen: willkürliche und halbwillkürliche Bewegungen sowie das Lenken und Bewahren der Vorstellungskraft. Im folgenden werden einige Übungsmethoden genannt, bei denen die Vorstellungskraft physiologische Prozesse beeinflußt:

— Bewahren der Vorstellungskraft an einem Ort (z. B. im Dantian).
— Lenken der Vorstellungskraft in eine Richtung (z. B. Lenken der Vorstellungskraft entlang einer Leitbahn, „Kleiner Himmelskreislauf", „Großer Himmelskreislauf").
— Rhythmischer Einsatz der Vorstellungskraft (z. B. Atem zählen, dem Atem folgen).
— Feinbewegungen der Vorstellungskraft (z. B. das Erzeugen feinster Muskelbewegungen mit Hilfe der Vorstellungskraft an einem bestimmten Ort des Körpers).
— Vorstellungsbilder (z. B. einen Ball halten, im Schlamm gehen).
— Kraftvorstellungen (z. B. 9 Ochsen am Schwanz zurückhalten, einen Berg schieben).
— Bedeutungsvorstellungen (z. B. spezielle Übungshilfsworte in Gedanken sprechen).

Ruhe: Neben dem Aspekt der Bewegung von „Herz und Gedanken" spielt auch der Aspekt der Ruhe eine wichtige Rolle. Damit ist die geistige Ruhe gemeint, die in den Qigong-Übungen trainiert wird. Man spricht vom In-die-Ruhe-Treten (*rujing*) und meint damit das Erreichen eines relativen Ruhezustandes des Gehirns. In diesem Zustand ist der Mensch wach, seine geistigen Bewegungen befinden sich in einem speziellen Ruhezustand und werden allmählich in gebündelte und in eine gewisse Richtung weisende Gedankenbewegungen übergeführt. Die Richtung und der Inhalt der Gedanken bestimmen dann die physiologischen Auswirkungen der Übung. Z. B. kann man die Vorstellungskraft nach innen richten (Dantian), oder man kann die Gedanken auf die äußere Umgebung (Baum, Blume) richten. Es ist nicht leicht, die Gedankenbewegungen zu beruhigen und die Vorstellungskraft über längere Zeit an einem Ort zu bewahren. Früher benutzten die Qigong-Meister ein Sprichwort, um diese Schwierigkeiten zu beschreiben: „Herz und Gedanken sind wie Affe und Pferd — schwer zu zügeln". D. h., zur geistigen Ruhe zu kommen, ist so schwer wie ein wildes Pferd zu zügeln oder eine Horde von Affen zu beruhigen. Je mehr man an die Ruhe denkt, um so mehr treten störende Gedanken auf, ein Gedanke jagt den anderen wie die Wellen im Meer. Menschen, die an Schlafstörungen leiden, ist diese Situation wohl bekannt. Doch wenn man eine Zeit lang nach bestimmten Methoden übt, wird es einem gelingen, „Herz und Gedanken" zu einer relativen Ruhe zu bringen.

Zusammenfassend kann man sagen, daß die Beeinflussung von physiologischen Prozessen durch Qigong-Übungen dadurch zustande kommt, daß man mit ganzem Herzen bei der Übung ist und daß man positive und gezielte Gedankenbewegungen ausführt, daß man also „Herz und Gedanken" einsetzt. Auf diese Weise gelingt es, physiologische Funktionen zu regulieren, zu verbessern und zu stärken und somit Krankheiten zu heilen und die Konstitution zu kräftigen.

2. Die Bedeutung von Bewegung und Ruhe

„Bewegung" und „Ruhe" sind zwei weitere wichtige Aspekte des Qigong. In der Fachsprache des Qigong gibt es für „Bewegung" die Unterscheidung zwischen „Innerer Bewegung" und „Äußerer Bewegung". Für „Ruhe" gibt es ebenfalls eine Unterscheidung zwischen „Innerer Ruhe" und „Äußerer Ruhe". „Innere Bewegung" bezeichnet die Bewegung der Qi-Atmung (qixi). Qi-Atmung bedeutet Atembewegung in Verbindung mit Gedankenbewegung und Bewegung des „Inneren Qi" (neiqi). „Äußere Bewegung" bezeichnet die Bewegung der Gließmaßen. „Innere Ruhe" ist die relative Ruhe der geistigen Bewegungen während des Übens; „Äußere Ruhe" bezeichnet die Ruhe des Körpers während des Übens.

„Bewegung" ist absolut, während „Ruhe" immer relativ ist. Alle Dinge im Kosmos entwickeln und verändern sich in unaufhörlicher Bewegung. Genauso verhält es sich mit dem menschlichen Organismus. Die Redensarten „das Neue löst das Alte ab" oder „das Alte abschaffen und das Neue an seine Stelle setzen" beschreiben, wie biologische Funktionen ablaufen. Der chinesische Philosoph *Wang Chuanshan* (1627 - 1679), der Ende der Ming-Zeit und Anfang der Qing-Zeit lebte, schreibt im „Inneren Kapitel" seines Buches „Gedanken- und Fragenkatalog" (*Siwenlu · neipian*): „Ruhe heißt nicht ,keine Bewegung'". D. h., daß die Bewegung als grundlegend gilt und das In-die-Ruhe-Treten (*rujing*) bei den Qigong-Übungen nur eine besondere Form der Bewegung darstellt. Im Rahmen des Qigong bewirkt diese besondere Form der Bewegung eine Regulierung und Anregung der Körperfunktionen, und man erreicht dadurch „Balance von Yin und Yang, Harmonisierung von Qi und „Blut" (*xue*), Durchlässigkeit der Leitbahnen und Nähren des ,Wahren Qi' *(zhenqi)*". Die inneren und äußeren Bewegungen im Rahmen der Qigong-Übungen unterscheiden sich von unseren normalen Bewegungen, denn sie werden in einem besonderen Ruhezustand des Gehirns ausgeführt. Daraus ist ersichtlich, daß bei Qigong-Übungen die „Ruhe" Voraussetzung der „Bewegung" ist. Erreicht man den Zustand der „Ruhe" nicht, so ist es schwer, die Wirkung der „Bewegung" zu erzielen. Dieser Tatbestand ist auch durch experimentelle Forschung bestätigt worden. Aus diesem Grund legen Qigong-Meister so großen Wert darauf, „Bewegung" und „Ruhe" gleichzeitig zu praktizieren und zu nutzen.

Beim In-die-Ruhe-Treten des Qigong ist der Körper äußerlich gesehen statisch, die biologischen Funktionen im Organismus laufen dagegen in besonderer Weise aktiv ab, wie man aus experimenteller Forschung weiß. Ein Teil der Funktion der Großhirnrinde befindet sich in einem relativen Ruhezustand, ein anderer Teil führt jedoch in aktiver Weise „gerichtete" Gedankenbewegungen aus und veranlaßt dadurch die entsprechenden Organe zu genesen und führt zu einer Sammlung der Körperkräfte. Andere physiologische Veränderungen, die durch das In-die-Ruhe-Treten bewirkt werden, betreffen z. B. den elektrischen Hautwiderstand. Er fällt in manchen Körperarealen und steigt in anderen. Man sagt auch „was früher nach oben tendierte, sinkt, und was früher nach unten tendierte, steigt". Untersuchungen über die Hauttemperatur zeigten, daß sich bei bestimmten Übungsmethoden die normalerweise kältesten Körperteile wie Handrücken und Fußrücken erwärmen und eine Hauttemperatur erreichen, wie sie im Brustbereich herrscht, der normalerweise zu den wärmsten Körperbereichen zählt. Bei Patienten, deren Speichel zu wenig Amylase enthielt, ließ sich durch Qigong ein Ansteigen des Amylasegehaltes bis zu normalen Werten erreichen. Auch bei Gesunden kommt es zu einer Zunahme der Speichelamylase. Eine weitere Wirkung von Qigong ist eine deutliche Erhöhung der Phagozytose. Alle diese Untersuchungsergebnisse zeigen, daß das In-die-Ruhe-Treten des Qigong eine steigernde oder dämpfende Wirkung auf physiologische Funktionen des Organismus haben kann. Im Zustand der „Ruhe" ändert sich das Verhältnis von Verbrauch zu Entwicklung und Speicherung der Körperenergie zugunsten der Entwicklung und Speicherung.

Die Lehre von Yin und Yang, die in der traditionellen chinesischen Medizin eine bedeutende Rolle spielt, ordnet die Bewegung dem Yang zu und die Ruhe dem Yin. Yin und Yang sind Aspekte, die sich ergänzen, einander fördern, eng miteinander verbunden sind und sich gegenseitig kontrollieren und beschränken. In Sätzen wie „Yin alleine kann nicht entstehen, Yang alleine kann nicht wachsen" oder „Sind Yin und Yang ausgewogen, so ist man im Vollbesitz seiner Lebenskräfte" oder „Trennen sich Yin und Yang, so ist die Essenz des Lebens verbraucht", wird dieses Prinzip verdeutlicht. Die traditionelle chinesische Medizin ist der Ansicht, daß Entwicklung und Wandlung aller Dinge auf der Polarität von Yin und Yang beruhen und damit auch auf der gegenseitigen Bedingtheit von Bewegung und Ruhe. So heißt es im Kapitel „Große Abhandlung über den himmlischen Ursprung" der „Unbefangenen Fragen des Inneren Klassikers des Gelben Fürsten (*Huangdi neijing suwen · tianyuanji dalun*): „Bewegung und Ruhe verlangen nacheinander, Oben und Unten liegen einander gegenüber, Yin und Yang agieren miteinander, in der Veränderung liegt Leben". Deshalb sollen beim Üben von Qigong Yin und Yang, Bewegung und Ruhe, Steigen und Sinken, Öffnen und Schließen einander entsprechen, so daß Yin und Yang einander bedingen und Bewegung und Ruhe einander fördern.

In der Praxis des Qigong macht man einerseits eine Unterscheidung zwischen Übungen-in-Bewegung und Übungen-in-Ruhe und achtet andererseits darauf, diese beiden Übungskategorien miteinander zu verbinden.

Bezüglich der beiden Übungskategorien heißt es, daß man bei Übungen-in-Ruhe „Bewegung in der Ruhe bzw. äußere Ruhe und innere Bewegung" erreichen soll. Entsprechend soll man bei Übungen-in-Bewegung „Ruhe in der Bewegung bzw. äußere Bewegung und innere Ruhe" erreichen. Eine dritte Übungskategorie nennt sich Übungen-in-Ruhe-und-Bewegung. Hierbei folgt der Übung-in-Ruhe die Übung-in-Bewegung, wobei Bewegung und Ruhe in umfassender Weise praktiziert werden. Übungen-in-Bewegung sind bezüglich der Anforderungen für die Körperbewegungen relativ kompliziert, während Übungen-in-Ruhe hohe Anforderungen an die Qi-Atmung und die gerichteten Gedankenbewegungen stellt. Innerhalb der Übungen-in-Bewegung gibt es eine Methode, die von der Bewegung zur Ruhe führt. Dabei beginnt man mit einer bestimmten Übungsform wie z. B. den „8 Brokat-Übungen" oder Taijiquan (Taiji-Faustkampf) und konzentriert sich ganz auf die Bewegung der Gliedmaßen. Während dieses Prozesses vereinheitlicht und sammelt sich Schritt für Schritt die geistige Bewegung, und man gelangt zu geistiger Ruhe. Umgekehrt gibt es auch eine Methode, bei der man von der Ruhe zur Bewegung gelangt. Man beginnt dabei mit einer Übung-in-Ruhe und wenn man ein gewisses Stadium der geistigen Ruhe erreicht hat, übt man eine Abfolge von Körperbewegungen.

Was die Verbindung von Übungen-in-Bewegung und Übungen-in-Ruhe angeht, so achte man darauf, beide Kategorien entsprechend der eigenen körperlichen Verfassung in einem flexiblen Verhältnis miteinander zu kombinieren. So kann man z. B. nach Beendigung einer Übung-in-Ruhe einige Bewegungen anschließen; wenn man am frühen Morgen Übungen-in-Bewegung praktiziert, übt man am Abend Übungen-in-Ruhe usw. Die geeignete Verbindung der beiden Übungskategorien hängt vom Gesundheitszustand, der Konstitution und dem Trainingsniveau des Übenden ab. Bei Patienten achte man zusätzlich auf die Phase, in der sich eine Krankheit befindet.

Warum ist die Verbindung von Übungen-in-Ruhe und Übungen-in-Bewegung so wichtig? Die Wirkung dieser beiden Übungskategorien ist unterschiedlich. Übungen-in-Ruhe trainieren das „Innere", d. h. die inneren Funktionen des Organismus („Innen trainiert man Essenz, Qi und Geist" (Kap. III 6)). Übungen-in-Bewegung trainieren das „Äußere", d. h. die äußeren Funktionen des Organismus („Außen trainiert man Muskeln, Sehnen, Knochen und Haut"). Einen umfassenden Nutzen für den gesamten Organismus erreicht man also nur durch eine organische Verbindung von Übungen-in-Bewegung und Übungen-in-Ruhe.

3. Die Bedeutung von Qi

Gemäß der traditionellen chinesischen Medizin unterscheidet man verschiedene Aspekte von Qi, d. h. verschiedene Funktionen und Charakteristika von Qi (Abb. 2).

Im menschlichen Organismus unterscheidet man: „Wahres Qi" (zhenqi), „Primäres Qi" (yuanqi), das Qi der Funktionskreise (zangfuqi), das Qi der Leitbahnen (jingluoqi) usw. Die Aspekte des Qi im menschlichen Organismus lassen sich nach verschiedenen Kriterien differenzieren:

Yin und Yang: Die dem Yin zugeordneten Körperteile enthalten „Yin Qi", die dem Yang zugeordneten Teile des Körpers enthalten „Yang Qi".

Außen und Innen: Das Qi der Oberfläche ist das „Abwehr-Qi" (weiqi), das Qi im Inneren des Körpers ist das „Nährende Qi" (yingqi).

Oben und Unten: Das Qi im oberen Teil des Körpers (im Bereich des „Oberen Erwärmers" (shangjiao)) wird das „Ahnen-Qi" (zongqi) oder „Lungen-Qi" (feiqi) genannt. Das Qi im mittleren Bereich des Körpers (Bereich des „Mittleren Erwärmers" (zhongjiao)) nennt man „Qi der Mitte" (zhongqi) oder „Magen-Qi" (weiqi). Das Qi im unteren Teil des Körpers (Bereich des „Unteren Erwärmers" (xiajiao)) ist das „Primäre Qi" (yuanqi), auch „Nieren-Qi" (shenqi) genannt.

Herkunft: Gemäß der Herkunft unterscheidet man „Kongenitales Qi" bzw. „Vorgeburtliches Qi" (xiantianqi) und „Erworbenes Qi" bzw. „Nachgeburtliches Qi" (houtianqi).

Qigong-Meister schenken sowohl dem „Kongenitalen" als auch dem „Erworbenen Qi" große Aufmerksamkeit. Das „Kongenitale Qi" erhält der Mensch vor seiner Geburt. Gemäß der Herkunft hat es zwei Aspekte: zum einen das „Essenz Qi" *(jingqi)* auch „Primäre Essenz" *(yuanjing)* genannt, auf dem Formung, Wachstum und Entwicklung des Kindes basieren; zum anderen das „Primäre Qi" *(yuanqi)*, welches das Kind im Mutterleib von seiner Mutter erhält. Das „Erworbene Qi" erhält der Mensch nach seiner Geburt. Es hat ebenfalls zwei Aspekte: zum einen das „Qi der Luft" bzw. „Atem-Qi", die TCM nennt es auch das „Himmels-Qi" *(tianqi)*; zum anderen das Qi, das aus der Nahrung, also Wasser und Erde, kommt, die TCM nennt es auch das „Wasser- und Getreide-Qi" *(shuiguqi)* oder „Erd-Qi" *(diqi)*. „Kongenitales" und „Erworbenes Qi" unterstützen sich gegenseitig im Organismus und haben gemeinsam die Funktion, den Körper zu ernähren. Sie stehen in sehr enger Beziehung zueinander, beeinflussen sich gegenseitig und sind voneinander abhängig. Gemeinsam bil-

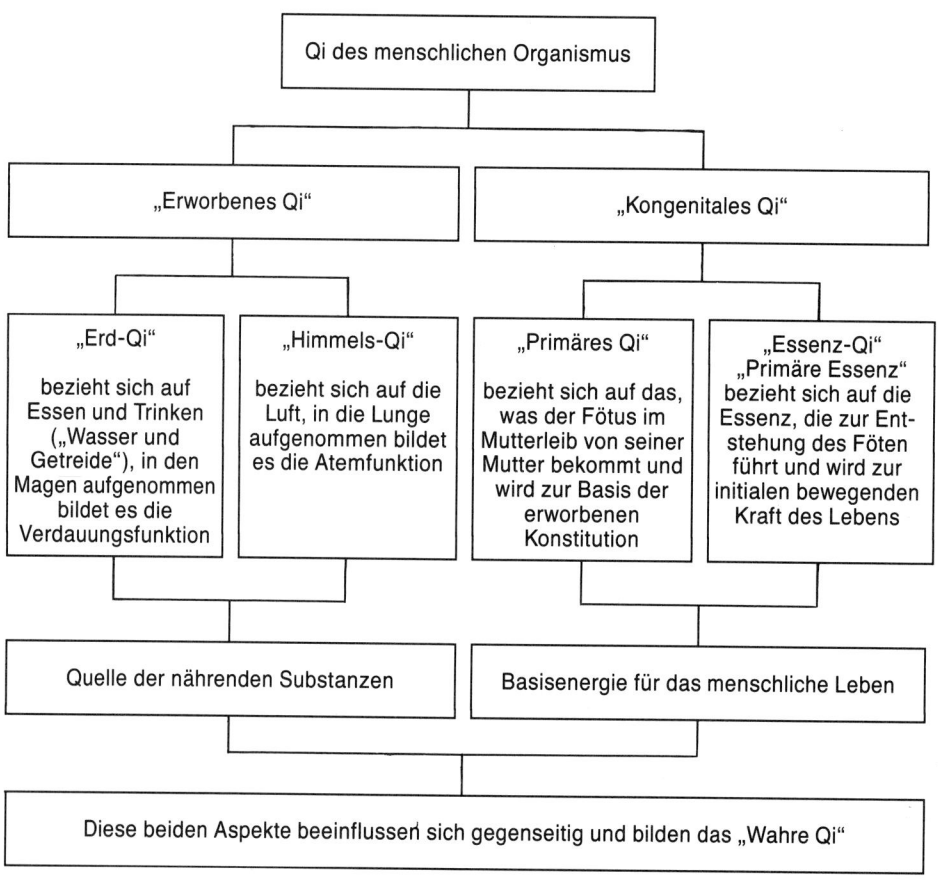

Abb. 2

den sie das „Wahre Qi" im Sinne von gesundem, physiologischen Qi, das als Quelle aller Funktionen angesehen wird. „Wahres Qi" ist der Ausgangspunkt für die Differenzierungen des Qi, wie z. B. „Qi der Leitbahnen", „Qi der Funktionskreise". „Kongenitales Qi" ist die Basis und Quelle der Energie für alle Aktivitäten des Menschen. „Erworbenes Qi" ist die Substanz, die den Körper nährt und aufbaut und für die Entwicklung des Menschen zuständig ist. „Kongenitales Qi" ist die bewegende Kraft für das „Erworbene Qi", d. h., das „Kongenitale Qi" bewirkt, daß das „Erworbene Qi" arbeiten kann.

Qigong-Meister achten sehr darauf, „Kongenitales" und „Erworbenes Qi" zu mobilisieren und zu kultivieren. Manche Qigong-Meister schenken der Entwicklung des „Kongenitalen Qi" mehr Aufmerksamkeit, andere der Kultivierung des „Erworbenen Qi". Gemäß dieser unterschiedlichen Betonung können Qigong-Übungen eingeteilt werden in Übungen für die Entwicklung des „Kongenitalen Qi" und in Übungen zur Kultivierung des „Erworbenen Qi". In den Übungen zur Entwicklung des „Kongenitalen Qi" wird besonders das „Primäre Qi" („Nieren-Qi" bzw. „Mingmen-Qi") berücksichtigt. Die Übungen zur Entwicklung des „Erworbenen Qi" schenken dem „Lungen-Qi" und dem „Magen-Qi" besondere Aufmerksamkeit und tragen somit besonders zu einer Verbesserung der Atem- und Verdauungsfunktion bei. Übungen zur Entwicklung des „Kongenitalen Qi" sind z. B.: „Die Vorstellungskraft im Dantian bewahren", „Die Vorstellungskraft im Qihai bewahren", „Die Vorstellungskraft im Mingmen bewahren", „Atemmethode mit Zählen der Atemzüge". Alle diese Übungen gehören zu den Methoden, bei denen man die Vorstellungskraft innerhalb des Körpers bewahrt. Die Hauptfunktion dieser Methoden ist es, das „Innere Qi" *(neiqi)*, auch „Dantian-Qi" genannt, zu kultivieren. Übungen zur Entwicklung des „Erworbenen Qi" sind z. B. „Ruhiges Atmen", „Tiefes Atmen" und einige spezielle Methoden der Bauchatmung. Bei allen diesen Übungen werden Atem- und Verdauungsfunktion durch das Praktizieren einer speziellen Atmung verbessert und damit die Aktivität des ganzen Körpers gesteigert.

4. Die Bedeutung von „Innerem Qi" *(neiqi)*

Wenn wir Qigong praktizieren, dann bewegt sich etwas in unserem Körper. Diese spezielle Empfindung von Bewegung beginnt im Unterbauch, in der unteren Rückenpartie und in den Extremitäten. Diese Art der Empfindung nennt man „Inneres Qi" *(neiqi)*. Man spürt Wärme und fließende Bewegung. Diese Empfindungen sind angenehm und können sich anfühlen wie sich wellenförmig bewegendes warmes Wasser. Somit ist „Inneres Qi" das Auftreten einer Empfindung während der Qigong-Übung; die wesentlichen Arten der Empfindung sind Wärme und Bewegung.

Wie entsteht „Inneres Qi"? Zunächst können wir denken, daß „Inneres Qi" eine Art Substanz sei, da es auf gewissen Substanzen beruht. Ebenso wichtige Faktoren für die Entstehung des „Inneren Qi" sind das „Bewahren der Vorstellungskraft" (*yishou*), also die Aktivität unserer Imagination, sowie die Atmung. Die Entstehung von „Innerem Qi" beruht also auf 3 Aspekten: Substanz (Materie), Imagination, Atmung.

Unter dem „Bewahren der Vorstellungskraft" bzw. dem „Lenken der Vorstellungskraft" versteht man einen Prozeß, bei dem der Übende seine physiologischen Funktionen durch eigene geistig-psychische Aktivität beeinflußt. Die Vorstellungskraft
kann dabei auf bestimmte Bereiche des Körpers gelenkt und dort bewahrt werden;
sie kann ebenso gewisse Inhalte (z. B. Baum, Wolke) haben oder sie kann auf die
Bedeutung von Worten gerichtet sein. Durch die Imagination von Dingen oder Wort-
bedeutungen werden andere Gedanken ausgeschaltet und so das In-die-Ruhe-
Treten (*rujing*) gefördert. Die Vorstellungskraft ist eine Funktion des Gehirns. Je
nachdem, auf welche Bereiche des Körpers die Vorstellungskraft gerichtet ist, werden unterschiedliche Bereiche des Gehirns aktiviert. Wenn wir im Zustand der geistigen Ruhe sind, stimuliert das Gehirn unsere Organe immer in guter Weise. Diese
Stimulation wird heute auch bioelektrische Reizung genannt. Aufgrund dieser Stimulation kommt es zu ständigen Energieumwandlungsprozessen in Organen und
anderen Körpergeweben. Durch eine Verstärkung der Imagination werden auch die
Umwandlungsprozesse größer. Dieser Tatbestand läßt sich auch experimentell
nachweisen. So erhöht sich z. B. das bioelektrische Potential eines Hautareals,
wenn man seine Vorstellungskraft in diesem Areal bewahrt. Das bioelektrische Potential fällt wieder ab, wenn man die Vorstellungskraft davon abzieht. Ebenso ändern sich die Stoffwechselvorgänge in einem Organ, wenn die gedankliche Kraft auf
dieses Organ gelenkt wird. Deshalb sagen die Qigong-Meister: „Wenn das Herz da
ist, folgen die Gedanken; wenn die Gedanken da sind, folgt das Qi; wenn das Qi da
ist, folgt die Kraft". Das „Innere Qi" wird durch die Aktivität der Vorstellungskraft entwickelt. Die Erscheinungsformen des „Inneren Qi", Wärme und Bewegung, sind gewisse physikalische und biochemische Konditionen.
Gemäß der traditionellen chinesischen Medizin hat das „Innere Qi" enge Beziehungen zu Yin und Yang, Qi und „Blut" (*xue*), sowie zu den Leitbahnen (*jingluo*). „Inneres Qi" hat die Funktion Yin und Yang zu balancieren, Qi und „Blut" zu harmonisieren, die Leitbahnen durchgängig zu machen und „Wahres Qi" *(zhenqi)* zu kultivieren. Da die Menschen unterschiedliche Konstitutionen und Konditionen bezüglich
des Nervensystems haben, zeigt sich das „Innere Qi" in unterschiedlicher Intensität, auf unterschiedlichem Niveau und in unterschiedlichen Formen (z. B. als Wärmeempfindung, Kühleempfindung, Empfindung, als ob etwas über die Haut krab-
belt). Manche Menschen entwickeln die Empfindung des „Inneren Qi" schneller, andere langsamer. Manche Menschen empfinden das „Innere Qi" sehr stark, andere
Menschen sehr leicht. Manche Menschen entwickeln gar keine Empfindung des „Inneren Qi". Während der Qigong-Praxis sollte man seine Gedanken nicht darauf
richten, ob man „Inneres Qi" empfindet oder nicht.

5. Die Bedeutung der „Transformation von Qi" (*qihua*)

Mit „Transformation von Qi" meint die traditionelle chinesische Medizin die Veränderungen von Substanzen und Energieformen im Organismus während des
menschlichen Lebens. Die „Transformation von Qi" dauert während des ganzen Le-

bens an und ist niemals unterbrochen. Wenn wir atmen oder Nahrung zu uns nehmen, so ist dies immer mit Veränderungen von Substanzen und Energieformen verbunden. Atem und Nahrung werden absorbiert und zu Körpersubstanzen bzw. Energie umgewandelt. Der Organismus produziert Abfallstoffe und scheidet diese aus, auch hierbei handelt es sich um „Qi-Transformation". Nur wenn die Funktion der „Qi-Transformation" ungestört ist, kann der menschliche Organismus gesund sein.

Im „Inneren Klassiker des Gelben Fürsten" (*Huangdi neijing*) wird die Theorie von Yin und Yang benützt, um die „Transformation von Qi" zu erläutern: „Die Grundlage des Lebens liegt in Yin und Yang", „Yang wird zu Qi, Yin wird zum Körper". Der chinesische Arzt der Ming-Zeit, *Zhang Jingyue* schreibt in seinem Buch „Vollständige Aufzeichnungen des Jingyue" (*Jingyue quanshu*): „Alle Funktionen des Lebens basieren auf Qi, alle Dinge im Universum beruhen auf Qi, . . ., daß es die 4 Jahreszeiten gibt und daß die 10 000 Wesen entstehen können, dies alles bedarf des Qi, das menschliche Leben beruht auf Qi". Das heißt also, daß das Universum mit all seinen Erscheinungen einschließlich des Menschen und dessen inneren Transformationen auf Qi basiert. Früher nannte man die Funktion der „Qi-Transformation" auch das „Prinzip, das jede Wandlung hervorbringt". Nur wenn die Funktion der „Qi-Transformation" in Ordnung ist, kann der Organismus „das Alte abschaffen und das Neue an seine Stelle setzen" und so die physiologischen Funktionen aufrecht erhalten. So hängt z. B. die normale Urinausscheidung von der Funktion der „Qi-Transformation" des Blasen-Funktionskreises ab. Wenn diese Funktion gestört ist, treten abnorme Reaktionen auf: der Urin kann nicht mehr ausgeschieden werden oder der Urin kann nicht mehr gehalten werden, d. h., die Kontrolle über die Urinausscheidung geht verloren. Ein anderes Beispiel: der Transport der Essenz aus Wasser und Nahrung sowie die Kontrolle der Blutzirkulation hängen von der Funktion der „Qi-Transformation" des Milz-Funktionskreises ab. Wenn diese Funktion gestört ist, treten Beschwerden wie Appetitverlust, Abnahme der Muskelstärke, Schwäche des gesamten Körpers, aufgedunsenes Gesicht, geschwollene Extremitäten, Diarrhoe und übermäßige Menstruationsblutung auf. Aus diesen Beispielen können wir die große Bedeutung der Funktion der „Qi-Transformation" ersehen.

Was ist die Quelle der Funktion der „Qi-Transformation"? Gemäß der TCM ist der Mingmen („Lebenstor", Akupunkturstelle auf der Dumai-Leitbahn zwischen den Dornfortsätzen des 2. und 3. Lendenwirbels, auch hinteres Dantian genannt) die Quelle der Funktion der „Qi-Transformation". Hierzu führt der Arzt der Ming-Zeit *Zhao Xianke* im Kapitel „Darstellungen vom menschlichen Körper" seines Buches „Therapeutische Grundregeln" (*Yiguan · xinjing tushuo*) aus: „Der Mingmen ist der Anführer der 12 Leitbahnen. Wenn die Niere ihren Anführer verliert, wird ihre Funktion schwach, und der Mensch verliert seine Fertigkeiten. Wenn Milz und Magen ihren Anführer verlieren, können sie Nahrung und Wasser nicht verdauen, und der Mensch verliert die fünf Geschmacksrichtungen. Wenn Leber und Galle ihren Anführer verlieren, so kann der Mensch sich nicht entscheiden und hat keine gute Ideen. Wenn Dickdarm und Dünndarm ihren Anführer verlieren, kann die Nahrung nicht umgewandelt werden, und Verdauungsprodukte können nicht entstehen. Wenn das Herz seinen Anführer verliert, so entsteht geistige Krankheit, und der

Mensch kann auf Eindrücke und Anforderungen nicht angemessen reagieren; wenn der Geist nicht klar ist, dann sind alle 12 Funktionskreise in Gefahr. Ein Beispiel kann uns die Bedeutung dieser Ausführungen zeigen: Beim Laternenfest auf dem Berg Ao tragen die Menschen Sturmlaternen umher und lassen die Figuren darauf tanzen und fliegen. Wenn das Laternenfeuer stärker wird, bewegen sich die Figuren schneller; wenn das Feuer schwächer wird, bewegen sich die Figuren langsamer; wenn das Feuer verlöscht, hört die Bewegung auf, und die Figuren sind hohle und tote Gerippe". Der Mingmen ist die Quelle der „Qi-Transformation", und das Qi des Mingmen hat die Aufgabe, Lebensprozesse anzutreiben. Wenn diese Kraft versiegt, wird der Körper ein Leichnam. Im „Klassiker der schwierigen Fragen" (Nanjing) heißt es: „Die Quelle des vitalen Qi gilt als die Wurzel der 12 Leitbahnen, es ist das sich zwischen den Nieren bewegende Qi". In dem Werk „Buch über Gesundheits- pflege und Umwandlung der Muskeln" (Weisheng jingjing) des Pan Weiru aus der Qin-Dynastie heißt es: „Was ist Primäres Qi? Primäres Qi ist die wahre Essenz der 5 Funktionskreise; die Quelle des Primären Qi ist das, was im daoistischen Kanon das Zinnoberfeld (dantian) genannt wird und im ‚Klassiker der schwierigen Fragen' (Nanjing) Mingmen heißt; . . . Öffnen und Schließen, Yin und Yang basieren auf dem Mingmen; Ausatmen und Einatmen, alles hängt vom Mingmen ab; daß der Körper die Wärme hält, auch wenn von außen keine Wärme zugeführt wird, daß der Körper die Organe feucht hält, auch wenn kein Wasser von außen zugeführt wird, dies alles beruht auf dem Mingmen." Damit soll ausgedrückt werden, daß im Orga- nismus „Wahres Yang" (auch „Wahres Feuer" genannt) und „Wahres Yin" (auch „Wahres Wasser" genannt) wirksam sind, um Bewegung und Veränderung in Gang zu halten. Die Ärzte des Altertums sagten, daß das „bewegende Qi" im Mingmen zu Hause sei. Aus diesem Grund schenken die Qigong-Meister dem Trainieren des Mingmen große Aufmerksamkeit.

Gemäß der traditionellen chinesischen Medizin gehört die Funktion des Mingmen zum Funktionskreis „Niere". Der Funktionskreis „Niere" ist der Wandlungsphase Wasser zugeordnet und hat im wesentlichen zwei Aspekte: Er speichert die „Es- senz" (jing), dies ist der Yin-Aspekt; er herrscht über das „Feuer des Mingmen", dies ist der Yang-Aspekt. Den Yin-Aspekt des Funktionskreises „Niere" nennt man auch „Nieren-Yin", „Primäres Yin" oder „Wahres Yin". Den Yang-Aspekt des Funk- tionskreises „Niere" nennt man auch „Nieren-Yang", „Primäres Yang" oder „Wahres Yang". Das „Nieren-Yin" ist der Wandlungsphase Wasser zugeordnet, das „Nieren- Yang" dem „Feuer des Mingmen". Alle Funktionskreise (zang) des Organismus, Entwicklung, Wachstum und Reproduktion des Menschen hängen vom „Nieren- Yin" und „Nieren-Yang" („Mingmen-Feuer") ab, die sich gegenseitig unterstützen. In den „Vollständigen Aufzeichnungen des Jingyue" (Jingyue quanshu) heißt es: „Der Mingmen ist das Meer der Essenz und des Blutes, Milz und Magen sind das Meer von Wasser und Nahrung — sie sind gemeinsam die Wurzel der 5 Zang- Funktionskreise und der 6 Fu-Funktionskreise. Der Mingmen ist die Wurzel des Pri- mären Qi, er ist die Behausung von Feuer und Wasser. Das Yin-Qi der 5 Zang-Funk- tionskreise kann nicht verloren gehen, wenn es vom Mingmen genährt wird, auch das Yang-Qi der 5 Zang-Funktionskreise beruht auf dem Mingmen, ohne das Yang- Qi kann der Organismus nicht arbeiten. Milz und Magen gehören zur Wandlungsphase Erde, die durch die Wandlungsphase Feuer erzeugt wird, . . . Milz und Magen sind die Basis der nährenden Substanzen und bringen das nachgeburtliche Qi hervor. Der Mingmen ist die Quelle aller Veränderung und Entwicklung und bringt das vorgeburtliche Qi hervor". Im selben Buch wird weiter ausgeführt: „Im Mingmen ist ein Feuer, man nennt es auch Primäres Yang, es ist das Feuer alles Lebendigen".

Die hier beschriebenen Konzepte bestätigen sich in der klinischen Beobachtung: Ist das „Nieren-Yin" schwach, so führt dies häufig zu einer Schwäche des „Leber-Yin" und somit zu den Symptomen eines „aufsteigenden leeren Yang" wie z. B. Schwindel, verschwommenes Sehen und Ohrensausen. Eine Schwäche des „Nieren-Yin" kann auch zu einer Schwäche des „Herz-Yin" führen und somit zu den Symptomen des „aufsteigenden exzessiven Herzfeuers" wie z. B. Herzklopfen, Unruhe, Gedächtnisschwäche und Schlaflosigkeit. Kommt es infolge einer Schwäche des „Nieren-Yin" zu einer Schwäche des „Lungen-Yin", so treten Symptome der „Leere von Nieren- und Lungen-Yin" auf, wie z. B. trockener Husten, wechselndes Fieber, Nachtschweiß und blutiger Auswurf. Eine Schwäche des „Nieren-Yang" kann ebenfalls andere Funktionskreise beeinflussen und zur Schwächung von deren Yang-Aspekten führen. So kann es z. B. infolge einer Schwäche des „Nieren-Yang" zu einer Schwäche des „Milz-Yang" kommen und damit zu Symptomen wie chronischer oder schwerer Diarrhoe. Führt eine „Nieren-Yang"-Schwäche zu einer Schwäche des „Herz-Yang", so kommt es zu Symptomen wie Herzklopfen, Kurzatmigkeit, kalten Extremitäten und Schweißausbrüchen. Die „Nieren-Yin"-Schwäche bzw. -Leere wird mit dem „Nähren" des „Nieren-Yin" behandelt, bei Schwäche bzw. „Leere" des „Nieren-Yang" wird das „Feuer der Niere" gestärkt. Diese Vorgehensweise stellt die Basistherapie dar. Aufgrund der beschriebenen Auswirkungen einer „Nieren-Yin"-Schwäche bzw. einer „Nieren-Yang"-Schwäche können wir verstehen, daß in der traditionellen chinesischen Medizin gesagt wird: „Der Mingmen ist die Wurzel der 5 *Zang*-Funktionskreise und der 6 *Fu*-Funktionskreise", „Der Mingmen ist das Feuer alles Lebendigen".

Das „Feuer des Mingmen" hat noch eine weitere wichtige Funktion: Es ist zuständig für die Reproduktionsfunktion des Menschen. So kann eine Schwäche des „Mingmen-Feuers" zu mangelhafter Ausbildung der Geschlechtsmerkmale, zu Impotenz und Unfruchtbarkeit führen. Eine Behandlung im Sinne der chinesischen Medizin ist die Stärkung des „Nieren-Yang". Ein Exzeß des „Mingmen-Feuers" kann zu einer übermäßigen Funktion der Keimdrüsen führen. Die Behandlung besteht im „Stärken des Wassers zur Kontrolle des Feuers", d. h. im Stärken des „Nieren-Yin". Wird das „Nieren-Yin" gestärkt, so kann es das „Nieren-Yang" („Mingmen-Feuer") kontrollieren. Bei allen genannten krankhaften Störungen (Schwäche des „Nieren-Yin", Schwäche des „Nieren-Yang" bzw. des „Mingmen-Feuers", Exzeß des „Mingmen-Feuers") können durch Qigong-Übungen günstige Wirkungen erzielt werden. Dies gilt auch dann, wenn durch andere Therapiemaßnahmen keine Verbesserung erreicht werden konnte. Die Wirkung des Qigong beruht auf seiner Beeinflussung der Funktion der „Qi-Transformation".

6. Die Bedeutung von „Essenz" (*jing*), Qi und „Geist" (*shen*)

In Qigong-Übungen wird sehr großer Wert auf das Praktizieren und Üben von „Essenz" (*jing*), Qi und „Geist" (*shen*) gelegt. Die alten Qigong-Meister sagten: „Im Himmel gibt es drei Schätze — Sonne, Mond und Sterne. Auf der Erde gibt es drei Schätze — Wasser, Feuer und Wind. Im Menschen gibt es drei Schätze — Essenz, Qi und Geist". Sie betrachteten „Essenz", Qi und „Geist" als die Fundamente des menschlichen Organismus, die alle materiellen und funktionellen Aspekte des Menschen umfassen.

Jing ist die „Essenz", die Quintessenz der menschlichen Substanz und gilt als die Wurzel des Lebens. Im Kapitel „Abhandlung über das Wahre aus dem Goldenen Schrein" der „Unbefangenen Fragen" (*Suwen · jingui zhenyan lun*) heißt es: „Die Essenz ist die Wurzel des Körpers".

Die „Essenz" hat zwei Ursprünge: 1. die kongenitale oder vorgeburtliche „Essenz", auch „Primäre Essenz" (*yuanjing*) genannt; sie ist die Grundlage für Wachstum und Entwicklung. 2. die erworbene oder nachgeburtliche „Essenz", deren Quellen Atemluft, Wasser und Nahrung sind; sie übt eine nährende Funktion für Wachstum, Entwicklung und physiologische Aktivitäten aus.

„Essenz" hat zwei Bedeutungen und Interpretationen: eine allgemeine und weit gefaßte und ein enge, spezielle Bedeutung. In der allgemeinen Interpretation bedeutet „Essenz" die Essenz der 5 *Zang*-Funktionskreise und der 6 *Fu*-Funktionskreise („Leber", „Herz", „Milz", „Lunge", „Niere"; „Galle", „Dünndarm", „Magen", „Dickdarm", „Blase", „Drei Erwärmer"). Somit ist in der weit gefaßten Interpretation von „Essenz" die wesentliche Substanz aller Körperorgane gemeint, die durch die Funktion der „Qi-Transformation" aus Luft (Funktionskreis „Lunge"), Wasser und Nahrung (Funktionskreis „Magen-Milz") gebildet wird. In ihrer speziellen Bedeutung bezeichnet „Essenz" die Essenz der Fortpflanzung, d. h. die Samenflüssigkeit. Die Essenz der Fortpflanzung wird auch „Nieren-Essenz" genannt, sie ist die vorgeburtliche Grundlage des Menschen, die „Wurzel" des Vorgeburtlichen. Der Funktionskreis „Niere" ist das Zuhause für die „Essenz" der 5 *Zang*-Funktionskreise, die wiederum eine nährende Funktion für das Vorgeburtliche ausübt.

Im „Kapitel über die Leitbahnen" des „Klassikers über das Zentrum der Wirkkraft" (*Lingshu jing · jingmai pian*) heißt es: „Am Anfang des Lebens bildet sich zuerst Essenz, nach der Essenz entsteht die Gehirnsubstanz; es entstehen die Knochen, die als Stütze dienen; es bilden sich die Leitbahnen, die alles verbinden; es bilden sich Sehnen und Muskeln, die Festigkeit und Stabilität geben; das Fleisch bildet eine Mauer (gegen schädliche Einflüsse von außen); die Haut wird fest und das Haar wächst (auch sie schützen vor schädlichen Einflüssen von außen)". D. h., daß das Kind im Mutterleib in der Anfangsphase der Entwicklung als erstes die „Primäre Essenz" bzw. „Kongenitale Essenz" von den Eltern empfängt. Auf dieser Basis und durch die Ernährung mit mütterlichem Qi und „Blut" (*xue*) entwickeln sich Gehirn, Skelett, Sehnen, Muskeln, Bindegewebe, Haut und Haare. *Tao Hongjing* aus der Liang-Dynastie schrieb in seinem Buch „Nähren der natürlichen Anlagen und Verlängern des Lebens" (*Yangxing yanming lu*): „Die Essenz als einen Schatz zu behandeln, das ist der Weg der Gesunderhaltung. Wenn man die Essenz weitergibt, entsteht neues Leben, wenn man die Essenz bewahrt, stärkt sie den Körper". Deshalb achten Qigong-Meister auf eine Mäßigung des Geschlechtslebens, insbesondere bei geschwächten Menschen, Genesenden und chronisch Kranken.

Qi hat ebenso wie „Essenz" eine allgemeine und eine spezielle Bedeutung und Interpretation. Im engen Bedeutungsrahmen heißt Qi auch Atem-Qi oder einfach Atmung. In seiner weiter gefaßten Bedeutung ist mit Qi das „Wahre Qi" *(zhenqi)* gemeint, das als Summe aller physiologischen Funktionen zu verstehen ist. Bei Qigong-Übungen wird auf diese beiden Aspekte großer Wert gelegt. Im Kapitel „Wanderungen der Erkenntnis" des *Zhuangzi* heißt es: „Das Leben des Menschen ist eine Zusammenballung von Qi, wenn Qi sich verdichtet, bedeutet es Leben, wenn Qi sich verstreut, bedeutet es Tod". Die Funktion und Wirkung des Qi zeigt sich in vielfältigen Aspekten des menschlichen Lebens. Einer der wichtigsten Aspekte des Qi ist seine Funktion als „treibende Kraft". Die menschlichen Organe und Gewebe können ihre Funktion nur durch die antreibende und bewegende Kraft des Qi voll entfalten. Deshalb sehen Qigong-Meister in der Kultivierung des Qi eine wichtige Übungsmethode.

Shen bezeichnet die seelischen, gedanklichen und geistigen Aktivitäten des Menschen, die Funktionen des Großhirns, und damit den höchsten Ausdruck menschlichen Lebens. Der „Geist" spielt die führende Rolle im menschlichen Leben. Im Kapitel „Geheime Abhandlungen aus der kaiserlichen Bibliothek" der „Unbefangenen Fragen" (*Suwen · linglan midian lun*) steht: „Das Herz ist der Herrscher, von ihm geht die Klarheit des Geistes aus". Im Kapitel „Eindringen schädlicher Einflüsse" des „Klassikers über das Zentrum der Wirkkraft" (*Lingshu · xieke*) lesen wir: „Das Herz ist der Herr über die 5 *Zang*-Funktionkreise und die 6 *Fu*-Funktionskreise, das Herz ist die Behausung des Geistes". Mit diesen Zitaten ist gemeint, daß der Funktionskreis „Herz" die geistigen Bewegungen anführt. Nach Ansicht der traditionellen chinesischen Medizin sind die geistigen Bewegungen des Menschen sehr eng mit den Funktionen seiner Organe verknüpft. Im Kapitel „Erläuterungen zu den Fünf Qi" der „Unbefangenen Fragen" (*Suwen · xuanming wuqi lun*) heißt es: „Das Herz birgt den Geist, die Lunge birgt die Seele, die Leber birgt das Gemüt, die Milz birgt das Denken, die Niere birgt den Willen". Die hier erwähnten Funktionen Geist, Seele, Gemüt, Denken und Wille gehören alle zu den geistigen Aktivitäten und werden angeführt vom Herrscher des Körpers, dem „Herzen". Geistige Aktivitäten sind ein Charakteristikum menschlichen Lebens, sie sind Spiegelungen der äußeren Welt und die aktive Verarbeitung dieser Spiegelungen in unserem Gehirn, sie sind ein Produkt unserer Tätigkeit, unseres sozialen Umfeldes und unserer Umwelt. Die besondere Struktur unseres Gehirns und die „Essenz" der 5 *Zang*-Funktionskreise bilden die materielle Grundlage geistiger Aktivität. Qigong-Meister betrachten das Praktizieren der geistigen Bewegung als führenden Aspekt des Übens.

Die 3 Aspekte — „Essenz", Qi, „Geist" — haben zwar unterschiedliche Charakteristika, sind aber doch ein unteilbares Ganzes. Sie können sich gegenseitig beeinflussen, miteinander verbinden und ineinander übergehen. Dabei ist die „Essenz" die Grundlage, Qi die treibende Kraft und der „Geist" der Anführer. Aufgrund der engen Verflechtung lassen sich die Beziehungen zwischen „Essenz", Qi und „Geist" nur in zyklischer Weise darstellen: Aus Qi bildet sich „Essenz", die Transformation der „Essenz" beruht wiederum auf Qi. „Essenz" und Qi bilden zusammen die körperinnere materielle Grundlage und Energiequelle für die Bewegungen des „Geistes". Deshalb sind Menschen, die in vollem Besitz von „Essenz" und Qi sind, auch geistig aktiv und umgekehrt.

Gemäß der traditionellen chinesischen Medizin führt ein zu großer Verbrauch von „Essenz" zu einem Verlust von Qi und ein übermäßiger Verbrauch von Qi zu einem Verlust von „Essenz". Ein Verlust von „Essenz" und Qi zeigt sich in mangelhaftem „Geist". Umgekehrt kann ein übermäßiger Verbrauch von „Geist" zu einer Schwäche von „Essenz" und Qi führen. Aus dieser Überlegung heraus achten Qigong-Meister sehr auf das Bewahren und Nähren von „Essenz", Qi und „Geist". Denn wenn genügend „Essenz" vorhanden ist, wird das Qi stark, und starkes Qi bewirkt, daß der „Geist" klar und aktiv ist. Nur wenn „Essenz", Qi und „Geist" üppig und blühend sind, ist der Körper stark und widerstandsfähig und die Gedanken sind klar.

Qigong-Meister haben eine Reihe von Methoden zum Üben und Kultivieren von „Essenz", Qi und „Geist" entwickelt. Sie beschreiben sie folgendermaßen: „Konzentrieren des Geistes trainiert das Qi; trainieren des Qi bringt Essenz hervor; Essenz wandelt sich durch Training in Qi; Qi wandelt sich durch Training zu Geist". Als Abschluß solcher Übungen führt man das Qi zu seinem Ursprung, zum mittleren Dantian, zurück. Das Entstehen und Ineinander-Übergehen von „Essenz", Qi und „Geist" und ihre Bedeutung in der Qigong-Praxis werden in Abb. 3 skizziert.

7. Angeborene und erworbene Konstitution

Qigong-Übungen können eingeteilt werden in „Übungen des Angeborenen" und in „Übungen des Erworbenen"; diese beiden Kategorien können jeweils weiter unterteilt werden in Übungen-in-Ruhe und Übungen-in-Bewegung. Die alten Qigong-Meister sagen, daß mit den „Übungen des Angeborenen" das „Angeborene Qi", d. h. das „Qi welches sich zwischen den Nieren bewegt", trainiert wird. Die „Übungen des Erworbenen" trainieren das „Erworbene Qi", d. h. das Atem-Qi und das Qi von Milz- und Magen-Funktionskreis.

Qigong-Meister legen großen Wert darauf, beide Kategorien gleichermaßen zu praktizieren, weil sie in enger Beziehung zueinander stehen. Das „Erworbene" basiert auf dem „Angeborenen", die kongenitalen Faktoren beeinflussen die Entwicklung und das Wachstum in der nachgeburtlichen Phase. Andererseits kann das Üben und Entwickeln des „Erworbenen" die angeborene Basis beeinflussen. Die körperliche Stärke und Resistenz der Eltern haben Einfluß auf Entwicklung und Wachstum ihrer Kinder. Ebenso können Eltern Krankheiten an ihre Kinder weitergeben. Daraus ist der Einfluß der kongenitalen Aspekte auf die erworbene Konstitution ersichtlich. Aber der Einfluß der angeborenen Konstitution auf die erworbene Konstitution ist nicht als absolut zu betrachten, weil die nachgeburtlichen Einflüsse unaufhörlich auf die angeborene Konstitution einwirken und sie verändern. Ist die angeborene Konstitution schwach, so ist es durchaus möglich, die Kraft und Resistenz des Organismus durch das Praktizieren von Übungen-in-Ruhe zu stärken. Auch können manche angeborenen Krankheiten mit modernen medizinischen Methoden

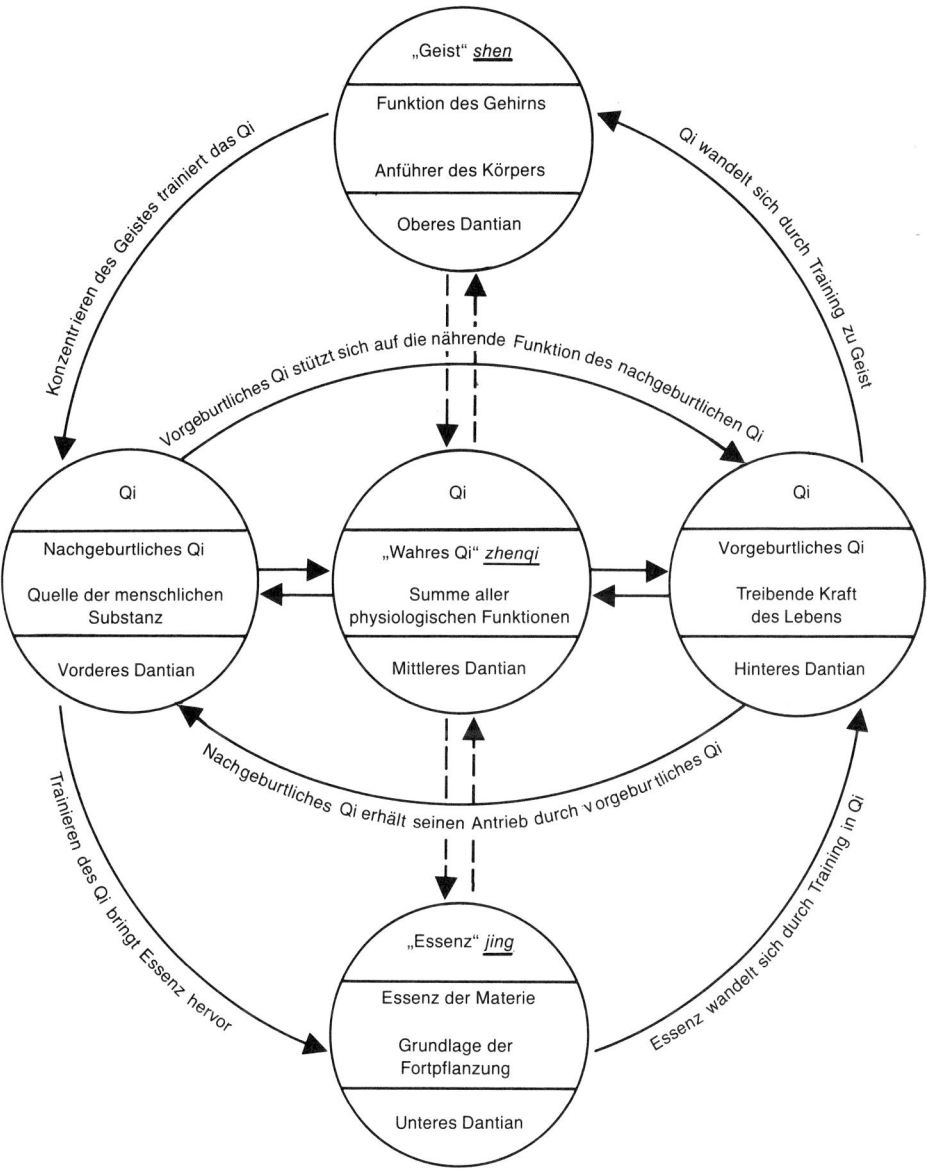

Abb. 3

97

erfolgreich behandelt werden. Es zeigt sich also, daß angeborene und erworbene Konstitution sich gegenseitig beeinflussen. Insofern sind die Übungen, die die kongenitalen Aspekte trainieren und die Übungen, die die erworbenen Aspekte trainieren, von gleichrangiger Bedeutung für die menschliche Entwicklung und Gesundheit.

Über die Beziehung von angeborenen und erworbenen Aspekten schreibt *Zhang Jingyue* in seinem Buch „Vollständige Aufzeichnungen des Jingyue" (*Jingyue quanshu*): „Der Mensch wird auf der Erde geboren, aber sein Leben hängt vom Himmel ab. . . . Wenn der Mensch sich nährt und seiner Entwicklung förderlich ist, dann hängt sein Leben von ihm selbst ab. . . . Wenn die angeborenen Kräfte groß sind, so lebt der Mensch lange. Wenn die angeborenen Kräfte schwach sind, so stirbt er früh. Wenn die angeborenen Kräfte groß sind und im nachgeburtlichen Leben genährt und gefördert werden, so lebt der Mensch noch länger; verschleudert der Mensch aber seine nachgeburtlichen Kräfte, so stirbt er bald . . . Wenn die angeborenen Kräfte groß sind, der Mensch sie aber zu sehr strapaziert, so werden sie schwach. Wenn die angeborenen Kräfte schwach sind, muß man achtsam damit umgehen, dann kann man auch ein hohes Alter erreichen. Was heißt es, achtsam mit seinen angeborenen Kräften umzugehen? Wer achtsam mit Gefühl und Willen umgeht, der kann Herz und Geist bewahren; wer sich vor Kälte und Sommerhitze schützt, der kann das Qi der Lunge bewahren; wer Trunkenheit und sexuelle Ausschweifung meidet, der kann Leber und Niere vor Schaden bewahren; wer Überarbeitung und Überessen meidet, der kann Milz und Magen vor Schaden bewahren . . .". In diesem Kapitel wird dargelegt, daß man eine starke angeborenen Konstitution durch achtsamen Umgang und fördernde Maßnahmen noch weiter stärken kann; achtet man jedoch nicht auf das Bewahren der angeborenen Kräfte und das Heranbilden der erworbenen Konstitution, so geht man der angeborenen Kräfte verlustig. Eine kongenitale Schwäche kann durch Nähren und Fördern von Angeborenem und Erworbenem in Stärke umgewandelt werden. Im täglichen Leben können wir häufig beobachten, daß Angeborenes und Erworbenes sich verändern können und daß Menschen angeborene Faktoren überwinden können. Im obigen Text wird gesagt, wie man Schaden vermeiden kann. Doch dies ist nicht genug. Man muß nicht nur achtsam mit Angeborenem und Erworbenem umgehen, sondern es auch „nähren" und entwickeln und heranbilden. Sich vor Kälte und Sommerhitze zu schützen, indem man sich in Kleidung und Lebensgewohnheiten den Jahreszeiten anpaßt, ist notwendig, um das Qi des Lungen-Funktionskreises zu bewahren. Aber dies stellt lediglich eine Vorbeugungsmaßnahme dar. Vorbeugen ist nicht genug, man muß zusätzlich Übungen ausführen, um den Organismus und seine Abwehrkräfte zu stärken. Man darf den Körper nicht wie einen zarten Schößling im warmen Zimmer hegen, sondern man muß ihn trainieren, daß er zu einer „grünen Kiefer, die Wind und Wetter trotzt" heranwächst. Die Übungen des Qigong sind sehr wichtig, um Krankheiten zu verhüten, den Organismus gesund zu erhalten, Schwäche in Stärke zu verwandeln, vorzeitigem Altern vorzubeugen und ein langes Leben zu erreichen. Qigong-Meister achten gleichermaßen auf das Nähren und Entwickeln der angeborenen als auch der erworbenen Konstitution und haben zahlreiche Methoden hierzu entwickelt.

8. Das Bewahren der Vorstellungskraft *(yishou)*, Atmung und Körperhaltung

Das Bewahren der Vorstellungskraft, die Atmung und die Körperhaltung sind die 3 Eckpfeiler jeder Qigong-Übung, die in den verschiedenen Übungssystemen in unterschiedlicher Weise eingesetzt werden. Die Wirkungen dieser 3 Aspekte auf den Organismus unterscheiden sich zwar, jedoch haben sie alle bezüglich der Qi-Atmung *(qixi)* 4 Wirkungsrichtungen, nämlich das Steigen, Sinken, Öffnen und Schließen. Mit Steigen, Sinken, Öffnen und Schließen des Qi bzw. der Qi-Atmung sind die entsprechenden Empfindungen während des Übens und deren physiologische Grundlagen gemeint, die durch die gemeinsame Aktivität von Gedankenbewegung, Atembewegung und Körperhaltung entstehen. Das Bewahren der Vorstellungskraft, das Atmen und die Körperhaltung sowie deren Wirkungen auf das Qi, beeinflussen, fördern und kontrollieren sich gegenseitig. Im folgenden habe ich meine eigenen Erfahrungen über die Beziehungen zwischen der Aktivität der Vorstellungskraft, der Atmung und der Körperhaltung und dem Steigen, Sinken, Öffnen und Schließen des Qi zusammengefaßt.

Beziehung zwischen Bewahren der Vorstellungskraft und Steigen, Sinken, Öffnen und Schließen

In den Qigong-Übungen spielen Vorstellungskraft und Gedankenführung die führende Rolle bei der Beeinflussung von physiologischen Funktionen. Die 3 wichtigsten Bereiche, in denen die Aktivität der Imagination ihren Einfluß geltend macht, sind: 1. das Qi; 2. die Atmung und 3. die Körperhaltung. Darüber hinaus beeinflußt das Bewahren der Vorstellungskraft auch das In-die-Ruhe-Treten (*rujing*) usw.
Man kann die Vorstellungskraft in unterschiedlicher Weise einsetzen und entsprechend unterschiedliche Wirkungen erzielen. Wie kann man mit Hilfe der Vorstellungskraft ein Steigen, Sinken, Öffnen oder Schließen des Qi bewirken? Man bewahrt die Vorstellungskraft zunächst immer im mittleren Dantian (in der Tiefe des Nabelbereichs). Das mittlere Dantian ist das Zentrum der Gedankenbewegung und des Qi. Von hieraus kann man das Qi nach oben lenken, z. B. zu den Akupunkturstellen *Shanzhong* (Brustmitte, zwischen den Mamillen), *Yintang* (zwischen den Augenbrauen auf der Stirn) oder *Baihui* (Scheitelpunkt) usw., indem man die Vorstellungskraft zu diesen Bereichen führt und dort bewahrt. Vom mittleren Dantian ausgehend kann man das Qi auch nach unten leiten, indem man die Vorstellungskraft abwärts lenkt, z. B. zu den Akupunkturstellen *Qihai* (1,5 Cun* unterhalb des Nabels), *Guanyuan* (3 Cun unterhalb des Nabels), *Huiyin* (Mitte des Dammes) oder *Yongquan* (Fußsohlenmitte). An physiologischen Wirkungen kann man feststellen, daß der Blutdruck steigt, die Atmung kürzer und oberflächlicher wird und ein Engegefühl in der Brust entsteht, wenn man die Vorstellungskraft auf die Nasenspitze konzentriert. Lenkt man sie dagegen zur Fußsohlenmitte, so sinkt der Blutdruck, die Atmung wird lang und tief und man fühlt sich wohl. Je höher man die Vorstellungskraft nach oben verlagert, desto höher steigt auch das Qi und umgekehrt. Bewahrt

---

* Cun = chinesisches Körpermaß; 1 Cun entspricht einer Daumenbreite.

man die Vorstellungskraft im mittleren Körperbereich, verhält sich das Qi neutral. Als Körperzentrum wird der Bereich hinter dem Nabel betrachtet, man nennt diesen Bereich auch das mittlere Dantian („Zinnoberfeld"). Er gehört zum Funktionskreis „Milz" und zur Wandlungsphase Erde. Bewahrt man die Vorstellungskraft im mittleren Dantian, so fördert man das „Qi der Mitte" *(zhongqi)* und neutralisiert das Qi, d. h., daß man einer Überfülle des Qi vorbeugt. Die physiologische Wirkung des Bewahrens der Vorstellungskraft im mittleren Dantian ergibt sich aus seiner Zugehörigkeit zum Funktionskreis „Milz-Magen": Die Verdauungsfunktion und damit die Versorgung des ganzen Organismus mit nährenden Substanzen wird verbessert. Deshalb betrachten Qigong-Meister das Bewahren der Vorstellungskraft im mittleren Dantian häufig als Basismethode und Grundlage weiterer Übungen. Auch wenn man die Vorstellungskraft in andere Bereiche des Körpers lenkt, ist das mittlere Dantian der Ausgangspunkt für die Gedankenbewegung.

Ist der Sitz der Vorstellungskraft im oberen Bereich des Körpers, so spricht man von „oberer Öffnung"; verlagert sich der Sitz der Vorstellungskraft nach unten, so spricht man von „unterer Öffnung"; befindet sich der Sitz der Vorstellungskraft im mittleren Bereich, so bezeichnet man dies als „mittlere Öffnung". Zur mittleren Öffnung zählen: mittleres Dantian, die Akupunkturstellen *Shenjue* (Nabel, auch vorderes Dantian genannt), *Zhongwan* (4 Cun oberhalb des Nabels), *Jianli* (2 Cun oberhalb des Nabels) und *Qihai* (1,5 Cun unterhalb des Nabels). Menschen die an „Oberer Fülle, unterer Leere" leiden, sollten die Vorstellungskraft im Bereich der „unteren Öffnung" bewahren. Wenn man keine besonderen Beschwerden hat und gesund ist, bewahrt man die Vorstellungskraft im Bereich der „mittleren Öffnung". Die Vorstellungskraft soll nicht im Bereich der „oberen Öffnung" gehalten werden.

Das Leiten der Vorstellungskraft vom Zentrum (Nabel) aus in die Peripherie bezeichnet man als Öffnen. Beim Praktizieren des Öffnens kann man spüren, wie das Qi überreichlich nach außen strömt. Das Leiten des Qi von den Extremitäten hin zum Nabel bezeichnet man als Schließen; beim Praktizieren des Schließens kann man das Gefühl erfahren, daß das Qi sich innen in der Körpermitte konzentriert und anhäuft. Im allgemeinen übt man das Öffnen und Schließen im Wechsel. Das Schließen hat eine nährende, das Öffnen eine verbrauchende Funktion. Öffnen und Schließen gelten als grundlegende Funktionen; sie haben ihre Wurzel im mittleren Dantian.

Beziehung zwischen Atmung und Steigen, Sinken, Öffnen und Schließen

Übliche Bezeichnungen für Atemübungen sind z. B. „den Atem regulieren" *(tiaoxi)* oder „Auswerfen und Assimilieren" *(tuna)*. Diese Übungen werden ebenfalls unter der Führung der Vorstellungskraft praktiziert.

Das Training des Atems spielt eine entscheidende Rolle in den Qigong-Übungen weil die Atembewegung alle physiologischen Aktivitäten des Organismus beeinflußt. Der Mensch braucht zum Leben die Luft, wie der Fisch das Wasser. Nur die ununterbrochene Aufnahme von Sauerstoff und Abgabe von Kohlendioxyd gewährleistet das menschliche Leben. Die alten Qigong-Meister nannten den Prozeß der Sauerstoffaufnahme und Kohlendioxydabgabe „Altes ausstoßen, Neues aufnehmen". Sie maßen diesem Prozeß große Bedeutung bei und entwickelten vielfältige Atemübungen, die alle ihre besonderen Anforderungen und Wirkungen haben. Ihnen allen gemeinsam ist, daß man Natürlichkeit bewahrt, den Geist ruhig werden läßt, den Atem beruhigt, das Qi ins mittlere Dantian sinken läßt und durch die Nase ein- und ausatmet (oder durch die Nase ein- und durch den Mund ausatmet). Man geht von der natürlichen Atmung aus und läßt den Atem allmählich sanft, fein, gleichmäßig und lang werden und geht schließlich zur tiefen Bauchatmung über. So kommt man auf natürliche Weise zur geistigen Ruhe.

Atemübungen stärken die Atemfunktion und die Funktion des Verdauungssystems (durch die tiefe Bauchatmung) und helfen beim In-die-Ruhe-Treten. Darüber hinaus haben sie einen wichtigen Effekt auf das Steigen, Sinken, Öffnen und Schließen des Qi im menschlichen Körper. Das Ausatmen hat einen senkenden und nach außen öffnenden Effekt auf das Qi; das Einatmen hat eine nach oben hebende und schließende, verdichtende Wirkung auf das Qi. Diese Effekte nutzt man für klinische Anwendungen: Langes Ausatmen senkt den Blutdruck und erweitert die Blutgefäße, speziell in den Extremitäten. Langes Einatmen erhöht den Blutdruck und verengt die Blutgefäße der Extremitäten. Die Pulsfrequenz läßt sich durch Betonung der Einatmung erhöhen und durch Betonung der Ausatmung senken. Hoher Blutdruck gehört gemäß der traditionellen chinesischen Medizin zu dem Syndrom der „Oberen Fülle und unteren Leere" und kann durch Atemübungen, bei denen das Ausatmen im Vordergrund steht, günstig beeinflußt werden. Menschen, die keine besonderen Beschwerden haben, beginnen immer mit natürlicher Atmung und vermeiden es, dem Atmen zu große Beachtung zu schenken.

Der Einfluß der Atembewegung auf das Steigen, Sinken, Öffnen und Schließen des Qi ist nicht absolut, sondern kann durch den Einfluß anderer Faktoren wie etwa der Vorstellungskraft modifiziert werden. So bewirkt das Einatmen zwar ein Steigen und Schließen des Qi, doch kann die Bewegungsrichtung des Qi durch das Lenken der Vorstellungskraft in untere Körperbereiche geändert werden, und es kann zum Senken und Öffnen des Qi kommen. Ebenso können die Wirkungen des Ausatmens durch entsprechende Gedankenführung und Vorstellungskraft modifiziert werden.

Beziehung zwischen Körperhaltung und Steigen, Sinken, Öffnen und Schließen

Körperhaltungsübungen werden ebenfalls unter der Führung der Vorstellungskraft und Gedankenbewegungen ausgeübt. Jede Qigong-Übung erfordert eine ganz bestimmte Körperhaltung, die sich aus den Muskelspannungen der verschiedenen Körperteile ergibt. Durch die unterschiedlichen Muskelspannungen bzw. durch die unterschiedlichen Gewichtungen im Körper wird ein Einfluß auf das Nervensystem ausgeübt, und damit werden die Funktionen des ganzen Körpers beeinflußt. Die vielfältigen Körperhaltungen des Qigong haben unterschiedliche Wirkungen auf die Spannkraft der Muskeln, den Ablauf der Atmung, die Organe und Funktionskreise sowie auf das System der Leitbahnen.

Bei der praktischen Durchführung der Körperhaltungen muß man immer die körperliche Verfassung des Übenden im Auge behalten und eine angemessene Haltung auswählen, niemals sollte man die Körperhaltungen mechanisch und verallgemeinernd anwenden.

Alle Formen der Körperhaltung und -bewegung haben einen Effekt auf die Qi-Bewegungen des Steigens, Sinkens, Öffnens und Schließens. Hohe Körperpositionen bei Übungen-in-Ruhe und aufwärts gerichtete Bewegungen bei Übungen-in-Bewegung bewirken ein Steigen des Qi im Körper. Bewegungen von oben nach unten sowie tiefe Körperpositionen haben einen senkenden Effekt auf das Qi. Das Öffnen bzw. das Sich-nach-außen-Verbreiten des Qi wird durch Bewegungen von innen nach außen und durch geöffnete Haltungen bei Übungen-in-Ruhe hervorgerufen. Das Schließen bzw. Sich-Verdichten des Qi im Inneren des Körpers erreicht man dementsprechend durch Bewegungen von außen nach innen und durch geschlossene Körperhaltungen. Die Auswirkungen der Körperhaltungen und -bewegungen auf das Qi sind nicht als absolut zu betrachten, da sie in gewissem Umfang der Kontrolle der Gedankenführung, Vorstellungskraft und Atmung unterliegen.

Die Einteilung der Körperhaltungen in 4 Kategorien gemäß ihrer Wirkung auf die Bewegung des Qi stellt eine gewisse Vereinfachung dar. In Wirklichkeit gibt es weitere Differenzierungen: Die Körperhaltungen werden in drei verschiedenen Höhenniveaus, die Bewegungen in vier geraden und vier schrägen Richtungen ausgeführt. Für das Heben und Senken der Arme gibt es drei verschiedene Bewegungsarten: Die Handflächen zeigen nach oben (Yang-Hand), die Handflächen zeigen nach unten (Yin-Hand), die Handflächen zeigen zum Körper (halb Yin, halb Yang; d. h. der kleine Finger zeigt nach unten, der Daumen nach oben). Für Kopf, Rumpf und Extremitäten gibt es verschiedene Beuge- und Drehhaltungen, verschiedene Grade der Streckung, verschiedene Grade der Gewichtung usw. Somit kann man bei der Entwicklung von Körperhaltungen von einfachen zu komplizierten und von oberflächlichen zu tiefgreifenden gelangen und dadurch unzählige Formen und Veränderungen erzielen, die den unterschiedlichen Bedürfnissen bezüglich der Wirkung auf das Steigen, Sinken, Öffnen und Schließen des Qi gerecht werden.

Steigen und Sinken, Öffnen und Schließen sind gegensätzliche und einander bedingende Bewegungen, sie ergänzen und fördern sich gegenseitig und bilden so ein Ganzes. Gibt es kein Steigen, so gibt es auch kein Sinken; vergißt man das Öffnen, so braucht man vom Schließen erst gar nicht zu reden. Körperhaltungs- und Bewegungsübungen kann man bezüglich des Steigens, Sinkens, Öffnens und Schließens unter dem Aspekt der Gleichsinnigkeit, d. h. des gegenseitigen Förderns oder unter dem Aspekt der Gegensätzlichkeit, d. h. der gegenseitigen Kontrolle, üben. Beim Heben der Hände steigt das Qi nach oben; hebt sich gleichzeitig der Körper, so verstärkt sich die Wirkung auf das Steigen des Qi. Die gleichsinnigen Bewegungen von Händen und Körper unterstützen und fördern sich in ihrer Wirkung. Von gegenseitiger Kontrolle spricht man, wenn der Körper beim Heben der Hände nach unten sinkt (Sitzhaltung, gebeugte Knie, usw.), da so das Steigen des Qi abgeschwächt und einem zu starken Steigen des Qi vorgebeugt wird. Ebenso kann man einem zu schnellen Sinken des Qi vorbeugen, indem man das Senken der Arme in seiner Wirkung durch eine hohe Körperhaltung kontrolliert und beschränkt. Auf diese Weise lassen sich ein Übermaß des Steigens und des Sinkens des Qi verhindern. Mit dem Öffnen und Schließen verhält es sich ebenso: Um ein zu weites Öffnen bzw. ein zu starkes Schließen zu vermeiden, achtet man auf gegensätzliche, sich kontrollierende Körperhaltungen und -bewegungen. Ob man das Steigen oder das Sinken des Qi mehr betonen soll, bzw. ob man das Öffnen oder Schließen bevorzugt praktizieren soll, hängt von der Gesamtsituation des Übenden ab und sollte sehr sorgfältig überlegt werden.

Verbindung von Vorstellungskraft, Atmung und Körperhaltung in bezug auf das Steigen, Sinken, Öffnen und Schließen

Jeder einzelne der 3 Aspekte des Qigong — Vorstellungskraft, Atmung, Körperhaltung — hat spezifische Auswirkungen auf das Steigen, Sinken, Öffnen und Schließen des Qi. In jeder Qigong-Übung spielen alle diese 3 Aspekte eine Rolle, wenn auch mit unterschiedlicher Betonung. Insofern ergibt sich die Gesamtwirkung einer Qigong-Übung auf die Bewegungen des Qi aus dem für diese Übung charakteristischen Zusammenspiel von Vorstellungskraft, Atmung und Körperhaltung. Z. B. führt eine senkende Bewegung oder tiefe Haltung zum Sinken des Qi. Atmet man gleichzeitig aus, so wird das Sinken des Qi verstärkt. Bewahrt man darüber hinaus die Vorstellungskraft in den „Unteren Öffnungen", so bedeutet dies eine weitere Unterstützung des Sinkens. Umgekehrt fördern sich eine hohe Körperhaltung oder Aufwärtsbewegung, das Einatmen und das Lenken der Vorstellungskraft auf die „Oberen Öffnungen" in ihrer Wirkung auf das Steigen des Qi. Normalerweise ist es nicht gut, eine hohe Körperhaltung mit dem Lenken der Vorstellungskraft zu den „Oberen Öffnungen" zu kombinieren, da dies zu einem zu hohen Ansteigen des Qi und damit zu schädlichen Wirkungen führt. Um die 3 Aspekte des Qigong zur gegenseitigen Kontrolle anzuwenden, kann man z. B. eine hohe Körperhaltung (leitet Qi nach oben) mit dem Ausatmen (leitet Qi nach unten) kombinieren, oder mit dem Ausatmen und Lenken der Vorstellungskraft zu den „Unteren Öffnungen" (leitet Qi nach unten), falls eine noch stärkere Gegenregulation erwünscht ist. Bezüglich der Wirkungen des Öffnens und Schließens kombiniert man in den Qigong-Übungen das Lenken der Vorstellungskraft, die Atmung und die Körperhaltung bzw. -bewegung ebenfalls im Sinne einer gegenseitigen Förderung oder einer gegenseitigen Kontrolle. Im Sinne der traditionellen chinesischen Medizin führt ein vermehrtes Steigen des Qi zu dem Syndrom der „Oberen Fülle", verstärktes Sinken dagegen zu „Unterer Festigkeit" und damit zu einer Festigung des „Primären Qi". Die Wurzel und Grundlage des Steigens ist das Sinken, d. h. die Festigkeit im unteren Körperbereich. Das Steigen des Qi soll nicht durch den Einsatz starker Vorstellungskraft erzielt werden, sondern das Qi steigt in natürlicher Weise nach oben, wenn es zu seiner Wurzel (Bereich des „Primären Qi") zurückgekehrt ist. Das Öffnen des Qi bedeutet ein Verbrauchen, das Schließen des Qi bedeutet Festhalten und Bewahren. Deshalb ist das Schließen die Grundlage des Öffnens. Öffnen bedeutet nicht, daß man das Qi mit starker Gedankenkraft nach außen leitet, sondern daß es auf natürliche Weise nach außen fließt, wenn das „Innere Qi" im Überfluß vorhanden ist. Aus diesen Gründen wird das Lenken des Qi zu seiner Wurzel und alle Übungen, die das Qi zur Wurzel zurückführen, als Grundlage des Qigong betrachtet. „Um einen jungen Baum kräftig wachsen zu lassen, zieht man ihn nicht an seiner Krone nach oben, sondern man nährt seine Wurzeln".

9. Die Bedeutung von Halluzinationen bei Übungen-in-Ruhe

Während des Übens kann es vorkommen, daß man etwas fühlt oder wahrnimmt, was objektiv gesehen, nicht vorhanden ist, sondern ein Wiederauftauchen von beliebigen Dingen ist, die im Gehirn ein Spiegelbild hinterlassen haben. Diese Halluzinationen können bei Übungen-in-Ruhe auftreten, wenn man ein gewisses Stadium des In-die-Ruhe-Tretens erreicht hat. Es handelt sich dabei nicht um schädliche Wirkungen aufgrund von falscher Übungspraxis. Menschen, die wenig Kenntnisse über Physiologie und Psychologie haben, neigen dazu, diese Halluzinationen als etwas Mysteriöses anzusehen. Dies sollten wir nicht tun, da eine solche Betrachtungsweise sich ungünstig auf unsere Qigong-Praxis auswirken könnte.

Nach meiner Erfahrung gibt es viele Formen der Halluzination. Entsprechend den verschiedenen Sinnesbereichen können optische, akustische, Geschmacks- und Geruchshalluzinationen auftreten. Hat man ein gewisses Stadium des In-die-Ruhe-Tretens erreicht, so ist es möglich, daß man Bäume, Berge, Flüsse, das weite Meer, Sonne, Mond, Sterne oder weites Land sieht oder daß man Vogelgesang hört oder daß man Gerüche wahrnimmt, z. B. Blumenduft, obwohl weder Bäume noch Berge noch Vögel da sind. Man hat aber das Gefühl, daß diese Dinge real vorhanden sind. Aufgrund ihres damaligen Wissensstandes sahen die Qigong-Meister des Altertums die halluzinierten Dinge als real an und gaben deshalb zahlreiche geheimnisvolle Erklärungen für diese Erscheinungen.

Wie wir wissen, wird der menschliche Organismus durch ein sehr komplexes Nervensystem gesteuert. Relativ große Bereiche unseres Gehirns sind für die Sinneswahrnehmung (optische, akustische, ...) zuständig. D. h., zu diesen Bereichen werden optische Erregungen geleitet und kommen als optische Wahrnehmung zur bewußten Empfindung. Wenn wir Qigong praktizieren und dabei in einen besonderen Zustand der Ruhe kommen, haben z. B. die Sehzentren unseres Gehirns gewisse Inhalte bzw. Erregungszustände, etwa einen Erregungszustand, den wir als „Blume" in unserem Bewußtsein empfinden. Alle in dem besonderen Zustand geistiger Ruhe des Qigong halluzinierten Dinge haben wir in unserem Leben schon einmal erlebt. Dieses Erlebte ist sehr vielfältig und umfaßt das, was der Übende selbst schon einmal gesehen, gehört oder gerochen hat, wie auch indirekt erlebte Dinge, wie z. B. Gelesenes, von anderen Menschen Erzähltes bis hin zu eigenen Phantasien. All diese Eindrücke können im Zustand der Ruhe als Halluzination auftauchen.

Diese Halluzinationen ähneln dem, was wir im Traum erleben. Allerdings unterscheidet sich der Zustand des Schlafes vom Zustand des In-die-Ruhe-Tretens während der Qigong-Übung. Sowohl Träume als auch die Halluzinationen im Zustand der Ruhe sind ein Wiederauftauchen von Dingen, die der Übende selbst erlebt hat oder mit denen er etwas assoziiert und die deshalb einen „Eindruck" oder eine „Spur" im Gehirn hinterlassen haben. Der Grund für Träume im Zustand des Schlafes und für Halluzinationen im Zustand der Ruhe bei Qigong-Übungen sind Erregungsmuster im Gehirn, die als Wiese, Garten, Sternenhimmel, fließendes Wasser oder als wundervolle Berglandschaft zur bewußten Empfindung kommen. Unser Gehirn ist sowohl beim Schlafen als auch beim In-die-Ruhe-Treten des Qigong in einem besonderen Zustand der Hemmung. In diesem Zustand arbeitet das Bewußtsein nicht so klar wie normalerweise. Die halluzinierten Dinge empfinden wir oft so, wie sie in der Natur sind, manchmal aber auch größer und schöner.

Wenn wir während des Praktizierens von Übungen-in-Ruhe solche Halluzinationen haben, so sind wir nicht im bestmöglichen „Zustand der Ruhe". Aber wenn die wahrgenommenen Sinnestäuschungen keine unangenehmen oder schlechten Inhalte haben, sind sie auch nicht schädlich. Wenn die wahrgenommenen Dinge angenehm sind, wie z. B. ein endloser Himmel oder ein schöner Garten, dann können uns die Sinnestäuschungen sogar helfen, im „Zustand der Ruhe" zu verweilen. Wir sollten den halluzinierten Bildern aber nicht folgen oder sie festhalten, da wir sonst den Schlüsselpunkten, die wir bei der Qigong-Praxis zu beachten haben, zuwiderhandeln würden und damit die Wirkung des Qigong beeinträchtigen könnten.

Manchmal kann es auch vorkommen, daß wir erschreckende und unangenehme Dinge halluzinieren, die in Verbindung mit schlechten Erfahrungen und Erlebnissen in unserem Leben stehen. Es handelt sich bei solchen schlechten Halluzinationen nicht um böse Geister, die in uns wohnen und uns schaden wollen, sondern um unangenehme Erlebnisse, die im Zustand der Ruhe als Sinnestäuschung wieder auftauchen. Sollten solche unangenehmen Halluzinationen auftreten, brauchen wir uns nicht davor zu fürchten. Wir sollten erschreckenden und unangenehmen Halluzinationen aber vorbeugen, da sie einen negativen Einfluß auf die Wirkung des Qigong haben. Eine Vorbeugungsmaßnahme besteht darin, Übungen-in-Ruhe nicht zu praktizieren, wenn man in trauriger Stimmung ist oder über eine Sache stark nachgrübelt und sich gedanklich nicht davon lösen kann.

IV. KAPITEL

Methodik der Übungen-in-Ruhe

Zu Übungen-in-Ruhe zählen sehr unterschiedliche Übungssysteme, die sich dadurch auszeichnen, daß die Extremitäten nicht bewegt werden. Entspannungs-Übungen, Entspannungs-und-Ruhe-Übungen, „Auswerfen und Assimilieren" (*tuna*) oder „Stehen wie ein Pfahl" sind einige Beispiele dieser Kategorie von Qigong-Übungen. Übungen-in-Ruhe unterscheiden sich von gewöhnlichem Ausruhen durch spezielle Körperhaltungen, Training des Atems und Einsatz der Vorstellungskraft. Körperhaltung, Atmung und geistige Tätigkeit dienen dazu, den Menschen in einen besonderen Ruhezustand im Wachsein zu führen; dabei herrscht „äußere Ruhe, innere Bewegung" oder „Bewegung in der Ruhe". Den Prozeß, der in diesen besonderen Ruhezustand führt, nennt man das In-die-Ruhe-Treten (*rujing*). Im Zustand der Ruhe kommt es zu einer „Selbstregulation", einer „Selbstwiederherstellung" und zu einem „Selbstaufbau", da energieverbrauchende Prozesse in energiespeichernde Prozesse umgewandelt werden.

Übungen-in-Ruhe werden meist zu therapeutischen Zwecken und zum anfänglichen Training geschwächter Patienten angewandt. Allerdings gibt es darunter auch einige Übungsformen, die ein intensives Training zur Stärkung des Körpers darstellen.

Im folgenden werden die Grundlagen für Körperhaltung, Atmung und Vorstellungskraft bei Übungen-in-Ruhe beschrieben und einige häufig angewandte Übungssysteme vorgestellt.

1. Körperhaltung, Atmung und das Bewahren der Vorstellungskraft bei Übungen-in-Ruhe

1.1 Körperhaltung

Es gibt viele spezifische Körperhaltungen, die sich alle durch eine charakteristische Art und Intensität der Muskelspannung auszeichnen. Die Muskelspannung beeinflußt das Nervensystem und damit den gesamten Organismus. Unterschiedliche Körperhaltungen, d. h. unterschiedliche Muster der Muskelspannung haben entsprechend unterschiedliche Wirkungen auf die Körperfunktionen. Gemeinsames Prinzip der Körperhaltungen sind eine natürliche Entspannung und eine angemessene Kraftentfaltung. Zu vermeiden sind eine starre Haltung und zu starke oder verkrampfte Kraftentfaltung. Bevor man eine Körperhaltung übt, lockert man einschnürende Kleidung wie Kragen und Gürtel. Es ist ratsam, vor der Übung zur Toilette zu gehen.

STEHENDE HALTUNGEN

Natürliches Stehen

Die Füße stehen etwa schulterbreit auseinander, die Knie sind leicht gebeugt und ein wenig nach innen gedreht. Beide Füße sind gleichmäßig belastet. Die Fersen tragen etwas weniger Gewicht als die vordere Fußhälfte. Das Becken etwas sinken lassen, so als wolle man sich setzen. Die Kraft des Körpers ist im Bauch- und Bekkenbereich. Die Füße stehen so fest auf der Erde wie ein Baum mit seinen Wurzeln. Man stellt sich in Gedanken vor, man wäre ein Baum in einem Wald. Der Oberkörper ist aufrecht, der Brustbereich etwas zurückgenommen, der Bauch ein wenig eingezogen. Um diese Haltung zu erreichen, lockert man die Schultern, den Rücken und die Lendengegend und richtet den Oberkörper auf, wobei man besonders darauf achtet, daß die Brust nicht nach vorne gestreckt wird und der Rücken nicht krumm ist. Die Wirbelsäule ist senkrecht, die Schultern sind gelockert und die Achseln „leer", d. h., daß die Oberarme nicht fest am Körper haften, sondern leicht nach außen gestellt werden, als hielte man etwas in der Achselhöhle. Die Ellbogen sind leicht gekrümmt. Die Unterarme hängen natürlich herab und sind leicht nach außen gedreht (d. h. die Handflächen werden etwas nach vorne gedreht), wobei man nur leichte Muskelkraft entfaltet. Die Handflächen zeigen nach unten, die Finger zeigen nach vorne, sie sind gespreizt und leicht gekrümmt. Man stellt sich vor, daß man einen auf dem Wasser schwimmenden Ball nach unten hält. Der Kopf ist aufrecht und der Blick geht geradeaus. Die Augen sind leicht geöffnet und blicken in die Ferne oder sie sind geschlossen, wobei die Vorstellungskraft im mittleren Dantian bewahrt wird. Der Mund ist leicht geschlossen oder leicht geöffnet, die Zunge befindet sich in natürlicher Lage und wird weder nach oben noch nach unten gedrückt (Abb. 4, 5).

Den Ball drücken

Auf der Basis des natürlichen Stehens hält man beide Oberarme so, als ob man einen Baum umarmt. Die Entfernung der Fingerspitzen entspricht dem Mamillenab-

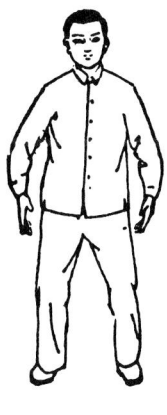

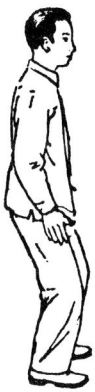

Abb. 4   *Abb. 5*

stand oder der Brustkorbbreite. Das geöffnete „Tigermaul" (Öffnung zwischen Zeigefinger und abgespreiztem Daumen) zeigt nach oben. Die Finger sind leicht gespreizt und gekrümmt. Die Handfläche ist nach unten gewendet. Man stellt sich vor, daß man einen Ball ins Wasser drückt. Die Höhe der Hände kann zwischen Nabel und Mamillenhöhe variieren und wird entsprechend den Gegebenheiten des eigenen Körpers gewählt. Die Körperhaltung kann etwas niedriger sein als beim natürlichen Stehen, d. h., daß man etwas mehr in die Knie geht. Alle anderen Anforderungen entsprechen denen des natürlichen Stehens. Die Intensität der Übung ist etwas stärker als beim natürlichen Stehen (Abb. 6, 7).

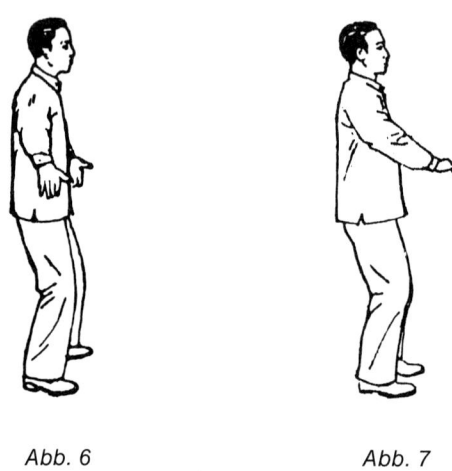

Abb. 6   Abb. 7

Den Ball halten

Die Basis dieser Haltung ist das natürliche Stehen. Beide Arme umfassen einen Baumstamm. Die Fingerspitzen zeigen zueinander, der Abstand zwischen ihnen beträgt etwa zwei Fäuste. Die Handflächen sind dem Körper zugewandt. Die Finger

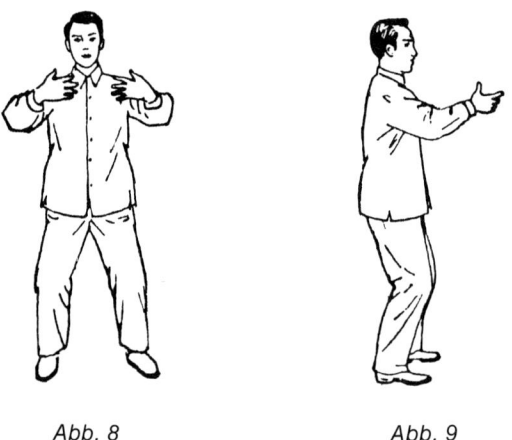

Abb. 8   Abb. 9

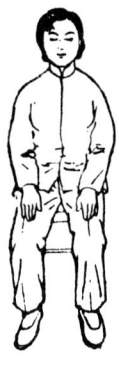
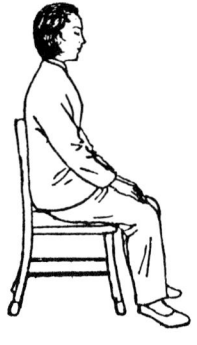

Abb. 10   Abb. 11

sind leicht gespreizt und gekrümmt, als ob man einen Ball hielte. Die Höhe der Hände wählt man im Bereich zwischen Nabel und Mamillen. Die Körperhaltung kann etwas niedriger sein als beim natürlichen Stehen. Gesäß und Fersen sind in einer
senkrechten Linie. Die übrigen Anforderungen entsprechen denen des natürlichen
Stehens. Die Intensität dieser Haltung ist etwas stärker als die des natürlichen Stehens (Abb. 8, 9).

SITZENDE HALTUNGEN

Man kann auf einem Stuhl, einer Bank, auf der Bettkante oder im Bett sitzend üben.
Um Unannehmlichkeiten bei langem Sitzen zu vermeiden, sollte man eine Sitzun-
terlage benutzen. Folgende Sitzhaltungen werden häufig angewandt:

Gewöhnliche Sitzhaltung
Man sitzt auf einem Stuhl, beide Füße ruhen auf der Erde und stehen parallel zueinander, ihr Abstand beträgt Schulterbreite. Die Sitzhöhe wird so gewählt, daß die Unterschenkel nicht in der Luft hängen. Der Oberkörper ist aufrecht, die Brust nicht
herausgestreckt, der Rücken nicht gebuckelt. Man lockert die Lendengegend. Die
Schultern werden leicht gesenkt, aber nicht mit zu großer Kraft. Die Ellbogen sind
leicht gebeugt. Man legt die Hände mit den Handflächen nach unten in natürlicher
Weise auf die Oberschenkel (Abb. 10, 11) oder man legt die Hände ineinander und
hält sie vor dem Bauch. Dabei ist die linke Hand unten, die linke Handfläche zeigt
nach oben, und der rechte Handrücken wird leicht in die linke Handfläche gelegt.
Man kann rechts und links auch vertauschen (Abb. 12, 13). Die Höhe des Stuhls soll
angemessen sein, d. h. daß das Kniegelenk einen Winkel von etwa 100 Grad bildet
und die Füße ganz auf dem Boden aufliegen. Kopf, Augen, Mund und Zähne werden wie beim natürlichen Stehen gehalten. Wenn man körperlich nicht geschwächt
ist, soll man den Rücken nicht anlehnen. Die Augen können in natürlicher Weise of-
fengehalten werden oder zu einem Spalt oder ganz geschlossen werden.

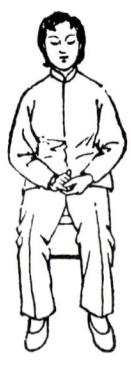
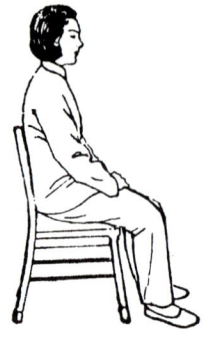

Abb. 12   Abb. 13

Schneidersitz, Lotossitz
Am häufigsten werden der Schneidersitz oder der einfache Lotossitz angewandt.

Schneidersitz
Man sitzt gemäß der eigenen Gewohnheit auf der Erde. Die Unterschenkel überkreuzen sich, die Füße liegen unter den Oberschenkeln, die Fersen berühren die
Mitte der hinteren Fläche der Oberschenkel (zwischen Kniekehle und Gesäßfalte).
Wenn man diese Haltung noch nicht längere Zeit praktizieren kann, vertauscht man
rechtes und linkes Bein alternierend. Der Oberkörper ist aufrecht, die Schultern sind
locker, die Ellbogen sind leicht gebeugt, die Achseln sind leer und die Brust ist etwas
zurückgenommen. Man legt die Hände ineinander vor den Unterbauch, dabei können die Handflächen nach oben oder unten zeigen. Die weiteren Anforderungen
entsprechen denen der natürlichen Sitzhaltung (Abb. 14, 15).

Einfacher Lotossitz
Man sitzt auf der Erde. Der rechte Fuß liegt auf dem Oberschenkel des linken Beines, der linke große Zeh zeigt zum rechten Knie, der rechte Unterschenkel liegt auf

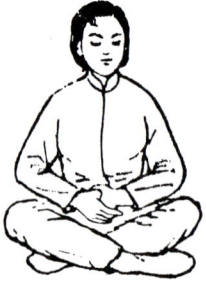
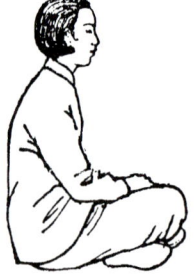

Abb. 14   Abb. 15

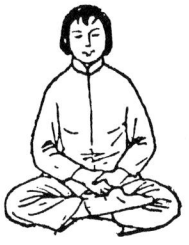
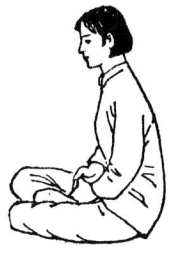

Abb. 16   Abb. 17

dem linken Unterschenkel. Rechts und links können auch vertauscht werden. Wenn man diese Sitzhaltung noch nicht gewöhnt ist, kann man während des Übens die Beine in Intervallen wechseln. Die weiteren Anforderungen entsprechen denen der gewöhnlichen Sitzhaltung (Abb. 16, 17).

Sitzen mit Anlehnen
Der Oberkörper wird an ein Kissen oder erhöhtes Bett angelehnt. Der Winkel zwischen Körper und Oberschenkeln beträgt 120 bis 140 Grad. Der Hinterkopf wird ebenfalls angelehnt. Die Beine können überkreuzt (Abb. 18) oder gestreckt (Abb. 19) werden. Man soll sich angenehm fühlen, Qi und „Blut" (*xue*) sollen frei fließen können. Diese Körperhaltung stellt eine Zwischenstufe zwischen sitzender und liegender Haltung dar. Die Stützkraft des Körpers ist entsprechend gering, wodurch sich diese Haltung für körperlich geschwächte Personen eignet. Wenn Patienten während ihres Trainings von der liegenden Haltung zur sitzenden übergehen, wird das Sitzen mit Anlehnen als Übergangshaltung praktiziert.

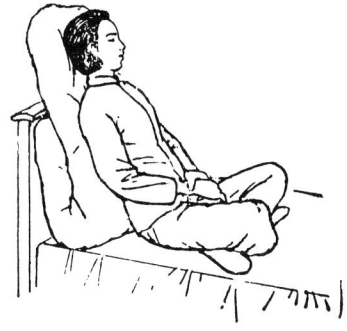
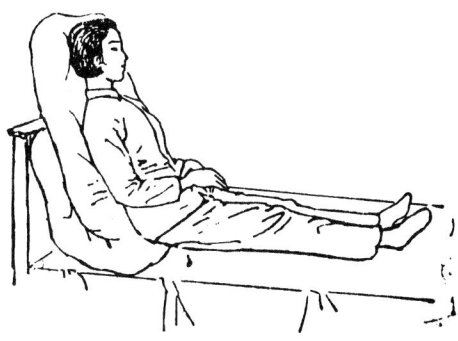

Abb. 18   Abb. 19

111

LIEGENDE HALTUNGEN

Rückenlage

Der Übende liegt auf dem Rücken, der Kopf ruht auf einem Kissen in angepaßter Höhe. Die Arme liegen parallel zum Körper, die Ellbogen sind gelockert, die Finger liegen leicht gekrümmt oder zur Hohlfaust geformt neben den Oberschenkeln (Abb. 20). Man kann die Hände auch ineinander halten und auf den Unterbauch legen (Abb. 21). Diese Körperhaltung eignet sich für Übungen, bei denen die Vorstellungskraft im Dantian bewahrt wird und erleichtert das Ausführen der Bauchatmung. Die Beine werden natürlich ausgestreckt. Die Füße liegen zusammen oder in kleinem Abstand voneinander, oder man legt einen Fuß über den anderen (Abb. 22), wobei man die Füße nach einiger Übungszeit wechselt. Mund und Kiefer sind leicht geschlossen. Die Augen sind leicht geschlossen oder einen Spalt geöffnet. Der Blick geht in natürlicher Weise über die Fußspitzen.

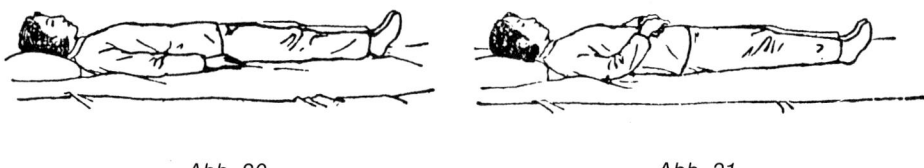

Abb. 20   Abb. 21

Seitenlage

Gewöhnlich nimmt man die rechte Seitenlage ein, da sie weniger Druck auf das Herz ausübt. Solange die linke Seitenlage jedoch angenehm ist, ist sie ebenso geeignet. Patienten mit Erkrankungen der Organe des Brust- und Bauchraumes liegen am günstigsten auf der gesunden Seite oder auf dem Rücken. Patienten mit tuberkulösen Kavernen sollen jedoch auf der erkrankten Seite liegen.
Rechte Seitenlage: Das Gesicht ist nach rechts gewendet, die Höhe des Kopfkissens richtet sich nach der Bequemlichkeit. Das rechte Bein ist gerade ausgestreckt, das linke Bein ist gebeugt und locker auf das rechte Bein gelegt. Die rechte Schulter zeigt etwas nach vorne, wodurch die Schultern in eine bequeme Stellung gebracht werden. Die rechte Hand liegt in natürlicher Weise in Augenhöhe auf dem Kissen. Der Abstand zwischen rechter Hand und Gesicht beträgt zwei Faustbreiten. Die linke Hand liegt in natürlicher Weise auf der linken Hüfte. Mund und Kiefer sind geschlossen. Die Augen sind leicht geschlossen oder einen Spalt offen. Die Blickrichtung ist etwas vor den rechten Zehenspitzen (Abb. 23).

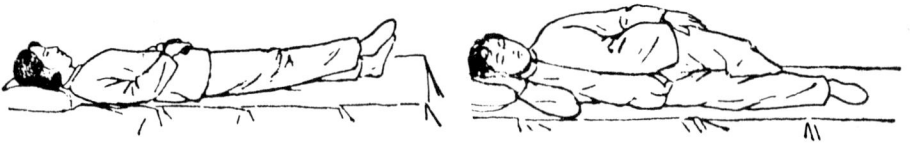

Abb. 22   Abb. 23

Eigenschaften der einzelnen Körperhaltungen: Vorteile der stehenden Haltung sind, daß sich Qi und Leitbahnen besonders leicht regulieren lassen, die Körperkraft einen raschen Zuwachs erfährt und keinerlei Einrichtungen benötigt werden. Die stehende Haltung stellt jedoch eine körperliche Belastung dar und führt manchmal zur Ermüdung. Deshalb sollen schwerkranke oder schwache Personen zunächst keine Übungen im Stehen ausführen oder zumindest nicht solche Standübungen, die eine starke Körperkraft erfordern. Stehende Übungen sollen anfänglich nicht zu lange ausgeführt werden. Die Übungsdauer und die Übungsintensität sollen langsam gesteigert werden, um eine übermäßige Belastung des Körpers zu vermeiden. Übungen im Stehen eignen sich bei manchen Krankheiten in der Zeit der Rekonvaleszenz und als gesunderhaltende Übungen, weil sie die Körperkräfte festigen und vermehren. Übungen im Liegen eignen sich für bettlägerige Patienten und für Patienten mit chronischen Erkrankungen, die körperlich geschwächt sind. Übungen im Liegen können auch als Einschlafübung praktiziert werden oder als Erholungsübung, die die Müdigkeit rasch vertreibt. Allerdings kann es leicht passieren, daß man während des Übens einschläft statt Qigong zu praktizieren. Zur Stärkung der Körperkraft eignet sich die liegende Haltung jedoch nicht so gut wie die sitzende oder gar die stehende Haltung.

1.2 Atmung

Die Atemführung ist für die Übungen-in-Ruhe außerordentlich wichtig. Die Atem-Übungen des Qigong werden auch „Regulieren des Atems" (*tiaoxifa*) oder „Auswerfen und Assimilieren" (*tuna*) genannt.

ALLGEMEINE ANFORDERUNGEN

Es gibt mehrere Methoden der Atemführung, die alle ihre eigenen Charakteristika und Anforderungen haben. Folgende 4 Anforderungen sind jedoch allen Methoden gemeinsam: 1. Man atmet auf natürliche Weise durch die Nase ein und aus (oder man atmet durch die Nase ein und durch den Mund aus oder man atmet durch Nase und Mund ein und aus). 2. Man beginnt immer mit natürlicher Atmung. 3. Man senkt das Qi ins Dantian, um zu geistiger Ruhe zu kommen. 4. Allmählich wird die Atmung sanft, fein, gleichmäßig, tief und lang.
Welche Vorteile hat dieses Vorgehen?

1. In der Nase sind Flimmerhaare, die beim Einatmen durch die Nase Staub- und Schmutzteilchen auffangen und somit die Luft reinigen. Der Schleim der Nasenschleimhaut hat ebenfalls eine reinigende und außerdem eine luftbefeuchtende Wirkung. Durch die zahlreichen feinen Blutgefäße der Nasenschleimhaut erwärmt sich die Einatemluft. Die Nervenendigungen der Nasenschleimhaut beeinflussen, wenn sie gereizt werden, zahlreiche Funktionen des menschlichen Organismus wie z. B. Herzfrequenz, Blutdruck und Atemfunktion. Durch das sanfte, gleichmäßige Atmen kommt es zu einer leichten und geregelten Reizung, was eine günstige Wirkung auf die genannten Funktionen hat.

Das Ausatmen durch den Mund erleichtert das Entspannen und Beruhigen der Atmung. Deshalb sollten Anfänger, denen es schwerfällt, sich zu entspannen, durch die Nase ein- und durch den Mund ausatmen. Wenn man die Grundübungen der Atemführung schon beherrscht, kann man die entspannende und beruhigende Wirkung auch erzielen, wenn man durch die Nase ein- und ausatmet.

2. Zwar gibt es verschiedene Atemmethoden, jedoch müssen sie alle auf natürliche Weise durchgeführt werden. Für Anfänger ist es deshalb nicht angebracht, in ihren Übungen die Atmung allzusehr zu berücksichtigen. Wenn man die Atemmethoden des Qigong nicht langsam und Schritt für Schritt erlernt, kann es zu schädlichen Auswirkungen kommen. Die Atmung wird dann nicht gemäß den Anforderungen des Qigong ausgeführt und so kann nicht einmal die Mindestanforderung einer Qigong-Übung, nämlich die „Entspannung und Ruhe", erreicht werden. Die angestrebte „sanfte, feine, gleichmäßige und lange" Atmung kann sich nur auf der Grundlage der natürlichen Atmung Schritt für Schritt entwickeln. Man muß beim Üben nur natürlich atmen, dann erreicht man nach längerem Praktizieren eine sanfte, feine, ausgeglichene, tiefe und lange Atmung. Aus diesem Grund gilt die natürliche Atmung als Ausgangspunkt für alle Atemübungen des Qigong.

3. Was ist mit „Qi sinkt ins Dantian" gemeint? Mit Qi ist hier der Atem bzw. die Empfindung, die durch die Atembewegung hervorgerufen wird, gemeint. Mit Dantian ist der Nabelbereich bzw. der Bereich *Guanyuan*, der 3 Cun (chinesisches Körpermaß; 1 Cun entspricht einer Daumenbreite) unterhalb des Nabels liegt, gemeint. Wenn man während der Übung des tiefen Atmens das Qi mit Hilfe der Vorstellungskraft ins Dantian sinken läßt, kann man das Qi (den Atem) im Dantian fühlen. „Qi sinkt ins Dantian" ist also eine Methode, bei der Atemübung und Bewahren der Vorstellungskraft gemeinsam geübt werden. Die wichtigsten Effekte dieser Übung sind: Das In-die-Ruhe-Treten (*rujing*) wird erleichtert; die tiefe Bauchatmung wird leicht entwickelt, wodurch die Atemfunktion wie auch die Funktion des Verdauungstraktes gestärkt werden; die Entwicklung von „Innerem Qi" *(neiqi)* wird gefördert; die Entwicklung des Qi des „Unteren Erwärmers" (Qi des Nieren-Funktionskreises) wird gefördert, womit die Basis des Menschen fest und stabil, der obere Teil des Körpers leicht und beweglich werden.

4. Die „sanfte, feine, gleichmäßige und lange" Atmung ist in mehrerlei Hinsicht von Nutzen. Sie führt zu einer sanften und geregelten Bauchatmung und hat, wie oben erwähnt, einen guten Einfluß auf verschiedene Funktionen des Organismus durch die sanfte Stimulierung der Nervenendigungen in der Nasenschleimhaut. Auf der Basis der sanften Atmung entwickelt sich die tiefe und lange Atmung, wodurch die volle Kapazität der Lungen ausgenutzt wird und ein optimaler Gasaustausch gewährleistet ist. Nach längerem Praktizieren kann man die Atemfrequenz verringern und den Sauerstoffverbrauch drosseln. Wird die Bauchatmung entwickelt, so vergrößert sich die Amplitude der Zwerchfellbewegung und damit das Lungenvolumen (vergrößert sich die Amplitude der Zwerchfellbewegung um 1 cm, so vergrößert sich das Lungenvolumen um 250 bis 300 ml). Durch die größere Zwerchfellbewegung werden die Bauchorgane in sanfter und gleichmäßiger Weise massiert. Die Bewegungen des Zwerchfells haben darüber hinaus einen reflektorischen Einfluß auf das vegetative Nervensystem und auf die Funktion der Großhirnrinde.

HÄUFIG ANGEWANDTE METHODEN

Die Methoden der Atemführung werden eingeteilt in: Ruhiges Atmen, Bauchatmung, Atmung unter Führung der Vorstellungskraft und Sprechen von Lauten in Gedanken. Für jede Kategorie gibt es mehrere Techniken.

RUHIGES ATMEN

Hierbei versucht der Übende entsprechend dem Ruhezustand seiner Gedanken, den Atem sanft, fein, gleichmäßig und lang werden zu lassen. Häufig benutzte Techniken der ruhigen Atmung sind:

Natürliches Atmen

Der Übende atmet wie gewöhnlich und schenkt dem Atem keine besondere Beachtung. Trotzdem unterscheidet sich das Atmen von der normalerweise ausgeführten Atmung. Denn während der Qigong-Übung entspannt man den Körper, entläßt die wirren Gedanken, Herz und Geist kommen zur Ruhe und dadurch wird die Atmung allmählich sanfter, feiner, gleichmäßiger und länger und man erreicht schließlich eine „Übereinstimmung von Vorstellungskraft und Atmung".

Tiefe, lange Atmung

Auf der Grundlage der natürlichen Atmung läßt man die Atmung allmählich länger und tiefer werden. Beim Einatmen hält man die Zähne leicht geschlossen, die Zunge liegt hinter den oberen Schneidezähnen an, und man führt den Atem mit der Vorstellungskraft sanft zum Dantian. Nach einer kleinen natürlichen Pause (den Atem nicht mit Gewalt anhalten) atmet man wieder sanft aus. Beim Ausatmen senkt man die Zungenspitze leicht, öffnet die Zähne einen Spalt breit und atmet das Qi vom mittleren Dantian langsam durch den Mund aus. Nach dem Ausatmen macht man wieder eine natürliche kleine Pause. Auf diese Weise atmet man abwechselnd ein und aus. Der kleine Halt nach dem Ein- bzw. Ausatmen muß natürlich sein, man soll nie in Atemnot geraten, um schädliche Auswirkungen zu vermeiden.

Zählen der Atemzüge

Eine Einatmung und eine Ausatmung gelten als ein Atemzug. Es gibt sehr viele Übungsmethoden, bei denen man die Atemzüge zählt. Eine Technik soll hier vorgestellt werden.
Beim Einatmen sind die Zähne leicht geschlossen, und man atmet durch die Nase ein (wenn die Nase verstopft ist, kann man auch durch Nase und Mund einatmen). Während des Einatmens zählt man stumm die Atemzüge und leitet den Atem mit der Vorstellungskraft sanft zum mittleren Dantian. Wenn der Atem das mittlere Dantian erreicht hat, macht man eine kurze natürliche Pause und atmet dann aus. Beim Ausatmen öffnet man die Zähne einen Spalt breit und atmet das Qi sanft durch den Mund aus, während man in Gedanken leise den Laut „hu" sagt und den Körper entspannt. Bei dieser Methode achtet man nur auf die Ausatmung und schenkt der Einatmung keine besondere Aufmerksamkeit. Man fährt in der beschriebenen Weise

fort: 1 — hu — 2 — hu — 3 — hu — . . . Der Anfänger kann nach 20 bis 30 Atemzügen (etwa 2 bis 3 Minuten) eine kurze Pause einlegen und dann erneut mit dem Atem-zählen beginnen. Man kann die Zahl der Atemzüge allmählich auf 100 (etwa 10 Mi-nuten) erhöhen. Nach längerer Übungspraxis kann man die Atemzüge pro Minute reduzieren. Wenn man pro Minute nur noch ungefähr 5 Atemzüge macht, soll man nur etwa 50 Atemzüge lang üben.

BAUCHATMUNG

Dies ist eine Atemmethode, bei der man willentlich, der Bewegung des Ein- und Ausatmens folgend, den Unterleib ausdehnt und wieder schrumpfen läßt. Diese Atemmethode hat eine besonders günstige Wirkung auf die Motilität von Magen und Darm und somit auf die Verdauungsfunktion. Die Amplitude der Auf- und Abbewe-gung des Zwerchfells wie auch die Amplitude der Auf- und Abbewegung der Bauch-decke wird durch die Bauchatmung vergrößert. Dies hat eine Massagewirkung auf die inneren Organe, verbessert die Funktion des vegetativen Nervensystems und hat einen günstigen Einfluß auf die Funktion der Großhirnrinde. Die wichtigsten Techniken der Bauchatmung sind folgende:

Normale Bauchatmung, auch „richtige Bauchatmung" genannt
Man atmet durch die Nase oder durch Nase und Mund ein. Dabei berührt die Zunge den Gaumen. Die Zunge ist leicht nach oben gewölbt, so daß die Zungenspitze die Innenseite der unteren Schneidezähne berührt. Die Zähne sind leicht geschlossen. Der Atem wird mit Hilfe der Vorstellungskraft sanft zum mittleren Dantian geleitet. Kleiner Halt, dabei bewahrt man die Vorstellungskraft im mittleren Dantian und die Zunge bleibt unbeweglich am Gaumen. Der Unterleib dehnt sich mit der Einatmung langsam aus. Nun entspannt man die Zunge, öffnet den Mund leicht und atmet sanft aus. Mit der Ausatmung schrumpft der ausgedehnte Bauch langsam wieder zusammen. Nach dem Ausatmen erfolgt wieder ein kurzer natürlicher Halt, wobei man die Vorstellungskraft im mittleren Dantian bewahrt. Man übt Ein- und Ausat-mung im Wechsel. Es ist zu beachten, daß man zur Ausdehnung und Kontraktion der Bauchmuskeln ein wenig, aber keinesfalls zu starke Kraft aufwendet. Der kleine Halt nach dem Ein- bzw. Ausatmen muß immer natürlich sein. Keinesfalls soll man den Atem forciert anhalten oder in Atemnot geraten. Die Bauchatmung bewirkt eine günstigere Massage der inneren Organe als eine von außen applizierte Massage. Bei der Bauchatmung werden die inneren Organe bewegt, aber es finden nur gerin-ge Veränderungen bezüglich Raum und Druck statt. Man nennt die beschriebene Methode auch „weiche Bauchatmung" (siehe Tab. I).

Umgekehrte Bauchatmung, auch „entgegengesetzte Bauchatmung" genannt
Bei dieser Atemtechnik ist die Bewegung des Bauches der natürlichen Bewegung genau entgegengesetzt. Beim Einatmen liegt die Zunge leicht am Gaumen an, die Zungenspitze berührt die Innenseite der unteren Schneidezähne. Die Zähne sind leicht geschlossen. Man führt den Atem mit der Vorstellungskraft sanft zum mittle-ren Dantian. Gleichzeitig mit der Einatmung zieht man den Bauch langsam ein.

Nach der Einatmung erfolgt ein kurzer natürlicher Halt, wobei die Vorstellungskraft im mittleren Dantian bewahrt wird und die Zunge unbeweglich am Gaumen bleibt. Nun die Zunge lösen und die Zähne leicht öffnen. Vom mittleren Dantian das Qi langsam durch den Mund ausatmen. Gleichzeitig mit der Ausatmung bläht man den eingezogenen Unterleib auf. Nach dem Ausatmen erfolgt wieder ein kurzer natürlicher Halt, wobei die Vorstellungskraft im mittleren Dantian bewahrt wird (siehe Tab. II). Man praktiziert die umgekehrte Bauchatmung erst, wenn man schon eine gewisse Übungserfahrung mit der natürlichen Bauchatmung gewonnen hat. Im Gegensatz zur natürlichen Bauchatmung sind die Veränderungen bezüglich Druck und Volumen im Bauchraum beträchtlich. Blutungsneigung im Magen-Darm-Kanal (z. B. blutendes Magengeschwür) und im Beckenraum stellen eine Kontraindikation für die umgekehrte Bauchatmung dar. Sie wird auch als „harte Bauchatmung" bezeichnet.

Anhalten des Atems
Hierbei leitet man den Atem mit der Vorstellungskraft und spricht gleichzeitig in Gedanken Worte oder Sätze. Der Atem wird willentlich angehalten, um die Intensität der Bauchatmung zu erhöhen. Es gibt zwei Arten des Atemanhaltens:

Weiche Methode des Atemanhaltens
Man kann durch die Nase oder durch Nase und Mund ein- und ausatmen. Beim Einatmen berührt die Zunge den Gaumen, und die Zungenspitze liegt der Innenseite der unteren Schneidezähne an. Die Zähne sind leicht geschlossen. Während des Einatmens spricht man in Gedanken das erste Wort eines Satzes, z. B. das „ich" des Satzes „ich bin ruhig". Gleichzeitig lenkt man den Atem mit der Vorstellungskraft in natürlicher Weise zum Bereich *Qihai* (1,5 Cun unterhalb des Nabels) und dehnt den Unterleib leicht (nicht mit Kraft) aus. Danach atmet man aus, lockert die Zunge, öffnet die Zähne leicht und spricht dabei in Gedanken das zweite Wort des Satzes, also in unserem Beispiel „bin". Die Luft wird langsam ausgeatmet, wobei der ausgedehnte Bauch wieder zusammenschrumpft. Nach dem Ausatmen hält man den Atem in natürlicher Weise an, Zunge und eingezogener Bauch bleiben unbewegt, und in Gedanken spricht man das dritte Wort des Satzes, also „ruhig". Bezüglich der Anzahl der in Gedanken gesprochenen Worte beginnt man mit 3 Worten und erhöht die Zahl mit fortschreitender Übungspraxis auf 6 bis 8 Worte. Dabei spricht man das erste Wort beim Einatmen, das zweite Wort beim Ausatmen und alle übrigen Worte beim Anhalten des Atems (siehe Tab. III und Abb. 24).

Harte Methode des Atemanhaltens
Hierbei kann man durch die Nase ein- und ausatmen oder durch die Nase ein- und durch den Mund ausatmen oder durch Nase und Mund ein- und ausatmen. Beim Einatmen berührt die Zunge den Gaumen, und die Zungenspitze liegt der Innenseite der unteren Schneidezähne an. Die Zähne sind leicht geschlossen. Man spricht stumm das erste Wort und atmet gleichzeitig langsam ein. Man führt den Atem mit der Vorstellungskraft zum *Qihai*, und der Unterleib bläht sich mit der Einatmung langsam auf. Nach dem Einatmen hält man den Atem in natürlicher Weise an. Dabei

Tab. I: Normale Bauchatmung

Atmung	Einatmen	Atempause	Ausatmen	Atempause
Zungenbewegung	Zunge berührt den Gaumen	Zunge bleibt unbewegt	Zunge löst sich	Zunge bleibt unbewegt
Bewahren der Vorstellungskraft	Qi zum mittleren Dantian leiten	Vorstellungskraft im mittleren Dantian bewahren	Qi in natürlicher Weise ausatmen	Vorstellungskraft im mittleren Dantian bewahren
Unterbauch-bewegung	langsam ausdehnen	ausgedehnten Bauch nicht bewegen	langsam einziehen	eingezogenen Bauch unbewegt lassen

Tab. II: Umgekehrte Bauchatmung

Atmung	Einatmen	Atempause	Ausatmen	Atempause
Zungenbewegung	Zunge berührt den Gaumen	Zunge bleibt unbewegt	Zunge löst sich	Zunge bleibt unbewegt
Bewahren der Vorstellungskraft	Qi zum mittleren Dantian leiten	Vorstellungskraft im mittleren Dantian bewahren	Qi in natürlicher Weise ausatmen	Vorstellungskraft im mittleren Dantian bewahren
Unterbauch-bewegung	langsam einziehen	eingezogenen Bauch nicht bewegen	langsam ausdehnen	ausgedehnten Bauch nicht bewegen

Tab. III: Weiche Methode des Atemanhaltens

Atmung	Einatmen	Ausatmen	Anhalten des Atems
Zungenbewegung	Zunge berührt den Gaumen	Zunge löst sich	Zunge bleibt in natürlicher Lage unbewegt
In Gedanken gesprochene Worte	ich	bin	ruhig
	ich	bin	ruhig entspannt
	ich	bin	ruhig entspannt und gesund
	ich	bin	ruhig entspannt und fühle mich wohl
Unterbauch-bewegung	langsam ausdehnen	langsam einziehen	gelockert, in natürlicher Position, unbewegt

Tab. IV: Harte Methode des Atemanhaltens

Atmung	Einatmen	Anhalten des Atems	Ausatmen
Zungenbewegung	Zunge berührt den Gaumen	Zunge bleibt unbewegt	Zunge löst sich
In Gedanken gesprochene Worte	ich ich ich	bin bin ruhig bin ruhig entspannt	ruhig entspannt und gesund
Unterbauch-bewegung	langsam ausdehnen	den ausgedehnten Bauch nicht bewegen	langsam einziehen

bleibt die Zunge unbewegt am Gaumen, und man spricht das zweite Wort des Satzes. Der Unterleib bleibt während des Atemanhaltens unbewegt. Das Anhalten des Atems sollte immer natürlich bleiben, es darf nicht solange ausgedehnt werden, daß man in Atemnot kommt. Nach dem Anhalten des Atems löst man die Zunge, öffnet leicht die Zähne und spricht stumm das letzte Wort des Satzes. Gleichzeitig schrumpft der aufgeblähte Bauch langsam wieder zusammen. In der beschriebenen Weise übt man weiter. Im allgemeinen beginnt man mit drei Worten und erhöht langsam auf 6 bis 8 Worte. Dabei spricht man das erste Wort bei der Einatmung, das letzte Wort bei der Ausatmung und alle übrigen Worte spricht man stumm während des Anhaltens des Atems (siehe Tab. IV und Abb. 25). Es ist wichtig, daß Anfänger mit der weichen Methode des Atemanhaltens beginnen. Die harte Methode des Atemanhaltens ist gefährlicher, weil das Qi mit der Einatmung steigt und man dann den Atem anhält. Wenn man es noch nicht beherrscht, gleichzeitig die Vorstellungskraft im mittleren Dantian zu bewahren, kann es zu unerwünschten Wirkungen kommen.

ATMUNG UNTER FÜHRUNG DER VORSTELLUNGSKRAFT

Hierbei handelt es sich um Methoden, bei denen die Atembewegungen unter Führung der Gedankenbewegungen erfolgen. Auf diese Weise wird die Qi-Atmung *(qi-xi)*, also die gemeinsame Bewegung von Atem, Imagination und „Innerem Qi" praktiziert. Einige häufig angewandte Methoden werden im folgenden dargestellt:

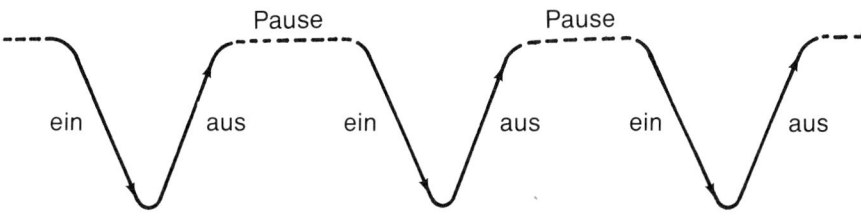

Abb. 24: Weiche Methode des Atemanhaltens.

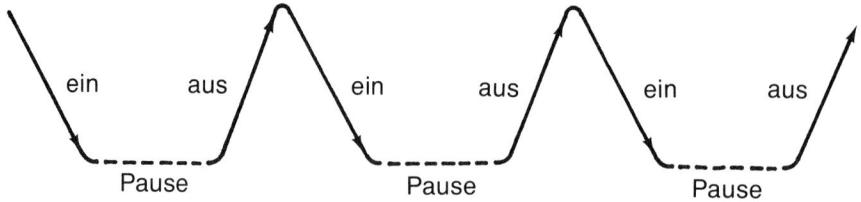

ein   aus   ein   aus   ein   aus

Pause   Pause   Pause

Abb. 25: Harte Methode des Atemanhaltens.

Embryonalatmung

Die Embryonalatmung wird auch als „Dantian-Atmungs-Methode", „vorgeburtliche Atmungs-Methode" und „Nabel-Atmungs-Methode" bezeichnet. Konkret bedeutet Embryonalatmung, daß sich gedankliche Tätigkeit und Vorstellungskraft im mittleren Dantian befinden. Beim Einatmen stellt man sich vor: „Die eingeatmete Luft kommt vom Dantian; die Luft verdichtet sich langsam, vom Dantian ausgehend, nach innen." Während des Einatmungsvorganges zieht sich der Unterbauch nach innen. Nach Beendigung der Einatmung macht man eine kleine natürliche Pause. Dann atmet man langsam aus. Bei der Ausatmung stellt man sich vor: „Die Luft strömt vom Dantian nach außen und breitet sich dabei aus". Mit der Ausatmung dehnt sich automatisch der Unterbauch wieder aus. Nach der Ausatmung macht man ebenfalls eine kleine natürliche Pause und beginnt dann mit einem neuen Atemzyklus. Sowohl bei der Einatmung als auch bei der Ausatmung versucht man langsam und sanft zu atmen. Währenddessen denkt man immer an das „sich Schließen" und „sich Öffnen" des Dantians. Beim Abschluß dieser Übung muß man die Atmung zum mittleren Dantian zurückführen und dort bewahren. Diese Art des Übungsabschlusses gilt auch für folgende Methoden der Atmung unter Führung der Vorstellungskraft.

Fersenatmung

Unter Fersenatmung versteht man eine Methode mit tiefer, langer Atmung unter Führung der Vorstellungskraft. Die Fersenatmung unterscheidet sich von der gewöhnlichen tiefen und langen Atmung dadurch, daß das Qi bis zur Akupunkturstelle *Yongquan* (Abb. 30) an der Fußsohle geführt wird. Im folgenden wird eine der zahlreichen Varianten der Fersenatmung näher beschrieben:
Bei der Einatmung versucht man unter gedanklicher Führung das Qi bis zum mittleren Dantian zu führen. Die Gedankenbewegung wird nun für einen kleinen Moment angehalten, die Aufmerksamkeit verweilt im Dantian, auch die Atmung pausiert entsprechend. Danach beginnt die Ausatmung. Dabei wird das Qi unter gedanklicher Führung vom mittleren Dantian abwärts über den *Qihai, Guanyuan* und *Huiyin* und dann entlang der Innenseite der Beine bis zum *Yongquan* geführt. Die Gedankenbewegung wird einen kleinen Moment angehalten, die Aufmerksamkeit verweilt im *Yongquan*, auch die Atmung pausiert entsprechend. Nun beginnt wieder die Einatmung. Dabei wird das Qi unter gedanklicher Führung vom *Yongquan* entlang der Hinterseite der Beine über den *Changqiang* und *Mingmen* wieder zum mittleren

120

Dantian zurückgeführt. Lage der erwähnten Akupunkturpunkte siehe Abb. 31, 32, 397 und 398. Bei der Fersenatmung wird das Qi also mit der Ausatmung zum Yongquan geleitet und mit der Einatmung zum mittleren Dantian zurückgeführt. Man übt das Aufsteigen und Absinken des Qi langsam 5- bis 10mal, dann bewahrt man die Vorstellungskraft 5 bis 10 Atemzüge im mittleren Dantian. Diesen Zyklus wiederholt man. Es ist wichtig, diese Übung langsam, sanft und gleichmäßig auszuführen. Wenn man das Einatmen, wie es oben beschrieben wurde, noch nicht beherrscht, wenn man z. B. bei der Einatmungsphase ein Aufsteigen des Qi verspürt, kann man zunächst auch nur den Ausatmungsteil der Übung ausführen und die Anweisungen für die Einatmungsphase vernachlässigen oder man wählt überhaupt eine andere Atemmethode.

Öffnen-und-Schließen-Atemmethode
Diese Methode wird auch „Körperatmung" genannt. Sie basiert auf der Grundlage der Embryonalatmung. Hier werden 2 Varianten beschrieben:

— Erste Variante:
Bei der Einatmung stellt man sich vor: „Der Atem kommt aus allen Teilen des Körpers und sammelt sich im mittleren Dantian", d. h., man stellt sich ein Zusammenziehen und Verdichten in Richtung des mittleren Dantian vor. Die Gedankenbewegung hält einen kleinen Moment an, die Aufmerksamkeit verweilt im mittleren Dantian und entsprechend pausiert auch die Atmung.
Nun beginnt die Ausatmung. Dabei stellt man sich vor: „Der Atem breitet sich, vom mittleren Dantian ausgehend, nach allen Seiten des Körpers aus". Der Kopfbereich wird dabei jedoch ausgespart; man behält während der Übung ein klares und ruhiges Gefühl im Kopf.
Nach der Ausatmung macht man eine kleine Pause. Nach längerer Übungspraxis wird man während des Ein- und Ausatmens das „sich Verbreiten" und das „sich Zusammenziehen" des Qi verspüren.

— Zweite Variante:
Man konzentriert sich auf das mittlere Dantian.
Während der Ausatmung stellt man sich vor: „Der Atem breitet sich im Körper aus", der Kopf bleibt davon ausgenommen. Gleichzeitig stellt man sich vor: „Die Poren öffnen sich". Dann beginnt die Einatmung. Dabei stellt man sich vor: „Die Poren schließen sich". Man versucht also, die Poren des Körpers mit der Atmung zu öffnen und zu schließen, so daß man das Gefühl bekommt, mit den Poren zu atmen. Deshalb wird diese Methode auch „Porenatmung" genannt.

DAS SPRECHEN VON LAUTEN IN GEDANKEN

Hierzu gehören Methoden, bei denen man während des Atmens in Gedanken einige Silben spricht. Die bedeutendste dieser Übungen ist die „6-Laute-Atemmethode", sie wird auch als „6-Laute-Methode zur Heilung von Krankheiten und zur Verlängerung des Lebens" bezeichnet. Hierbei wird durch das leise Sprechen von speziellen Lauten die Funktion der inneren Organe beeinflußt.

Es handelt sich um folgende Laute:

Pinyin-Umschrift	Laut
xu	hsü
he	he: zwischen ö (Möller) und e (Halle)
si	si (i: wie e in Halle)
chui	tschui
hu	hu
xi	hsi

Gemäß alter Überlieferungen werden diese Laute den 5 Funktionskreisen (*zang*) und den 4 Jahreszeiten zugeordnet. Zwar wird diese Methode gegenwärtig nicht sehr häufig angewandt, aber in der alten Literatur über Gesunderhaltung wird sie oft erwähnt, und es wird ihr eine gute Wirkung nachgesagt.
Eine Variante dieser Übung wird im folgenden vorgestellt.

Beziehung der 6 Laute zu den 5 Funktionskreisen
Laut dem „Leitfaden der kontemplativen Versenkung" (*Xuxi zhiguan zuochanfa yao*) von *Zhi Yi* (538-597) aus der Sui-Dynastie besteht folgende Beziehung zwischen den 6 Lauten und den 5 Funktionskreisen (*zang*):
„Dem Herzen wird ,he' zugeordnet, der Niere ,chui', der Milz wird ,hu' zugeordnet, der Lunge ,si', das wissen alle Weisen. Der heißen Leber wird ,xu' zugeordnet, dem Sanjiao (Drei Erwärmer) ,xi'."

Beziehung der 6 Laute zu den 4 Jahreszeiten
Gemäß dem „Leitfaden zur Vorbeugung gegen frühzeitiges Altern" *(Xiuling yaozhi)* von *Leng Qian* aus der Ming-Dynastie besteht folgende Beziehung zwischen den 6 Lauten und den verschiedenen Jahreszeiten:
„Dem Frühling sind die Klarheit der Augen, die Wandlungsphase Holz und die Leber zugeordnet, man unterstützt sie durch das Üben von ,xu'.
Im Sommer übt man ,he', so erlischt das Feuer von selbst.
Im Herbst übt man ,si', so wird die Lunge ernährt.
Im Winter übt man ,chui', so wird die Niere gestärkt.
Für den Sanjiao übt man ,xi', so kann man überflüssige Hitze vertreiben.
,Hu' ist allen 4 Jahreszeiten zugeordnet; übt man ,hu', so wird die Milz gut funktionieren.
Niemals soll man die Laute laut aussprechen, so daß man sie hören kann. Die Wirkung dieser Übung übertrifft die Wirkung des göttlichen Elixiers."
Ein Überblick über die Zuordnungen wird in Tab. V gegeben.

Wirkung der „6-Laute-Atemmethode"
Gemäß der alten Literatur verwendet man die „6-Laute-Atemmethode", um Erkrankungen von bestimmten Funktionskreisen (*zang*) zu heilen. Beispiele werden im „Leitfaden zur Vorbeugung gegen frühzeitiges Altern" gegeben:

Tab. V: Zuordnung der 6 Laute zu den 5 Funktionskreisen und den 4 Jahreszeiten.

Laute	xu	he	si	chui	hu	xi
Funktionskreise	Leber	Herz	Lunge	Niere	Milz	Sanjiao
Jahreszeiten	Frühling	Sommer	Herbst	Winter	alle Jahres- zeiten	Hitze

Herz: Wenn das Herz unruhig ist, braucht es dringend den Laut ‚he'. Wenn man die Übung beherrscht, dann wird es keine Krankheit des Herzens mehr geben. Eiterungen im Mund, Rachen und an den Mandeln heilen von alleine, wenn man diese Übung macht.

Milz: Die Milz ist der Erde zugeordnet und gilt als Speicher. Wenn man ‚hu' bei Husten und Auswurf übt, ist dies noch besser als Medikamente. Bei Durchfall und Gurgeln im Darm, bei Erbrechen, soll man schleunigst die ‚hu'-Übung ausführen, damit sich die Krankheit nicht verschlimmert.

Lunge: Wenn man die ‚si'-Übung häufig macht, so hat das eine kräftigende Wirkung. Bei Unbehagen im Bereich des Brustkorbs und des Zwerchfells kommt es zu trockenem Auswurf; wenn eine Lungenerkrankung entsteht, so muß man sofort die ‚si'-Übung machen. Bei Anwendung dieser Methode wird Heilung eintreten.

Leber: Die Leber ist der Phase Holz und dem Frühling zugeordnet und hat deshalb ihre höchste Aktivität im Frühling. Wenn die Leber krank ist, fühlt man sich ziemlich mitgenommen, die Augen werden gelb oder rot und häufig kommt es zu Tränenfluß. Wenn man die ‚xu'-Übung anwendet, wird man eine besonders eindrucksvolle Wirkung erzielen.*

Sanjiao: Wenn der Sanjiao erkrankt ist, braucht man dringend die Übung ‚xi'; in der alten Literatur wird dies als beste Methode propagiert. Wenn der Fluß im Sanjiao gestaut ist, dann ist dies die wirksamste Methode.

Niere: Die Niere ist das Organ des Wasserhaushaltes und zuständig für den Mingmen. Sie ist die Wurzel der „Essenz" (*jing*) und erhält das Leben. Wenn die Niere krank ist, dann kommt es zu Stirnrunzeln, Ohrrauschen, dunkler Hautfarbe und Magerkeit. Wenn man die ‚chui'-Übung macht, so regeneriert man das „Essenz-Qi" *(jingqi)*.*

---

* zit. nach: *Yimen guangdu.chifengsui* von *Zhou Lüjing*

Kombination der 6 Laute mit Bewegung

Man kann die „6-Laute-Atemmethode" auch mit speziellen Bewegungen kombinieren, wie dem „Leitfaden zur Vorbeugung gegen frühzeitiges Altern" zu entnehmen ist:

Bei der ‚xu'-Übung für die Leber macht man die Augen weit auf.

Bei der ‚si'-Übung für die Lunge hebt man beide Arme nach oben.

Bei der ‚he'-Übung für das Herz bewegt man die überkreuzten Hände über dem Kopf.

Bei der ‚chui'-Übung für die Niere geht man in die Hocke und umarmt die Knie.

Bei der ‚hu'-Übung für die Milz formt man einen spitzen Mund.

Bei der ‚xi'-Übung für den Sanjiao nimmt man eine ruhige liegende Position ein.

Varianten der „6-Laute-Atemmethode"

1. Man spricht in Gedanken die einzelnen Laute und achtet darauf, daß dieses lautlos geschieht. In der Ausatmungsphase spricht man den Laut, die Einatmungsphase erfolgt natürlich. Normalerweise atmet man durch die Nase ein und durch den Mund aus; bei verstopfter Nase kann man auch durch Mund und Nase ein- und ausatmen. Übt man einen einzelnen Laut, so führt man 20 bis 30 Atemzyklen durch. Wenn man alle 6 Laute übt, so spricht man jeden Laut 5- bis 6mal.

2. Man übt ausschließlich oder hauptsächlich den Laut, der dem erkrankten Funktionskreis oder der Jahreszeit zugeordnet ist. Ungeachtet der Auswahl der Laute gemäß erkranktem Funktionskreis oder gemäß der Jahreszeit soll man nach Einzel-Laut-Übungen immer die Übung ‚hu' und/oder die Übung ‚xi' anschließen. Dies ist deshalb wichtig, weil der Laut ‚hu' der Milzfunktion zugeordnet ist und die Milzfunktion alle anderen Funktionskreise fördert. Der Laut ‚xi' ist dem Sanjiao zugeordnet, der alle Qi-Bahnen des Körpers reguliert.

3. Man übt alle 6 Laute nacheinander und zwar in der Reihenfolge der Entstehung der 5 Wandlungsphasen. Man beginnt dabei mit der Übung ‚si' (Lunge), fährt fort mit ‚chui' (Niere), ‚xu' (Leber), ‚he' (Herz), ‚hu' (Erde) und endet mit dem Laut ‚xi' (Sanjiao).

Es ist wichtig, sich gut auf die Laut-Übungen vorzubereiten, d. h. man läßt den Geist ruhig werden, vermeidet störende Gedanken, reguliert den Atem und läßt das Qi ins Dantian sinken. Nach Beendigung der Übung klappert man einige Male mit den Zähnen, rollt mit der Zunge einige Male im Mund, bewegt den Speichel im Mund und schluckt den Speichel dann hinunter. Man führt das Qi zurück zum Dantian.

1.3 Das Bewahren der Vorstellungskraft

„Bewahren der Vorstellungskraft" (*yishou*) bedeutet, daß man bei den Übungen seine Gedanken (Vorstellungskraft, Aufmerksamkeit, nicht zwanghafte Konzentration, Imagination) auf einen bestimmten Bereich des Körpers, einen Gegenstand im Raum, eine Phantasielandschaft oder die Bedeutung eines Wortes richtet. Das Bewahren der Vorstellungskraft hat neben seiner Funktion, einen in die Stille zu führen, je nach dem Inhalt der Vorstellung eine Reihe unterschiedlicher Effekte. Es ist deshalb wichtig, den Inhalt der geistigen Vorstellung den Gegebenheiten und dem Übungsniveau des Übenden anzupassen. Die wichtigste Voraussetzung für das Bewahren der Vorstellungskraft ist die Natürlichkeit: „Man bewahrt die Vorstellungskraft, aber man zwingt sie nicht", „man vergißt das Bewahren der Vorstellungskraft nicht und man denkt auch nicht zu stark daran". Auf diese Weise kann man psychische Spannungen beim Üben vermeiden.

Qigong trainiert die Atmung und Körperhaltung unter der Führung der Vorstellungskraft bzw. der Gedanken. Deshalb spielt das Bewahren und Lenken der Vorstellungskraft eine zentrale Rolle im Qigong.

Gedanken und Vorstellungsbilder erscheinen uns zunächst sehr abstrakt. Wie können sie also Einfluß auf die physiologischen Funktionen des Körpers nehmen? Gedanken und Vorstellungen sind Spiegelungen der realen Welt in unserem Gehirn und haben somit eine reale und materielle Grundlage. Die Gedanken und Vorstellungen als Spiegelungen der realen Welt üben eine Signalwirkung aus und können so auf physiologische Prozesse und damit auch auf Entstehung, Entwicklung und Heilung von Krankheiten einwirken. Viele alltägliche Erfahrungen bestätigen dies.

Beispiel: Wenn man läuft, schlägt das Herz automatisch schneller, um den Bedürfnissen des Organismus im Zustand des Laufens gerecht zu werden. Bei Anfängern im Laufen schlägt das Herz schon dann schneller, wenn sie an der Startlinie stehen und wenn der Schiedsrichter ‚Achtung' ruft, beschleunigt sich der Herzschlag nochmals. Wenn man im Traum läuft, fängt das Herz ebenfalls an, schneller zu schlagen, obwohl sich der Körper im Schlafzustand auf dem niedrigsten Niveau des Energieverbrauchs befindet. Sogar nach dem plötzlichen Aufwachen aus dem Traum schlägt das Herz weiterhin schnell. Dieses Beispiel zeigt, daß die Gedankenbewegungen die physiologischen Prozesse des menschlichen Körpers beeinflussen. Weitere Beispiele sind Krankheiten, die unter psychischer Anspannung entstehen und die heilende Wirkung der Psychotherapie. In der alten chinesischen Literatur gibt es bekannte Sprichwörter, die in lebendiger Form das oben Gesagte beschreiben: „Den Schatten eines Bogens für eine Schlange halten"* oder: „Sich Essigpflaumen vorstellen und damit den Durst löschen"**.

---

* Zur Zeit der Jin-Dynastie lebte ein Mann namens Yue Guang, der sehr gewandt und überzeugend reden konnte. Yue Guang hatte einen guten Freund, mit dem er oft zusammen Wein trank und plauderte. Nachdem ihn sein Freund über einen Monat lang nicht mehr besucht hatte, schickte er einen Boten, um den Grund zu erfahren. Der Bote brachte die Nachricht, daß Yue Guangs Freund erkrankt war. Als er das letzte Mal bei Yue Guang zum Weintrinken gewesen war, hatte er eine kleine Schlange in seinem Weinbecher gesehen. Aber er hatte schon aus dem Becher getrunken, so ließ sich nichts mehr ändern. Daraufhin fühlte er sich sehr unwohl und wurde nach seiner Heimkehr krank. Yue Guang war sehr erstaunt. Wie sollte denn eine kleine Schlange in den Weinbecher gekommen sein? Er ging dahin, wo die beiden das letzte Mal Wein getrunken hatten und schaute sich sorgfältig um. Plötzlich entdeckte er an der Wand einen Bogen und sofort verstand er, was geschehen war. Er ließ seinem Freund ausrichten, daß er zum Weintrinken kommen solle und daß er geheilt werden könne. Zögernd ging sein Freund auf diesen Vorschlag ein. Yue Guang lud ihn zum Wein ein und bat ihn, an der alten Stelle Platz zu nehmen. Sein Freund war sehr unruhig und blickte in den Weinbecher. Tatsächlich, die kleine Schlange war immer noch im Weinbecher. Vor Schreck brach ihm der Schweiß aus. Yue Guang zeigte lachend auf den Bogen und sagte: Im Weinbecher ist keine Schlange, es ist der Schat-

ten des Bogens an der Wand. Er nahm den Bogen von der Wand und sofort verschwand die Schlange. Erst jetzt verstand sein Freund, was geschehen war und wurde sogleich gesund.

** Ein Feldherr namens Cao Cao war mit seinen Truppen unterwegs durch eine Wüstengegend. Seine Soldaten litten großen Durst, die Zunge klebte ihnen im ausgetrockneten Mund. Da erzählte der Feldherr ihnen, daß er am Horizont Bäume mit sauren Pflaumen entdeckt habe. Als die Soldaten von den essigsauren Pflaumen hörten, lief ihnen das Wasser im Mund zusammen. Sie schöpften Zuversicht und durchquerten die Wüste unbeschadet.

Es gibt sowohl schlechte Gedankeninhalte und -bewegungen, die unter bestimmten Umständen zu krankmachenden Faktoren werden, als auch gute Gedankeninhalte bzw. -bewegungen, die unter bestimmten Umständen heilen und den Körper stärken können. Qigong trainiert die Vorstellungskraft und die Gedankenbewegungen im Sinne einer heilenden und den Organismus stärkenden Übung. Die Vorstellungskraft kann dabei in sehr vielfältiger Weise eingesetzt werden. Im folgenden werden die wichtigsten Methoden beschrieben.

DAS BEWAHREN DER VORSTELLUNGSKRAFT IN VERSCHIEDENEN KÖRPERREGIONEN

Bei dieser Methode wird die Vorstellungskraft in gewissen Körperpartien bewahrt, und auf diese Weise werden physiologische bzw. pathologische Funktionen des Organismus beeinflußt. Die am häufigsten angewandten Varianten dieser Methode sind folgende:

Das Bewahren der Vorstellungskraft im Dantian („Zinnoberfeld")

Das Dantian galt schon bei den alten Qigong-Meistern als Fixationspunkt der Gedankenbewegungen. Bezüglich der Lokalisation des bzw. der Dantian gibt es verschiedene Überlieferungen und verschiedene Expertenmeinungen. Im allgemeinen unterscheidet man 3 Dantian, nämlich oberes, mittleres und unteres Dantian. Es gibt aber auch die Theorie der 4 Dantian, wobei das hintere Dantian hinzukommt. Eine weitere Theorie spricht von 5 Dantian, die das vordere Dantian mit einbezieht. In diesem Buch wird die Einteilung in 5 Dantian benutzt. Die Lokalisation der Dantian, die von den Qigong-Meistern angegeben werden, stimmen mit bestimmten Akupunkturstellen auf dem System der Leitbahnen überein. Das obere Dantian entspricht dem Punkt Yintang*. Das untere Dantian entspricht dem Punkt Guanyuan, das vordere Dantian ist der Bereich Qizhong (auch Shenjue genannt). Das hintere Dantian entspricht dem Punkt Mingmen. Das mittlere Dantian liegt zwischen vorderem und hinterem Dantian , dort wo die Leitbahn Chongmai die Verbindung zwischen vorderem Dantian und Yaoyanguan kreuzt.

* Es gibt verschiedene Ansichten über die genaue Lokalisation der Dantian. So werden die Akupunkturstellen Yintang oder Xinhui oder Baihui als oberes Dantian bezeichnet. Unter unterem Dantian verstehen manche Qigong-Meister Guanyuan, andere Qihai, wieder andere Huiyin. Ich bin der Meinung, daß die Vorstellungskraft nur unter besonderen Umständen zu den Orten Huiyin oder Baihui gelenkt werden sollte. Die Begründung hierfür wird in Kap. III unter 8. gegeben.

Oberes Dantian (Abb. 26)

Das obere Dantian, die Akupunkturstelle *Yintang*, liegt zwischen den Augenbrauen auf der Stirn im Verlauf der Dumai-Leitbahn*. Das obere Dantian gilt als Sitz des Geistes (*shen*), als Ort der geistigen Aktivitäten und als Startpunkt der Übungen. Das obere Dantian ist der Ausgangspunkt für das „Beruhigen des Gemütes und Trainieren des Qi" und der Ort, an dem der „Geist ruhig wird und das Qi in den Körper tritt". Gemäß der Theorie der traditionellen chinesischen Medizin, der Lehre von den Leitbahnen und der Lehre von Yin und Yang ist der Dumai das Oberhaupt über alle Yang-Leitbahnen und der Kopf der Sammelpunkt aller Yang-Leitbahnen. Alle Yang-Leitbahnen münden schließlich in den Kopf ein. Bewahrt man die Vorstellungskraft im oberen Dantian und verfügt noch nicht über eine ausreichende Grundlage in der Praxis des Qigong oder übt unangemessen, dann kann es leicht passieren, daß das Qi nach oben in den Kopf steigt und dadurch Kopfschwere und Kopfspannung verursacht. Im Prozeß von Wachstum, Entwicklung und Altern ist das „Primäre Qi" (*yuanqi*) der Ursprung und das „Anfangskapital". Menschen im mittleren und höheren Alter oder Menschen, die nicht Qigong praktizieren, leiden häufig an einem Mangel des „Primären Qi" (Verlust des Nieren-Qi). Deshalb tritt im Alter häufig das Syndrom „Obere Fülle — untere Leere" auf. Bei diesem Syndrom ist der Kopf zu schwer und die Füße sind zu leicht, woraus ein unsicherer Gang resultiert. Wenn man beim Syndrom „Obere Fülle — untere Leere" die Gedanken auf das obere Dantian lenkt, dann passiert es besonders leicht, daß das Qi nach oben steigt und den Zustand noch verschlechtert. Deswegen soll man das Bewahren der Vorstel-

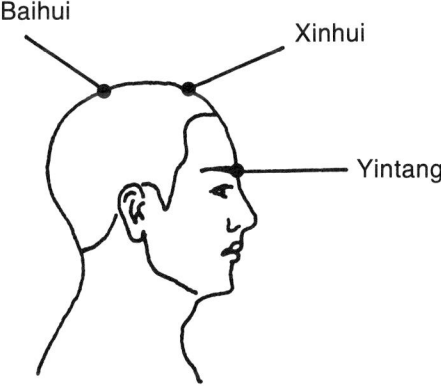

Abb. 26: Oberes Dantian.

---

* Die Leitbahn Dumai beginnt unterhalb des *Changqiang*, der zwischen Anus und Steißbein liegt. Der weitere Verlauf führt über das Steißbein, die Wirbelsäule nach oben, über den Scheitel, unter die Mitte zwischen den Augenbrauen und endet an der Oberlippe innen beim Punkt *Yinjiao*. Der Dumai nimmt eine führende Position unter den Yang-Leitbahnen ein. Er steht mit dem Renmai in Verbindung (Abb. 32).

lungskraft im oberen Dantian nicht nur unter gewöhnlichen Umständen vermeiden, sondern auch bei großer Übungserfahrung niemals zu lange praktizieren. Denn das Hauptziel des Qigong ist die Festigung und Kräftigung des „Primären Qi". Dadurch werden die untere Körperhälfte fest, der Oberkörper leicht und behende, der Kopf klar und der Schritt stabil.

Vorderes Dantian (Abb. 27)

Das vordere Dantian liegt im Bereich des Nabels und entspricht der Akupunkturstelle *Qizhong* (= *Shenjue*). Damit liegt das vordere Dantian im Verlauf der Renmai-Leitbahn*. Das vordere Dantian trainiert hauptsächlich das „Milz-Magen-Qi" (das Qi der Funktionskreise Milz und Magen), die Bauchatmung und das „Erworbene Qi" (= nachgeburtliches Qi). Deshalb kann man durch das Bewahren der Vorstellungskraft im vorderen Dantian die Verdauungsfunktion verstärken, die Bauchatmung entwikkeln und die Funktion aller Bauchorgane verbessern. Die Wirkung auf das Verdauungssystem ist besonders deutlich. Deshalb kann man allgemein bei Qigong-Übungen die Vorstellungskraft im vorderen Dantian bewahren. Auch wenn die Gedanken im Verlauf einer Übung auf andere Körperpartien gelenkt werden, beginnt man mit der Gedankenführung im vorderen Dantian und wandert von da aus zu den anderen Orten. In der abschließenden Übung führt man die Vorstellungskraft zum vorderen Dantian zurück und bewahrt die Aufmerksamkeit dort eine Weile, um dann langsam aus der Übung zu gehen.

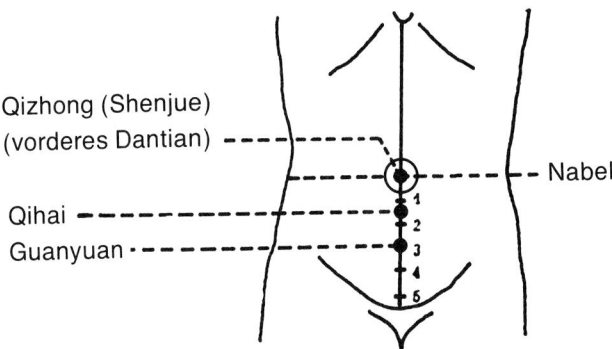

Abb. 27: Wichtige Bereiche der Renmai-Leitbahn (1,2,3 ... = 1,2,3 ... Cun unterhalb des Nabels; 1 Cun = 1 Daumenbreite).

* Der Renmai verläuft auf der vorderen Mittellinie des Körpers. Er entspringt im Bereich des Dammes am Punkt *Huiyin* (zwischen vorderem und hinterem Yin, d. h., zwischen Hodensack bzw. hinterem Ende der Schamlippen und Anus). Der Renmai verläuft dann über die Mittellinie von Bauch und Brust und endet an der Unterlippe am Punkt *Chengjiang*. Im Renmai treffen alle Yin-Leitbahnen zusammen. Er steht mit dem Dumai in Verbindung (Abb. 31).

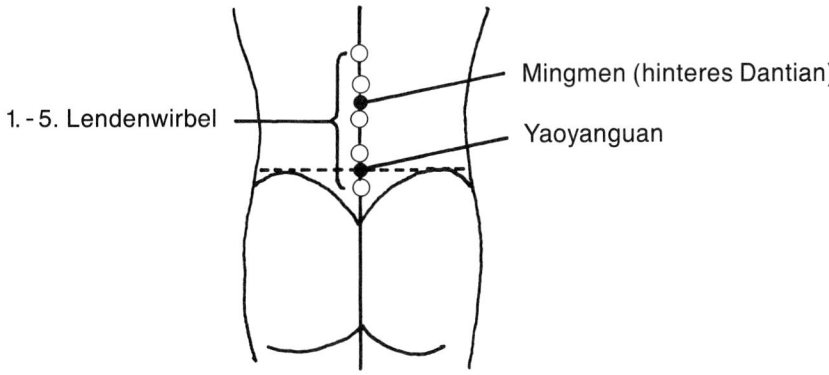

Abb. 28: Wichtige Bereiche der Dumai-Leitbahn.

Hinteres Dantian (Abb. 28)

Das hintere Dantian entspricht der Akupunkturstelle *Mingmen* und liegt zwischen den Dornfortsätzen von 2. und 3. Lendenwirbel. Das hintere Dantian ist ein wichtiger Bereich auf dem Dumai. Das hintere Dantian trainiert hauptsächlich das „das Lebenstor aktivierende Qi" (vergleiche Kapitel III. 5), d. h. das kongenitale oder vorgeburtliche Qi. Ärzte und Qigong-Meister haben immer großen Wert auf die Funktion des hinteren Dantian gelegt, sie nennen es „Tor des Lebens", „Anführer der 12 Leitbahnen", „Bewahrer des kongenitalen Qi", und „Quelle des Lebens". Wenn man die Vorstellungskraft auf das hintere Dantian lenkt, kann man das „Primäre Yang der Nierenmitte" stärken, das „das Lebenstor aktivierende Qi" auffüllen und dadurch die „Transformation des Qi" *(qihua)* verstärken. Das Bewahren der Vorstellungskraft im *Mingmen* führt man erst dann durch, wenn man schon über eine gewisse Basis in den Übungen des Bewahrens der Vorstellungskraft im vorderen und mittleren Dantian verfügt. Nach dem Bewahren der Vorstellungskraft im *Mingmen* führt man das Qi wieder zum mittleren Dantian zurück, bewahrt es dort eine Weile, um dann die abschließende Übung zu praktizieren.

Mittleres Dantian (Abb. 29)

Das mittlere Dantian liegt in der Tiefe des vorderen Dantian zwischen Nabel und der Akupunkturstelle *Yaoyanguan* (unterhalb des Dornfortsatzes des 4. Lendenwirbels) am Kreuzungsort des Chongmai-Leitbahn*. Das Bewahren der Vorstellungskraft im mittleren Dantian hilft bei der Entwicklung der Bauchatmung, die einen wichtigen Einfluß auf Atem- und Verdauungsfunktion ausübt. Weiterhin herrscht das mittlere Dantian über Milz- und Magenfunktionskreis. Deshalb bewirkt das Bewahren der Vorstellungskraft im mittleren Dantian eine Stärkung dieser Funktionskreise, eine Verbesserung des Appetits und als besonders wichtigen Aspekt eine verbesserte

---

* Der Chongmai ist eine der 8 unpaarigen Leitbahnen (Abb. 33).

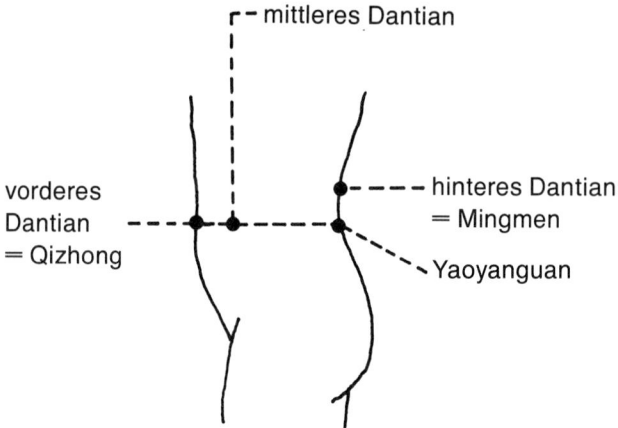

r - mittleres Dantian

vorderes
Dantian
= Qizhong

hinteres Dantian
= Mingmen

Yaoyanguan

Abb. 29: Vorderes, mittleres und hinteres Dantian.

Resorption der Nahrung, so daß die Essenz der Nahrung vollständig genutzt wird. Aus diesem Grund hat die Stärkung des Funktionskreises Milz-Magen eine grundlegende Bedeutung für die Gesundheit und Heilung von Krankheiten. Die traditionelle chinesische Medizin nennt die Funktionskreise Milz und Magen „das Kapital der erworbenen Konstitution". Qigong-Meister bezeichnen das Bewahren der Vorstellungskraft im mittleren Dantian als „aufbauende Methode", die für alle Qigong-Übungen eine Basis schafft.

Unteres Dantian (Abb. 27)
Das untere Dantian entspricht der Akupunkturstelle *Guanyuan* und ist ein wichtiger Punkt auf dem Renmai, 3 Cun unterhalb des Nabels auf der vorderen Mittellinie gelegen. Der Punkt *Guanyuan* liegt im Bereich des „Unteren Erwärmers"* und damit im Bereich des „Primäre Qi". Das Bewahren der Vorstellungskraft im *Guanyuan* füllt das „Primäre Qi" auf und stärkt den Körper. Nach der Lehre von Yin und Yang teilt man den Körper in ein Oben und ein Unten. Oben ist Yang, unten ist Yin. Yin und Yang fördern sich gegenseitig, aber das Yin ist die Basis des Yang. Aus diesem Grunde soll man beim Üben das Qi nach unten führen, daß es zu seiner Wurzel und Basis zurückkehrt. Qigong-Meister bezeichnen diese Methode als „Das Feuer zur Quelle zurückführen" oder „Herz und Nieren zusammenführen". Durch das Bewahren der Vorstellungskraft im unteren Dantian erreicht man, daß Yin und Yang in Balance kommen und daß „Feuer und Wasser sich gegenseitig unterstützen". In der Theorie der traditionellen chinesischen Medizin gehören „Niere" und Wasser zum Yin, während „Herz" und Feuer dem Yang zugeordnet sind. Wenn „Herz" und

---

* Der „Untere Erwärmer" ist die Partie unterhalb des Nabels.

„Nieren" sich gegenseitig unterstützen, dann kann das „Nieren-Qi" nach oben zum Herzen kommen und seine beruhigende Wirkung entfalten, und das „Herz-Qi" kann nach unten zur „Niere" wandern und seine den Willen festigende Wirkung entfalten. Wenn der Geist ruhig und der Wille fest ist, kann sich die geistige Entwicklung des Menschen in guter Weise vollziehen. Aus diesem Grunde schenken Qigong-Meister den Übungen, bei denen man die Vorstellungskraft im unteren Dantian bewahrt, große Aufmerksamkeit. Nach diesen Übungen wird das Qi zum mittleren Dantian zurückgeführt und dort eine Weile bewahrt. Dann schließt man die Übung ab. Andere Autoren bezeichnen die Akupunkturstelle *Huiyin* als unteres Dantian. Im vorliegenden Buch ist damit aber immer der Bereich des *Guanyuan* gemeint.

Das Bewahren der Vorstellungskraft in Akupunkturstellen

Es gibt sehr viele Akupunkturpunkte auf dem menschlichen Körper. Allein auf dem Leitbahnsystem unterscheidet man über 360 verschiedene Orte, und da die Leitbahnen doppelseitig verlaufen, gibt es über 600 Punkte auf ihnen. Außerdem sind noch zahlreiche Punkte außerhalb der Leitbahnen bekannt. Aus dieser Vielzahl von Akupunkturstellen werden außer den Dantian zwei weitere Orte besonders häufig benützt. Es ist wichtig, daß wir uns die Akupunkturstellen während der Qigong-Übung als Bereiche und nicht als „Punkte" vorstellen.

Qihai (Abb. 27)

Der *Qihai* liegt 1,5 Cun unterhalb des Nabels auf der vorderen Mittellinie und ist ein wichtiger Punkt auf der Renmai-Leitbahn. Manche Qigong-Experten bezeichnen den Bereich des *Qihai* auch als unteres Dantian. Qihai bedeutet „Meer des Qi" und wird als „Geburtsort des Qi" betrachtet. Das Bewahren der Vorstellungskraft im Qihai dient der Entwicklung von „Primärem Qi" und der Stärkung des Körpers. Außerdem wird die tiefe Bauchatmung gefördert, wodurch das „Innere Qi" *(neiqi)* trainiert wird. Dadurch verbessert sich die Verdauungsfunktion und somit fließt dem ganzen Organismus mehr Kraft zu. Nach der Übung des Bewahrens der Vorstellungskraft im *Qihai* führt man das Qi zum mittleren Dantian zurück.

Yongquan (Abb. 30)

Der Ort *Yongquan* liegt am vorderen Quergewölbe des Fußes und ist ein wichtiger Punkt der Nieren-Leitbahn. Lenkt man die Vorstellungskraft auf diesen Bereich, so wird das Qi des Nierenfunktionskreises gestärkt, das Qi zur Wurzel zurückgeführt (in den unteren Körperbereich) und das „Primäre Qi" wieder aufgefüllt. Da der *Yongquan* am untersten Pol des Körpers liegt, bewirkt das Bewahren der Vorstellungskraft in diesem Punkt ein Sinken des Qi. Die in der traditionellen chinesischen Medizin oft erwähnten Krankheitsbilder „schwerer Kopf, leichter Fuß", also Schwindel und Ohrrauschen, „Yin-Schwäche, Yang-Übermaß" und „Aufsteigendes Leber-Yang" gehören alle zur Kategorie „Obere Fülle, untere Leere". Auf diese Krankheitszustände hat das Bewahren der Vorstellungskraft im Bereich des *Yongquan* eine gute vorbeugende und heilende Wirkung.

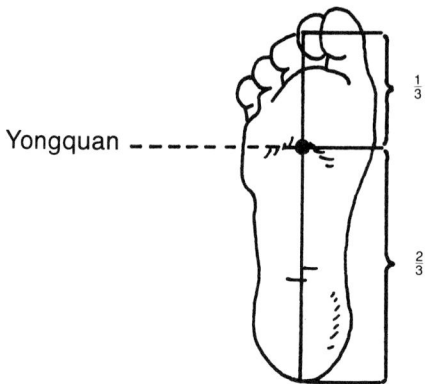

Abb. 30: Yongquan.

Das Lenken der Vorstellungskraft über Leitbahnen

Die Lehre von den Leitbahnen (*jingluo*) ist ein grundlegendes Element der Theorie der traditionellen chinesischen Medizin. In vielen Ländern werden zur Zeit Forschungen darüber angestellt. Nach den Erkenntnissen der chinesischen Medizin gibt es im menschlichen Körper ein komplexes System von Bahnen, die die Verkehrswege von Qi und „Blut" (*xue*) darstellen. Das System der Leitbahnen ist ein wichtiges Glied, das die „5 Speicherfunktionskreise und 6 Verbrauchsfunktionskreise" (*zangfu*), die „vier Extremitäten und hundert Knochen" organisch zu einem Ganzen verbindet. Gemäß der chinesischen Medizin ist die Zirkulation von Qi und „Blut" nur dann gewährleistet, wenn die Leitbahnen durchgängig sind. Solange die Zirkulation von Qi und „Blut" ungehindert ist, entstehen keine Krankheiten. Sind die Leitbahnen jedoch nicht frei und die Zirkulation von Qi und „Blut" behindert, so kann der Organismus erkranken. Das System von Leitbahnen hat also eine enge Beziehung zu physiologischen und pathologischen Veränderungen im Körper. Den Antrieb für die Zirkulation von Qi und „Blut" in den Leitbahnen bildet das „Qi der Leitbahnen", das seinerseits vom „Wahren Qi" *(zhenqi)* seine Antriebskraft erhält. Qigong-Übungen kultivieren „Wahres Qi", machen die Leitbahnen durchgängig und harmonisieren Qi und „Blut".

Das Leitbahnsystem hat 12 Hauptleitbahnen, die mit den inneren Organen bzw. Funktionskreisen in Verbindung stehen (das sind: „Herz", „Leber", „Lunge", „Milz", „Niere", „Herzhülle", „Dünndarm", „Gallenblase", „Dickdarm", „Magen", „Blase" und „Drei Erwärmer" (*sanjiao*)). Mit den 12 Hauptleitbahnen kommunizieren noch 8 unpaarige Leitbahnen und 15 größere Netzbahnen *(luomai)*. 4 von den 8 unpaarigen Leitbahnen haben eine besondere Beziehung zu Qigong-Übungen. Es sind dies: Renmai, Dumai, Chongmai und Daimai. Das vordere Dantian (*Qizhong*), das untere Dantian *(Guanyuan)* und der Ort Qihai liegen auf dem Renmai (Abb. 31). Oberes Dantian (Yintang), hinteres Dantian *(Mingmen)* und der Ort *Yaoyanguan* liegen auf dem Dumai (Abb. 32). Das mittlere Dantian liegt auf dem Chongmai (Abb. 33). Die Methode des

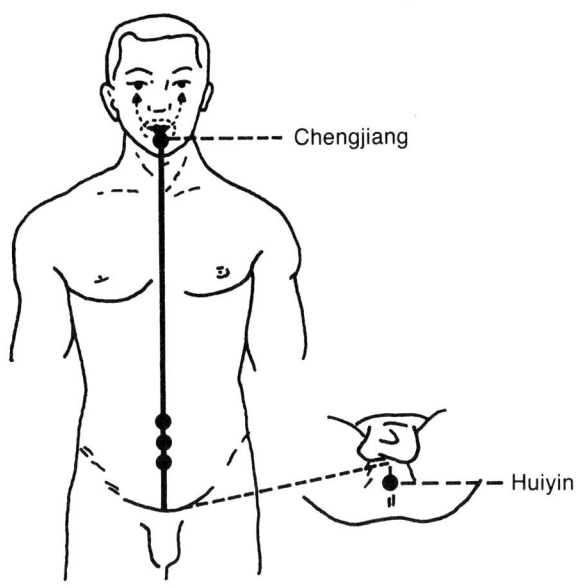

Abb. 31: Renmai-Leitbahn.

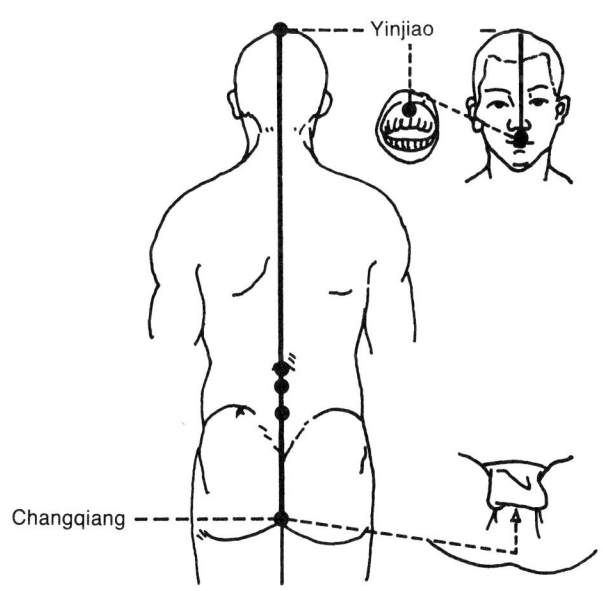

Abb. 32: Dumai-Leitbahn.

Lenkens der Vorstellungskraft über die Leitbahnen ist dynamisch. Man läßt die Vorstellungskraft entlang einer bestimmten Leitbahn wandern. Die Übungsmethoden „Großer Himmelskreislauf" und „Kleiner Himmelskreislauf" gehören in diese Kategorie. Diese Übungen sind jedoch sehr komplex und werfen für den Übenden manche Probleme auf, so daß an dieser Stelle nicht näher darauf eingegangen wird. Im Kapitel IV, 1.2 wird die Übungsmethode „Fersenatmung" beschrieben, die eine Kombination aus dem Lenken der Vorstellungskraft entlang einer Leitbahn und einer Atemübung darstellt.

Das Bewahren der Vorstellungskraft am Krankheitsort

Unter Beachtung der allgemeinen Regeln für das Lenken der Vorstellungskraft führt man die gedankliche Aktivität an eine bestimmte Körperpartie, die erkrankt ist. Im allgemeinen wird diese Methode bei Erkrankungen im Brustkorb, Kopf und Gesicht nicht angewandt. Im Einzelfall kann die Vorstellungskraft jedoch auch in diese Bereiche geführt werden, allerdings sollte dies nur gemäß spezieller Unterweisungen erfolgen. Die im folgenden genannten Varianten sollen nur unter Anleitung eines erfahrenen Arztes ausgeführt werden.

1. Methode des Öffnens und Schließens am Krankheitsort
Man führt die Vorstellungskraft zum Krankheitsort und übt dort langsame gedankliche Bewegungen des Öffnens und Schließens aus. Eine Übungsphase dauert etwa 3 bis 5 Minuten. Danach praktiziert man die natürliche Atmung oder die Bauchatmung für einige Minuten. Anschließend übt man wieder Öffnen und Schließen am

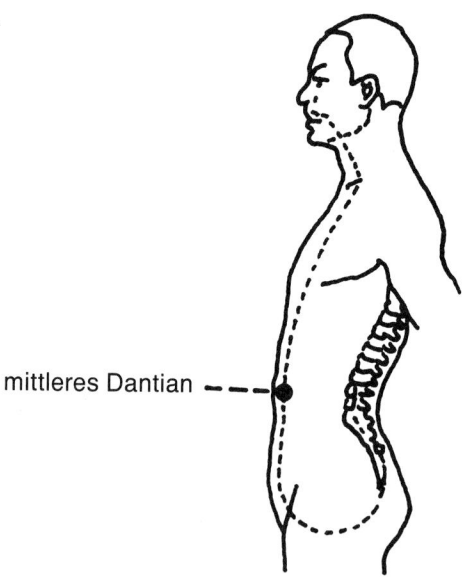

mittleres Dantian ‒ ‒ ‒

Abb. 33: Chongmai-Leitbahn.

Krankheitsort. Insgesamt übt man 10 bis 20 Minuten. Diese Methode beschleunigt die Zirkulation von Qi und „Blut" und belebt die Gewebsfunktion.

2. Methode des Umkreisens am Krankheitsort

Man lenkt die Vorstellungskraft zum Krankheitsort und umkreist den Krankheitsherd langsam in Gedanken. Man beginnt mit 15 bis 30 Umkreisungen in eine Richtung, z. B. von rechts nach links, und schließt dann ebensoviele Umkreisungen in entgegengesetzter Richtung an. Man übt 5 bis 10 Minuten. Um die Übung abzuschließen, führt man das Qi zum mittleren Dantian zurück, atmet eine Weile mit der Methode der Bauchatmung und tritt dann langsam aus der Ruhe. Die Wirkung dieser Methode ähnelt der der Methode des Öffnens und Schließens.

3. Methode des Hebens am Krankheitsort

Man lenkt die Vorstellungskraft zum Krankheitsort und führt dort gedankliche Bewegungen des Hebens aus. Ausgangspunkt der aufsteigenden Gedankenbewegung ist die untere Grenze des Krankheitsherdes und nicht die obere Grenze. Die aufsteigende Gedankenbewegung sollte im allgemeinen nicht höher als vier Cun über den Nabel geführt werden. Diese Methode wird hauptsächlich bei Senkung innerer Organe, z. B. Magensenkung, angewandt. Zum Abschluß der Übung führt man das Qi wiederum zum mittleren Dantian zurück.

DAS RICHTEN DER VORSTELLUNGSKRAFT AUF REALE DINGE

Der Übende lenkt seine Vorstellungskraft und Aufmerksamkeit auf irgendeinen Gegenstand des Raumes, um dadurch in die Ruhe zu treten. Es gibt vielfältige Inhalte für die Vorstellungskraft, z. B. duftende Blumen, große grüne Bäume, schöne Malereien oder Plastiken, Berge und Wasser, Mond oder Sterne oder ferner blauer Himmel. Bei der Methode des Lenkens der Vorstellungskraft auf Dinge im Raum beginnt man ebenfalls mit dem Beruhigen des Geistes, dem Regulieren des Atems und dem Senken des Qi zum Dantian. Wirre Gedanken werden entlassen. Man konzentriert die Gedanken auf den einen gewählten Gegenstand. Die Augen sind leicht geöffnet und blicken geradeaus ruhig auf das Ziel der Vorstellung. Wenn man die Übung im Sitzen ausführt und in die Stille gekommen ist, kann man die Augen auch leicht schließen und das Lenken der Vorstellungskraft auf einen realen Gegenstand zum Bewahren der Vorstellungskraft im Dantian überführen. Die realen Dinge im Raum sollen mindestens zwei Meter vom Übenden entfernt sein. Die Höhe des Blicks soll nur unwesentlich von der Horizontalen abweichen. Eine zu hohe oder zu tiefe Blickrichtung ist zu vermeiden, da es sonst zu einem zu starken Steigen bzw. Sinken des Qi kommt.

DAS RICHTEN DER VORSTELLUNGSKRAFT AUF VORSTELLUNGSBILDER

„Sich etwas vorstellen" ist eine der Möglichkeiten geistiger Aktivität. Der Übende versucht, sich Begebenheiten, Dinge oder Sinneseindrücke, die für ihn angenehm und liebenswert waren, ins Gedächtnis zurückzurufen und vorzustellen. Die Erinnerungen werden im Geist von neuem lebendig gemacht und die Vorstellungskraft konzentriert sich ganz auf diese Erinnerungen, um so die Bewegungen des Geistes zur Ruhe zu bringen. Alles, was der Mensch in seinem Leben erfährt, hinterläßt über seine Sinnesorgane (Augen, Ohren, Nase, Zunge, Haut) die unterschiedlichsten Eindrücke in seinem Gehirn. Ein Wieder-Hervorholen dieser Eindrücke und ein Verstärken dieser Eindrücke durch die Konzentration darauf, hat auf das Gehirn die Wirkung des In-die-Ruhe-Tretens. Die möglichen Gedankeninhalte sind bei dieser Methode vielfältiger als bei der Methode des Lenkens der Vorstellungskraft auf reale Dinge im Raum. Alle erlebten guten, beruhigenden, behaglichen, entspannenden erfrischenden und interessanten Dinge wie Blumen, Wiesen, Wald, Berg, Flüsse, Strand, Meer oder weites Land oder auch die dem Körper angenehmen Eindrücke wie z. B. eine warme Dusche, können Gegenstand der Vorstellungsbilder sein.

DAS RICHTEN DER VORSTELLUNGSKRAFT AUF DIE BEDEUTUNG VON DINGEN UND WORTEN

Das „Verstehen von Bedeutungen" ist ebenfalls eine Art der geistigen Aktivität. Man versucht bei dieser Übungsmethode die Bedeutung von Worten oder kurzen Sätzen, die einen günstigen Einfluß auf die Gesundheit ausüben, zu fühlen. Dadurch werden die physiologischen Funktionen des Organismus günstig beeinflußt. Geeignete Worte bzw. Ausdrücke sind z. B. „sich entspannen", „in die Ruhe kommen", „stehen wie ein Baum", „sitzen wie eine Glocke", „liegen wie ein Bogen", „gehen wie der Wind", „schreiten über eine feuchte Wiese", „schreiten durch einen Bach", „stehen wie eine Tanne". Diese Worte kann man in Gedanken lesen oder in ihrer Bedeutung spüren.

2. Häufig angewandte Methoden der Übungen-in-Ruhe

In der praktischen Anwendung verbindet man die drei Aspekte Körperhaltung, Atmung und geistige Tätigkeit je nach Beschwerdebild und Gesundheitszustand organisch miteinander. So nehmen z. B. Patienten mit hohem Blutdruck normalerweise eine natürliche Standhaltung ein oder sie üben im Sitzen. Sind sie jedoch schwerkrank, so ist die liegende Position für sie angemessen. Für Hochdruckkranke sind natürliche Atmung oder Bauchatmung geeignet, wobei die Vorstellungskraft im mittleren Dantian oder *Yongquan* bewahrt wird. Patienten mit Verdauungsbeschwerden üben in natürlichem Stand, im Sitzen oder auf dem Rücken liegend. Für sie ist die Bauchatmung geeignet. Die Vorstellungskraft soll dabei im mittleren Dantian oder *Qihai* bewahrt werden. Im folgenden werden einige häufig angewandte Übungen-in-Ruhe beschrieben.

2.1 Entspannungs-Übungen

Entspannungs-Übungen sind relativ leicht zu erlernen. Da die meisten Qigong-Übungen eine Entspannung voraussetzen, gelten diese Übungen als Grundlage und Basis-Übungen. Sie können als einführende Übung für Anfänger dienen oder als Vorbereitung vor anderen Qigong-Übungen praktiziert werden. Entspannungs-Übungen haben eine heilende Wirkung bei hohem Blutdruck, Nervenschwäche, nervösen Herzbeschwerden, Asthma, chronischer Bronchitis, Übelkeit und Erbrechen während der Schwangerschaft, chronischen Entzündungen im Beckenbereich, Beschwerden des Klimakteriums; sie beseitigen Müdigkeit und sorgen für guten Schlaf.

Körperhaltung

Entspannungs-Übungen können im Stehen, Sitzen und Liegen ausgeführt werden. Am besten eignet sich die sitzende Haltung, die stehende Haltung nimmt den zweiten Platz ein. Die liegende Position ist für geschwächte Menschen und alle, die aus anderen Gründen nicht im Sitzen oder Stehen üben können, gedacht. Im Sitzen oder Stehen hält man die Augen leicht geschlossen oder leicht geöffnet. Wenn man aber das Gefühl der Unsicherheit dabei hat, läßt man die Augen ganz offen.

Atmung

Zu Beginn übt man die natürliche Atmung und erst, wenn man sich eine gewisse Basis geschaffen hat, geht man zur tiefen Bauchatmung über.

Bewahren der Vorstellungskraft

Der Übende soll in Gedanken auf den Zustand der Muskelentspannung achten und das Gefühl der Entspannung erfahren. Nach einiger Übungserfahrung kann man mit seinen Gedanken und seiner Vorstellungskraft die Entspannung herbeiführen und so zu einem Zustand der aktiven Entspannung gelangen.

Basismethoden zur Entspannung von Körper und Geist

Entspannung hat zwei Aspekte, sie betrifft zum einen die Muskelentspannung und zum anderen die psychische, geistige Entspannung. Um zu einer Muskelentspannung zu gelangen, muß man sich zuerst psychisch entspannen, die Muskeln lassen sich nicht in verspannter Geisteshaltung lockern. Die Entspannung ist nie absolut, sondern immer in Relation zur Spannung zu verstehen. Die Entspannungs-Übungen werden jeweils in einer gewissen Übungshaltung vollzogen, somit behält man ein gewisses Niveau der Muskelspannung aufrecht. Aber der Grad der Muskelspannung ist im Gegensatz zu normalen Alltagsbedingungen sehr klein. Wenn man anfänglich das Gefühl der Entspannung noch nicht kennt und empfinden kann, kann man einige vorbereitende Übungen machen: Man spannt gewisse Muskeln stark an und lockert sie dann schrittweise. Man kann z. B. eine Faust machen und diese dann langsam lockern, um nach wiederholter Übung das Gefühl der Entspannung kennenzulernen.

Die Entspannungs-Übungen gliedern sich in 4 Arten:

1. Entspannung in Stufen

Man teilt den Körper in horizontal verlaufende Segmente ein und entspannt dann Segment für Segment schrittweise von oben nach unten. Z. B. beginnt man am Kopf und entspannt bis zu den Schultern, dann von den Schultern bis zu den Hüften (gleichzeitig auch die Arme von den Schultern beginnend bis zu den Händen), und schließlich von den Hüften bis zu den Füßen. Diese Methode nennt man Drei-Segment-Entspannungsmethode. Diese Übung kann man mit einer Atemübung kombinieren, um den Effekt zu verstärken. Wenn die Entspannung nach dem ersten Durchgang noch nicht ideal ist, kann man die Übung öfters wiederholen, bis man das Empfinden der Entspannung erreicht hat. Dann setzt man die Atem-Übung (natürliche Atmung oder Bauchatmung) fort. Übt man in sitzender Haltung, so braucht man nur bis zur Hüfte zu entspannen. Hat man das Empfinden der Entspannung erlangt, so kann man sich vorstellen: „Sitzen wie eine Glocke". Gleichzeitig führt man die Atem-Übung aus. Übt man in stehender Haltung, so kann man, nachdem man sich bis zu den Füßen entspannt hat, ebenfalls eine Vorstellungs-Übung anschließen: „Stehen wie ein Baum" oder „Beide Füße sind die Wurzeln eines Baumes". Wiederum verbindet man die Vorstellungs-Übung mit der Atem-Übung.

2. Entspannung in Linien

Man legt zuerst einige vertikale Linien am Körper fest und entspannt dann entlang dieser Linien. Z. B. wählt man als erste Linie das Lot vom Kopf entlang der Wirbelsäule bis zum Steißbein. Die zweite Linie beginnt bei den Schultern und verläuft bis zu den Händen. Die dritte Linie verläuft von den Hüften bis zu den Füßen. Die Reihenfolge der Entspannung ist: mittlere Linie, obere Körperlinie, untere Körperlinie. Diese Methode nennt man die Drei-Linien-Entspannung.
Gleichzeitig mit der Entspannung kann man auch Atem-Übungen praktizieren (natürliche Atmung oder Bauchatmung). Die Entspannungsbewegung soll langsam aber stetig sein. Erreicht man mit einem Durchgang noch keine ideale Entspannung, so kann man die Übung öfters wiederholen. Nach Erreichen der Entspannung führt man die Atem-Übung fort und achtet darauf, die Entspannung nicht wieder zu verlieren. In sitzender Haltung entspannt man nur entlang der mittleren und oberen Linie.

3. Ganzkörperentspannung

Beginnend am Kopf entspannt man langsam von oben nach unten, in sitzender Haltung nur bis zur Hüfte, in stehender Haltung bis zu den Füßen. Man stellt sich die winzigen Bewegungen der Muskelentspannung vor: z. B. als feine Regentropfen, die an windstillen Tagen langsam nach unten schweben, oder als sanfte warme Dusche, die vom Kopf langsam nach unten über den Körper rieselt. Man kann auch gleichzeitig mit der Entspannung von oben nach unten lautlos das Wort „Entspannung" vor sich hin sagen oder gleichzeitig eine langsame Ausatembewegung ausführen. Wenn man ein gewisses Entspannungsgefühl im Körper empfindet, beendet man die Imaginationsübungen und führt Atem-Übungen aus. Das sich Vorstellen der Lockerung sollte ein gewisses Maß nicht überschreiten. Für Menschen mit zu niedrigem Blutdruck eignet sich diese Entspannungs-Methode nicht. Nach der Entspannung bewahrt man die Vorstellungskraft im mittleren Dantian.

4. Entspannung von Teilbereichen

Bei dieser Methode entspannt man je nach Bedarf und Krankheitszustand einige Teilbereiche oder innere Organe selektiv. Diese Entspannungs-Übung wirkt relativ spezifisch und ist schwieriger zu erlernen. Sie eignet sich sowohl für die Extremitäten als auch für innere Organe. Das selektive Entspannen basiert hauptsächlich auf dem Lenken der Vorstellungskraft und den begleitenden Atembewegungen, auch die Körperhaltung ist zu beachten. Das selektive Entspannen wird intermittierend geübt: Mit der Phase des Ausatmens entspannt man gedanklich die entsprechende Körperpartie. Atemrhythmus, Gedankenbewegung und die feinen Muskelbewegungen der Entspannung sollen im Einklang sein. Die Phase des Ausatmens soll relativ lange sein. Mit der Einatmung macht man unter gedanklicher Führung eine natürliche und sanfte Kontraktionsbewegung, um danach mit der Ausatmung wieder in die Entspannungsphase zu treten. Man übt langsam und wiederholend. Diese Methode eignet sich nicht für Patienten mit Senkung innerer Organe. Sie zeigt einen guten Effekt auf geistige und körperliche Spannungszustände und verbessert die Organfunktionen sowie die örtliche Durchblutung der entspannten Körperpartien.

Abschließende Übung

Die Vorbereitung der abschließenden Übung besteht darin, daß man die Vorstellungskraft und Gedanken, ganz gleich wo sie sich befinden, zum mittleren Dantian zurückführt. Somit leitet man die Qi-Atmung *(qixi)* mit der Gedankenbewegung langsam zum mittleren Dantian. Man nennt dies: „Die Qi-Atmung kehrt zu ihrem Ursprung zurück". Da das rein gedankliche Zurückführen der „Qi-Atmung" erst nach längerer Praxis gelingt, unterstützt man die Bewegung des Qi mit den Händen: Man legt eine Handfläche (rechte oder linke) auf die Nabelgegend, die andere Handfläche darüber. Nun bewegen sich beide Hände vom Nabel ausgehend im Uhrzeigersinn (oder umgekehrt) von innen nach außen in größer werdenden Kreisen. Nach 20 bis 30 Kreisen erreicht man die Herzgegend (der größte Kreis soll die Herzgegend nicht übersteigen und die Schambeingegend nicht unterschreiten). Man läßt die Hände eine Weile an der Herzgegend ruhen und beginnt dann in umgekehrter Richtung von außen nach innen zu kreisen, bis die Hände wieder auf der Nabelgegend ruhen* (Abb. 34, 35). Dann reibt man die Hände einige Male gegeneinander und streicht mit den Händen um die Augen. Dies ist der Abschluß der Übung. Nun tritt man langsam aus der Ruhe.

Die Qualität der abschließenden Übung hat einen großen Einfluß auf die Wirkung der Entspannungs-Übung. Deshalb sollte man die abschließende Übung niemals

---

*	Wenn man nach längerer Übungspraxis ein stabiles Gefühl für das Qi hat, braucht man nicht mehr unbedingt die Bewegung des Händekreisens ausführen, sondern kann die Qi-Atmung allein durch die Gedanken kreisen lassen.

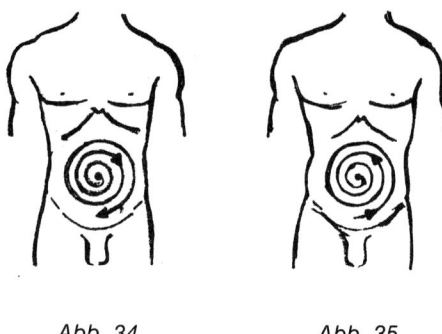

Abb. 34   Abb. 35

hastig oder oberflächlich ausführen, sondern langsam und mit großer Sorgfalt. Nach der abschließenden Übung kann man noch einige der „13 gesunderhaltenden Übungen" (siehe Kapitel V) praktizieren.

2.2 Entspannungs- und Ruhe-Übungen

Diese Übungen werden auf der Grundlage der Entspannungs-Übungen ausgeführt. Die Anforderungen dieser Übungen sind Entspannung und In-die-Ruhe-Treten (ru-jing); dies sind zugleich die Mindestanforderungen aller Übungen-in-Ruhe. Deshalb sind Entspannungs- und Ruhe-Übungen als Basisübungen des Qigong zu betrachten. Sie können als Vorbereitungs-Übung für jede Art von Qigong benützt werden. Die Anwendungsgebiete und die günstig zu beeinflussenden Krankheitsbilder entsprechen denen der Entspannungs-Übungen, jedoch ist die Wirkung größer.

Körperhaltung

Standhaltung, Sitzhaltung, liegende Haltung; hauptsächlich werden Stand- und Sitzhaltung verwendet. Die Augen sind leicht geöffnet oder leicht geschlossen; fühlt man sich in der Stand- oder Sitzhaltung unsicher, so kann man die Augen auch ganz offen halten.

Atmung

Es wird hauptsächlich mit natürlicher und mit tiefer, langer Atmung geübt.

Bewahren der Vorstellungskraft

Je nach Bedarf kann die Vorstellungskraft verschiedenen Inhalt haben. Im allgemeinen bewahrt man die Vorstellungskraft im vorderen oder mittleren Dantian, oder man richtet die Vorstellungskraft nach außen auf ein bestimmtes Ziel; dabei blickt man in die Ferne. Man kann auch gleichzeitig ein äußeres Ziel wählen und die Vorstellungskraft an einer Stelle des Körpers (z. B. mittleres Dantian) bewahren.

140

Übungsmethode

Die beiden Aspekte, „Entspannung" und „In-die-Ruhe-Treten", bedeuten, daß man in körperlicher und geistiger Entspannung übt und sich die Gedankenbewegungen in einem Zustand der Ruhe abspielen; gleichzeitig wird eine geeignete ruhige Atemführung praktiziert. Zunächst übt man die Entspannung gemäß den im vorangehenden Abschnitt beschriebenen Methoden. Das In-die-Ruhe-Treten besteht darin, daß man beim Üben dafür sorgt, daß die Gedankenbewegungen und die Bewegung des Geistes eine entsprechende Beruhigung erfahren. Hierbei ist es sehr wichtig, zu verstehen, was mit angemessener Ruhe gemeint ist. Die Gedankenbewegungen können im Wachzustand nicht vollständig zum Stillstand gebracht werden. Dementsprechend bedeutet In-die-Ruhe-Treten, daß man schrittweise in einen relativen Ruhezustand gelangt. Es bedeutet nicht ein völliges Vergessen des Ichs bzw. eine völlige Gedankenleere („10 000 Gedanken — alle sind leer"), sondern es handelt sich um „einen Gedanken, der unabhängig existiert"; man sagt auch „10 000 Gedanken durch einen ersetzen". Die Gedankenbewegung, die man während der Übung ausführt, kann z. B. darin bestehen, daß man die Vorstellungskraft im Dantian bewahrt. Insofern ist man während der Übung selbst aktiv. Wenn man sein Ich vollständig vergißt oder völlige Gedankenleere besteht, hat man keine Möglichkeit, die Übungen aktiv mitzugestalten. Die Vorstellungskraft an einem Ort zu bewahren, das Regulieren des Atems und die Entspannung haben gemeinsam den Zweck, einen in die Ruhe zu führen. Aber dem Anfänger ist es oft nicht möglich, seine vielen Gedanken durch einen einzigen zu ersetzen, sondern er wird 2 oder 3 oder mehrere Gedanken haben. Dies ist ein völlig normales Phänomen zu Beginn der Übungspraxis. Bei beharrlichem schrittweisem Üben gelingt es jedoch, die Gedanken allmählich zu bündeln. Man sollte auf keinen Fall unmutig werden, wenn während des Übens störende Gedanken auftauchen, sondern man soll sie nicht zu sehr beachten und sie so auf natürliche Weise wieder entlassen. Das Auftauchen und Verschwinden von wirren Gedanken kann während einer Übung mehrfach geschehen. Mit fortschreitender Übungspraxis reduziert sich das Auftauchen von störenden Gedanken. Lassen sich störende Gedanken nicht leicht eliminieren, so kann man sich im Geiste sagen: „Wirre Gedanken sind wie fallende Blätter, und mein Körper ähnelt einem Schmelzofen; sobald die Blätter hineinfallen, werden sie eingeschmolzen". Die beiden Aspekte der Entspannungs- und Ruhe-Übungen unterstützen sich gegenseitig: Die Entspannung hilft einem in die Ruhe zu treten, das In-die-Ruhe-Treten ist der Entspannung förderlich.

Abschließende Übung

Wie bei Entspannungs-Übungen.

2.3 Tuna („Auswerfen und Assimilieren")

Die Tuna-Methode beruht hauptsächlich darauf, die tiefe Bauchatmung zu trainieren. Diese Übungsmethode hat eine gute Wirkung auf Verdauungs- und Atemfunktion und stärkt das Nervensystem. Dementsprechend werden Tuna-Übungen angewandt bei: Nervenschwäche, Magengeschwür, Zwölffingerdarmgeschwür, Magen- und Darmfunktionsstörungen, chronischer Magenschleimhautentzündung, chronischer Verstopfung, Bluthochdruck, Tuberkulose, chronischer Bronchitis, allgemeiner Schwäche.

Körperhaltung

Sitzhaltung mit gestreckten Beinen; Sitzhaltung mit angewinkelten Beinen; Liegehaltung auf dem Rücken; Liegehaltung auf der Seite; „Stehen wie ein Pfahl".

Atmung

Tiefe Bauchatmung in Verbindung mit Anhalten des Atems und dem Sprechen von Sätzen in Gedanken. Die harte Methode des Atemanhaltens wendet man insbesondere in der Rekonvaleszens an und bei Menschen, die relativ gut bei Kräften sind; sie hat eine deutlich stärkende Wirkung auf die Konstitution. Da diese Methode relativ hart ist, muß sie mit Sorgfalt und Vorsicht geübt werden, damit keine unerwünschten Erscheinungen wie z. B. Atemnot oder Bauchschwellung auftreten. Sie ist nicht geeignet für Patienten mit Bluthochdruck. Die weiche Methode des Atemanhaltens ist leichter zu beherrschen. Deshalb sollten Anfänger, Kranke und schwache Personen zunächst mit dieser Übung beginnen. Die weiche Methode des Atemanhaltens ist ungeeignet für Patienten mit Magengeschwür, Zwölffingerdarmgeschwür und Blutungsneigung.

Bewahren der Vorstellungskraft

Der wichtigste Ort, an dem die Vorstellungskraft bei der Tuna-Methode bewahrt wird, ist der Qihai. Daneben spielen auch das vordere, mittlere und hintere Dantian eine Rolle.

Übungsmethode

Man nimmt die gewählte Körperhaltung ein und entspannt den Geist. Die Extremitäten werden gelockert. Die Augen sind leicht geschlossen oder zu einem Schlitz verengt. Man reguliert den Atem und entläßt störende Gedanken. Die Zähne sind leicht geschlossen. Man atmet durch die Nase ein und durch den Mund aus (man kann auch durch Nase und Mund ein- und ausatmen). Beim Einatmen führt man den Atem in Gedanken zum Bereich Qihai bzw. zum mittleren Dantian. Die Vorstellungskraft wird im Qihai bzw. im mittleren Dantian bewahrt, und man übt die tiefe Bauchatmung, gegebenenfalls mit Anhalten des Atems. Nach einer Weile kann im Unterbauch ein Wärmegefühl entstehen bzw. man kann fühlen, daß das Qi durchs Dantian zieht. Man achte darauf, daß sich die Bauchdecken beim Atmen in natürlicher Weise heben und senken. Auf keinen Fall soll man in Nervosität üben oder mit Gewalt den Atem anhalten oder den Bauch mit Kraft mit Luft aufblähen.

Abschließende Übung

Wie bei Entspannungs-Übungen.

2.4 „Stehen wie ein Pfahl" (*zhanzhuanggong*)

Dieses Übungssystem besteht aus Standhaltungen und ist aus einigen Grundübungen der „Inneren Übungen des Faustkampfes" (*neigongquan*), die zu den Kampfkünsten (*wushu*) zählen, entwickelt worden. Die hier vorgestellten Übungen dienen der Gesunderhaltung, stärken die Konstitution und können zur Therapie von Krankheiten eingesetzt werden. Daneben stellen sie wichtige Basisübungen beim Erlernen der chinesischen Kampfkünste dar. Das „Stehen wie ein Pfahl" unterscheidet sich von den häufig geübten Standhaltungen des Qigong durch ganz spezielle Anforderungen. Es wird besonderer Wert gelegt auf die Struktur der Körperhaltung, den Kraftaufwand und die Gedankenbewegungen. Die Atmung soll natürlich sein; nach längerer Übung geht man zur tiefen Bauchatmung über. Man konzentriert seine Gedanken, entläßt wirre und störende Gedanken und macht die Vorstellungskraft zum Anführer der Übung. Was den Kraftaufwand angeht, so soll man in der Anfangsperiode des Übens besonders darauf achten, daß man den Kraftaufwand der eigenen Konstitution anpaßt, daß man entspannt übt und unbedingt mit natürlicher und nicht mit gewaltsamer Kraft übt. Die Körperhaltung ist aufrecht und gestreckt, die Kraft lebendig, der Geist gelassen und unbefangen und die Atmung so gleichmäßig wie man einen Faden spinnt. D. h., daß das „Stehen wie ein Pfahl" ein organisches Zusammenspiel zwischen Körperhaltung, Vorstellungskraft, Atmung und Kraftentfaltung ist, wobei sich diese verschiedenen Aspekte der Übung gegenseitig unterstützen und fördern. Die Hauptaspekte sind Körperhaltung und Vorstellungskraft; die äußere Körperhaltung gilt als Basis der Übung, die Vorstellungskraft als führender Aspekt. Als weitere Übungsanforderung gilt es, die „3 Inneren Entsprechungen" und die „3 Äußeren Entsprechungen" zu beachten. Die „3 Inneren Entsprechungen" sind die Übereinstimmung von „Herz" (*xin*) und Vorstellungskraft, von Vorstellungskraft und Qi, von Qi und Kraft; die „3 Äußeren Entsprechungen" sind die Übereinstimmung von Schulter und Hüfte, von Ellbogen und Knie, von Hand und Fuß. Die Übereinstimmung zwischen „Herz", Vorstellungskraft, Qi und Kraft bedeutet, daß das Bewußtsein („Herz"), die Gedanken, das Qi und die Kraftentfaltung völlig eins werden. Die Körperhaltungen bei den „Stehen wie ein Pfahl"-Übungen sind vielfältig. Bei der Auswahl einer geeigneten Haltung muß man die Kondition und Konstitution des Übenden berücksichtigen. Allen Haltungen gemeinsam sind folgende Anforderungen: Man steht in völligem Gleichgewicht, gestreckt und aufrecht, entspannt aber nicht schlaff, fest aber nicht steif. Man wechselt zwischen Lockerheit und Gespanntsein, zwischen Bewegung und Ruhe. Die Körperhaltung wird den Eigenheiten des Übenden angepaßt ohne das Prinzip der Übung zu vernachlässigen, d. h., daß Leichtigkeit und Schwere, Spannung und Entspannung, Bewegung und Ruhe, Beugen und Strecken usw. auf alle Fälle in Natürlichkeit ausgeführt werden.

Allgemeine Anforderungen bei den „Stehen wie ein Pfahl"-Übungen sind: Konzentration der Gedanken; Ruhe des Geistes; das Qi sinkt ins Dantian; der Körper ist aufrecht; die Kraft des Körpers ist in sich geschlossen; Entspannung und Spannung wechseln sich ab; Bewegung und Stille bedingen sich gegenseitig; in der Entspannung ist Festigkeit; die Spannung ist nicht starr; in der Ruhe ist Bewegung; in der Bewegung ist Ruhe; Bewegung und Ruhe fördern sich gegenseitig; der Oberkörper ist „leer"; der Unterkörper ist „fest"; man ist wie ein Baum, der Wurzeln schlägt.

Vorteile der „Stehen wie ein Pfahl"-Übungen sind, daß sie leicht auszuführen sind, daß man keinerlei Übungsvorbereitungen benötigt, daß sie nicht viel Zeit benötigen und daß man in relativ kurzer Zeit eine Stärkung der Konstitution erreichen kann. Da der Kräfteverbrauch bei diesen Übungen größer ist, als bei Übungen im Sitzen, sollen sie nicht von schwachen und schwerkranken Personen praktiziert werden (geschwächte Personen können mit der „Ausruh-Stellung" beginnen). Außer bei der Ausruh-Stellung soll man im Anschluß an die „Stehen wie ein Pfahl"-Übung ein paar lockernde Übungen machen. Im folgenden werden einige der häufig benützten „Stehen wie ein Pfahl"-Übungen dargestellt.

GRUNDHALTUNG

Die Grundhaltung gibt es als Doppel- und Einfachform. Die Vorstellungskraft kann auf äußere Dinge gerichtet werden oder im Dantian bewahrt werden. Die Atmung ist natürlich oder man praktiziert die tiefe Bauchatmung.

Doppelform der Grundhaltung

Bei der Doppelform werden beide Beine gleich stark belastet. Die Beine sind parallel, und man steht etwa schulterbreit. Die Knie sind gebeugt und leicht nach innen geneigt. Die gleich stark belasteten Füße stehen auf der Erde wie ein Baum, der Wurzeln schlägt. Das Becken und die Wirbelsäule sind gerade und aufrecht. Man steht in einer angedeuteten Sitzhaltung. Kopf und Blick sind geradeaus gerichtet. Brustkorb und Becken sind leicht nach innen gebogen, der Rücken ist leicht nach hinten gespannt. Die Schultern sind gelockert und die Achselhöhlen etwas geöffnet. Die Ellbogen sind leicht gekrümmt. Die Gesäßbacken hängen in natürlicher Weise etwas nach unten. Ellbogen und Gesäßbacken sind etwas nach außen zur Seite gespannt (Abb. 4, 5).

Einfachform der Grundhaltung

Bei der Einfachform bilden die Füße einen Winkel von etwa 85 Grad, ein Fuß ist vorgestellt. Die Kraft auf dem vorderen Bein ist nur leicht, die Kraft auf dem hinteren Bein ist schwer, das Kraftverhältnis ist im allgemeinen wie 3 zu 7. Wenn das linke Bein hinten ist, spricht man von linker Position und umgekehrt. Der Abstand zwischen vorderem und hinterem Fuß entspricht ungefähr 1 bis 1,5 Fußlängen, der Unterkörper nimmt so die Haltung des kleinen Sitz-Bogen-Schrittes ein (Abb. 36, 37). Beträgt der Abstand zwischen den Füßen 2 Fußlängen, so spricht man vom großen Sitz-Bogen-Schritt (Abb. 38, 39). Beide Knie sind leicht nach innen geneigt und bilden eine „umfassende", „einhüllende" Kraft. Die Füße stehen auf der Erde wie ein

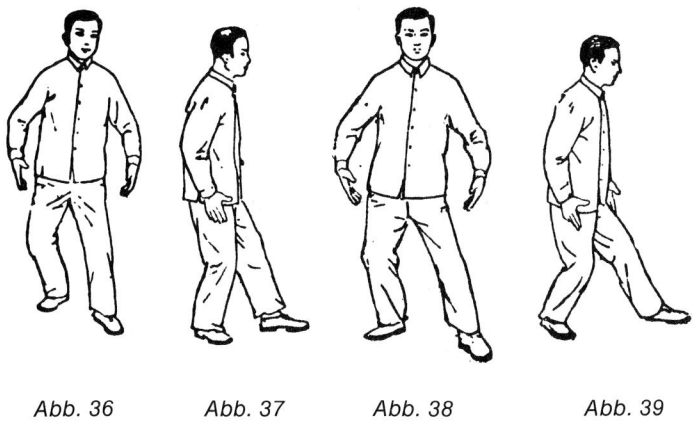

Abb. 36   Abb. 37   Abb. 38   Abb. 39

Baum, der Wurzeln schlägt. Die Haltung des Oberkörpers ist wie bei der Doppelform.

AUSRUH-HALTUNG

Bei dieser Haltung wird am wenigsten Kraft benötigt. Deshalb ist sie für schwache Personen und Patienten in der Rekonvaleszenz geeignet. Das Praktizieren dieser Haltung ist wie ein „Ausruhen im Stehen". Die Höhe der Körperhaltung im Vergleich zur eigenen Körpergröße ist etwa $\frac{1}{2}$ Faust niedriger. Es gibt verschiedene Möglichkeiten, den Körper für diese Ausruh-Stellung abzustützen. Die erste beschriebene Art (1) benötigt am wenigsten eigene Kraft, die zuletzt beschriebene (5) am meisten.

1. Leicht abgestützte Ausruh-Haltung
Diese Ausruh-Haltung kann als Doppel- oder Einfachform praktiziert werden. Bei der *Doppelform* stützt man sich mit dem Gesäß leicht an einer Tischkante oder Mauer ab (so wird der Druck auf den Körper verringert). Der Oberkörper ist ganz ge-

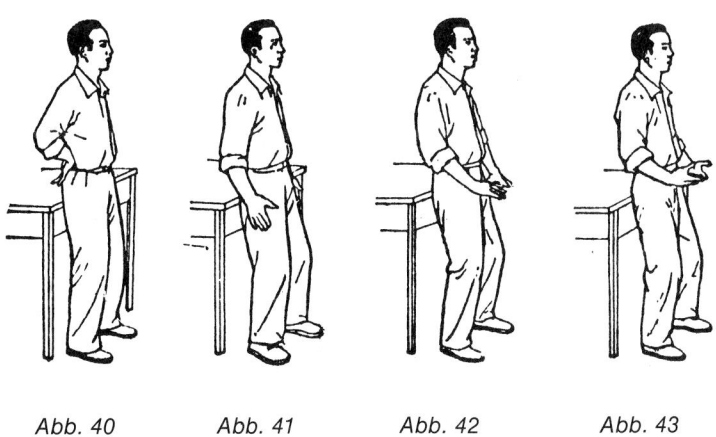

Abb. 40   Abb. 41   Abb. 42   Abb. 43

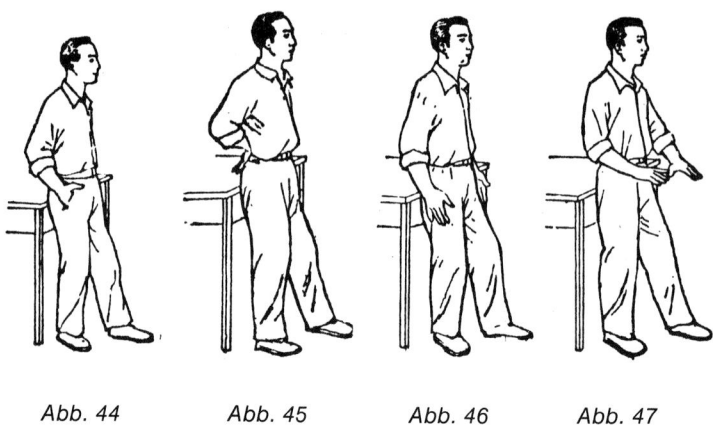

Abb. 44   Abb. 45   Abb. 46   Abb. 47

rade und entspannt. Man steckt beide Hände in die Taschen, der Daumen guckt heraus, das „Tigermaul" liegt über der Taschenöffnung (so wird die Last der oberen Extremität verringert). Bei der leicht abgestützten Ausruh-Stellung mit den Händen in den Hosentaschen ist die notwendige Stützkraft des Körpers am geringsten. In einer anderen Version legt man die Handrücken fest auf die Hüften (Abb. 40), hierbei ist die erforderliche Stützkraft etwas größer. Weitere Varianten sind: Die Hände seitlich nach unten hängen lassen (Abb. 41); mit den Handflächen nach unten pressen (Abb. 42); die Hände vor dem Körper halten, heben und umfassen (Abb. 43). Genaue Angaben zu diesen Körperhaltungen sind dem nächsten Abschnitt („Hohe Position") zu entnehmen. In der angegebenen Reihenfolge stellen diese Übungshaltungen zunehmend größere Kraftanforderungen. Das Bewahren der Vorstellungskraft und die Atmung erfolgen wie bei der Grundhaltung.

Für die *Einfach-Übung* nimmt man die Körperhaltung der Einfachform der Grundhaltung ein und unterstützt den Körper leicht an einer Tischkante. Bei der rechten Einfach-Übung dreht sich der Körper leicht nach links, der Schwerpunkt liegt auf

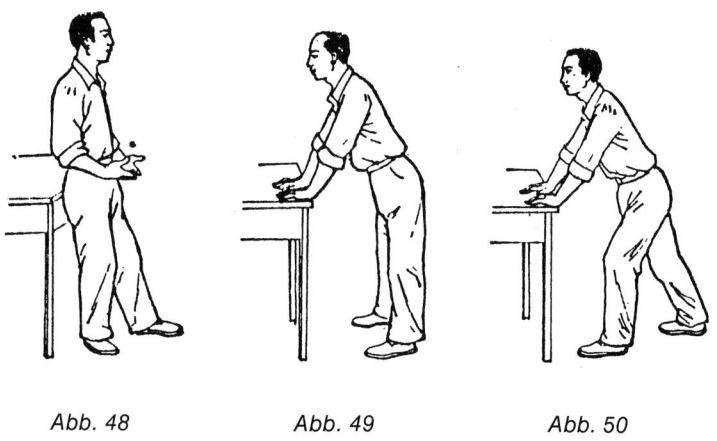

Abb. 48   Abb. 49   Abb. 50

146

dem rechten Bein. Man übt rechte und linke Position im Wechsel. Die Stellung der Hände kann wiederum variiert werden: Hände in den Hosentaschen, das „Tigermaul" liegt über der Taschenöffnung (Abb. 44); die Handrücken stützen sich auf den Hüften ab (Abb. 45); die Hände hängen an den Körperseiten herunter (Abb. 46); die Handflächen drücken nach unten (Abb. 47); die Hände vor dem Körper halten, heben und umfassen (Abb. 48).

2. Doppelt abgestützte Ausruh-Haltung

Diese Haltung kann wiederum als Doppel- und Einfachform praktiziert werden. Man nimmt die Grundhaltung ein und stützt sich mit beiden Händen auf einen Stuhlrücken bzw. auf ein Geländer, welches etwa die Höhe der Magengrube hat. Der Körper ist 15 bis 20 Grad nach vorne geneigt. Brust und Bauch sind entspannt, das Gesäß ist leicht nach hinten gestreckt. Die Augen blicken geradeaus nach unten (Abb. 49).

Bei der *Einfachform* ist der Schwerpunkt auf dem hinteren Bein. Bei der rechten Einfachform wird das rechte Bein ein bis zwei Fußlängen etwas schräg nach hinten gesetzt. Das vordere Bein ist leicht gebeugt, das hintere Bein ist ganz gestreckt, der Körper ist leicht nach vorne geneigt, Brust und Bauch sind entspannt, das Gesäß ist leicht nach hinten gestreckt, die Augen sind nach vorne unten gerichtet (Abb. 50). Man übt rechte und linke Position im Wechsel. Das Bewahren der Vorstellungskraft sowie die Atmung werden wie bei der Grundhaltung praktiziert.

3. Einfach abgestützte Ausruh-Haltung

Diese Haltung wird als Einfachform praktiziert. Als Beispiel diene die linke Einfachform: Das rechte Bein ist vor dem linken, der Abstand zwischen den Füßen beträgt ungefähr eine Fußlänge. Die rechte Hand stützt sich ab, der Arm ist gerade oder leicht gekrümmt. Der Handrücken der linken Hand liegt auf der linken Hüfte. Kopf und Körper sind leicht nach links gedreht, der Schwerpunkt liegt auf der linken Körperseite. Die Augen blicken geradeaus oder leicht nach vorne unten. Die Knie sind leicht gekrümmt und bilden einen kleinen Sitz-Bogen-Schritt mit dem Schwerpunkt auf dem linken Fuß. Die Kraftverteilung zwischen vorderem und hinterem Fuß ist 3 zu 7 oder 4 zu 6.

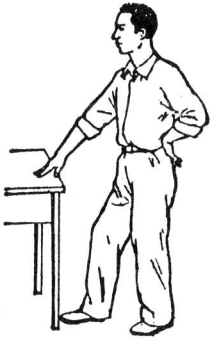

Abb. 51

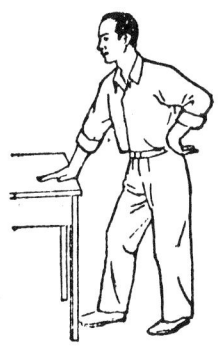

Abb. 52

Vorstellungkraft: Man denkt: „Ich will gehen, halte aber an", „ich will anhalten, gehe aber weiter" oder anders ausgedrückt ist der Gedankeninhalt „gehen und doch nicht gehen können", „anhalten und doch nicht anhalten können".

Die Kraft des Oberkörpers soll nicht zu sehr auf der rechten Schulter und auf dem linken Ellbogen lasten. Der Oberkörper kann entweder ganz aufgerichtet sein (Abb. 51) oder er kann leicht nach vorne geneigt werden (Abb. 52). Man kann das vordere Bein auch um eine Faust nach vorne setzen und dann die Fußspitzen anheben. Die Ferse bleibt am Boden und bildet die Achse, um die die Fußspitzen sich nach links und rechts sowie nach oben und unten bewegen können; diese Übung erhöht die Mobilität der unteren Extremität.

Das Bewahren der Vorstellungskraft sowie die Atmung praktiziert man wie in der Grundstellung. Man übt linke und rechte Einfachform im Wechsel.

4. Ausruh-Haltung, die Hände in die Hosentaschen gesteckt

Diese Haltung ist als Doppel- und Einfachform möglich, als Beispiel wird die Doppelform beschrieben (Abb. 53). Körperhaltung wie in der Grundhaltung, die Hände stecken in den Hosentaschen, der Daumen ist außen. Man stützt sich nirgends ab, somit ist die vom Körper zu leistende Stützkraft größer als bei den vorher beschriebenen Körperhaltungen. Bewahren der Vorstellungskraft und Atmung praktiziert man wie bei der Grundhaltung angegeben. Die Einfachform übt man gemäß der Einfachform der Grundhaltung (Abb. 54).

5. Ausruh-Haltung mit den Handrücken auf den Hüften

Diese Haltung ist als Doppel- und Einfachform möglich.

Doppelform: Körperhaltung gemäß der Grundhaltung, die Handrücken liegen fest auf den Hüften, die Finger zeigen nach unten, die Handwurzel liegt auf dem Hüftknochen auf. Die Schultern sind gelockert, die Achseln leicht geöffnet, die Ellbogen sind gebeugt und sinken nach unten (Abb. 55).

Rechte Einfachform: Die Einfachform der Grundhaltung einnehmen, der Körper ist leicht nach links gedreht, der Schwerpunkt ist auf dem rechten Fuß. Die auf den Hüf-

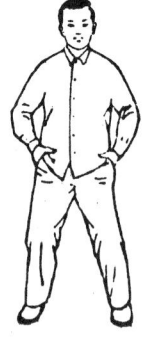
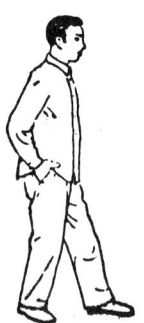
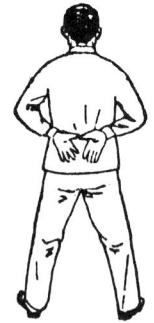

Abb. 53   Abb. 54   Abb. 55

ten liegenden Hände bewegen sich mit dem Körper, um eine in sich geschlossene Körperkraft zu bewahren (Abb. 56). Man übt rechte und linke Einfachform im Wechsel. Bewahren der Vorstellungskraft und Atmung werden entsprechend der Grundhaltung praktiziert.

HOHE POSITION

Die hohe Position gilt als Basishaltung für die „Stehen wie ein Pfahl"-Übungen und wird am häufigsten für Übungen zur Gesunderhaltung und Therapie ausgewählt. Die Körperhöhe bei dieser Position ist im Vergleich zur Ausruh-Haltung etwas niedriger (ungefähr eine Faust tiefer als die eigene Körperhöhe). Je tiefer die Position ist, desto größer sind die notwendige Stützkraft des Körpers und die Intensität der Übung. Im folgenden werden verschiedene Varianten (1 bis 7) der hohen Position beschrieben:

1. Vertikale aufrechte Haltung
Diese Haltung kann als Doppel- und Einfachform geübt werden.

Doppelform: Die Körperhaltung entspricht der Grundhaltung. Die Knie sind leicht gebeugt, dabei gehen die Knie nicht über die Zehenspitzen und das Gesäß nicht über die Fersen hinaus. Das Gesäß senkt sich etwas, so als wolle man sich setzen. Der Unterleib ist etwas zurückgenommen, eine nach innen gerichtete Kraft im Becken zieht die Hüftpartie leicht zusammen. Der Oberkörper ist aufrecht und gerade. Die Schultern sind entspannt, die Achselhöhlen leicht geöffnet, die Ellbogen gebeugt. Die Arme bilden ein Halbrund. Ellbogen und Arme sind mit leichter Kraft nach außen gespannt, die Handflächen zeigen nach innen, die Hände sind leicht am Körper angelegt (Abb. 57). Der wichtigste Effekt dieser Haltung ist die Stärkung der hebenden Kraft der Arme. Mit der Erhöhung der Spannkraft der oberen Extremität erhöht sich die Spannung in der Muskulatur des gesamten Körpers.
Außer den Grundanforderungen bezüglich Vorstellungskraft und Atmung achtet man darauf, daß man die spezielle Spannung in den Armen empfindet und die Be-

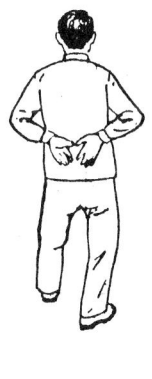
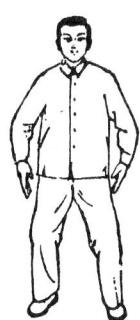
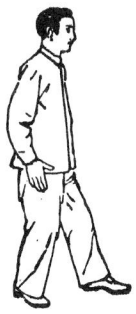

Abb. 56   Abb. 57   Abb. 58

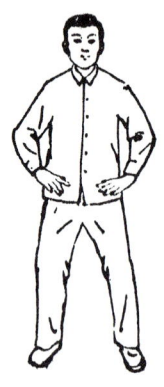
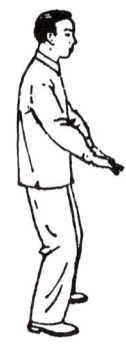
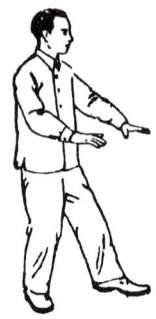

| Abb. 59 | Abb. 60 | Abb. 61 |

wegungen des Atems im Körper spürt. Beim Praktizieren dieser Haltung muß man in Intervallen entspannen* um Überanstrengung zu vermeiden.

Rechte Einfachform: Die Körperhaltung entspricht der Grundhaltung. Den rechten Fuß an die Innenseite des linken stellen, der Schwerpunkt ist auf dem linken Bein. Das rechte Bein geht einen Schritt nach hinten seitlich. Der Körper dreht sich mit dieser Bewegung leicht nach links, und der Schwerpunkt verlagert sich auf die rechte Körperseite. Die Armhaltung entspricht der der Doppelform. Die Kraft der Arme vollzieht die Veränderungen, die mit der Bewegung im ganzen Körper entstehen, nach (Abb. 58). Rechte und linke Einfachform werden im Wechsel geübt.

2. Nach unten drücken
Doppelform: Zunächst die Grundhaltung einnehmen. Die Hände langsam nach vorne oben heben bis auf Nabelhöhe. Der Abstand zwischen Daumen und Unterleib beträgt ungefähr 1,5 Fäuste. Die Handflächen zeigen nach unten und sind leicht nach außen gespannt. Die Finger sind gespreizt und leicht gekrümmt. Die Fingerspitzen liegen sich mit einem Abstand von ungefähr 3 Fäusten gegenüber. Die Unterarme sind leicht nach außen gespannt, und die Hände drücken leicht nach unten (Abb. 59, 60). Außer den üblichen Anforderungen ist es das Wichtigste, die nach unten drückende Kraft der Arme zu praktizieren.
Vorstellungskraft und Atmung: Man ist sich der Kraftvorstellung in den Armen bewußt und spürt den Wechsel der Atembewegung. Bezüglich der körperlichen und geistigen Kraftentfaltung kann man diese Übung in leichter oder schwerer Version praktizieren. Denkt man z. B. „den Ball ins Wasser drücken", so ist dies eine leichte Form der Gedankenführung. Wenn die eigene körperliche Verfassung dies zuläßt, kann man die Intensität und Wirkung der Übung erhöhen, indem man die nach unten

---

* Anmerkung: Bei dieser Entspannung sieht man äußerlich kaum eine Veränderung, es handelt sich lediglich um eine veränderte Spannung im Muskel. Dies gilt auch für die folgenden Übungen und wird dort nicht mehr extra erwähnt.

gerichtete Kraft als auch die Gedankenführung verstärkt. Um Übermüdung zu vermeiden, entspannt man in Intervallen.

Rechte Einfachform: Aus der Grundhaltung heraus setzt man das rechte Bein einen Schritt nach hinten. Mit dieser Bewegung dreht man den Körper leicht nach links und verlagert den Schwerpunkt auf die rechte Seite. Die Haltung der Arme entspricht zunächst der der Doppelform, allerdings ist der linke Arm leicht nach vorne, der rechte etwas nach hinten verlagert. Arme und Körper bewegen sich gemeinsam (Abb. 61). Man praktiziert rechte und linke Einfachform im Wechsel.

3. Heben und umfassen
Doppelform: Aus der Grundhaltung heraus die Arme sanft bis vor den Unterbauch heben, die Handflächen schräg nach innen und oben drehen. Der Abstand zwischen den Händen und dem Unterbauch beträgt ungefähr 2 Fäuste. Die Finger sind gespreizt und leicht gekrümmt. Die Fingerspitzen liegen einander im Abstand von 3 Fäusten gegenüber. Hände und Arme haben die Haltung des Hebens und Umfassens (Abb. 62, 63). Außer den üblichen Anforderungen ist es das Wichtigste, die Kraft des nach oben Hebens und die Kraft des Umfassens in Händen und Armen zu üben.
Vorstellungskraft und Atmung: In Gedanken bewahrt man die Vorstellung des Hebens und Umfassens, man empfindet den Wechsel von Einatmen und Ausatmen. Die Vorstellungskraft kann in leichterer oder schwerer Form eingesetzt werden. Eine leichtere Gedankenvorstellung wäre z. B. „einen Luftballon heben und umfassen". Die Intensität von Kraft und Gedankenvorstellung wählt man gemäß der eigenen Körperverfassung. Um Übermüdung zu vermeiden, praktiziert man körperliche Kraft und Gedankenvorstellung mit Intervallen der Entspannung.

Rechte Einfachform: Aus der Grundstellung heraus geht man mit dem rechten Bein einen Schritt nach hinten zurück. Der Körper wendet sich leicht nach links, der Schwerpunkt verlagert sich nach rechts. Die Armhaltung entspricht der der Doppelform, aber der linke Arm wird etwas nach vorne, der rechte etwas zurückgenommen. Arme und Schultergürtel bewegen sich in Einklang mit der Veränderung der Körperhaltung (Abb. 64). Rechte und linke Einfachform werden im Wechsel geübt.

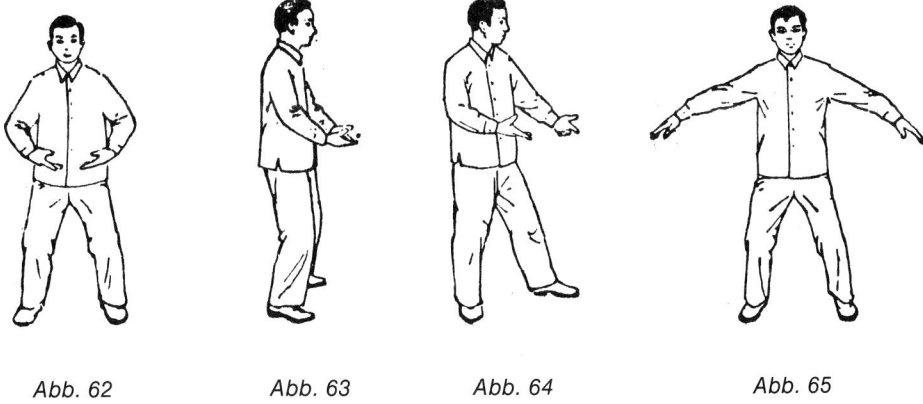

Abb. 62   Abb. 63   Abb. 64   Abb. 65

4. Zerteile das Wasser

Doppelform: Zunächst die Grundhaltung einnehmen. Die gestreckten Arme heben sich seitlich vom Körper bis die Hände in Höhe des Schambeins oder des Nabels sind (je höher die Armhaltung ist, desto größer ist die notwendige Stütz- und Spannkraft der Arme wie auch die Kraftentfaltung im Körper). Die Handflächen zeigen nach unten (Abb. 65). In einer anderen Variante dreht man die Handflächen nach vorne (Abb. 66), dabei wird insbesondere die Beugemuskulatur der Arme trainiert. *Vorstellungskraft und Atmung:* Außer den Grundanforderungen beachtet man besonders das Gefühl, das beim Heben der Arme entsteht und empfindet den Wechsel von Einatmung und Ausatmung im Körper. Um Überanstrengung zu vermeiden, übt man mit Intervallen der Entspannung.

Linke Einfachform: Grundhaltung. Das linke Bein einen Schritt nach hinten setzen, den Körper leicht nach rechts drehen, der Schwerpunkt verlagert sich auf die linke Körperhälfte. Die Armbewegung entspricht der der Doppelform, die Arme vollziehen die Bewegung des Körpers mit, so daß die Körperhaltung in sich geschlossen bleibt. Man praktiziert linke und rechte Einfachform abwechselnd.

5. Einen großen Kreis umfassen

Doppelform: Grundhaltung. Die Arme bis Brusthöhe heben, die Handflächen zeigen nach innen, die Finger sind gespreizt und leicht gekrümmt, die Fingerspitzen stehen einander mit faustbreitem Abstand gegenüber. Die Arme nehmen eine Haltung ein, als ob sie einen Ring oder einen Baumstamm umfaßten (Abb. 67, 68). Besondere Anforderung: Nach innen gerichtete Kraft des Umfassens.
Vorstellungskraft und Atmung: Man achtet auf die Empfindung, die beim Umfassen des Baumstammes entsteht, und auf den Wechsel der Atembewegung im Körper. Beim Praktizieren wird die Gedankenführung, die eine nach innen gerichtete Kraft beinhaltet, in Intervallen unterbrochen, um Übermüdung zu vermeiden. In dieser Pause kann man sich eine leicht nach außen gerichtete Spannkraft vorstellen.

Rechte Einfachform: Grundhaltung. Das rechte Bein einen Schritt nach hinten setzen, den Körper leicht nach links drehen und den Schwerpunkt nach rechts verla-

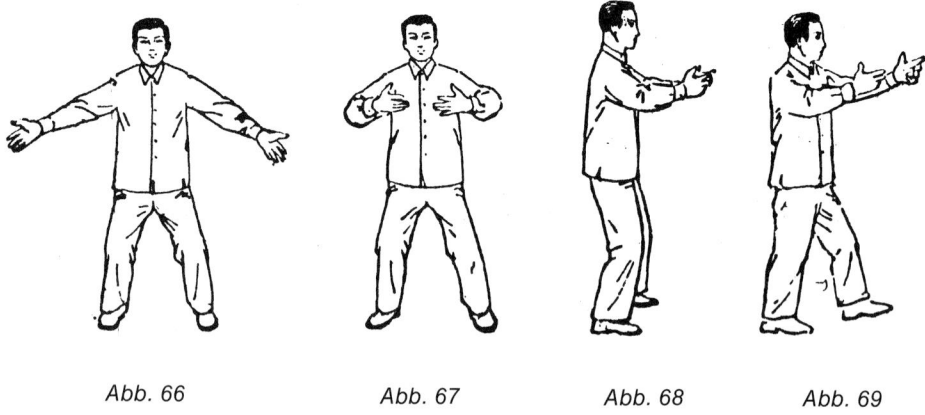

Abb. 66   Abb. 67   Abb. 68   Abb. 69

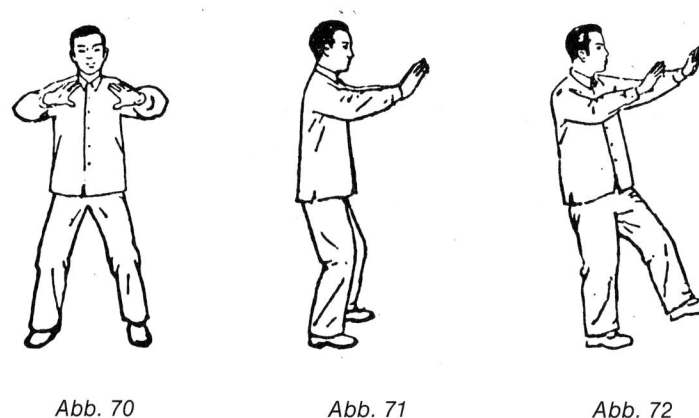

Abb. 70   Abb. 71   Abb. 72

gern. Die Armhaltung entspricht der der Doppelform, aber der linke Arm ist leicht nach vorne verschoben, der rechte Arm wird etwas zurückgenommen. Die Kraft der Arme und des Schultergürtels bewegt sich entsprechend dem ganzen Körper, so daß eine in sich geschlossene Haltung entsteht (Abb. 69). Man übt rechte und linke Einfachform im Wechsel.

6. Nach vorne schieben

Doppelform: Grundhaltung. Man hebt die Arme bis vor die Brust und wendet die Handflächen nach unten und außen. Die Finger sind gespreizt und leicht gekrümmt, die Fingerspitzen stehen sich im Abstand von 2 Faustbreiten gegenüber. Die Arme spannen sich nach außen und bilden eine Ringform. Von den Handgelenken und Handflächen geht eine nach vorne gerichtete schiebende Kraft aus (Abb. 70, 71). Besondere Anforderung: Man trainiert die nach vorne gerichtete schiebende Spannkraft.

Vorstellungskraft und Atmung: Man achtet auf das Gefühl, welches bei der nach vorne gerichteten Kraft entsteht und empfindet den Wechsel der Atembewegung. Während des Übens unterbricht man die Gedankenführung in Intervallen, um Übermüdung zu vermeiden. In den Pausen kann man eine leichte nach innen gerichtete Kraft ausüben (als ob man einen Ring umfaßt).

Rechte Einfachform: Grundhaltung. Das rechte Bein einen Schritt nach hinten setzen, der Körper dreht sich leicht nach links, der Schwerpunkt verlagert sich nach rechts. Die Armbewegung und -haltung entsprechend der Doppelform ausführen, den linken Arm jedoch etwas nach vorne schieben, und den rechten Arm etwas zurücknehmen. Die Kraft der Arme und des Schultergürtels machen die Veränderungen des ganzen Körpers mit (Abb. 72). Rechte und linke Einfachform im Wechsel üben.

7. Handgelenke hängen nach unten

Doppelform: Grundhaltung. Die Arme bis Brustwarzenhöhe heben und nach vorne strecken, die Ellbogen sind leicht gebeugt, die Handgelenke hängen nach unten und sind leicht nach innen gebogen. Die Finger zeigen nach unten und sind natürlich gespreizt. Die Handgelenke sind schulterbreit voneinander entfernt. Besondere Anforderung: Die Kraft der Streckseite von Armen und Handgelenken wird trainiert (Abb. 73, 74).

Vorstellungskraft und Atmung: Man macht sich das Gefühl bewußt, das beim Nachunten-Hängen der Hände entsteht und spürt den Wechsel von ein- und ausatmen. Die Gedankenführung wird in Intervallen unterbrochen, um Übermüdung zu vermeiden. In den Pausen kann man eine nach außen spannende Bewegung in den Handgelenken machen, die jedoch äußerlich nicht sichtbar ist.

Rechte Einfachform: Grundhaltung. Das rechte Bein einen Schritt nach hinten setzen, der Körper dreht sich leicht nach links, der Körperschwerpunkt verlagert sich nach rechts. Die Armhaltung ist so wie in der Doppelform. Mit der Bewegung des Körpers folgen die Arme in natürlicher Weise nach links mit. Die linke Hand wird leicht nach vorne bewegt, die rechte etwas zurückgenommen (Abb. 75). Rechte und linke Einfachform im Wechsel üben.

MITTLERE POSITION

Die Höhe der mittleren Position ist im Vergleich zur hohen Position nochmals um eine Faust verringert und damit zwei Fäuste niedriger als die eigene Körpergröße. Die Übungsstärke ist demgemäß größer. Die Doppelformen der mittleren Position entsprechen genau denen der hohen Position. Die Einfachformen haben dagegen abweichende Übungsanforderungen.

1. Nach unten drücken, nach vorne schieben
Rechte Einfachform: Man nimmt die Grundhaltung der Einfachform ein. Das linke Bein ist nach vorne gesetzt, der Abstand zwischen den Füßen beträgt eine Schrittlänge. Der Körper ist etwas nach links gedreht, der Schwerpunkt ruht auf dem rechten Bein, Gesäß und rechte Ferse bilden eine vertikale Linie. Die Arme vor der Brust nach oben heben (Höhe: zwischen Mamillen- und Schulterhöhe). Die Handflächen zeigen nach unten, die Finger sind gespreizt und leicht gekrümmt. Die Handflächen

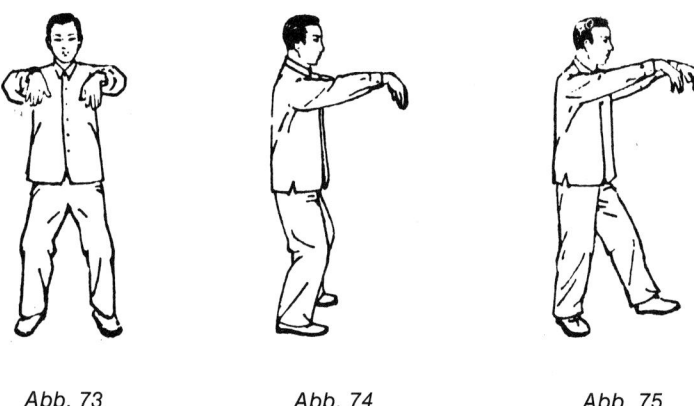

Abb. 73   Abb. 74   Abb. 75

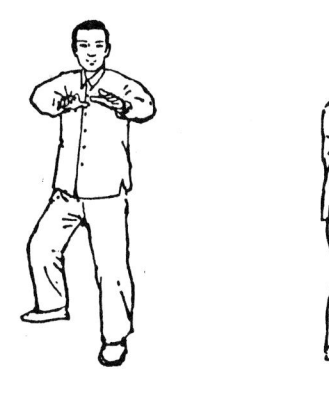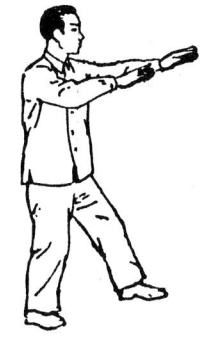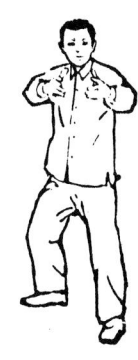

Abb. 76 Abb. 77 Abb. 78

entwickeln eine aufspannende Dreieckskraft, die leicht gekrümmten Finger üben eine Tigerkrallenkraft aus, die Hände sind in einer nach unten drückenden und nach
vorne schiebenden Haltung. Die linke Hand ist vor der linken Brust, die rechte Hand
vor der rechten Brust. Gemäß der Fußhaltung ist die linke Hand etwas weiter vorne.
Der Abstand zwischen den Händen beträgt zwei Fäuste. Die Arme sind leicht nach
außen gespannt, und die Kraft der Ellbogenpartie ist leicht nach innen gerichtet. Der
Oberkörper ist hoch aufgerichtet und leicht nach vorne gelehnt, die rechte Hüfte ist
leicht nach hinten verschoben. Arme und Hände üben einander entgegengesetzte
und deshalb einander ergänzende Kräfte aus.
Vorstellungskraft und Atmung: Man achtet auf die Empfindung, die beim nach unten
drücken und nach vorne schieben entsteht und fühlt den Wechsel des Ein- und Ausatmens. Um Übermüdung zu vermeiden, unterbricht man von Zeit zu Zeit die Gedankenführung und die nach unten drückende und nach vorne schiebende Kraft.
Die Kraftentfaltung kann je nach Konstitution schwächer oder stärker sein (Abb. 76,
77).

2. Heben, umfassen, nach vorne schieben
Rechte Einfachform: Man nimmt die Grundhaltung der Einfachform ein, dabei stellt
man das linke Bein nach vorne. Der Abstand zwischen den Füßen beträgt eine
Schrittlänge, die Füße bilden einen Winkel von 85 Grad. Der Körper ist leicht nach
links gedreht, der Schwerpunkt ruht auf dem rechten Bein. Rechtes Gesäß und
rechte Ferse bilden eine senkrechte Linie. Die Arme heben sich vor der Brust (Höhe:
zwischen Mamillen und Schulter). Die Handflächen stehen einander gegenüber und
üben eine aufspannende Dreieckskraft aus. Die Finger sind leicht gespreizt und gekrümmt und üben eine Tigerkrallenkraft aus. Der Abstand zwischen den Händen
beträgt zwei Fäuste. Die Arme sind leicht gekrümmt, und die Hände haben eine
nach oben hebende und umfassende Kraft. Der Oberkörper ist aufgerichtet und
leicht nach vorne gebeugt, die rechte Hüfte ist leicht nach hinten verschoben. Arme
und Hände üben eine entgegengesetzte und doch sich ergänzende hebende, umfassende und nach vorne schiebende Kraft aus.
Vorstellungskraft und Atmung: Außer den allgemeinen Anforderungen achte man

auf das Gefühl, das bei der hebenden, umfassenden, nach vorne gerichteten Kraft entsteht. Beim Üben soll man in Intervallen entspannen, um Übermüdung zu vermeiden; dabei vermindert man die Kraft des Hebens, Umfassens und nach vorne Schiebens, um sie nach einer Pause wieder zu entfalten. Die Stärke der Kraft wählt man entsprechend der körperlichen Konstitution des Übenden. Rechte und linke Position werden im Wechsel geübt (Abb. 78, 79).

3. Heben, tragen, nach vorne schieben
Rechte Einfachform: Man nimmt die Grundhaltung der Einfachform ein, dabei stellt man den linken Fuß einen Schritt nach vorne. Die Füße bilden einen Winkel von 85 Grad. Der Körper ist leicht nach links gedreht, der Schwerpunkt ruht auf dem rechten Bein, rechtes Gesäß und rechte Ferse bilden eine senkrechte Linie. Die Arme heben sich vor der Brust (Höhe: zwischen Mamillen und Schultern). Die Handflächen liegen einander gegenüber und sind schräg nach innen oben gedreht, sie nehmen eine Haltung ein, als ob sie etwas nach oben heben und tragen. Die Hände spannen sich mit einer Dreieckskraft auf, die Finger sind dabei gespreizt und leicht gekrümmt und üben eine Tigerkrallenkraft aus. Der Abstand zwischen den Händen beträgt zwei Fäuste. Die Arme sind leicht gebeugt und üben eine nach innen umfassende Kraft aus, während die Hände eine hebende, tragende Kraft ausüben. Der Oberkörper ist aufrecht und leicht nach vorne gebeugt. Die rechte Hüfte ist leicht nach hinten verschoben. Arme und Hände üben entgegengesetzte und sich ergänzende Kräfte des Hebens, Tragens und Nach-vorne-Schiebens aus.
Vorstellungskraft und Atmung: Man achte auf das Gefühl, das beim Heben, Tragen und nach vorne Schieben entsteht. Man nimmt den Wechsel des Ein- und Ausatmens wahr. Die Übung wird mit Intervallen der gedanklichen und körperlichen Entspannung ausgeführt. Die Kraftentfaltung und die Intensität der Vorstellungskraft können je nach Konstitution des Übenden schwächer oder stärker gewählt werden. Rechte und linke Einfachform im Wechsel üben (Abb. 80, 81).

4. Zur Seite spannen, nach vorne gehen
Rechte Einfachform: Man nimmt die Grundhaltung der Einfachform ein. Das linke

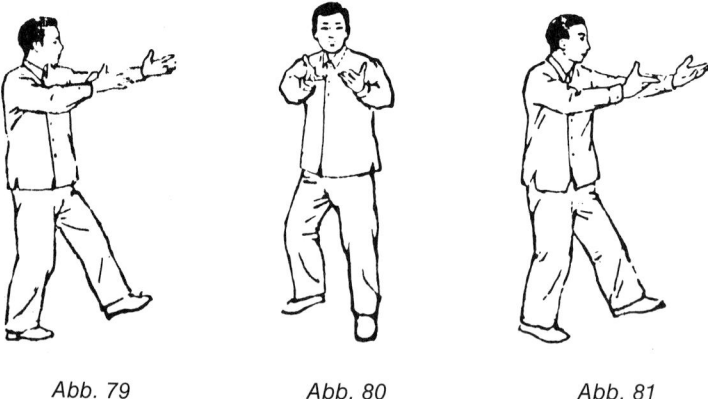

Abb. 79   Abb. 80   Abb. 81

156

Bein ist eine Schrittlänge nach vorne gesetzt. Die Füße bilden einen Winkel von 85 Grad. Der Körper ist leicht nach links gedreht, rechtes Gesäß und rechte Ferse bilden eine senkrechte Linie. Die Arme bis auf Brusthöhe nach oben heben. Die Ellbogen sind leicht gekrümmt, die Handflächen sind einander zugewendet und zeigen schräg nach innen, oben. Die Handflächen haben eine Dreieckskraft, die Finger sind gespreizt und leicht gekrümmt und üben eine Tigerkrallenkraft aus. Der Abstand zwischen den Händen beträgt ungefähr zwei Fäuste. Wenn die Hände sich nach oben heben, üben die Hände und Handgelenke eine nach außen spannende und drehende, schraubende Kraft aus, mit der die Handflächen sich schräg nach innen und unten wenden. Der Oberkörper ist aufgerichtet und leicht nach vorne gebeugt, die rechte Hüfte ist leicht nach hinten versetzt. In den Händen und den Hüften sind gegensätzliche und sich ergänzende Kräfte (seitlich nach außen spannend — nach vorne gehend) wirksam.

Vorstellungskraft und Atmung: Man achte auf die Empfindung, die durch die nach außen spannende und nach vorne gehende Kraftvorstellung entsteht und nehme den Wechsel der Atembewegungen wahr. Um Übermüdung zu vermeiden, legt man Ruhepausen ein, in denen man Vorstellungskraft und Körperspannung lockert. Die Intensität der gedanklichen Übung paßt man der jeweiligen Konstitution des Übenden an. Rechte und linke Form werden im Wechsel praktiziert (Abb. 82, 83).

5. Nach vorne strecken, nach hinten umfassen
Rechte Einfachform: Man nimmt die Grundhaltung der Einfachform ein. Das linke Bein ist im Abstand von einer Schrittlänge nach vorne versetzt, der Winkel zwischen den Füßen beträgt 85 Grad. Der Körper ist leicht nach links gedreht, der Schwerpunkt liegt auf der rechten Seite, rechtes Gesäß und rechte Ferse bilden eine senkrechte Linie. Die Arme heben sich bis Brusthöhe. Die linke Hand ist vorne, Ellbogen und Arm sind leicht gekrümmt, Hand und Handgelenk sind nach vorne außen gedreht, die Handfläche zeigt nach vorne unten, die Finger sind gespreizt, die Hand spannt sich mit auseinanderziehender Dreieckskraft auseinander, die gekrümmten Finger üben Tigerkrallenkraft aus, Handfläche und Handgelenk spannen und strecken sich nach vorne. Die rechte Hand ist hinter der linken, ungefähr zwei Fäuste vor der rechten Brust, die Fingerhaltung entspricht der der linken Hand, aber die Handfläche ist in einer Haltung des Umfassens nach innen oben gedreht. Somit üben linke und rechte Hand einander entgegengesetzte, miteinander wetteifernde „Kampfkraft" aus. Der Oberkörper ist aufgerichtet und leicht nach vorne gebeugt. Die rechte Hüfte ist etwas nach hinten versetzt. Rechte Hüfte und Arme und Hände üben gegensätzliche und einander ergänzende Kampfkraft aus.

Vorstellungskraft und Atmung: Man achtet auf das Gefühl, das durch die Kampfkraft entsteht, die die Hände durch das Nach-vorne-Strecken und das Nach-hinten-Umfassen erzeugen. Die Atmung wird wie bei der Grundhaltung beschrieben durchgeführt. Bei dieser Übung werden die Gedankenbewegungen des Nach-vorne-Streckens und des Nach-hinten-Umfassens abwechselnd praktiziert. Während des Übens legt man von Zeit zu Zeit Pausen ein, in denen man Gedanken und Körper entspannt. Je nach Körperverfassung kann man die Übung mit geringerer oder stärkerer Intensität ausführen. Rechte und linke Form werden im Wechsel geübt (Abb. 84, 85).

6. Stützen, drehen, ziehen

Rechte Einfachform: Man nimmt die Grundhaltung der Einfachform ein. Das linke Bein ist einen Schritt nach vorne gestellt, die Füße bilden einen Winkel von 85 Grad. Der Körper ist leicht nach links gedreht, der Schwerpunkt ruht auf dem rechten Bein, rechtes Gesäß und rechte Ferse bilden eine senkrechte Linie. Die Arme vor dem Körper auf Brusthöhe heben. Die linke Hand ist vorne, Ellbogen und Arm sind leicht gekrümmt, die Handfläche zeigt nach innen und übt eine ziehende Dreieckskraft aus, die Finger sind gespreizt und üben Tigerkrallenkraft aus, Unterarm, Handgelenk und Hand haben eine nach außen stützende Kraft. Die rechte Hand ist hinter der linken Hand, ihr Abstand von der rechten Brust beträgt ungefähr zwei Fäuste, die Fingerhaltung entspricht der der linken Hand; Unterarm, Handgelenk und Hand haben eine nach außen stützende Kraft. Nun drehen sich linke und rechte Hand gleichzeitig nach außen. Dabei üben sie einerseits eine nach außen stützende Kraft und andererseits eine nach innen ziehende Kraft aus. Die Arme strecken sich mit dieser Bewegung, die Handflächen sind nun nach innen und unten gewendet. Arme, Handgelenke und Handflächen üben eine stützende, drehende und ziehende Kraft aus. Der Oberkörper ist aufgerichtet und leicht nach vorne gebeugt. Die rechte Hüfte ist etwas nach hinten versetzt. Rechte Hüfte und Arme entwickeln einander entgegengesetzte und sich ergänzende Kräfte.

Vorstellungskraft und Atmung: Das wichtigste ist es, die nach vorne gehende stützende, drehende und ziehende Kraft wahrzunehmen. Atmung wie bei der Grundhaltung. Man übt mit Intervallen der Entspannung, in denen Vorstellungskraft und körperliche Kraftentfaltung gelockert werden. Das Ausmaß der aufgewendeten Körper- und Vorstellungskraft soll der körperlichen Verfassung angemessen sein. Man übt rechte und linke Einfachform im Wechsel (Abb. 86, 87).

7. Tragen, drücken, ziehen

Rechte Einfachform: Man nimmt die Grundhaltung der Einfachform ein. Dabei ist das linke Bein einen Schritt vor das rechte gestellt, die Füße bilden einen Winkel von 85 Grad. Der Körper ist leicht nach links gedreht, der Schwerpunkt ruht auf dem rechten Bein, rechtes Gesäß und rechte Ferse bilden eine senkrechte Linie. Die Ar-

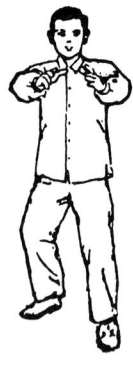 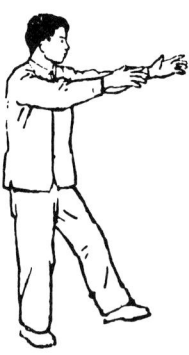 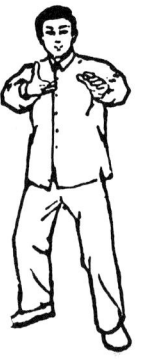 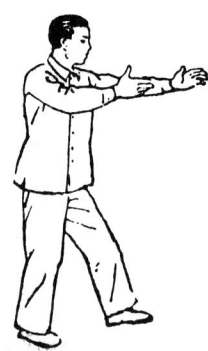

| Abb. 82 | Abb. 83 | Abb. 84 | Abb. 85 |

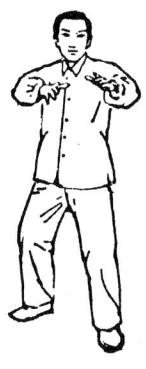 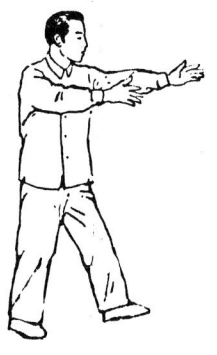

Abb. 86   *Abb. 87*

me vor dem Körper heben. Der linke Arm ist etwas gebeugt und hebt sich bis Schulterhöhe, die Handfläche ist schräg nach innen und oben gewendet, die Handfläche übt eine ziehende Dreiecks-Kampfkraft aus, die Finger sind mit Tigerkrallenkraft gespreizt, Handgelenke und Hand haben eine nach oben tragende und nach vorne gehende Kraft. Die rechte Hand hebt sich vor die rechte Brustkorbseite bis ungefähr eine Faust unterhalb und vor die rechte Brust, die Handfläche zeigt nach unten, die Fingerhaltung entspricht der der linken Hand, Handgelenk und Hand üben eine nach unten drückende und nach hinten schiebende Kraft aus. Beide Hände bewegen sich gleichzeitig. Die rechte Hand kann drei verschiedene Positionen einnehmen. Hohe Position: Die Hand ist eine Faust vor und unterhalb der Brust (Abb. 88). Mittlere Position: Die Hand ist 1,5 Fäuste vor der rechten Hüfte, an der Außenseite bilden Oberarm und Unterarm einen Winkel von 45 Grad (Abb. 89). Tiefe Position: Die rechte Hand ist eine Faust seitlich des rechten Hüftgelenks, Handfläche und Unterarm bilden einen 45-Grad-Winkel (Abb. 90). In allen Positionen übt die rechte Hand eine nach unten drückende Kraft aus. Der Oberkörper ist aufgerichtet und leicht nach vorne gebeugt, die rechte Hüfte ist etwas nach hinten versetzt. Die Kraft der rechten Hüfte und des rechten Armes einerseits und die Kraft der linken Hand

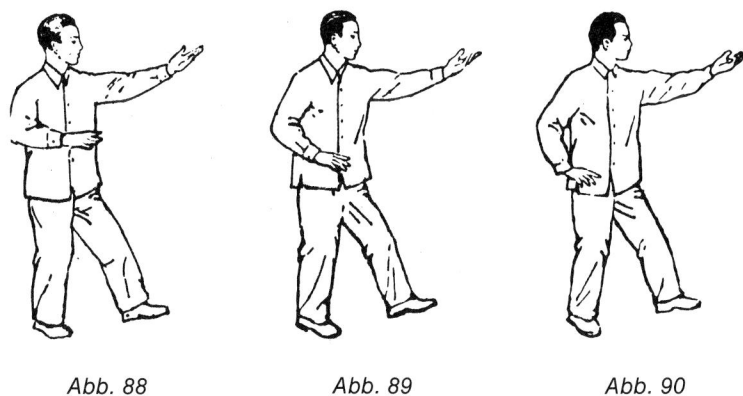

Abb. 88   *Abb. 89*   *Abb. 90*

andererseits sind einander entgegengesetzt und ergänzen sich gleichzeitig zu einem ausgewogenen Ganzen.

Vorstellungskraft und Atmung: Man achte auf das Gefühl, das man durch die nach vorne gehende, tragende und die nach unten drückende, ziehende Kraft empfindet. Die Atmung erfolgt wie bei der Grundhaltung beschrieben. Um Überanstrengung zu vermeiden, übt man mit Intervallen der gedanklichen und körperlichen Entspannung. Die Stärke der körperlichen und gedanklichen Kraft wählt man entsprechend der Verfassung des Übenden. Rechte und linke Einfachform werden im Wechsel praktiziert.

TIEFE POSITION

Die tiefe Position ist ungefähr eine Faust niedriger als die mittlere Position und damit drei Fäuste niedriger als die eigene Körperhöhe. Sie erfordert demgemäß eine größere Stützkraft des Körpers. Diese Position ist in erster Linie für kräftige, gesunde Personen geeignet. Die Übungsdauer sollte nicht zu lange sein. Die tiefe Position kann man in zwei Varianten praktizieren.

1. Auf dem Pferd reiten

Andere Bezeichnungen für diese Haltung sind: Hockstellung; Hockstellung, auf dem Pferd reitend; Pfahlhaltung, auf dem Pferd reitend; Pfahlhaltung, Schritt des Pferdes.

Es handelt sich bei allen Übungen um Doppelformen.

Man nimmt folgende Grundhaltung ein: Natürlicher Stand. Linken Fuß nach links stellen. Der Abstand zwischen den Füßen beträgt 7 Fäuste, die Füße sind parallel. Nun den Körper senken, als ob man sich nach unten setzt. Der Beugungswinkel der Knie liegt möglichst zwischen 110 und 130 Grad und soll 90 Grad nicht unterschreiten. Der Oberkörper ist aufgerichtet oder etwas nach vorne gebeugt. Der Brustkorb ist leicht nach innen gebogen, der Bauch ist etwas eingezogen. Die Achselhöhlen sind geöffnet, die Schultern sind gelockert. Die Zähne sind leicht geschlossen. Der Kopf ist aufrecht und gerade, der Blick horizontal.

Körperhaltung und geistige Vorstellung: „auf dem Rücken eines galoppierenden Pferdes sitzen". Auf keinen Fall soll die Haltung schlaff und träge sein. Die Knie sind nach innen gerichtet, so als ob man auf einem Pferd sitzt und mit den Knien die Seiten des Pferdes umfaßt. Die Füße haben eine Haltung und Kraftentfaltung, als ob sie in den Steigbügeln stehen. Das Gesäß tendiert nach unten, als ob man auf dem Rücken eines Pferdes sitzt. Wenn man sich beim Üben wirklich vorstellt, auf dem Rücken eines Pferdes zu reiten, dann kann man die richtige Körperhaltung leicht und auf natürliche Weise einnehmen. Oberer und unterer Teil des Körpers sollen bei dieser Übung völlig eins sein. Die Haltung des Auf-dem-Pferde-Reitens erfordert eine erhebliche Stützkraft des Körpers, und deshalb stärkt das Praktizieren dieser Übung die Konstitution. Die Haltung der Arme und die Kraftvorstellungen in Armen und Händen praktiziert man wie in der hohen Position (Doppelform):

1. Auf dem Pferd reiten, vertikale aufrechte Haltung (Abb. 91, 92).
2. Auf dem Pferd reiten, nach unten drücken (Abb. 93, 94).
3. Auf dem Pferd reiten, heben und umfassen (Abb. 95, 96).
4. Auf dem Pferd reiten, das Wasser zerteilen (Abb. 97).
5. Auf dem Pferd reiten, einen großen Kreis umfassen (Abb. 98, 99).
6. Auf dem Pferd reiten, nach vorne schieben (Abb. 100, 101).
7. Auf dem Pferd reiten, Handgelenke nach unten hängen lassen (Abb. 102, 103).

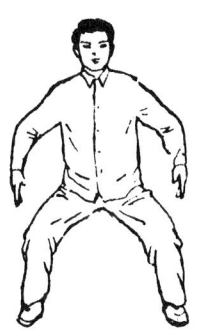 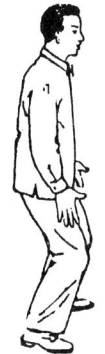

Abb. 91   Abb. 92

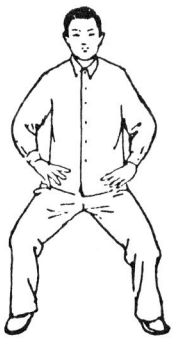 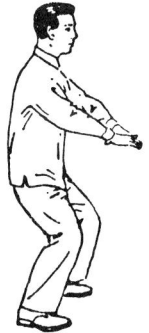

Abb. 93   Abb. 94

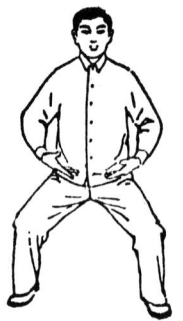
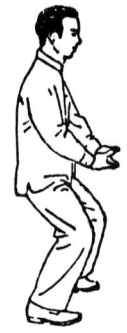

Abb. 95   *Abb. 96*

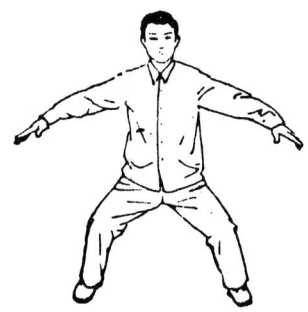
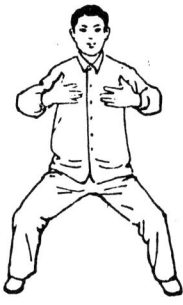
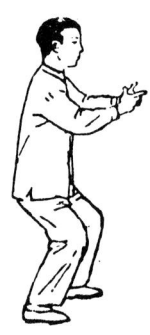

Abb. 97   *Abb. 98*   *Abb. 99*

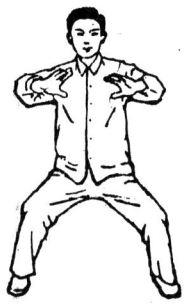
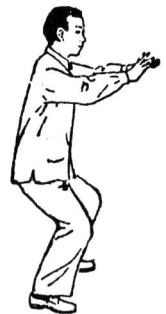

Abb. 100   *Abb. 101*

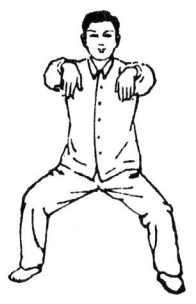
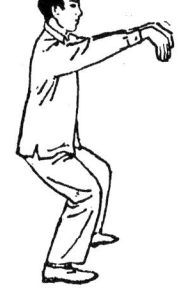

Abb. 102   Abb. 103

2. Sich auf den Tiger stützen

Die Körperhaltung ist wiederum drei Fäuste niedriger als die eigene Körpergröße. Alle Übungen in dieser Haltung sind Einfachformen. Die Stützkraft des Körpers entspricht der der vorigen Übung. Die Übungsdauer soll nicht zu lange gewählt werden.

1.   Sich auf den Tiger stützen, nach unten drücken.

Linke Einfachform: Man steht ruhig und still, die Fersen sind dicht beieinander, der Winkel zwischen den Füßen beträgt etwa 85 Grad. Das rechte Bein macht einen Schritt nach rechts vorne. Die Schrittlänge entspricht drei Fußlängen. Die Füße bilden einen Winkel von 85 Grad. Das linke Knie ist gebeugt und nach innen gerichtet, das linke Gesäß und die linke Ferse bilden eine senkrechte Linie. Das linke Knie ist ungefähr eine Faust vor den linken Zehen. Das rechte Knie ist gebeugt. Zunächst werden beide Beine gleich stark belastet. Dann verlagert sich der Schwerpunkt mehr auf das linke Bein. Das Verhältnis der Gewichtsverteilung und Kraftentfaltung zwischen vorderem und hinterem Bein ist 3 zu 7, 2 zu 8 oder 1 zu 9. Der Körper dreht sich leicht nach rechts, die linke Hüfte ist etwas zurückgenommen, der Oberkörper ist leicht nach vorne gebeugt, der Brustkorb ist leicht nach innen gebogen, der Bauch ist etwas eingezogen. Die Achselhöhlen sind etwas geöffnet, die Schultern sind locker. Die Zähne sind leicht geschlossen, die Augen blicken geradeaus nach vorne. Die linke Hand hebt sich zur Außenseite der linken Hüfte, der Abstand zur Hüfte beträgt 1,5 Fäuste. Der linke Arm ist gebeugt und nach außen gespannt, die Handfläche zeigt nach unten und übt eine schiebende Dreieckskraft nach unten aus, die Finger sind gespreizt und drücken mit Tigerkrallenkraft nach unten. Die rechte Hand bewegt sich 2,5 Fäuste vor die rechte Hüfte und drückt nach vorne außen. Das Lot von der rechten Handfläche zum Boden verläuft ungefähr eine Faust seitlich des rechten Knies. Der rechte Mittelfinger hat die gleiche Richtung wie der rechte Fuß. Die Finger sind gespreizt und machen eine nach unten drückende und nach hinten spannende Geste, die Tigerkrallenkraft ist nach hinten außen gerichtet. In Gedanken stützt man sich mit den Händen auf einen wilden Tiger, und in der Körperhaltung wird diese geistige Vorstellung ausgedrückt (Abb. 104, 105). Man ist konzentriert und vertieft sich vollständig in die Übung. Um Überanstrengung zu ver-

163

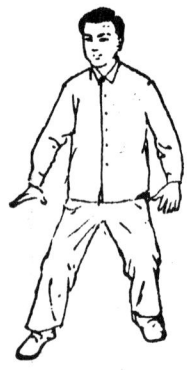
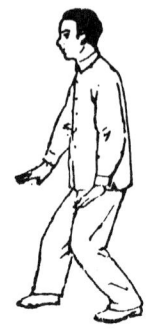

Abb. 104   Abb. 105

meiden, kann man kurze Entspannungspausen einlegen. Diese Haltung erfordert eine relativ große Stützkraft, und man sollte seine Kräfte dabei nicht überschätzen. Dies gilt auch für die folgenden Übungen.

Die 2. bis 7. Übung wird jeweils in der Körper- und Kopfhaltung ausgeführt, die für die 1. Übung beschrieben wurde. Es unterscheiden sich aber die Haltungen von Armen und Händen, die Art der Kraftentfaltung und der Inhalt der Vorstellungskraft, sie werden gemäß den Übungen der hohen Position praktiziert. Bei den Übungen 8. bis 14. hat die untere Körperpartie die Haltung der ersten Tigerübung, während Kopf, Oberkörper und Arme den Übungen der mittleren Position entsprechen.

2. Sich auf den Tiger stützen, aufrechte Haltung (Abb. 106, 107).
3. Sich auf den Tiger stützen, heben und umfassen (Abb. 108, 109).
4. Sich auf den Tiger stützen, das Wasser zerteilen (Abb. 110, 111).
5. Sich auf den Tiger stützen, einen großen Kreis umfassen (Abb. 112, 113).
6. Sich auf den Tiger stützen, nach vorne schieben (Abb. 114, 115).
7. Sich auf den Tiger stützen, Handgelenke nach unten hängen lassen (Abb. 116, 117).
8. Sich auf den Tiger stützen, nach unten drücken, nach vorne schieben (Abb. 118, 119).

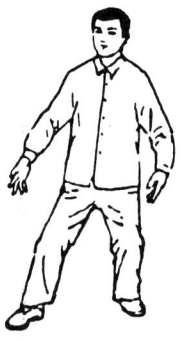
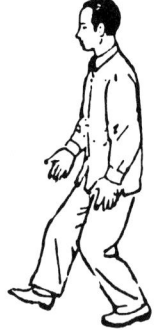

Abb. 106   Abb. 107

164

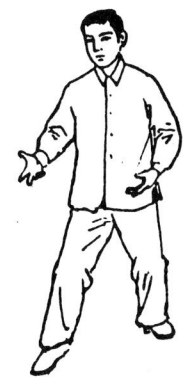

Abb. 108

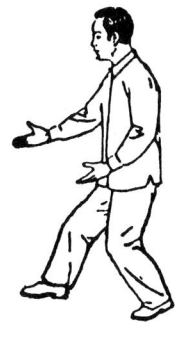

Abb. 109

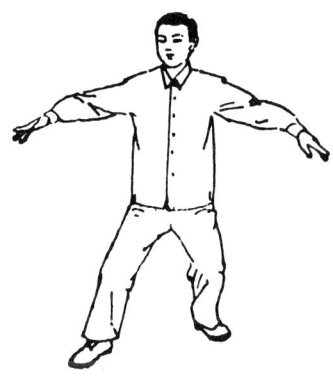

Abb. 110

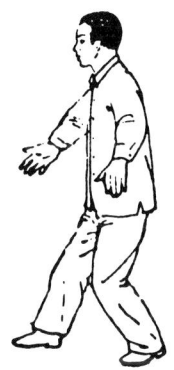

Abb. 111

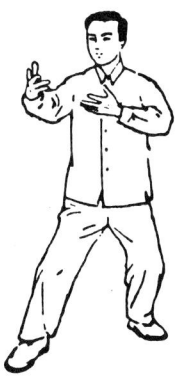

Abb. 112

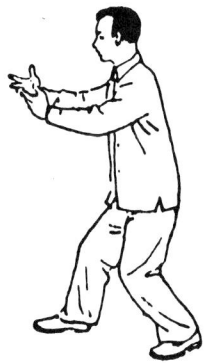

Abb. 113

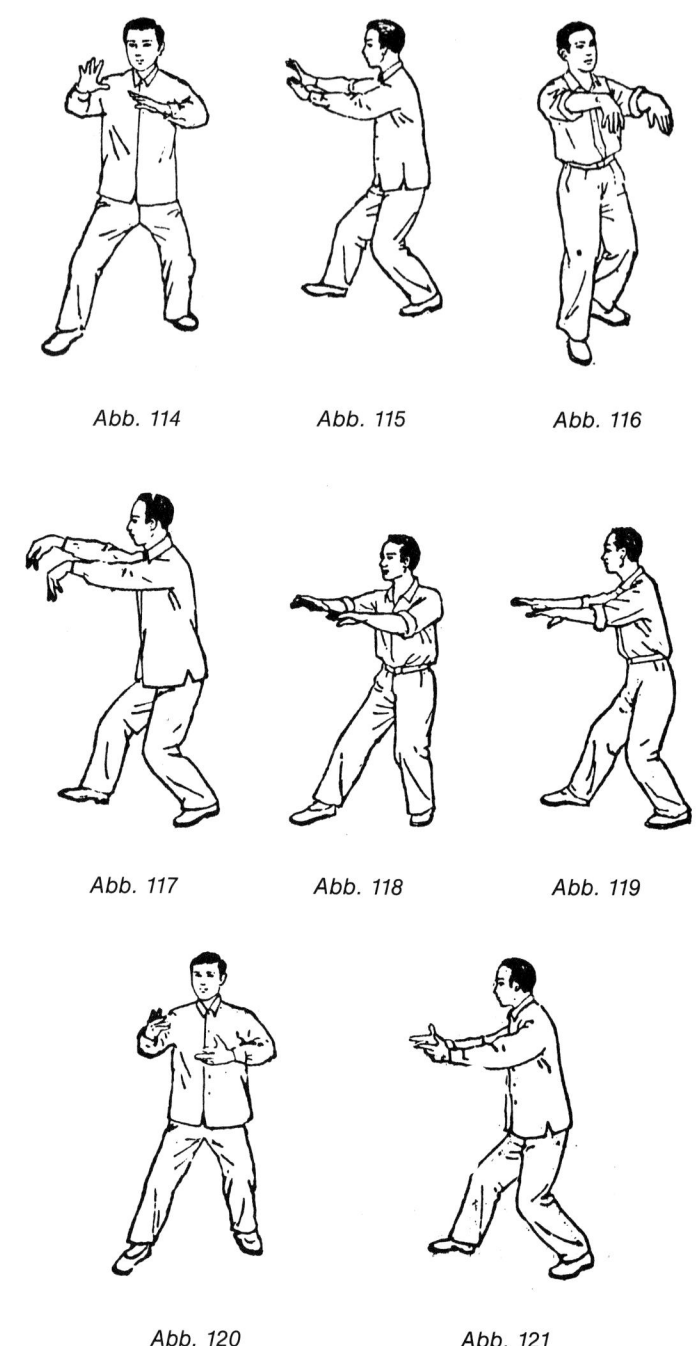

Abb. 114   Abb. 115   Abb. 116

Abb. 117   Abb. 118   Abb. 119

Abb. 120   Abb. 121

9. Sich auf den Tiger stützen, heben, umfassen, nach vorne schieben
   (Abb. 120, 121).

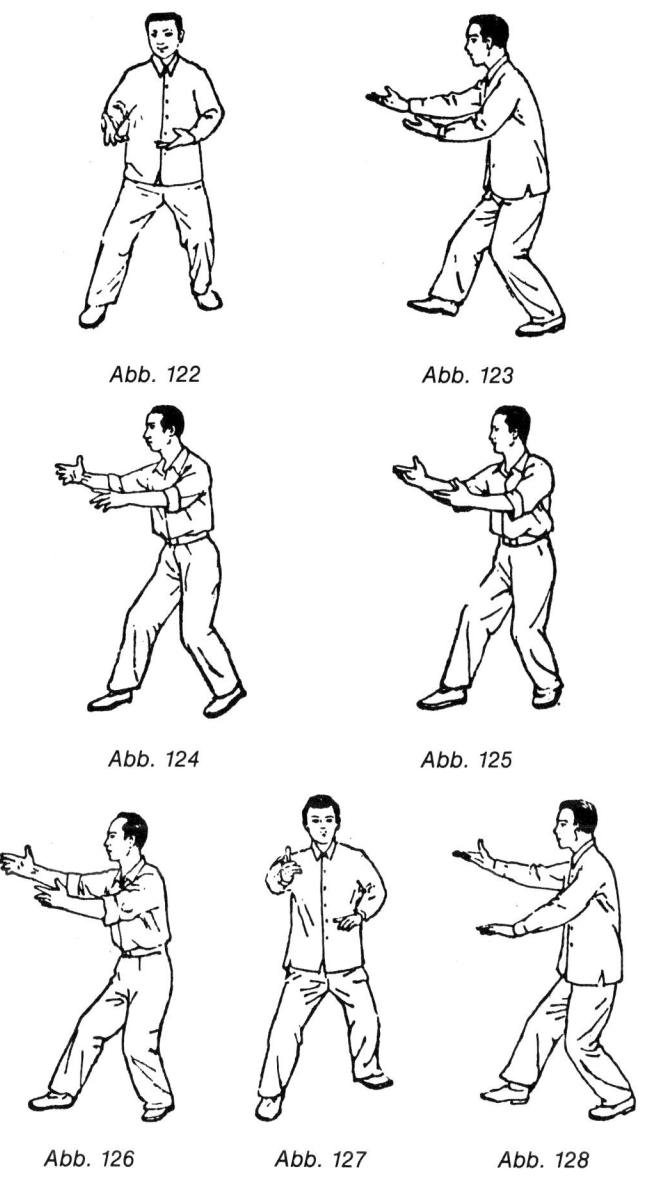

Abb. 122   Abb. 123

Abb. 124   Abb. 125

Abb. 126   Abb. 127   Abb. 128

10. Sich auf den Tiger stützen, heben, tragen, nach vorne schieben
    (Abb. 122, 123).
11. Sich auf den Tiger stützen, zur Seite spannen, nach vorne gehen (Abb. 124).
12. Sich auf den Tiger stützen, nach vorne strecken, nach hinten umfassen
    (Abb. 125).
13. Sich auf den Tiger stützen, drehen, ziehen (Abb. 126).
14. Sich auf den Tiger stützen, tragen, drücken, ziehen (Abb. 127, 128).

V. KAPITEL

Methodik der Übungen-in-Bewegung

Alle Übungsmethoden, bei denen man die Gließmaßen bewegt, nennt man Übungen-in-Bewegung, so z. B. „Gesunderhaltende Übungen" (*baojiangong*) die „8 Brokat-Übungen" (*baduanjin*), „Übungen zur Umwandlung der Muskeln" (*yijinjing*), Taiji-Faustkampf (*taijiquan*), „das Spiel der 5 Tiere" *(wuqinxi),* „Emei-Pfahl-Übung" (*emeizhuanggong*) usw. Übungen-in-Bewegung stellen eine sehr wichtige Kategorie von Qigong-Übungen dar. Schon in alter Zeit sagten die Qigong-Meister: „Zur Kräftigung des Körpers gibt es nichts Besseres als sich viel zu bewegen. Bewegt man den Körper, so stärkt man ihn". Der berühmte Arzt des Altertums, *Hua Tuo,* sagte: „Wenn man sich bewegt, kann das mit der Nahrung aufgenommene Qi verbraucht werden, zirkulieren die pulsierenden Säfte ungehindert, und Krankheit kann nicht entstehen. Es ist dabei wie mit der Türangel, die niemals rostet*. *Hua Tuo* entwickelte das berühmte „Spiel der 5 Tiere" als Bewegungsübung zur Therapie von Krankheiten und zur Stärkung des Körpers.

Die Übungen-in-Bewegung sind äußerst zahlreich und ihr Inhalt ist im Vergleich zu den Übungen-in-Ruhe noch vielfältiger. Sie haben eine unterschiedliche Übungsintensität, wobei die Übungen mit relativ geringer Intensität schwerpunktmäßig zur Therapie von Krankheiten und bei älteren und schwächeren Personen als gesunderhaltendes Training eingesetzt werden. Die Übungen mit mittlerer und hoher Übungsintensität werden bei relativ kräftigen Menschen eingesetzt und dienen schwerpunktmäßig als stärkende Übungen.

Die Übungen-in-Bewegung des Qigong unterscheiden sich von sonstigen sportlichen Übungen. Sie zeichnen sich durch spezielle Körperhaltungen und Atmung und durch das Lenken und Bewahren der Vorstellungskraft aus. Weiterhin werden sie in einem relativen Ruhezustand des Gehirns ausgeführt; sie trainieren gleichmäßig Bewegung und Ruhe, verbinden Innen und Außen, wenden Entspannung und Spannung im Wechsel an und setzen Härte und Weichheit in einander fördernder Weise ein. So dienen sie der Heilung, Gesunderhaltung und Kräftigung und stellen eine Übungsmethode dar, bei der „außen Bewegung — innen Ruhe" praktiziert wird, bei der man „in der Bewegung Ruhe sucht" und so den doppelten Nutzen von Bewegung und Ruhe erfährt.

---

* Übersetzung nach *Porkert.* „Hua Tuo", Sonderdruck aus Bd. II der Enzyklopädie: Die Großen der Weltgeschichte, Zürich, 1972.

1. Körperhaltung, Atmung und Bewahren der Vorstellungskraft bei Übungen-in-Bewegung

Übungen-in-Bewegung werden in Standhaltung, als Übung im Gehen, in Sitzhaltung oder in liegender Position ausgeführt. Die Körperhaltungen unterscheiden sich je nach Übungsmethode: Es gibt komplizierte und einfache Haltungen, Positionen mit großem und geringem Kraftaufwand. Der Übende kann sich je nach Übungsziel und körperlicher Verfassung eine für ihn geeignete Methode auswählen. Bei allen Übungshaltungen sind die allgemeinen Anforderungen für Übungen-in-Bewegung zu beachten.

Die Atemmethode bei Übungen-in-Bewegung ist im allgemeinen die natürliche Atmung, die allerdings mit der Zeit auf natürliche Weise in die tiefe Bauchatmung übergehen kann. Man kann durch die Nase ein- und ausatmen oder durch Nase und Mund ein- und ausatmen. Bei den meisten Übungsmethoden kann man die Atmung mit der Körperbewegung koordinieren. Genaue Anweisungen hierzu werden in den einzelnen Übungsbeschreibungen gegeben. Weiterhin gibt es noch die Methode des mehrmaligen kurzen Einatmens, genannt „Durch den Mund einatmen und das Qi stärken", und entsprechend die Methode des kurzen Ausatmens, genannt „Durch den Mund ausatmen und Kraft verströmen". Wie man durch Ausatmen eine Lockerung und Entspannung der Gliedmaßen erreicht und andere Atemmethoden werden bei den jeweiligen Übungen genauer dargestellt.

Bezüglich des Bewahrens der Vorstellungskraft gibt es zwei Hauptmethoden: Die erste Methode ist das Bewahren der Vorstellungskraft im mittleren Dantian, wobei das Qi zum Dantian gesenkt wird, um dadurch das „Innere Qi" *(neiqi)* beschleunigt zu trainieren; die zweite Methode ist das Bewahren der Vorstellungskraft in einer beliebigen Bewegung der Übung. Entsprechend der Vielfalt der Übungen-in-Bewegung ist der Inhalt der Vorstellung bei dieser zweiten Methode sehr variabel. Der Inhalt der Vorstellungskraft hat einen großen Einfluß auf die Wirksamkeit und Wirkungsrichtung einer Übung. Wenn man z. B. bei den „8 Brokat-Übungen" im Stehen den Abschnitt „Nach rechts und links den Bogen spannen, als wollte man auf einen großen Vogel schießen" übt, muß man seine Gedanken vollständig auf die Bewegung des „Bogenspannens" konzentrieren. Obwohl man beim Üben natürlich keinen Bogen hält, ist die Kraftentfaltung in den Armen doch so, als ob man wirklich eine Bogensehne spannt. Erst wenn die Arme wirklich die Kraft des „Bogenspannens wie einen Halbmond" aufwenden, wird man die Wirkung und den Nutzen der Übung spüren. Ein anderes Beispiel ist die „Kampfstellung im Spiel des Tigers" beim „Spiel der 5 Tiere". Hierbei muß man in seiner Vorstellung die gewaltige Kraft des kampfbereiten Tigers haben, sonst kann man weder diese Kampfstellung zur Darstellung bringen noch die entsprechende Wirkung der Übung erzielen. Qigong-Meister nennen eine Übung ohne entsprechenden Gedankeninhalt ein „hohles Gerippe" bzw. eine „leere Übung".

2. Die „8 Brokat-Übungen", Innere-Übung (*neigongbaduanjin*)

Die „8 Brokat-Übungen" sind eine sehr alte therapeutische und gesunderhaltende Übung mit 8 Bewegungsmustern. Der Name „Brokat" deutet an, daß es sich um etwas sehr kostbares von großer Schönheit handelt. Die „8 Brokat-Übungen" sind in der Bevölkerung Chinas sehr beliebt und weit verbreitet.

Die „Brokat-Übungen" können in zwei Versionen geübt werden:
— Die „8 Brokat-Übungen" im Sitzen. Diese Übung wird auch die „sanfte Version der 8 Brokat-Übungen" genannt.
— Die „8 Brokat-Übungen" im Stehen sind eine härtere Übung und wurden früher auch die „kämpferische Version der 8 Brokat-Übungen" genannt.

Aufgrund der langen Geschichte gibt es zahlreiche Varianten der „Brokat-Übungen" bezüglich ihrer Ausführung und Wirkung. Die im folgenden vorgestellte Variante betont den Aspekt der Inneren-Übung.

DIE „8 BROKAT-ÜBUNGEN" IM SITZEN

Bevorzugt übt man die „8 Brokat-Übungen" im Sitzen am frühen Morgen nach dem Aufstehen oder abends vor dem Zubettgehen. Dabei trägt man möglichst nur leichte Kleidung. Einige der Übungen erfordern nur wenig äußere Bewegung und sind deshalb auch für Patienten geeignet.

Merklied für die „8 Brokat-Übungen" im Sitzen:
Beruhige den Geist, sitze still, entlasse wirre Gedanken.
Klappere leicht mit den Zähnen, umfasse den Kunlun.
Klopfe auf den *Yuzhen* und mache einen Trommelklang.
Rolle die Zunge, schlucke den Speichel, wende den Kopf.
Massiere den *Shenshu*, dann werden Hüften und Bauch warm.
Drehe zwei Räder mit den Händen, die Beine sind ausgestreckt.
Stütze den Himmel, drücke den Scheitel und fasse die Füße.
In Renmai und Dumai soll langsam (das Qi) bewegt werden, damit stärkt man den Körper.

1. Brokat-Übung: Beruhige den Geist, sitze auf der Erde

Merkspruch: Schließe die Augen, beruhige den Geist, sitze auf der Erde, halte die Hände ruhig ineinander*.

Übungsmethode:
Sitze im Schneidersitz oder im Lotossitz. Der Kopf ist gerade, der Oberkörper ist aufrecht und ein wenig nach innen gebogen. Der Blick geht geradeaus. Entspanne

---

* Dieser Merkspruch stammt aus einem alten Übungsbuch und einige Worte sind nicht sehr treffend.

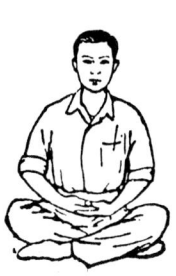 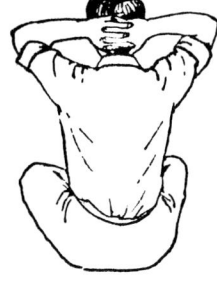 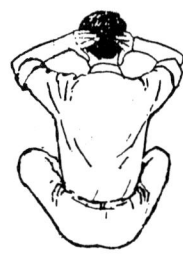

Abb. 129   Abb. 130   Abb. 131

die Schultern und Achselhöhlen, strecke den Rücken. Lege die Hände vor dem Unterbauch ineinander, die Handflächen zeigen nach oben. Öffne Mund und Zähne ein wenig. Atme ruhig und entlasse wirre Gedanken, bewahre den Geist im Inneren, beruhige den Geist, senke das Qi und bewahre die Vorstellungskraft im mittleren Dantian. Gehe nach und nach zur „sanften, feinen, gleichmäßigen, langen" tiefen Bauchatmung über. Sei „entspannt, ruhig, natürlich". Sitze so 3 bis 5 Minuten (Abb. 129).

2. Brokat-Übung: Halte den Kunlun mit beiden Händen

Merkspruch: Klappere 36mal mit den Zähnen und halte den Kunlun.

Übungsmethode:
Mit Kunlun ist der Hinterhauptvorsprung gemeint. In dieser Region liegt der Akupunkturpunkt *Naohu** und die beiden Akupunkturpunkte *Yuzhen***. Diese Punkte werden in der Akupunktur zur Behandlung von Kopfschmerzen, Schwindel, verschwommenem Sehen, Augenschmerzen, Kurzsichtigkeit und Hinterhauptschmerzen angewandt.
Klappere 20- bis 30mal mit den Zähnen. Die Bewegung der Kiefer soll dabei nicht zu schnell sein. Das Zähneklappern wird mit geschlossenem Mund ausgeführt. Schlucke den Speichel. Verschränke nun die Finger ineinander und hebe die Arme vor dem Körper langsam nach oben über den Kopf und lege die Handflächen fest auf den Hinterkopf. Die Handflächen drücken den Kopf nach vorne, der Kopf drückt nach hinten gegen die Handflächen; diese beiden widerstreitenden Kräfte läßt man gegeneinander wirken. Nun löst man die Spannung wieder. Anspannung und Entspannung der Muskulatur von Hinterkopf und Nacken wechseln einander ab, wodurch die *Yuzhen*-Punkte beeinflußt werden. Während der Anspannung atmet man

---

*   Der Punkt *Naohu* gehört zur Dumai-Leitbahn und liegt am oberen Rand des Hinterhauptvorsprungs in einer Vertiefung.

** Die Punkte *Yuzhen* sind etwas mehr als eine Daumenbreite beidseits des Punktes *Naohu* in einer Vertiefung gelegen. Sie gehören zur Blasen-Leitbahn.

171

ein, während der Entspannung atmet man aus. Diese Übung wird 10mal oder öfters ausgeführt (Abb. 130).

3. Brokat-Übung: Klopfe mit den Fingern auf die Yuzhen-Punkte

Merkspruch: Klopfe 24mal links und rechts auf die *Yuzhen*-Punkte.

Übungsmethode:
Aus der Haltung der vorigen Übung heraus löst man die Verschränkung der Finger und zieht die Hände nach vorne, bis sie die Ohren zudecken. Die Zeigefinger liegen einander gegenüber auf den beiden *Yuzhen*-Punkten. Nun legt man die Zeigefinger auf die Mittelfinger und läßt die Zeigefinger mit etwas Kraft auf die *Yuzhen*-Punkte schnippen. Dabei kann man einen Trommelklang hören. Die Übung wird 10mal ausgeführt (Abb. 131). Nach der Übung löst man die Hände von den Ohren.

4. Brokat-Übung: Drehe den Kopf (Schwenke sanft den Tianzhu)

Merkspruch: Schwenke sanft den *Tianzhu*, drehe die Zunge im Mund, produziere viel Speichel, bewege den Speichel 36mal im Mund und schlucke ihn dann auf 3mal, leite den Speichel mit deiner Vorstellungskraft zum Nabelbereich*.

Übungsmethode:
Drehe den Kopf nach links und rechts. Durch diese Bewegung werden in erster Linie die *Tianzhu*-Punkte des Nackens beeinflußt. Die alten Qigong-Meister nannten diese Übung auch „sanft den *Tianzhu* schwenken", was so viel bedeutet wie leicht die Nackenmuskulatur bewegen. Es ist auch möglich eine schüttelnde Bewegung durchzuführen. Die *Tianzhu*-Punkte** sind sehr wichtig und werden u. a. bei folgenden Störungen eingesetzt: Störungen der Funktionen von Augen und Ohren, Halsbeschwerden, Nervenschwäche, Kopf- und Nackenschmerzen, Nackensteifigkeit.

Im Anschluß an die vorige Übung lockert man die Hände und führt sie vor dem Oberkörper langsam nach unten, die Handflächen zeigen dabei nach oben. Die Hände werden vor dem Unterbauch ineinandergelegt. Der Kopf wird etwas gebeugt, die Nackenmuskulatur wird ganz leicht angespannt. Durch das nun folgende Drehen des Kopfes entsteht eine Spannung in der Kopf- und Nackenmuskulatur, und diese Veränderungen beeinflussen die *Tianzhu*-Punkte. Man dreht den Kopf 12mal nach links und rechts. Danach läßt man die Zunge im Mund rollen. Den Speichel, der sich dadurch gebildet hat, bewegt man im Mund hin und her und schluckt ihn dann hinunter. Dabei wird der Speichel mit Hilfe der Vorstellungskraft bis zum Nabelbereich hinuntergeführt, wo man die Vorstellungskraft für eine kleine Weile bewahrt (Abb. 132).

---

* In der Akupunkturlehre heißt der Nabel auch *Qizhong* (Mitte des Nabels); Qigong-Meister nennen den Nabelbereich auch Nabel-Dantian oder vorderes Dantian.

** Die Tianzhu-Punkte liegen unterhalb der *Yuzhen*-Punkte in einer Vertiefung der großen Nackensehnen und gehören zur Blasen-Leitbahn.

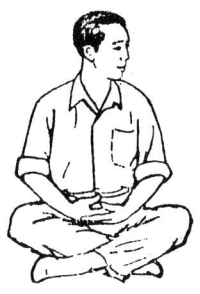 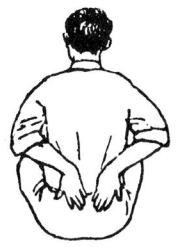 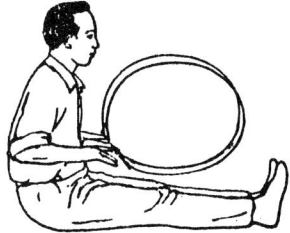

Abb. 132   Abb. 133   Abb. 134

5. Brokat-Übung: Massiere die Shenshu-Punkte (Reibe die Jingmen-Punkte mit den Händen

Merkspruch: Halte den Atem an, reibe die Hände warm, massiere die *Jingmen* auf dem Rücken, hole tief Luft, die Vorstellungskraft ist vage im Körper.

Übungsmethode:
Die *Shenshu*-Punkte* sind sehr wichtige Akupunkturstellen und werden u. a. bei folgenden Beschwerden eingesetzt: Beschwerden der Harnwege und Genitalien, Impotenz, Spermatorrhoe, Prostataadenom, Menstruationsbeschwerden, Leukorrhoe, Schmerzen im unteren Rückenbereich, Nervenschwäche. Qigong-Meister schenken den *Shenshu*-Punkten große Aufmerksamkeit.
Im Anschluß an die vorige Übung wird der Körper gestreckt. Die Augen können geschlossen oder offen gehalten werden. Man atmet mit natürlicher tiefer Atmung. Das Qi sinkt zum Dantian. Der Atem wird kurz angehalten. Die Länge des Atemanhaltens muß der eigenen Situation angemessen sein. Man soll den Atem nicht zu stark oder mit Gewalt anhalten. Der Anfänger kann auch mit natürlicher Atmung praktizieren. Wer schon gewisse Fähigkeiten im Bewahren der Vorstellungskraft im Dantian erworben hat, kann in der Tiefe des Nabelbereichs oder im ganzen Unterbauch ein Wärmegefühl empfinden. Nun reibt man die Hände warm und massiert dann mit den Handflächen die *Shenshu*-Punkte etwa 20mal. Während der Massage führt man das Qi mit Hilfe der Vorstellungskraft zu den *Shenshu*-Punkten (Vorstellungskraft und Qi folgen einander), wodurch die Entstehung der Wärmeempfindung im unteren Rückenbereich und im Bauch beschleunigt wird. Wenn die Wärmeempfindung zu stark wird, entspannt man sich geistig (lockert das Richten der Vorstellungskraft auf die *Shenshu*-Punkte) oder schwächt die Empfindung durch Ausatmen ab (Abb. 133).

---

* Die *Shenshu*-Punkte werden auch *Jingmen* genannt, sie befinden sich 2 fingerbreit seitlich des Zwischenraums zwischen 2. und 3. Lendenwirbel in einer Vertiefung und sind wichtige Punkte der Blasen-Leitbahn.

6. Brokat-Übung: Drehe mit den Händen zwei Räder (Links und rechts das Schöpfrad drehen)

Merkspruch: Drehe links und rechts das Schöpfrad, strecke die Beine.

Übungsmethode:

„Zwei Räder drehen" beschreibt die Bewegung der Hände, die der Bewegung eines Schöpfrades gleicht, was in der alten Bezeichnung dieser Übung noch zum Ausdruck kommt. Im Anschluß an die vorige Übung zieht man die Hände vom Rücken nach vorne und streckt die Beine aus. Die Finger werden gespreizt und leicht gekrümmt, die Hände heben sich an den Seiten des Brustkorbs nach oben und machen eine radförmige Bewegung, als würden sie ein Schöpfrad drehen. Diese Kreisbewegung wird mehrmals nach vorne wiederholt. Danach dreht man das Schöpfrad ebensooft von vorne nach hinten, also in entgegengesetzter Richtung (Abb. 134). Bei dieser Übung sitzt man aufrecht mit gerade ausgestreckten Beinen, so daß die Beugemuskeln der unteren Extremität stark gedehnt werden. Dies hat eine starke Regulationswirkung auf das Qi der „Fuß-Taiyang-Blasen-Leitbahn". Aus diesem Grund ist diese Übung für Menschen in der zweiten Lebenshälfte besonders wichtig. Bei dieser Übung ist darauf zu achten, daß die Knie nicht gebeugt sind. Ältere Menschen, die die Beine nicht vollständig strecken können, sollen versuchen, allmählich zu einer Streckung zu gelangen.

7. Brokat-Übung: Sütze nach oben, fasse die Füße

Merkspruch: Die Handflächen nach oben drehen und stützen, mit gebeugten Hüften die Füße fassen.

Übungsmethode:

Diese Übung hat eine große Wirkung auf den gesamten Organismus und insbesondere auf die Gelenke, Sehnen und Muskeln von Rücken, Brustkorb, Unterbauch und unterer Extremität. Im Anschluß an die vorige Übung führt man die Hände vor den Unterbauch, wo sich die Finger verschränken. Man wendet die Handflächen nach unten und hebt die Arme vor dem Brustkorb in einer Kreislinie nach oben über den Scheitel, die Handflächen zeigen nach oben. Die Handflächen haben eine nach oben stützende Kraft. Kurzer Halt. Die Handflächen nach unten wenden und fest auf den Scheitel legen. Der Kopf drückt nach oben, die Hände drücken gleichzeitig nach unten. Kurzer Halt. Die Verschränkung der Hände lockern, den Körper von den Hüften aus nach vorne beugen und die Füße an den *Yongquan*-Punkten (siehe Abb. 30) fassen. Hierbei sollen die Knie nicht gebeugt werden (Abb. 135). Die Übung wird mehrmals wiederholt. Danach nimmt man wieder den Schneidersitz oder Lotossitz ein und fährt mit der nächsten Übung fort.

8. Brokat-Übung: Bewege das Qi langsam in Renmai und Dumai

Merkspruch: Vermehre den Speichel, bewege ihn im Mund, schlucke den Speichel 3mal, beim Schlucken hörst du ein Geräusch, so werden alle Leitbahnen von selbst reguliert. Bewege das Qi langsam in Renmai und Dumai, stelle dir das Qi nur vage

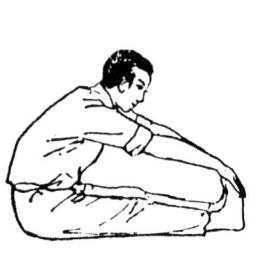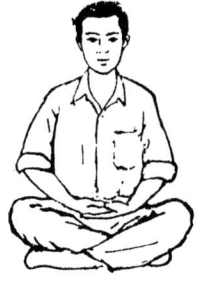

Abb. 135   Abb. 136

vor. Dies sind die 8 Brokat-Übungen, übe sie bevor du aufstehst und bevor du zu
Bett gehst. Wenn du dies beständig und ernsthaft tust, kannst du Krankheiten vertreiben und den Körper stärken.

Übungsmethode:
Gemäß der traditionellen chinesischen Medizin gehören Renmai und Dumai zu den
8 außergewöhnlichen Leitbahnen. Die Renmai-Leitbahn wird dem Yin zugeordnet
und ist der Sammelort aller Yin-Leitbahnen. Die Dumai-Leitbahn wird dem Yang zugeordnet und dominiert über alle Yang-Leitbahnen. Verbindet man Renmai und Dumai, so sind alle Leitbahnen des Körpers zusammengeschlossen. Wenn man die
beiden Leitbahnen Renmai und Dumai durchgängig macht, so erzielt man damit einen Ausgleich von Yin und Yang und die Harmonisierung von Qi und „Blut". (Verlauf
von Renmai und Dumai siehe Abb. 31 und 32).

Sitze aufrecht mit geschlossenen Augen (man kann auch mit geöffneten Augen
üben). Bewege den Speichel im Mund, schlucke den Speichel. Bewahre die Vorstellungskraft im Dantian. Die Vorstellungskraft führt das „Innere Qi" (neiqi) vom
mittleren Dantian entlang der Renmai-Leitbahn nach unten zum Punkt Huiyin (in der
Mitte des Dammes) und stellt eine Verbindung zur Dumai-Leitbahn her; die Vorstellungskraft führt das „Innere Qi" durch die Dumai-Leitbahn am Rücken nach oben bis
zum Ende dieser Leitbahn, stellt eine Verbindung zur Renmai-Leitbahn her und
führt das „Innere Qi" wieder nach unten. Das ist die Methode: „Die Vorstellungskraft
leitet das Qi", so daß es sich langsam durch Renmai und Dumai bewegt. Die alten
Qigong-Meister nannten diese Übung den „Kleinen Himmelskreislauf"*. Wenn man
Schritt für Schritt mit Beständigkeit übt, dann bildet sich mit der Entwicklung des
„Inneren Qi" auf natürliche Weise der „Kleine Himmelskreislauf". D. h., daß man die
Vorstellungskraft bei dieser Übung niemals forciert einsetzen darf, vielmehr soll
man die Vorstellungskraft im Dantian bewahren oder die tiefe Bauchatmung praktizieren, dann wird sich die Bewegung des Qi durch Renmai und Dumai von alleine er-
geben (Abb. 136).

---

* Die Übungsmethode „Kleiner Himmelskreislauf" ist eine spezielle Übung; die hier beschriebene Übung stellt eine Vereinfachung davon dar.

DIE „8 BROKAT-ÜBUNGEN" im STEHEN

Merkspruch: Die Hände stützen den Himmel und regulieren die Drei-Erwärmer. Rechts und links den Bogen spannen, als ob man den Geier schießt. Reguliere Milz und Magen, einen Arm hebend. Blicke zurück auf die 5 Übertreibungen und 7 schädigenden Einflüsse. Sich niederhocken, Hände und Arme aufstützen und damit Hüften und Rücken trainieren. Mit beiden Händen die Füße fassen und damit die Nieren und Hüften kräftigen. Balle die Fäuste, strecke die Arme, vermehre die Kraft. Rüttle 7mal den Rücken und vertreibe dadurch die Krankheiten.

Grundhaltung (Abb. 137)

Stehe natürlich. Die Füße sind schulterbreit voneinander entfernt und stehen parallel zueinander. Die Knie sind leicht gebeugt. Die Achselhöhlen sind etwas geöffnet, die Ellbogen werden leicht nach außen gespannt, die Arme bilden einen Kreis. Brustkorb und Becken sind ganz leicht nach innen gebogen. Entspanne Rücken, Taille und Hüften. Der Kopf ist aufrecht, der Blick ist geradeaus gerichtet. Mund und Zähne sind ein wenig geöffnet. Der Geist kommt zur Ruhe. Der Atem ist ruhig und natürlich, das Qi sinkt ins mittlere Dantian. (Das Dantian stellt man sich nicht scharf und nicht als Punkt, sondern unscharf als einen Bereich vor).

Anfangsübung (Abb. 138)

Erste Kreisbewegung: Die Fingerspitzen nach hinten wenden. Die Hände beschreiben einen kleinen Kreis — nach hinten, seitlich nach außen, nach vorne und wieder zurück neben die Hüften. Mit dieser Bewegung drehen sich die Handgelenke spiralig und die Handflächen wenden sich nach unten. Während der Kreisbewegung atmet man einmal ein und aus und hebt und senkt gleichzeitig den Körper ein wenig. Zweite Kreisbewegung: Die Hände nach vorne und seitlich nach außen bewegen, dann die Handflächen langsam nach oben wenden und die Hände vor den Unterbauch führen. Die Finger locker verschränken. Die Füße zueinander stellen. Während der zweiten Kreisbewegung ebenfalls ein- und ausatmen und den Körper dabei leicht heben und senken.

1. Brokat-Übung: Halte das Universum mit beiden Händen und reguliere die „Drei-Erwärmer"*

Die Finger locker vor dem Unterbauch verschränken, die Handflächen zeigen dabei nach oben (Abb. 139). Einatmen: Die Arme bis etwa Brusthöhe heben, dann die Handflächen nach unten wenden (Abb. 140). Ausatmen: Die Arme senken, mit et-

---

* Mit „Drei-Erwärmer" ist ein Funktionskreis gemeint, der in der traditionellen chinesischen Medizin (TCM) zu den „6 Palästen" (*fu*) gehört und sich in oberen, mittleren und unteren Erwärmer unterteilt. Zum oberen Erwärmer gehört der Bereich über dem Zwerchfell, wo sich Herz und Lunge befinden. Zum mittleren Erwärmer gehört der Oberbauchbereich, wo sich Magen, Milz, Leber und Galle befinden. Der untere Erwärmer gehört zum Unterbauchbereich, wo sich Niere, Blase, Dünndarm und Dickdarm befinden.

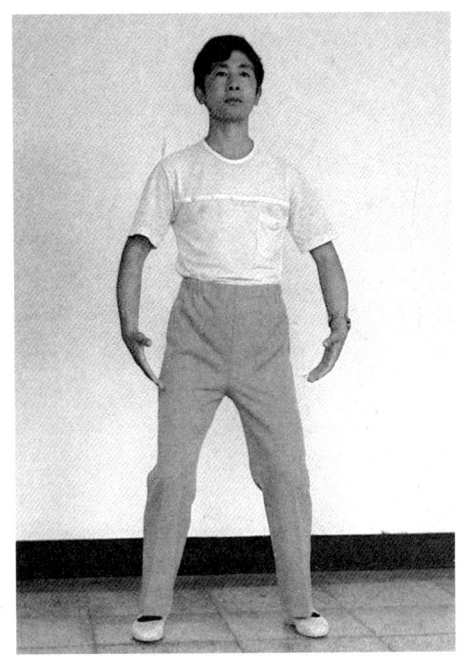

Abb. 137

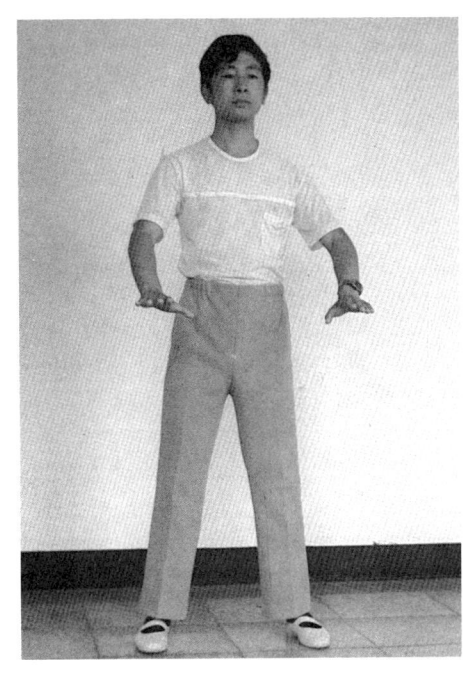

Abb. 138

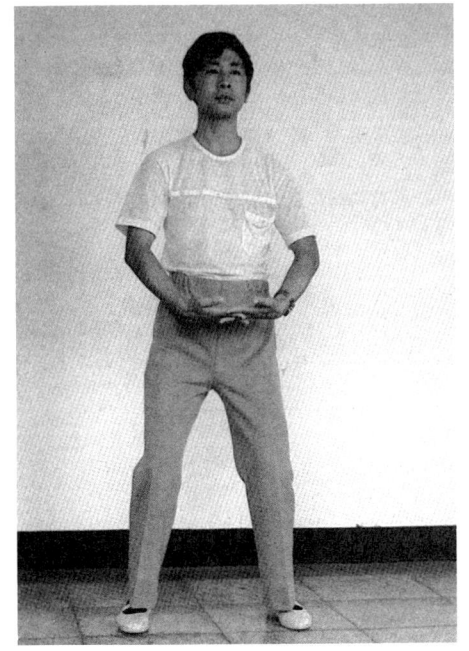

Abb. 139

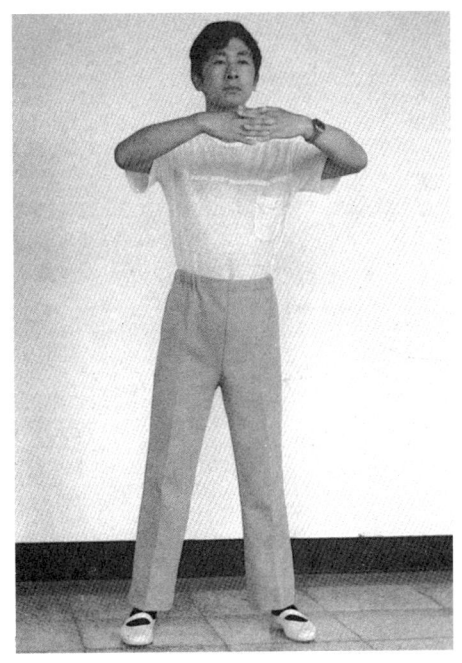

Abb. 140

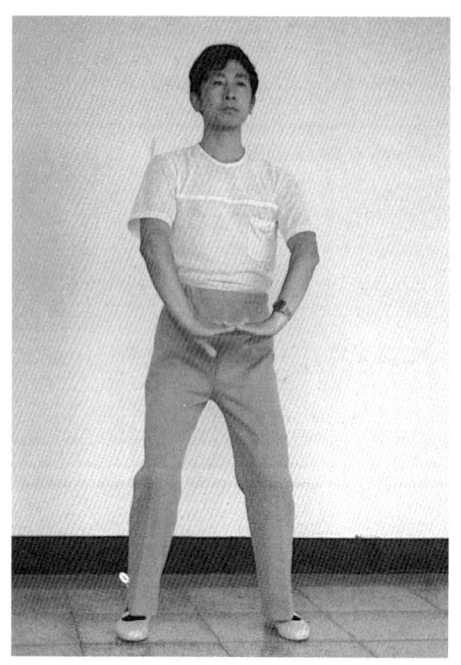

Abb. 141

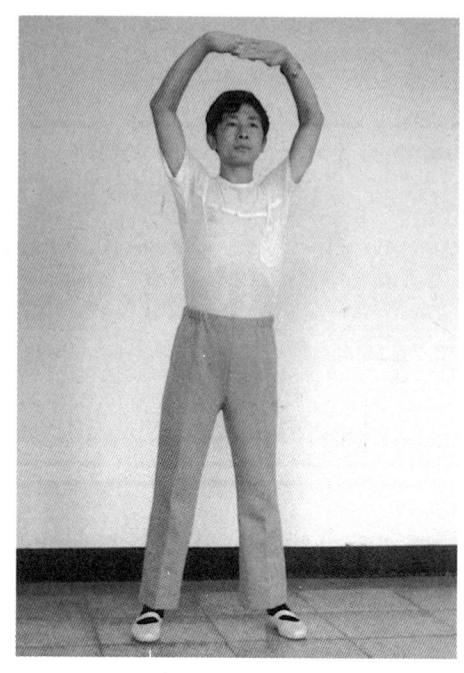

Abb. 142

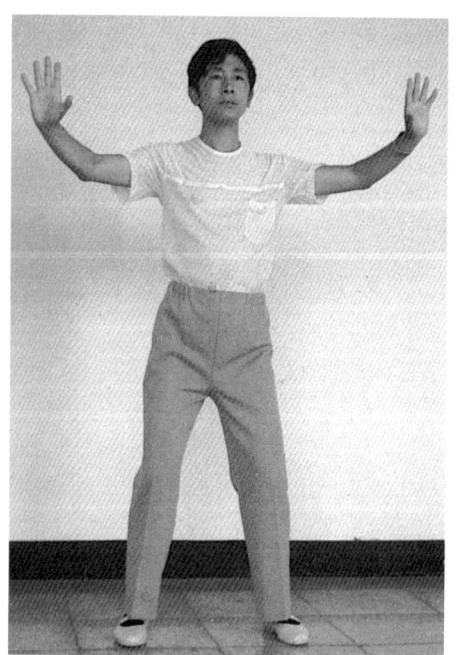

Abb. 143

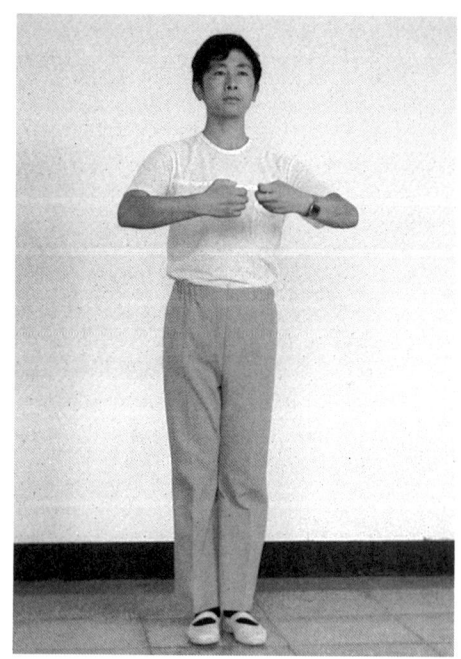

Abb. 144

was Kraft in den verschränkten Fingern die Handflächen leicht nach unten drücken (Abb. 141). Nach links in den schulterbreiten Stand gehen. Einatmen: Die Arme im Kreisbogen vor dem Körper nach oben heben bis etwas über Kopfhöhe. Halte das Universum mit beiden Händen. Schwere des Körpers und Vorstellungskraft verbleiben im unteren Teil des Körpers. Kleiner Halt (Abb. 142). Ausatmen: Die Verschränkung der Hände lösen, die Arme auf einer Kreislinie seitlich des Körpers nach unten führen (Abb. 143). Den linken Fuß zum rechten stellen. Die Finger locker vor dem Unterbauch verschränken, die Handflächen zeigen nach oben. Die Übung 10mal durchführen und dabei abwechselnd nach links und rechts in den schulterbreiten Stand gehen.

Beim Einatmen hebt sich der Körper, die Knie strecken sich (nicht überstrecken). Beim Ausatmen senkt sich der Körper. Einatmen, Heben des Körpers und Heben der Arme beginnen und enden gleichzeitig, sind eine einzige Bewegung. Das gleiche gilt für das Ausatmen, Senken des Körpers und Senken der Arme. Die Arme bewegen sich immer auf Kreisbogen bzw. formen Kreise.

2. Brokat-Übung: Nach rechts und links den Bogen spannen, als wollte man auf einen großen Vogel schießen

Im Anschluß an die erste Brokat-Übung Hohlfäuste vor dem Unterbauch formen (Daumen auf Nägel von Zeigefinger und Mittelfinger legen). Die Arme bis etwa Brusthöhe heben, Körper und Arme bilden dabei einen Kreis. Die Ellbogen sind etwas tiefer als die Handgelenke (Abb. 144). Die rechte Hand wird zur „Pfeilhand", die Finger werden zu „Schwertfingern"* (Daumen auf Nägel von Ringfinger und kleinem Finger legen, Zeigefinger und Mittelfinger strecken). Nach links in den breiten Stand gehen, die Füße stehen wieder parallel. Den Körper in den „Reitersitz" senken, dabei sinkt das Gesäß nach unten, die Kraft der Füße ist nach unten gerichtet, die Knie sind etwas innerhalb der Füße. Gleichzeitig mit dem Körper senken sich auch die Arme bis Nabelhöhe (Abb. 145). Die Pfeilhand bewegt sich nach rechts seitlich aufwärts bis etwa Augenhöhe, Unterarm und Schwertfinger haben die gleiche Richtung wie der rechte Oberschenkel, der Blick geht in die Richtung der Pfeilhand. Gleichzeitig bewegt sich die linke Faust (Bogenhand) aufwärts vor die linke Brust, der Abstand zur Brust beträgt etwa zwei Handbreiten, linker Oberarm und linker Oberschenkel haben die gleiche Richtung. Linker Oberarm, Brust und rechter Arm bilden einen Halbmond. Zwischen den Armen ist elastische Kraft und Spannung, als ob man einen Bogen spannt, auf den Schuß wartend. Kurzer Halt (Abb. 146). Dann den Körper heben, die Beine strecken, die Finger lösen und die Hände wieder vor die Brust führen, die Arme bilden einen Kreis vor der Brust. Die Arme nach vorne oben über den Kopf heben, die Handflächen dabei nach vorne wenden und dann die Arme seitlich des Körpers im Bogen nach unten zurückführen (Abb. 147). Während die Arme zur Ausgangshaltung zurückkehren, das linke Bein zum rechten zurückstellen. Hierzu den linken Fuß nach rechts einwärts drehen und das Gewicht nach

---

* „Schwertfinger" ist eine Handhaltung aus den Schwertkampf-Übungen der chinesischen Kampfkünste (*wushu*)

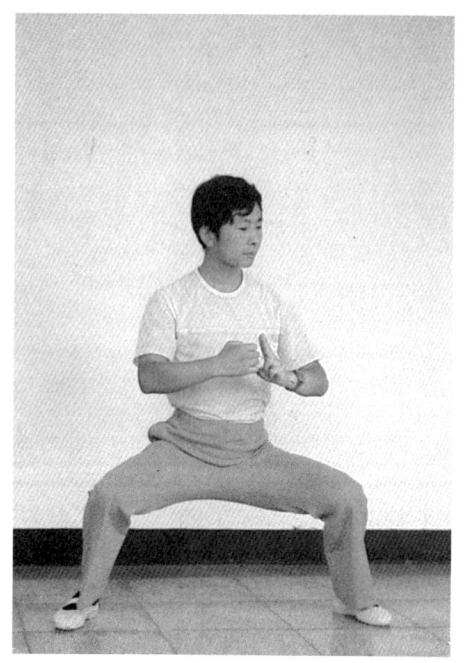

Abb. 145

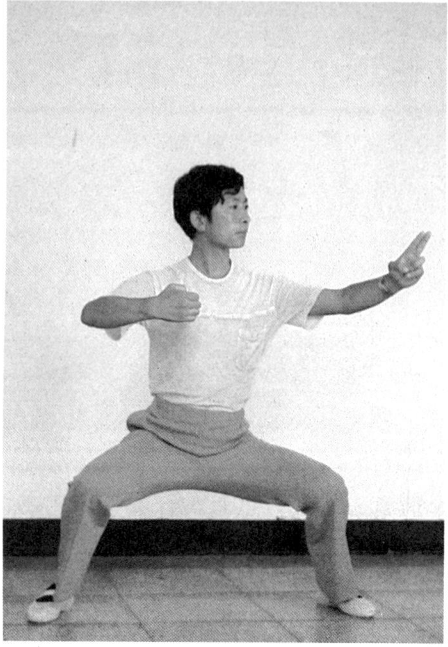

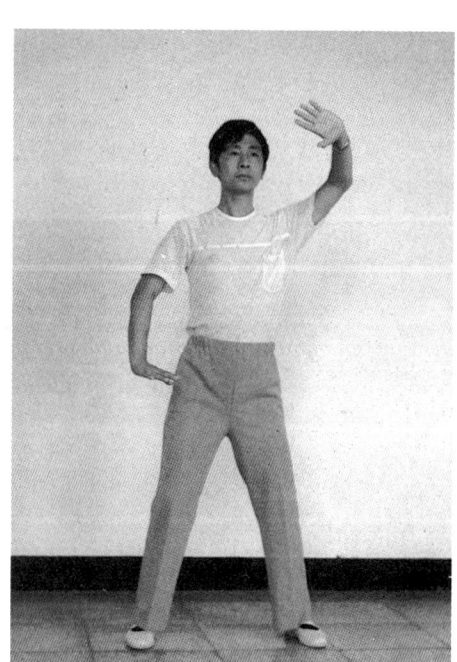

Abb. 146

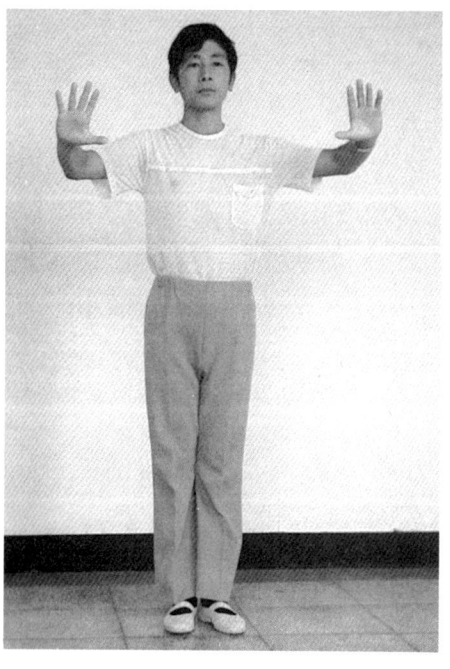

Abb. 147

Abb. 148

180

rechts verlagern. Die Hände bilden Hohlfäuste vor dem Unterbauch. Es folgt die Bewegung zur anderen Seite. Die Übung wird nach links und rechts je 5mal ausgeführt. (Die Abbildungen zeigen die Übung mit Pfeilhand nach links).

3. Brokat-Übung: Einen Arm hebend, reguliere Milz und Magen*

Von der zweiten Brokat-Übung kommend zum natürlichen Stand zurückkehren. Die Hände sind vor dem Unterbauch, die Handflächen zeigen nach oben, die Mittelfingerspitzen berühren sich, die Arme bilden einen Kreis. Die Arme etwas weniger als schulterhoch heben, dann die Handflächen nach unten wenden. Die Arme bis Nabelhöhe senken. Mit der Bewegung der Arme hebt und senkt sich auch der ganze Körper. Mit der Aufwärtsbewegung atmet man ein, mit der Abwärtsbewegung atmet man aus. Nun nach links in den schulterbreiten Stand gehen, die Füße stehen parallel. Die linke Hand beschreibt einen Kreisbogen nach oben und seitlich, die Finger sind leicht gespreizt, die Handflächen zeigen nach vorne seitlich oben. Gleichzeitig beschreibt die rechte Hand einen Kreisbogen bis seitlich neben die rechte Hüfte, die Handfläche zeigt nach unten, die Finger sind leicht gespreizt, die Fingerspitzen zeigen nach vorne innen. Zwischen rechter Hüfte und Hand ist ein Abstand von etwa zwei Faustbreiten. Die rechte Handfläche drückt nach unten, die linke Handfläche stützt nach oben. Die Kraft nach unten ist stärker als die Kraft nach oben (Kraftverteilung: $^2/_3$ nach unten, $^1/_3$ nach oben (Abb. 148). Kleiner Halt. Linke und rechte Hand bewegen sich auf Kreisbogen zurück und treffen sich vor dem Unterbauch, die Handflächen wenden sich nach oben. Das linke Bein zurückholen. Die Arme heben und senken und dann die Bewegung zur rechten Seite ausführen. Nach links und rechts je 5mal üben.

4. Brokat-Übung: Blicke zurück auf die 5 Übertreibungen und die 7 schädlichen Einflüsse**

Nach links in den schulterbreiten Stand gehen. Die Füße stehen parallel, die Knie sind etwas gebeugt. In den Füßen ist Kraft, gleichmäßig auf rechten und linken Fuß verteilt. Die Hände beschreiben einen kleinen Kreis nach vorne und zur Seite und

---

* Milz- und Magenfunktionskreis der TCM

** Die 5 Übertreibungen: zu viel sehen schädigt das Blut, zu viel schlafen schädigt das Qi, zu viel sitzen schädigt die Muskeln, zu viel stehen schädigt die Knochen, zu viel gehen schädigt die Sehnen.
Die 7 schädlichen Einflüsse bzw. Schädigungen haben zwei verschiedene Interpretationen:
1. Überessen schädigt die Milz; Zorn schädigt die Leber; zu viel heben, an feuchtem Ort sitzen schädigt die Niere; Kaltes trinken schädigt die Lunge; zu viel denken schädigt das Herz; Wind, Regen, Kälte und Sommerhitze schädigen den Körper; große Angst schädigt den Willen. (Milz, Leber . . . bezeichnen die Funktionskreise der TCM).
2. Symptome eines geschwächten Nierenfunktionskreises beim Mann: Kältegefühl in der Genitalregion, Impotenz, brennendes Gefühl im Unterbauch, Spermatorrhoe, Hypospermie, Oligozoospermie, verminderte Urinproduktion, Beschwerden beim Wasserlassen.

dann zurück vor den Unterbauch, wobei sich die Handflächen nach oben wenden. Die Arme bis Brusthöhe heben, die Handflächen nach unten wenden. Die Arme bis zum Unterbauch senken, die Finger berühren sich (Abb. 149). Nun den Kopf nach links wenden (75 Grad genügen) und dabei beide Hände zur Körperseite neben die Hüften führen, gleichzeitig ausatmen (Abb. 150). Während der Bewegung zur Körperseite drücken die Hände leicht nach unten, die Ellbogen sind leicht nach außen gespannt (die Hände sind etwas zur Mitte gedreht, so daß man einen Zug an der Kleinfingerseite im Bereich der Herz-Leitbahn und Dünndarm-Leitbahn verspürt). Blicke in Gedanken zur rechten Fußsohle (Akupunkturstelle *Yongquan*, Abb. 30), dabei führt die Vorstellungskraft das Qi vom mittleren Dantian zum *Yongquan*. (Nach längerer Übungspraxis denkt man sich eine Linie über den Kopf zur rechten Seite des Rückens, an der Hinterseite des rechten Beines hinunter zum *Yongquan*; denke die Linie nicht scharf, sondern ungenau und unscharf). Kleiner Halt. Nun einatmen und den Kopf wieder zur Mitte wenden. Mit dieser Bewegung die Vorstellungskraft vom *Yongquan* über die Rückseite des rechten Beines zum *Weilu** dann zum Bereich *Mingmen* (zwischen 2. und 3. Lendenwirbel) und wieder zurück zum mittleren Dantian führen. Die Hände gehen ebenfalls in die Ausgangsstellung vor dem Unterbauch zurück. Nun die Übung zur anderen Seite ausführen (Abb. 151). Nach links und rechts je 5mal. Anfänger können die Übung der Vorstellungskraft zunächst weglassen und sich auf die Körperbewegungen beschränken.

5. Brokat-Übung: Wende Kopf und Hinterteil, vertreibe das Herzfeuer

Von der vorigen Übung kommend den rechten Fuß zum linken stellen. Die Handflächen nach oben wenden und die Arme etwas weniger als schulterhoch heben. Die Handflächen nach unten wenden und bis Brusthöhe senken (Abb. 152). Nach links in den breiten Stand gehen (Schrittbreite etwa 3 ½ Fußlängen) und den Körper in den tiefen Reitersitz senken, dabei sind die Knie etwas innerhalb der Zehen, die Oberschenkelkraft ist nach innen gerichtet, die Unterschenkelkraft ist nach außen gerichtet. Der aufrechte Oberkörper wird etwas nach vorne geneigt, der Blick geht geradeaus. Die Arme auf die Oberschenkel stützen (Abb. 153), dabei zeigen die Finger zur Beininnenseite, der Daumen ist um 90 Grad abgespreizt und liegt auf der vorderen Mitte des Oberschenkels, die Kraft der Ellbogen ist zur Seite gerichtet. Mit Hilfe der Vorstellungskraft lenkt man das Qi vom mittleren Dantian zu den Fußsohlen und bewahrt die Vorstellungskraft dort im Bereich *Yongquan*. Den Blick etwa 1 ½ Fußlängen vor den rechten Fuß richten (Abb. 154). Den Oberkörper noch etwas nach vorne beugen und dann in einem Kreisbogen nach links bewegen, die Hüften sind der Angelpunkt dieser Bewegung. Kopf und Oberkörper bewegen sich gemeinsam, der Kopf wird nicht gegen den Oberkörper verdreht. Kopf und linkes Knie sind in einer vertikalen Linie. Die Kraft der Hüften ist nach rechts und nach unten gerichtet. Kopf und Nacken werden etwas gestreckt. Der linke Ellbogen ist gebeugt, der rechte Ellbogen ist fast gestreckt, die Kraft der Ellbogen geht zur Seite (Abb. 155).

---

* *Weilu* hat 2 Bedeutungen: 1. Steißbein; 2. Akupunkturpunkt *Changqiang*, zwischen Anus und Steißbeinende.

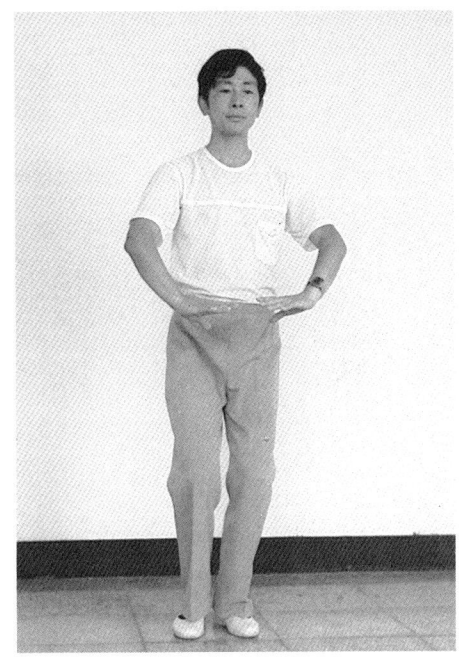

Abb. 149

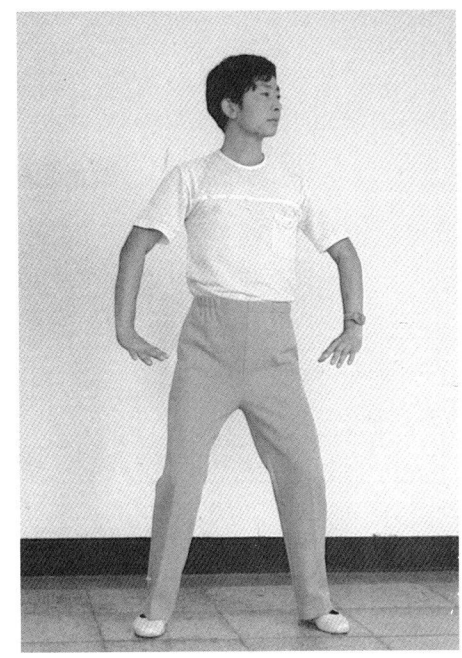

Abb. 150

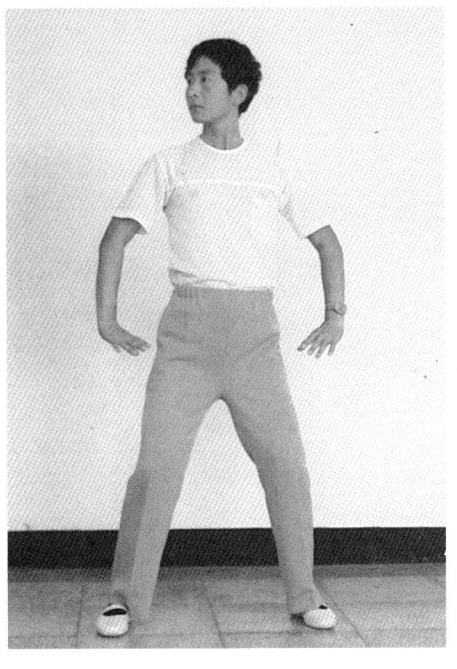

Abb. 151

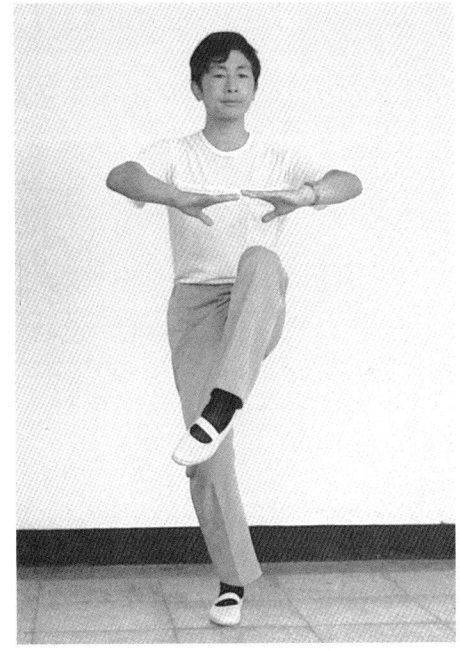

Abb. 152

183

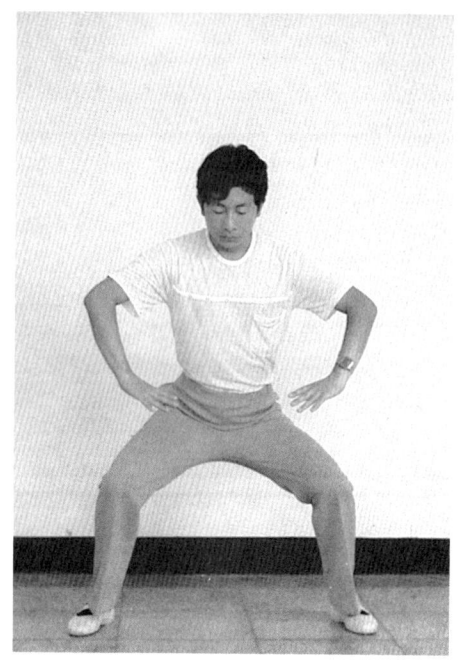

Abb. 153

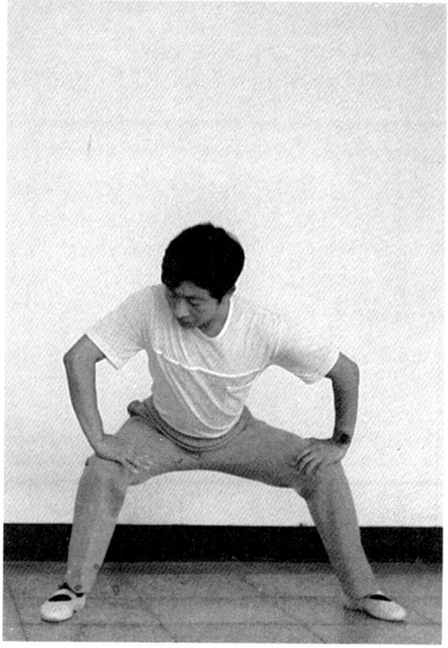

Abb. 154

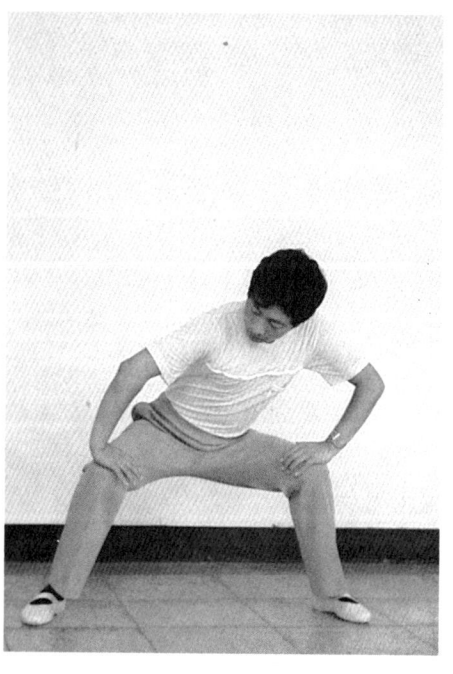

Abb. 155

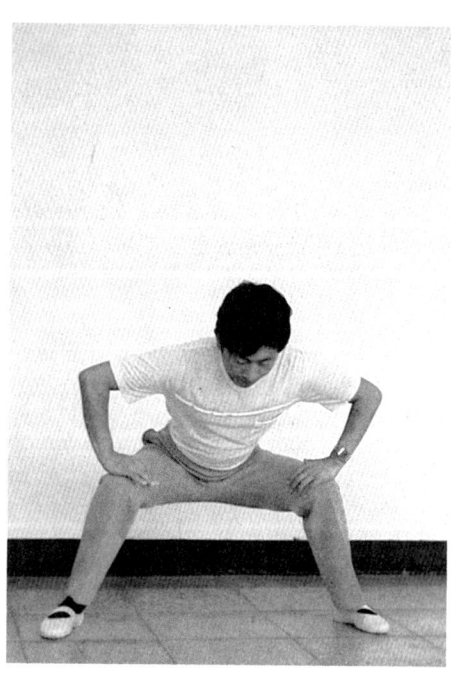

Abb. 156

Während der Wendung des Oberkörpers nach links dehnt man die Herzleitbahn des rechten Armes. Kleiner Halt. Den Oberkörper zur Mitte zurückführen (Abb. 156) und den Körper aufrichten. Die Arme über den Kopf heben, die Handflächen zeigen nach vorne. Die Arme im seitlichen Bogen nach unten führen und das linke Bein zurückholen (Abb. 157). Die Hände treffen sich vor dem Unterbauch, die Handflächen zeigen nach oben. Die Übung nach rechts ausführen. Nach links und rechts je 5mal.

6. Brokat-Übung: Mit beiden Händen die Füße fassen und die Hüften stärken

Natürlicher Stand, die Handrücken zeigen nach vorne. Nach links in den schulterbreiten Stand gehen, die Knie etwas beugen. Kopf und Körper sind aufgerichtet und gerade. Die Handgelenke sind locker und etwas gebeugt, so daß die Fingerspitzen nach hinten zeigen (Abb. 158). Der Blick ist geradeaus gerichtet. Die Arme langsam vor dem Körper nach oben heben, die Arme sind dabei schulterbreit voneinander entfernt, der Körper streckt sich (Abb. 159). Oben angekommen werden die Handgelenke weich überstreckt, so daß die Handflächen nach oben zeigen. In den Handflächen ist eine leichte nach oben gerichtete Kraft. Die Vorstellungskraft führt das Qi zum unteren Rückenbereich, die Vorstellungskraft wird im hinteren Dantian (*Mingmen*) bewahrt (Abb. 160). Kleiner Halt. Den Körper vom Hüftgelenk aus nach vorne beugen und beide Handflächen vor den Füßen auf die Erde legen, die Knie sind da-

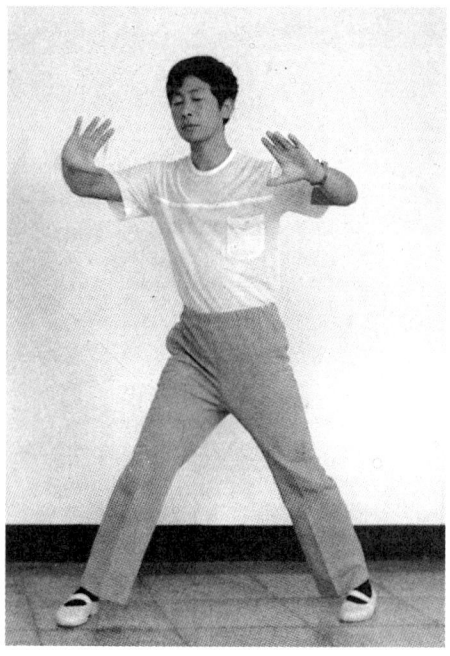

Abb. 157

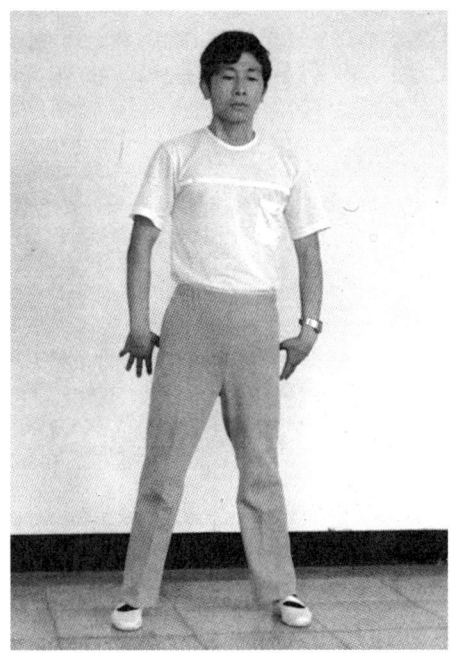

Abb. 158

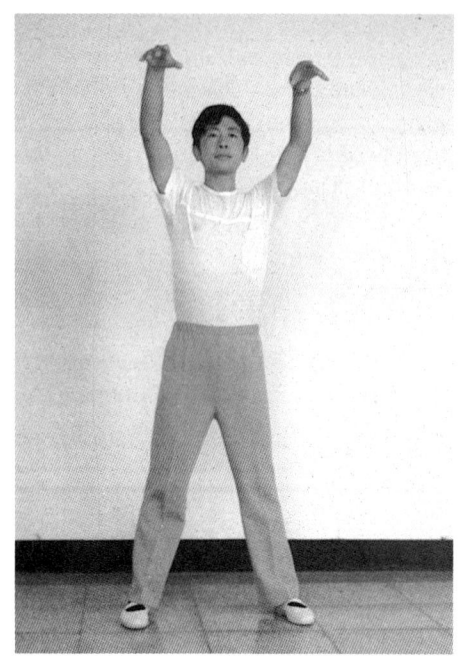

Abb. 159

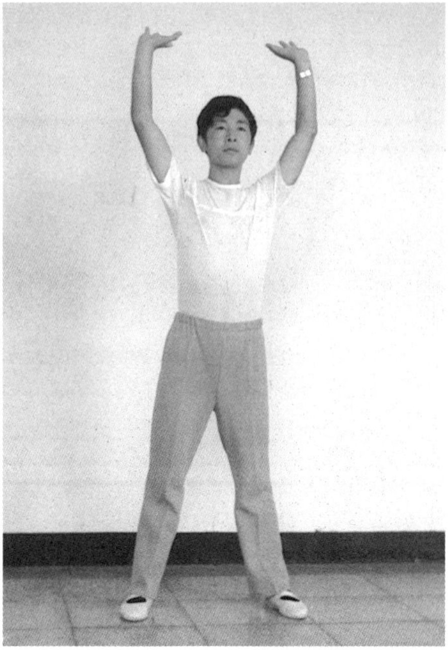

Abb. 160

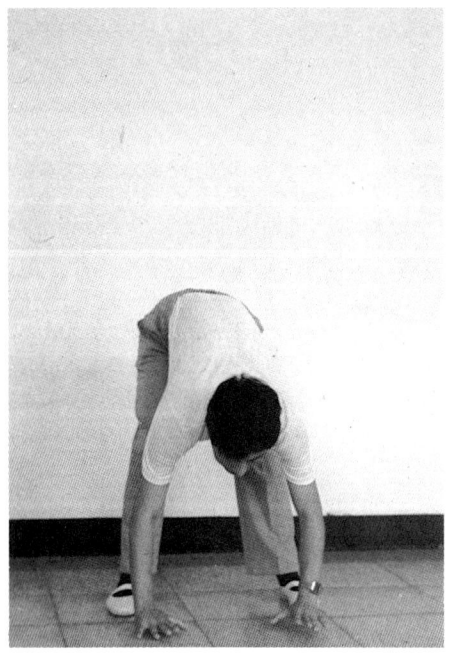

Abb. 161

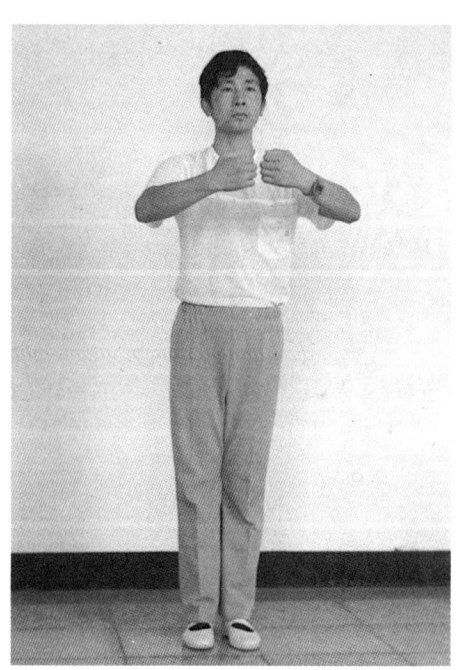

Abb. 162

bei gestreckt (Abb. 161). Die Vorstellungskraft wird zu den Fußsohlen geleitet und im Bereich *Yongquan* bewahrt. Mit der Beugungsbewegung den Kopf etwas in den Nacken nehmen. (In einer anderen Version umfaßt man mit den Händen die Füße und drückt mit den Mittelfingern die Bereiche *Yongquan*). Den Körper aufrichten, die Arme über den Kopf heben und dann im Bogen seitlich des Körpers nach unten senken, die Handflächen zeigen dabei nach vorne. Den linken Fuß zum rechten zurückholen. Die Hände vor den Unterbauch führen, die Handflächen zeigen nach oben. Die Arme bis Brusthöhe heben, die Handflächen nach unten wenden, die Arme senken und zur Seite des Körpers führen, die Handflächen zeigen nach hinten. Nach rechts in den schulterbreiten Stand gehen . . . Die Übung 10mal durchführen.

7. Brokat-Übung: Mit ausgestreckten Fäusten die Kraft vermehren

Natürlicher Stand. Die Hände formen sich zu Hohlfäusten. Die Arme bis etwa Brusthöhe heben, dabei zeigen die Faustaugen (Ringe aus Zeigefinger und Daumen) nach oben (Abb. 162). Nach links in den breiten Stand gehen (Abb. 163). Den Körper in den Reitersitz senken, die Knie sind etwas innerhalb der Füße, die Kraft der Füße ist nach unten gerichtet (Abb. 164). Die Vorstellungskraft wird im mittleren Dantian oder im hinteren Dantian (*Mingmen*) bewahrt. Die Arme bilden einen Halbmond. Nun die linke Faust nach vorne links drücken. Der Blick ist über die linke Faust hinaus in die Ferne gerichtet. Der Abstand zwischen Körper und linker Faust beträgt ungefähr eine Unterarmlänge. Die rechte Faust etwas zum Körper vor die rechte Brust ziehen, der Abstand zwischen Faust und Brust beträgt etwa eine Faustbreite.

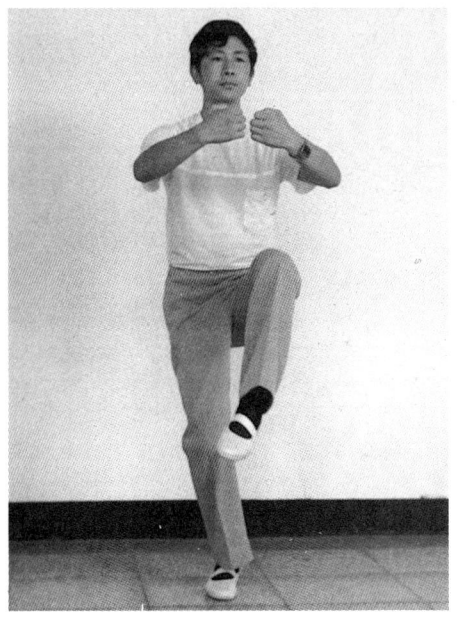

Abb. 163

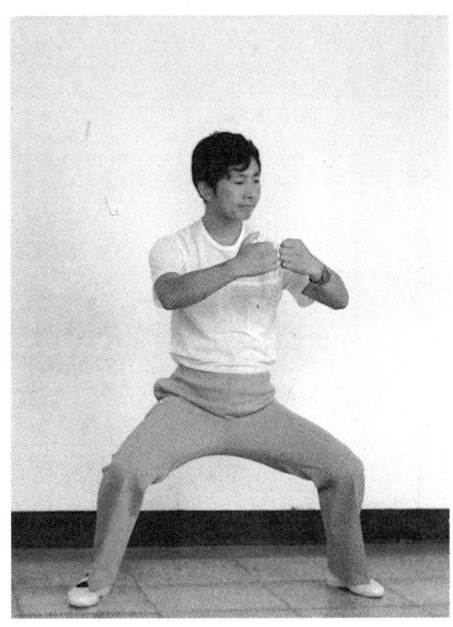

Abb. 164

187

Die Kraft der Fäuste ist nach vorne gerichtet. Zwischen den Fäusten ist eine auseinanderziehende Kraft (Abb. 165). Kleiner Halt. Beide Fäuste zur Ausgangsposition, bei der die Arme einen Halbmond bilden, zurückführen und die Fäuste vor der Brust öffnen. Die Arme nach oben heben und dann in seitlichem Kreisbogen nach unten neben die Hüften führen. Bei dieser Abwärtsbewegung zeigen die Handflächen nach vorne. Das linke Bein zum rechten zurückholen. Hohlfäuste bilden und die Arme bis Brusthöhe heben, die Bewegung zur anderen Seite durchführen. Nach links und rechts je 5mal.

8. Brokat-Übung: Laß dich 7mal auf die Fersen fallen und vertreibe alle Krankheiten

Natürlicher Stand. Die Knie und Füße stehen zusammen. Die Fußspitzen zur Seite drehen, so daß die Füße einen Winkel von 90 Grad bilden. Die Beine strecken. Der Blick ist geradeaus gerichtet. Die Vorstellungskraft wird im mittleren Dantian bewahrt. Die Hände beschreiben einen kleinen Kreis: Die Fingerspitzen nach hinten drehen (Abb. 166), die Handflächen zeigen nach hinten oben, die Hände seitwärts (Abb. 167) und in kleinem Bogen nach vorne drehen, die Handflächen dabei nach unten wenden. Die Hände neben die Hüften führen, die Fingerspitzen zeigen nach vorne. Die Arme sind fast gestreckt, die Ellbogen sind ein wenig zur Seite gespannt, die Finger sind geschlossen (Abb. 168). Mit den Handflächen nach unten drücken, die Fersen heben und gleichzeitig einatmen (Abb. 169). Kleiner Halt. Die Fersen senken und ausatmen. Beim Ausatmen den ganzen Körper, Arme und Beine entspannen. Die Vorstellungskraft im mittleren Dantian bewahren, die Hände beschreiben einen Kreis . . . Die Übung 10mal ausführen. Diese Übung kann in einer weichen Version, wie oben beschrieben, oder in einer härteren Version praktiziert werden. Bei der härteren Version läßt man sich mit der Ausatmung auf die Fersen fallen. Die härtere Version sollte erst nach längerer Übungspraxis durchgeführt werden.

Abschließende Übung

Die Handflächen auf die Nierengegend (Akupunkturbereiche *Shenshu*) legen (Abb. 170). Die Handflächen umkreisen 4mal die Nierengegend, in der Mitte nach oben streichend und seitlich am Rücken nach unten streichend. Dann mit den Handflächen über die Gürtellinie (Daimai-Leitbahn) streichen (Abb. 171) und die Handflächen übereinander auf die Nabelgegend legen (Abb. 172). Mit den übereinanderliegenden Händen Kreise ziehen: 8 größer werdende Kreise im Uhrzeigersinn, dann 8 kleiner werdende Kreise entgegen dem Uhrzeigersinn. Die Handflächen liegen wieder auf der Nabelgegend oder auch etwas darunter. Die Hände vor die Brustmitte führen, die Fingerspitzen berühren sich (Abb. 173). Der Abstand der Hände von der Brust beträgt etwa 3 Handbreiten. Die Arme bilden einen Kreis. Die Handflächen langsam 4mal gegeneinanderstreichen (Abb. 174). Die Handflächen aneinanderlegen. Die Hände öffnen und die Arme in seitlichen Kreisbögen nach unten führen, die Handflächen zeigen bei dieser Bewegung nach vorne (Abb. 175, 176). In den natürlichen Stand zurückgehen, die Arme hängen seitlich am Körper herab, die Fingerspitzen zeigen nach unten (Abb. 177).

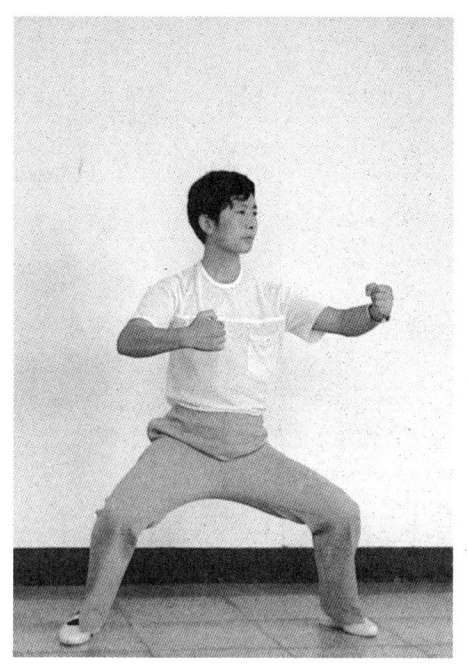

Abb. 165

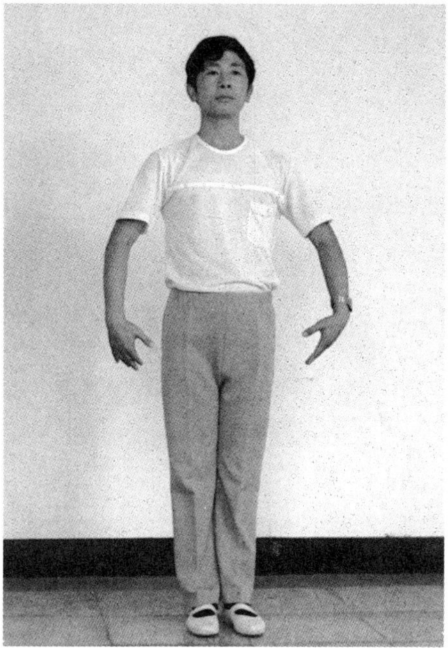

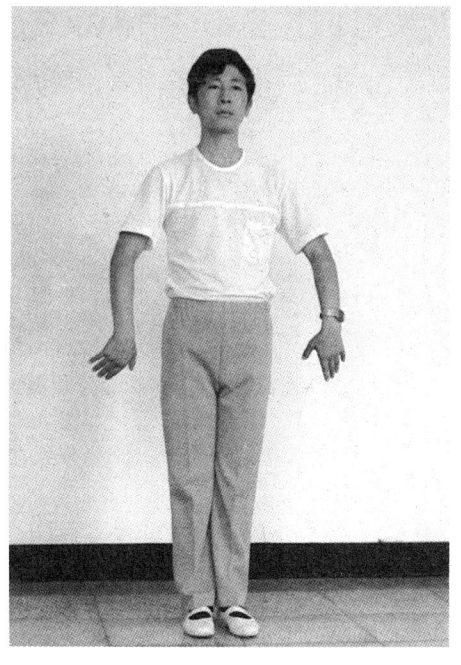

Abb. 166

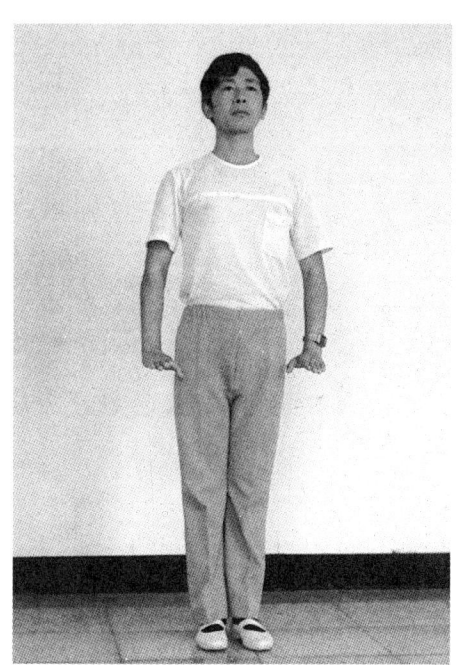

Abb. 167

Abb. 168

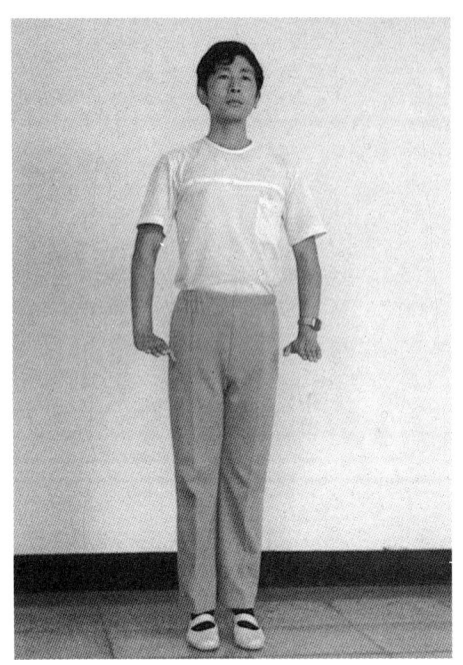

Abb. 169

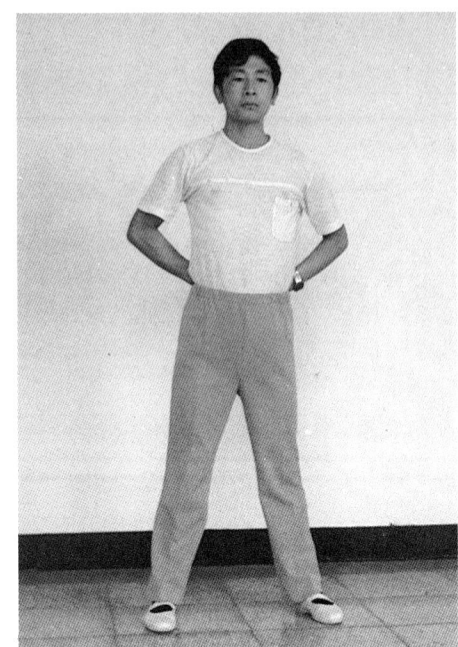

Abb. 170

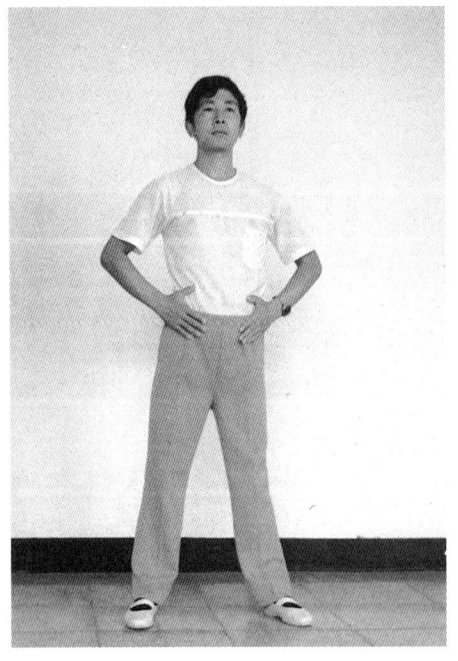

Abb. 171

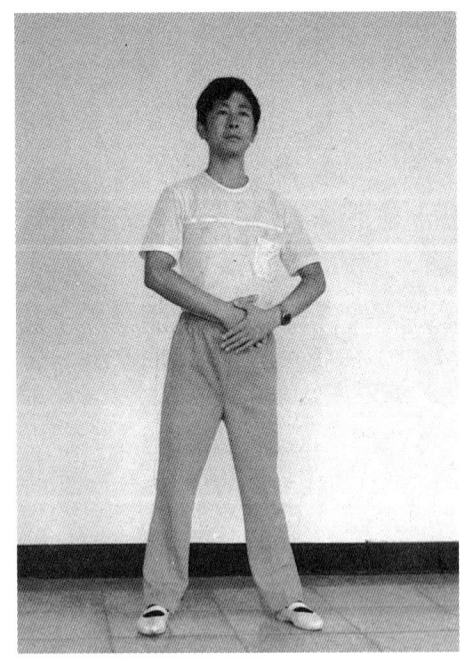

Abb. 172

3. „Die 13 gesunderhaltenden Übungen"

In den „13 gesunderhaltenden Übungen" sind 4 Kategorien von Qigong-Übungen zusammengefaßt, nämlich Übungen-in-Ruhe, Übungen-in-Bewegung, Innere-Übungen und Äußere-Übungen.

Man kann diese Übungen sowohl im Stehen als auch im Sitzen ausführen. Entweder übt man den ganzen Satz von 13 Übungen oder man wählt 3 bis 5 Übungen davon aus. Wenn man nur einige ausgewählte Übungen ausführt, so kann man diese öfters wiederholen. In jedem Falle beginnt man mit der 1. Übung (Beruhige den Geist und senke das Qi) und endet mit der 13. Übung (Das Qi kehrt zu seinem Ursprung zurück). Im allgemeinen übt man 5 bis 10 Minuten.

1. Beruhige den Geist und senke das Qi

Diese Übung ist die Anfangsübung und dient dem In-die-Ruhe-Treten.

Körperhaltung: Natürlicher Stand, linkes Bein einen halben Schritt nach links stellen, man steht schulterbreit, die Füße sind parallel. Die Knie sind leicht gebeugt. Der Körper ist aufrecht, Wirbelsäule und Hüften sind entspannt, die Arme hängen natürlich nach unten. Die Arme sind etwas vom Körper entfernt, so daß die Achselhöhlen

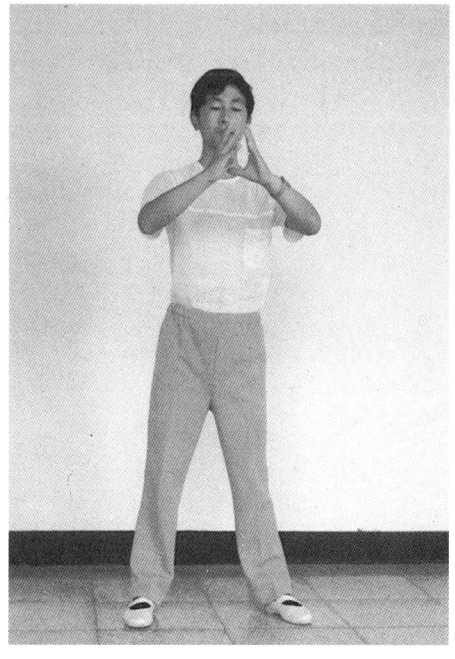
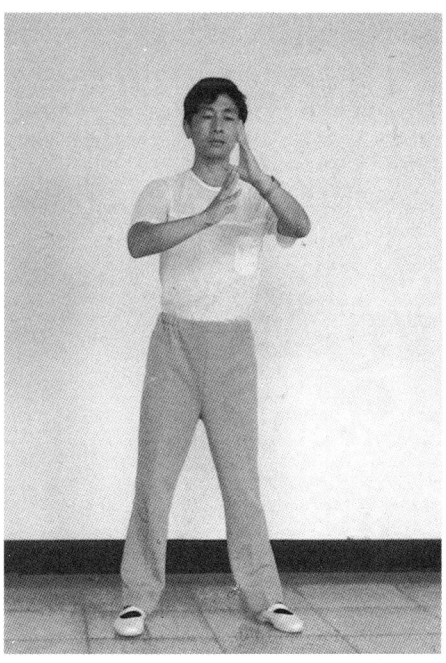

Abb. 173   Abb. 174

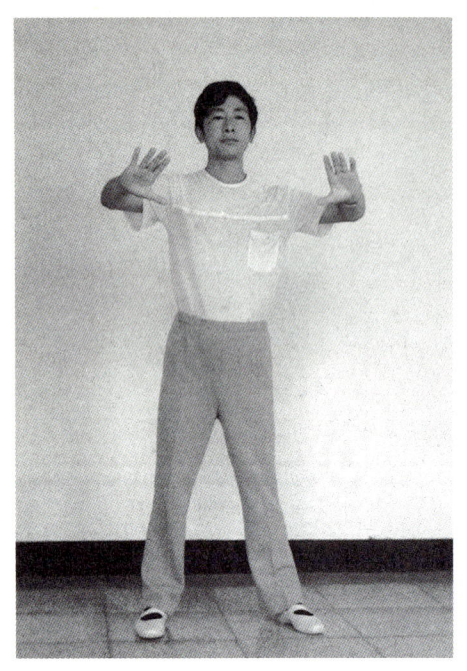

Abb. 175

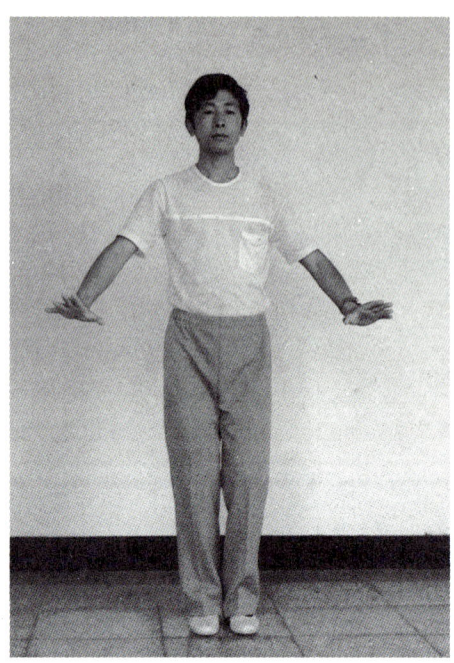

Abb. 176

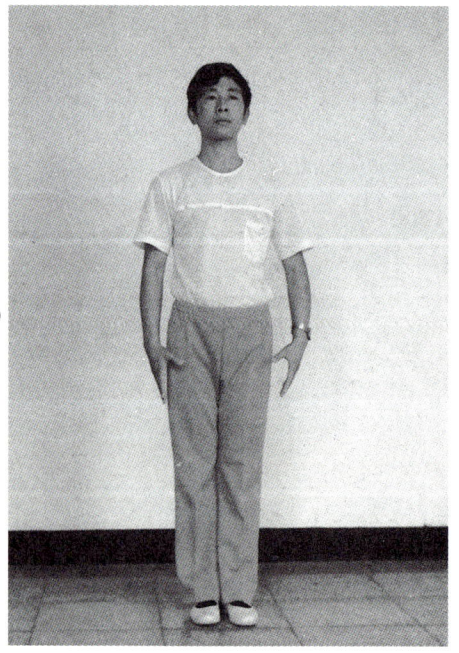

Abb. 177

offen sind. Die Handflächen zeigen nach unten, die Finger zeigen nach vorne und sind leicht gekrümmt. Die Augen sind halb geschlossen, der Blick geht geradeaus (Abb. 178). Wenn man im Sitzen übt, nimmt man den Lotos- oder den Schneidersitz ein (Abb. 179).

Diese Ausgangshaltung gilt auch für alle folgenden Übungen und wird dort nicht mehr erneut beschrieben.

Atmung: Natürliche Atmung. Mit der Einatmung lenkt man das Qi zum mittleren Dantian oder zur Fußsohle (*Yongquan*); mit der Ausatmung entspannt man den ganzen Körper. Das Lenken des Qi zum Dantian bzw. *Yongquan* und die Entspannung wechseln sich also im Atemrhythmus ab.

Bewahren der Vorstellungskraft im Dantian oder *Yongquan*. (Je nach den unterschiedlichen körperlichen Voraussetzungen kann man der Vorstellungskraft auch andere Inhalte geben. Dies gilt auch für die folgenden Übungen). Gleichzeitig mit der Entspannung kann man in Gedanken das Wort „Ruhe" sagen und damit die Entspannung der Muskulatur und das In-die-Ruhe-Treten erleichtern.

Wirkung: Beruhigung des Geistes erleichtert das In-die-Ruhe-Treten.

2. Klappere mit den Zähnen und rolle die Zunge (Abb. 178, 179)

Die Zähne 10mal leicht aufeinanderschlagen. Dann die Zunge 10mal im Mundraum kreisen lassen. Das Klappern mit den Zähnen und das Kreisen mit der Zunge einige Male wiederholen, bis die Speichelsekretion angeregt wird. Den Speichel schlukken.

Atmung: Man atmet natürlich und läßt das Qi ins Dantian sinken.

Bewahren der Vorstellungskraft im mittleren Dantian. Man achtet nur auf die Übung und entläßt alle anderen Gedanken.

Wirkung: Kräftigung der Zähne, Anregung der Speichelsekretion, Kräftigung der Funktionskreise „Milz" und „Magen", Förderung der Verdauungsfunktion.

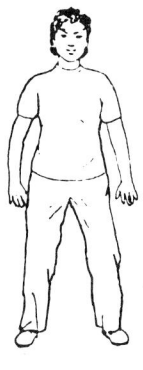

Abb. 178

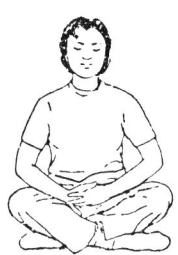

Abb. 179

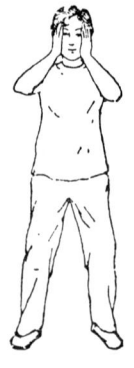
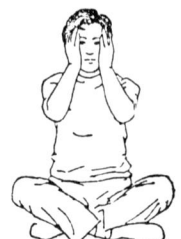

Abb. 180   Abb. 181

3. Übung: Reibe die Hände und wasche das Gesicht (Abb. 180, 181)

Die Handflächen stehen sich in Nabelhöhe gegenüber. Man reibt die Handflächen 20- bis 30mal leicht gegeneinander bis ein Wärmegefühl entsteht. Die Augen sind leicht geschlossen. Die Handflächen auf das Gesicht legen und wie beim Gesichtwaschen 10mal leicht über das Gesicht streichen. Dann die Augen öffnen und die nächste Übung anschließen.

Atmung: Man atmet natürlich und läßt das Qi ins mittlere Dantian sinken.

Bewahren der Vorstellungskraft im mittleren Dantian oder *Yongquan*. Beim Reiben der Hände achtet man darauf, daß die Kraft in den Handflächen (Akupunkturstelle *Laogong*) und gleichzeitig in den Fingerspitzen (in den 10 *Shixuan*-Punkten) liegt. Beim Streichen über das Gesicht soll man die Aufmerksamkeit nicht in die Hände lenken um zu vermeiden, daß das Qi im Laufe der Übung nach oben steigt.

Wirkung: Harmonisierung des Qi der Herz- und Lungen-Leitbahn; bewirkt eine frische Gesichtsfarbe; stärkt die Abwehrkräfte gegen Wind- und Kältekrankheiten.

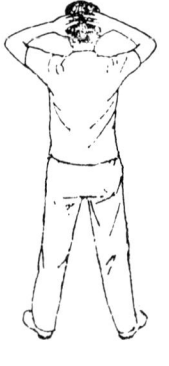
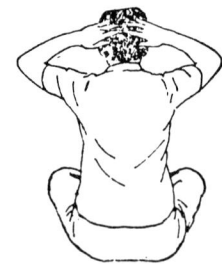

Abb. 182   Abb. 183

4. Klopfe auf den Yuzhen (Abb. 182, 183)

Mit den Handflächen die Ohren zuhalten. Die Ellbogen befinden sich in Schulterhöhe. Die Zeigefinger liegen einander gegenüber und drücken auf den *Yuzhen* (2 Fingerbreiten seitlich der hinteren Mittellinie in Höhe des Hinterhauptvorsprungs). Die Zeigefinger auf den Rücken der Mittelfinger legen und dann die Zeigefinger auf die *Yuzhen*-Punkte schnippen lassen, so daß in den Ohren ein Trommelgeräusch entsteht. Die Übung 10mal wiederholen.

Atmung: Man atmet natürlich und läßt das Qi ins mittlere Dantian sinken. Man kann auch die Atembewegung mit der Trommelbewegung koordinieren: Beim Einatmen legt man die Zeigefinger auf die Rücken der Mittelfinger; beim Ausatmen klopft man auf die *Yuzhen*-Punkte.

Bewahren der Vorstellungskraft im mittleren Dantian oder *Yongquan*.

Wirkung: Fördert die Bewegung des Qi in der Blasen-Leitbahn, stärkt Gehör und Sehkraft, macht den Kopf klar und den Geist wach.

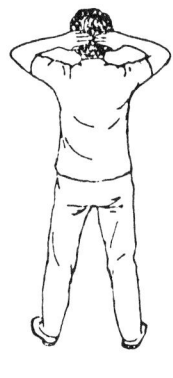
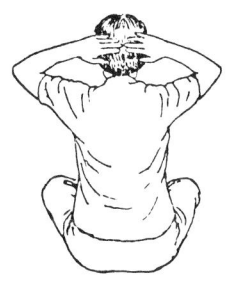

Abb. 184   Abb. 185

5. Streiche den Fengchi (Abb. 184, 185)

Mit den Fingerkuppen von Zeige-, Mittel- und Ringfinger vom *Yuzhen* nach unten und seitlich zum *Fengchi* (unterhalb vom Schädelknochen in einer Vertiefung zwischen den Sehnen des Kopfwender- und Trapezmuskels, seitlich vom 2. Halswirbel) streichen. Nach dem Streichen des *Fengchi* kann man diesen Punkt auch noch kreisend mit angemessener Kraft massieren. Die Übung wird 10mal ausgeführt.

Atmung: Die Atmung ist natürlich, man läßt das Qi ins mittlere Dantian sinken.

Bewahren der Vorstellungskraft im mittleren Dantian. Vorstellungskraft und Übungsbewegung sollen ganz in Einklang gebracht werden.

Wirkung: Reguliert die Bewegung des Qi in der Gallenblasen-Leitbahn, fördert einen gesunden Schlaf, kräftigt Gehörfunktion und Sehkraft.

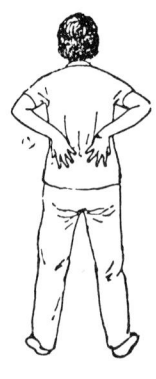
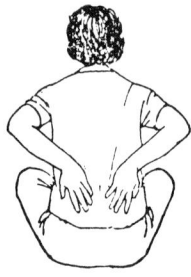

Abb. 186   Abb. 187

6. Massiere den Shenshu (Abb. 186, 187)

Die Hände vom *Fengchi* nach vorne über Schulter und Brust nach unten und auf den Rücken bis zum *Shenshu* (2 Querfinger seitlich des Zwischenraumes zwischen den Dornfortsätzen des 2. und 3. Lendenwirbels) führen. Mit den Handflächen und den Handballen die *Shenshu*-Punkte 10mal nach unten pressend massieren. Die Kraftvorstellung ist im Handballen. Man kann auch weiter nach unten bis zum Kreuzbein massieren. Danach die Hände in die Ausgangsstellung zurückbringen.

Atmung: Natürliche Atmung oder tiefe Bauchatmung.

Bewahren der Vorstellungskraft im Bereich der *Shenshu*-Punkte oder im *Mingmen* (hinteres Dantian) oder im mittleren Dantian. Gedanken und Massagebewegung sollen ganz in Einklang gebracht werden.

Wirkung: Stärkung des „Nieren-Qi", Festigung des „Primären Qi" (*yuanqi*), Kräftigung der Hüften und Beine, Unterstützung des Leber- und Nieren-Funktionskreises, Beruhigung des Geistes, günstige Wirkung auf die Gehirnfunktion.

7. Beuge die Hüften und fasse die Füße (Abb. 188, 189)

Linkes Bein zum rechten stellen. Nach rechts in den schulterbreiten Stand gehen. Wird im Sitzen geübt, so streckt man beide Beine geradeaus. Die Hände heben sich vor dem Körper langsam nach oben, die Handflächen zeigen dabei nach unten, die Fingerspitzen zeigen nach hinten. Kraftvorstellung: nach oben ziehend. Man hebt die Arme 3- bis 5mal nach oben, dabei machen die Ellbogen und Arme eine Streckbewegung. Dann den Körper nach unten beugen, die Hüftgelenke als Achse benützend. Die Hände in Richtung der Zehenspitzen strecken, die Knie sind dabei gestreckt. In dieser Haltung kurz verharren. Dann den Körper aufrichten und in die Ausgangsstellung zurückkehren. Die Übung wird 10mal ausgeführt. Menschen mit zu hohem Blutdruck sollten diese Übung im Sitzen ausführen.

Atmung: Natürliche Atmung.

Bewahren der Vorstellungskraft im mittleren Dantian oder *Yongquan*.

Wirkung: Stärkt Hüften und Beine, kräftigt Leber- und Nieren-Funktionskreis, kräftigt „Essenz" (*jing*) und Qi, macht die Sehnen geschmeidig und festigt die Knochen.

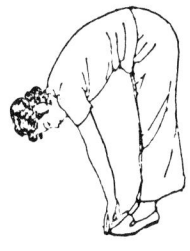

Abb. 188

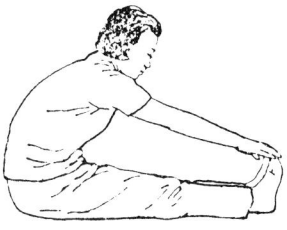

Abb. 189

8. Drehe zwei Schöpfräder (Abb. 190, 191)

Das rechte Bein zum linken zurückholen. Mit dem linken Bein nach links in den schulterbreiten Stand gehen. Wenn man im Sitzen übt, nimmt man die Schneidersitz- oder Lotoshaltung ein. Die Arme hängen natürlich herab, die Handflächen zeigen nach unten. Man hebt die Arme seitlich des Körpers langsam nach oben bis in Ohrhöhe. Dann beschreibt man nach vorne und unten einen Kreis, so als drehe man zwei Räder. Während die Hände den Kreis nach unten beschreiben, beugen sich die Knie etwas, der Körper senkt sich ein wenig. Beim Heben der Hände strecken sich die Beine wieder. Die Übung wird 10mal durchgeführt.

Atmung: Man atmet natürlich oder man kombiniert die Atmung mit der Körperbewegung: Wenn sich die Arme nach unten bewegen, atmet man aus und leitet den Atem

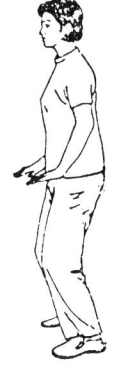

Abb. 190

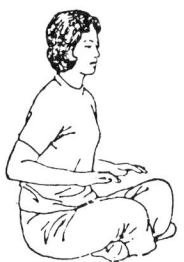

Abb. 191

197

mit der Vorstellungskraft zum *Yongquan*; wenn sich die Arme heben, atmet man ein und leitet den Atem mit der Vorstellungskraft vom *Yongquan* über das Steißbeinende (*Weilu*) zum *Mingmen* (hinteres Dantian) und dann nach vorne zurück zum mittleren Dantian.

Bewahren der Vorstellungskraft: Übt man mit natürlicher Atmung, so bewahrt man die Vorstellungskraft im mittleren Dantian. Koordiniert man Atmung und Bewegung, so folgt die Vorstellungskraft der Bewegung des Atems: beim Ausatmen zum *Yongquan*, beim Einatmen zum mittleren Dantian. Man achtet auf das Gefühl, das man beim Drehen der Kreise empfindet, und auf die Empfindung „Neues aufnehmen, Altes ausstoßen" bei der Atmung.

Wirkung: Reguliert und stärkt das Steigen und Sinken der Qi-Atmung *(qixi)*.

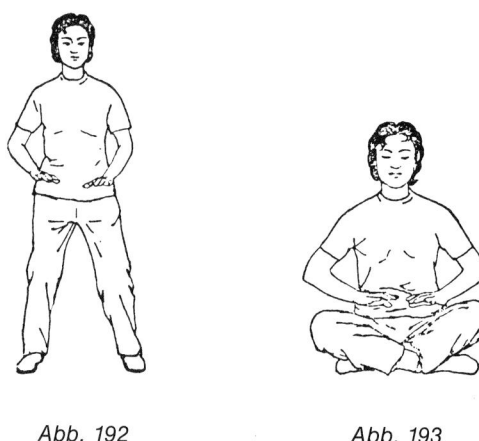

Abb. 192　　　　　Abb. 193

9. Drehe zwei horizontale Kreise (Abb. 192, 193)

Linkes Bein zum rechten zurückholen. Mit dem rechten Bein einen halben Schritt nach rechts in den schulterbreiten Stand gehen. Die Arme hängen natürlich herab. Die Handflächen zeigen nach unten, die Finger sind horizontal und nach vorne gestreckt. Man hebt die Hände nach oben in Brusthöhe (nicht höher als die Brustwarzen und nicht niedriger als der Nabel). Die Hände zur Seite auseinanderbewegen und zum Ausgangspunkt zurückkommen; bei dieser Bewegung beschreibt man zwei horizontale Kreise. Wenn man im Stehen übt, so beugen sich die Knie ein wenig, wenn die Hände vor dem Körper zusammenkommen, gleichzeitig sinkt der Körper leicht nach unten. Der Körper hebt sich, wenn die Hände die Kreise nach außen beschreiben. D. h., der Körper hebt und senkt sich während die Hände sich öffnen und schließen. Die Übung wird 10mal ausgeführt. Danach geht man in den natürlichen Stand zurück.

Atmung: Man atmet natürlich oder man atmet entsprechend der Bewegung, d. h., man atmet beim Nach-außen-Führen der Arme aus, leitet den Atem vom mittleren

Dantian nach außen, und bläht gleichzeitig den Unterleib langsam auf bis man das Gefühl hat, daß der Bauch ganz von Atem erfüllt ist. Beim Zusammenführen der Hände atmet man ein und sammelt den Atem im mittleren Dantian, wo er sich konzentriert und verdichtet.

Wenn man Atem- und Körperbewegung bei der Übung koordiniert, muß man besonders darauf achten, daß eine ganzheitliche Bewegung entsteht, die langsam und sanft, einfach und kraftvoll ist; Atem- und Körperbewegung bilden eine einheitliche Kreisbewegung.

Bewahren der Vorstellungskraft im mittleren Dantian. Man achtet auf die Empfindung, die beim Beschreiben der zwei Kreise entsteht und auf die Empfindung des Öffnens und Schließens.

Wirkung: Reguliert und fördert das „Öffnen und Schließen", d. h. die Fähigkeit des sich Verbreitens und des sich Verdichtens der Qi-Atmung.

10. Ziehe zwei Kreise zur Seite (Abb. 194, 195, 196)

Das rechte Bein zurücknehmen. Das linke Bein macht einen halben Schritt nach links. Die Arme hängen natürlich herab, die Handflächen zeigen nach unten, die Finger sind gerade nach vorne gestreckt. Nun werden die Hände auf einer Kreislinie zur Mitte geführt, ungefähr in Höhe des *Qihai* (1,5 Cun unterhalb des Nabels). Dann heben sich die Hände vor der Brust bis in Kopfhöhe und beschreiben eine Kreislinie nach außen und unten, wie wenn man zwei Räder zur Seite dreht. Beim Heben der Hände werden die Beine gestreckt, beim Senken der Arme werden die Beine leicht gebeugt, der Körper sinkt etwas nach unten. Die Übung wird 10mal durchgeführt.

Diese Übung vereinigt in sich die 4 Wirkungen des Hebens, Senkens, Öffnens und Schließens und bildet zusammen mit der 8. und 9. Übung eine Kreisbewegung, die alle möglichen Bewegungsrichtungen beinhaltet. Diese 3 Übungen zusammen werden auch die „3-Kreise-Übung" genannt.

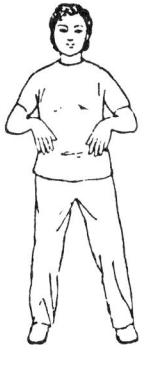

Abb. 194

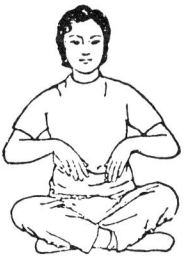

Abb. 195

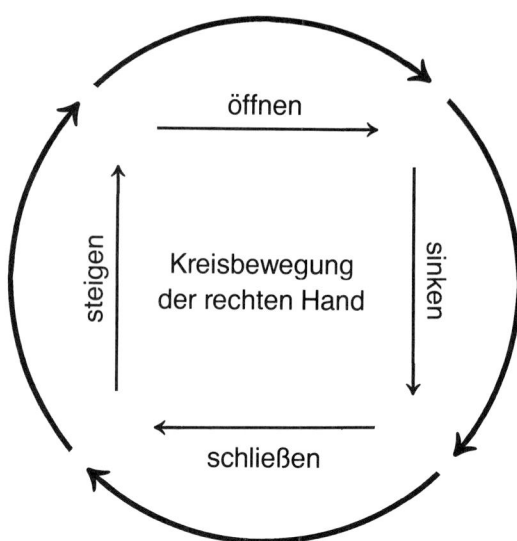

öffnen

steigen

Kreisbewegung
der rechten Hand

sinken

schließen

Abb. 196: Kreisbewegung der rechten Hand.

Wenn man die 3 Kreis-Übungen zusätzlich in verschiedenen Höhen und in umgekehrter Drehrichtung und in beschleunigter Form ausführt, so wird daraus eine ununterbrochene Kreisbewegung, die weich, rund, langsam, sanft und lebendig ist,
wie ein Kreis, der keinen Anfang und kein Ende hat.

Atmung: Natürlich atmen oder entsprechend der Bewegung atmen, d. h. ausatmen,
wenn sich die Hände nach außen und unten bewegen, einatmen, wenn sich die
Hände heben und in der Mitte zusammenkommen.

Bewahren der Vorstellungskraft im mittleren Dantian. Mit den Gedanken ist man in
der Auf- und Abbewegung und in den Bewegungen des Öffnens und Schließens.

Wirkung: Reguliert und fördert das Steigen, Sinken, Öffnen (sich Ausbreiten) und
Schließen (sich Verdichten) der Qi-Atmung.

11. Rechts und links den Bogen spannen (Abb. 197, 198)

Linkes Bein zurücknehmen. Mit rechtem Bein einen halben Schritt nach rechts in
den schulterbreiten Stand gehen. Die Arme hängen natürlich herab, die Handflächen zeigen nach unten, die Finger sind nach vorne gestreckt. Ellbogen und Arme
sind etwas nach außen gespannt. Die Hände beschreiben einen Kreis zur Seite,
nach vorne, und vor den Unterbauch (Höhe des *Qihai*); der Abstand zum Bauch beträgt zwei Faustbreiten. Nun hebt man die Hände langsam vor die Brust (Höhe der
Brustwarzen); gleichzeitig mit dieser Bewegung bildet man Hohlfäuste. Dann öffnet
man den linken Arm mit einer kräftigen, schnellenden Bewegung nach links, Arm und

200

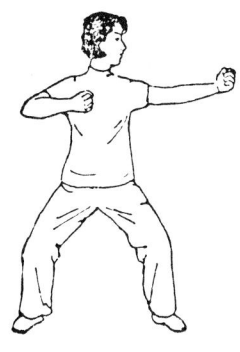

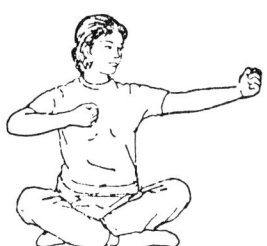

Abb. 197   Abb. 198

Ellbogen sind leicht gebeugt, die linke Faust ist in Schulterhöhe. Mit der Bewegung des Armes dreht man den Kopf nach links und blickt über die linke Faust in die Ferne. Gleichzeitig zieht man die rechte Hand vor die rechte Brust, wie wenn man einen Bogen spannt. Der Abstand der Faust zur rechten Brust beträgt etwa 2 Faustbreiten. Mit der Bewegung des Bogenspannens geht man in den Reitersitz. Man ist in Gedanken ganz beim Bogenspannen. Nach kurzem Halt führt man die Hände gleichzeitig vor der Brust zusammen. Nun beschreiben die Hände einen Kreis nach oben und außen, gleichzeitig öffnen sich die Fäuste. Während die Hände seitlich vom Körper nach unten geführt werden, strecken sich die Beine. Dies ist die linke Position. Man übt linke und rechte Position 10mal im Wechsel.

Atmung: Man atmet natürlich oder in Übereinstimmung mit der Bewegung: Einatmen beim Heben der Arme, ausatmen bei der Bewegung des Bogenspannens, wieder einatmen, wenn die Hände den Kreis nach oben außen beschreiben und ausatmen beim Senken der Arme.

Bewahren der Vorstellungskraft im mittleren Dantian. Man ist mit seinen Gedanken ganz bei der Bewegung des Bogenspannens.

Wirkung: Weitet den Brustkorb, reguliert das „Lungen-Qi", kräftigt Hüften und Beine, stärkt die Kraft der Arme.

12. Der weiße Kranich zeigt seine Schwingen (Abb. 199, 200)

Rechtes Bein zurücknehmen. Mit dem linken Bein einen halben Schritt nach links in den schulterbreiten Stand gehen. Die Arme natürlich herabhängen lassen, die Handgelenke vor dem *Guanyuan* (3 Cun unterhalb des Nabels, wichtiger Punkt auf dem Renmai) überkreuzen. Kurzer Halt. Die Arme langsam seitlich bis Schulter- oder Kopfhöhe heben. Ellbogen, Handgelenk und Finger sind leicht gekrümmt und bilden eine Wellenlinie wie die Schwingen eines Kranichs. Nach einer kurzen Pause die Arme rechts und links vom Körper senken und wieder vor dem *Guanyuan* kreu-

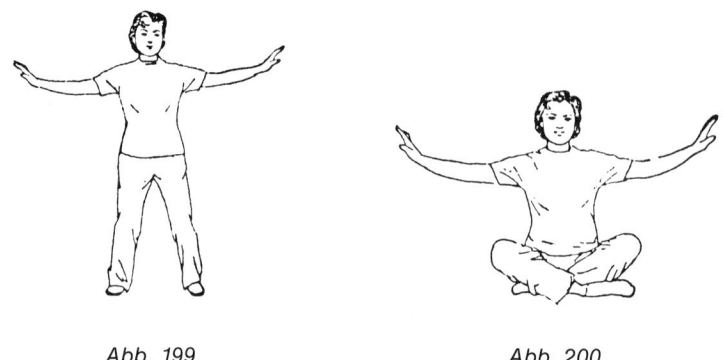

Abb. 199   Abb. 200

zen, dabei gleichzeitig das linke Bein zurücknehmen und die Knie leicht beugen, der Körper senkt sich. Mit dem rechten Bein einen halben Schritt nach rechts machen und die Übung zur rechten Seite ausführen. 10mal links und rechts im Wechsel üben.

Atmung: Man atmet natürlich oder in Übereinstimmung mit der Bewegung: Einatmen beim Heben der Arme, ausatmen beim Senken der Arme.

Bewahren der Vorstellungskraft im mittleren Dantian oder *Yongquan*. Atmet man in Übereinstimmung mit der Bewegung, so lenkt man die Vorstellungskraft beim Einatmen und Heben der Arme ins mittlere Dantian, beim Ausatmen und Senken der Arme zum *Yongquan*. In Gedanken achtet man auf das Heben und Senken der Arme.

Wirkung: Reguliert die Bewegung des Steigens und Sinkens der Qi-Atmung, weitet den Brustkorb, verbessert die Lungenfunktion, stärkt die Beuge- und Streckkraft im Brustkorb und in den Armen.

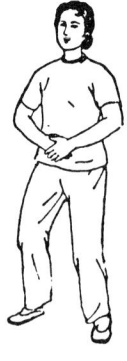

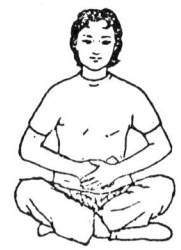

Abb. 201   Abb. 202

13. Das Qi kehrt zu seinem Ursprung zurück (Abb. 201, 202)

Im Anschluß an die 12. Übung legt man die Handflächen zusammen und reibt sie 10mal leicht gegeneinander. Dann legt man die linke Hand auf die Nabelgegend und die rechte Handfläche auf den linken Handrücken. Beide Hände gleichzeitig vom Nabel ausgehend, nach links beginnend, im Uhrzeigersinn in 20 bis 30 größer werdenden Kreisen bewegen. In Höhe der Magengrube kurz anhalten (der größte Kreis geht oben nicht über die Magengrube bzw. das untere Ende des Brustbeins und unten nicht über das Schambein hinaus). Nun die beiden Hände in umgekehrter Richtung, nach rechts beginnend, in kleiner werdenden Kreisen langsam ebensooft drehen und über dem Nabel anhalten. Die Hände lösen und in die natürliche Standhaltung zurückgehen.

Atmung: Natürliche Atmung, das Qi ins mittlere Dantian sinken lassen.

Bewahren der Vorstellungskraft im mittleren Dantian. Gedankenbewegung und Handbewegung bilden eine Einheit. Man zählt in Gedanken die Kreisbewegungen und kommt so zu geistiger Ruhe.

Wirkung: Stärkt Milz- und Magenfunktionskreis, verbessert den Appetit, stabilisiert die Qi-Atmung, kultiviert das „Primäre Qi" *(yuanqi)*.

4. Die „15 Ausdrucksformen des Taiji"

Die „15 Ausdrucksformen des Taiji" können in 3 Versionen geübt werden:

— als Standhaltung (Übung-in-Ruhe)
— als Übung mit körperlicher Bewegung in fester Position
— als Übung mit Fortbewegung

Im folgenden werden die Übungen mit körperlicher Bewegung in fester Position beschrieben.

Vorbereitung

Stehe natürlich, die Füße bilden einen Winkel von 60 Grad, die Arme hängen zur Seite. Den rechten Fuß gerade drehen, mit dem linken Fuß einen Schritt zur Seite in den schulterbreiten Stand gehen, die Füße stehen parallel. Die Knie etwas beugen und leicht nach innen drehen, die Fußspitzen ein wenig nach innen wenden. Die Hüften ganz leicht nach innen biegen. Die Kraft der Hüften geht nach unten, so als wolle man sich setzen. Die Wirbelsäule ist aufrecht. Den Brustkorb ganz leicht nach innen biegen, den Bauch ein wenig einziehen. Die Schultern lockern und die Oberarme seitlich etwas anheben. Zwischen Brustkorb und Oberarmen ist ein kleiner Abstand, die Ellbogen sind leicht gebeugt. Schultern und Arme bilden einen Kreis, stelle dir diesen Kreis vor. Es ist eine gewisse Kraft und Spannung zwischen Schultern, Armen und Fingern, obwohl der Körper entspannt ist. Der Kopf ist gerade, der Blick geht geradeaus in die Ferne. Mund und Zähne sind locker geschlossen, die

Zunge ist in natürlicher Position. Der Geist wird ruhig. Das Qi sinkt ins mittlere Dantian (Abb. 203).

Mit natürlicher Atmung durch die Nase ein- und ausatmen (oder: durch die Nase einatmen, durch den Mund ausatmen, oder: durch Nase und Mund ein- und ausatmen).

Erste Kreisbewegung:
Beide Handflächen nach hinten wenden. Hände und Arme beschreiben einen kleinen Kreis — nach hinten, seitlich nach außen, nach vorne zur Mitte, und wieder neben die Hüften (Abb. 204). Dabei wenden sich die Handflächen nach unten. Die Hände drehen sich spiralig. Während dieser Kreisbewegung ein- und ausatmen und gleichzeitig den Körper etwas heben und senken.

Zweite Kreisbewegung:
Die Hände nach vorne und dann seitlich nach auswärts bewegen. Dann die Handflächen langsam nach oben wenden und die Hände vor den Unterbauch führen. Der Abstand der Hände vom Unterbauch beträgt etwa zwei Faustbreiten, die Ellbogen sind etwas gebeugt, Arme und Schultern bilden einen Kreis. Auch während der zweiten Kreisbewegung ein- und ausatmen und gleichzeitig den Körper leicht heben und senken.

1. Reguliere den Atem, beruhige den Geist

Mit der Einatmung beide Hände langsam und sanft heben bis Brusthöhe (Abb. 205). Der Abstand zwischen Händen und Brust beträgt 2 bis 3 Faustbreiten. Nun die Handflächen nach unten wenden. Mit langsamer und sanfter Ausatmung die Hände nach unten senken bis zum Unterbauch (Abb. 206). Nun die Handflächen wieder nach oben wenden (Abb. 207).
Die Bewegungsabfolge 4mal wiederholen. Die Übung endet mit den Händen vor dem Unterbauch.
Mit dem Heben und Senken der Arme hebt und senkt sich auch der Körper, die Knie werden jedoch nie ganz durchgestreckt. Die Bewegung der Arme ist gleichmäßig. Die Arme formen einen Kreis. Die Körperhaltung ist entspannt und doch ist Festigkeit und etwas Kraft in den Armen.

2. Zerteile die Wolken, halte den Mond

Von der vorangehenden Übung kommend, die Hände im Bogen zur Seite neben die Hüften führen. Der Abstand zwischen Händen und Hüften beträgt zwei Faustbreiten. Die Handflächen zeigen nach vorne, die Daumen sind leicht abgespreizt. Kleiner Halt (Abb. 208). Nun die Arme seitlich im Bogen nach oben führen bis Kopfhöhe — zerteile die Wolken (Abb. 209). Wenn die Arme oben angekommen sind, den Kopf etwas heben. Die Hände nach vorne zur Mitte führen, dabei die Handflächen nach oben wenden (spiralige Bewegung in den Handgelenken, man spürt einen Zug an der Kleinfingerseite) (Abb. 210). Der Blick geht geradeaus, weit in die Ferne. Kleiner Halt. Nun die Hände vor der Mitte des Körpers sanft nach unten bewegen — halte

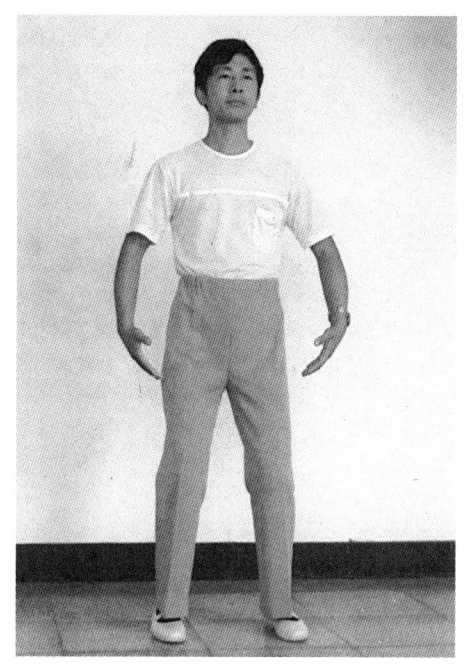

Abb. 203

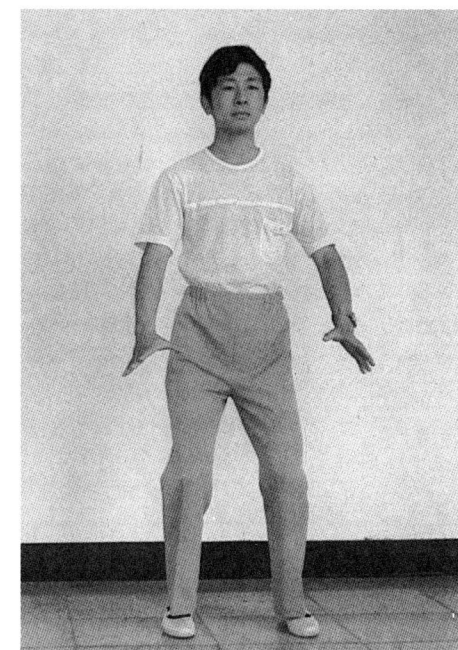

Abb. 204

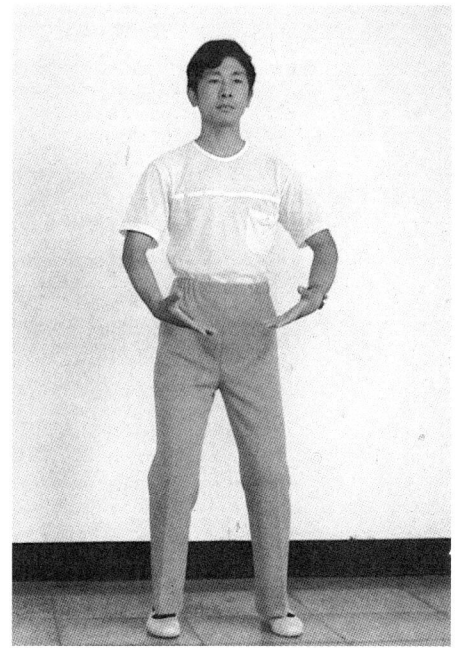

Abb. 205

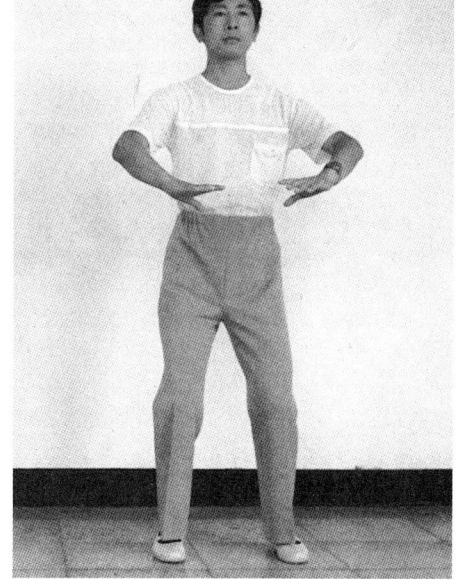

Abb. 206

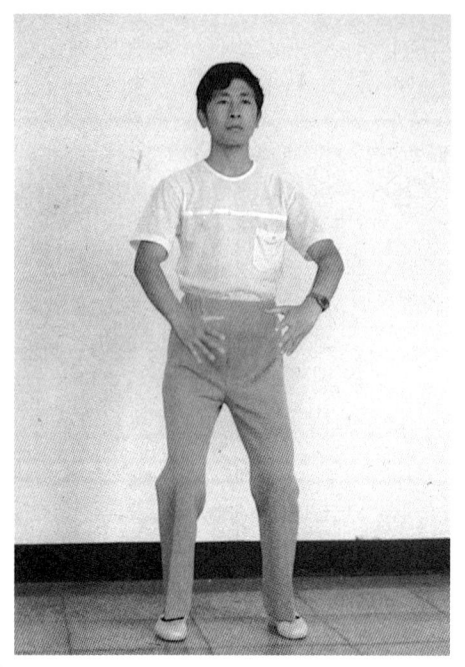

Abb. 207

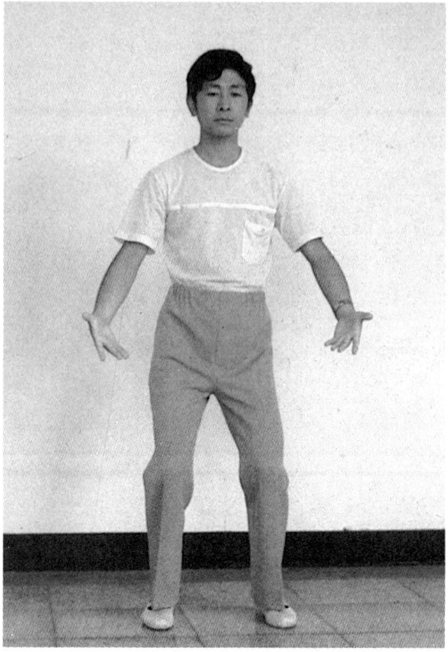

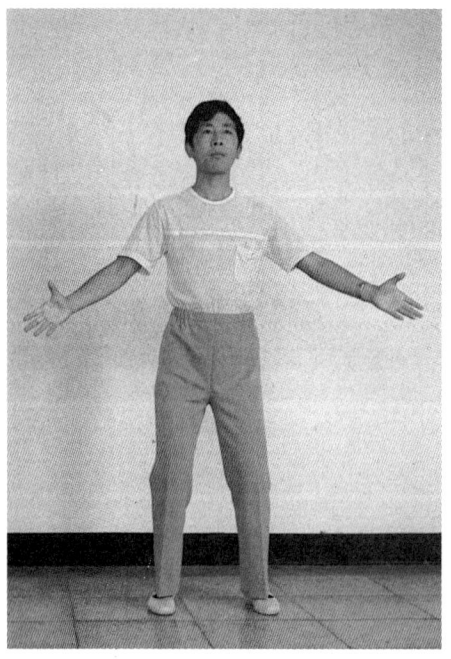

Abb. 209

Abb. 208

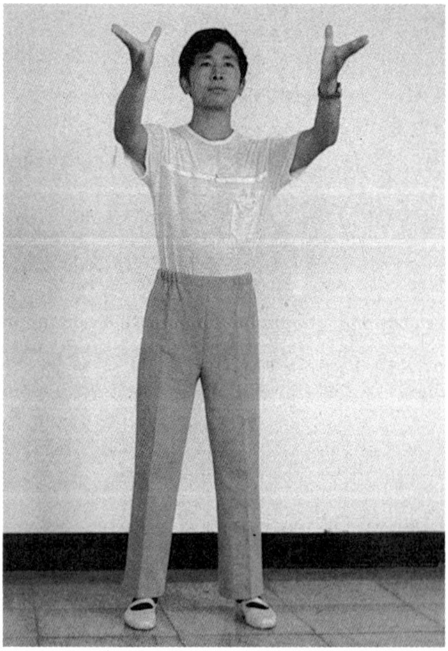

Abb. 210

den Mond (Abb. 211). Vor dem Unterbauch die Hände trennen und seitlich neben die Hüften führen. Der Abstand zwischen Hüften und Händen beträgt etwa zwei Faustbreiten. Die Handflächen zeigen nach vorne, die Daumen sind leicht abgespreizt. Kleiner Halt. Die Bewegungsfolge 4mal ausführen.

Während der ganzen Übung verweilen die Gedanken im mittleren Dantian. Der Körper hebt und senkt sich mit der Armbewegung, die Knie sind auch am höchsten Punkt noch ein wenig gebeugt. Jede Bewegung hat zwei Abschnitte:

Erster Abschnitt: Hände und Arme heben, dabei einatmen, dann kleiner Halt.
Zweiter Abschnitt: Hände und Arme senken, dabei ausatmen, dann kleiner Halt.
Es ist wichtig die Vorstellungskraft zu üben: Im ersten Abschnitt die Wolken zerteilen, im zweiten Abschnitt den Mond tragen.

3. Halte den Ball nach links und rechts

Von der vorangehenden Übung kommend, die rechte Hand kreisförmig über die linke führen, die Hände halten einen Ball vor dem Unterbauch (linke Hand ist unten, Fingerspitzen zeigen nach rechts, Handfläche zeigt nach oben; rechte Hand ist über der linken, Fingerspitzen zeigen nach links, Handfläche zeigt nach unten). Das Gewicht auf das rechte Bein verlagern. Den linken Fuß zum rechten holen, mit der linken großen Zehe neben der Mitte des rechten Fußes ohne Gewicht auftippen (T-Schritt) (Abb. 212). Dann einen Schritt nach links vorne machen (etwa 1 $\frac{1}{2}$ Fußlän-

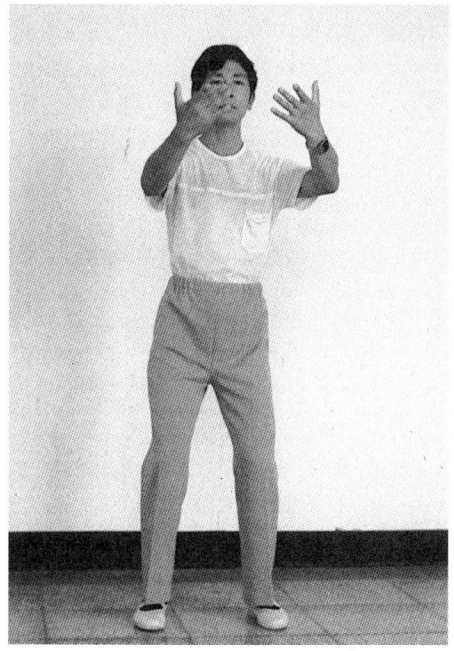

Abb. 211

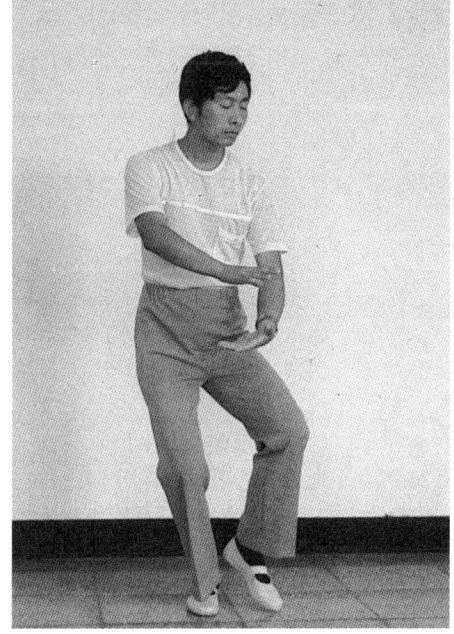

Abb. 212

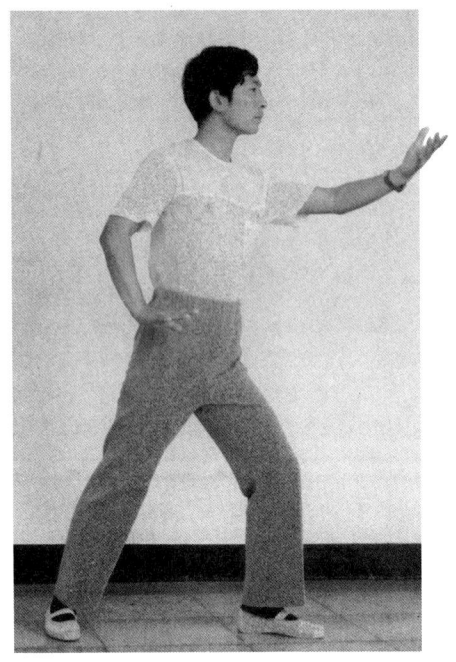

Abb. 213

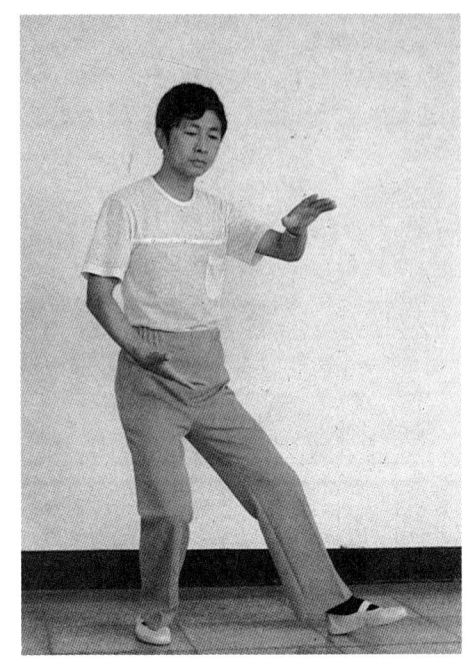

Abb. 214

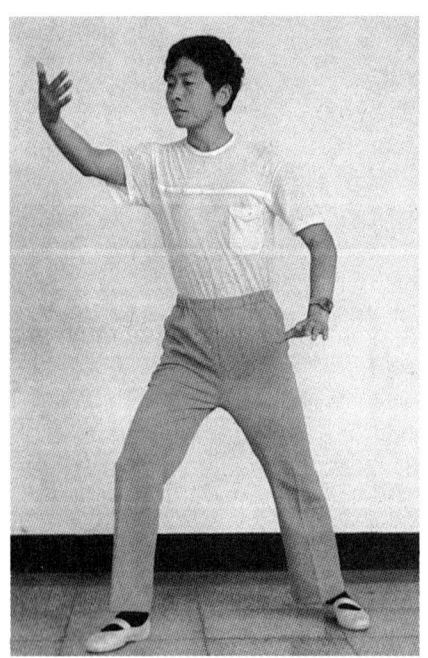

Abb. 215

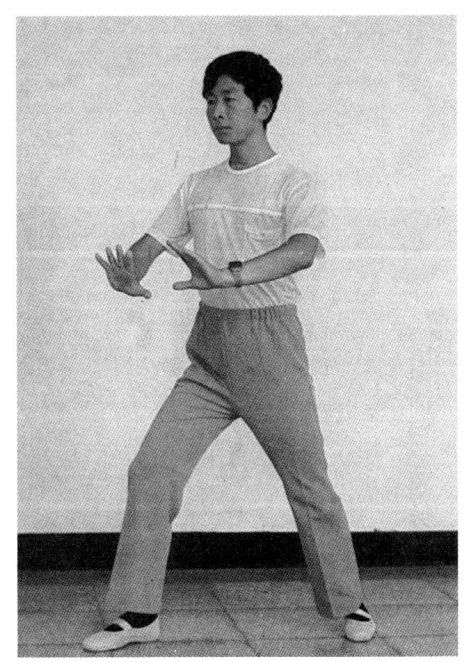

Abb. 216

208

gen nach vorne, etwa im Winkel von 75 Grad zur Seite), den Fuß mit der Ferse aufsetzen. Der linke Arm beschreibt einen Bogen nach vorne oben links, bis etwas über Schulterhöhe, die linke Handfläche zeigt nach oben. Der rechte Arm bewegt sich gleichzeitig im Bogen nach hinten unten rechts, neben die rechte Hüfte. Der Abstand zwischen rechter Hand und Hüfte beträgt etwa eine Faustbreite, die rechte Handfläche zeigt nach unten. Die linke Hand trägt einen Ball, die rechte Hand drückt einen Ball nach unten. Kraftverteilung: $\frac{1}{3}$ in der linken tragenden Hand, $\frac{2}{3}$ in der rechten nach unten drückenden Hand. Der aufrechte Körper bewegt sich während der Armbewegungen nach links vorne in Richtung der tragenden Hand. Der Blick geht zur tragenden Ballhand. Das Gewicht verlagert sich nach vorne, der Schwerpunkt ist im mittleren Drittel zwischen den Fußsohlen. Das linke Knie soll nicht über die linken Zehen hinausbewegt werden. Diese Haltung nennt man Bogen-Schritt (Abb. 213). Kleiner Halt. Nun die Handflächen zueinander drehen (die rechte Handfläche zeigt nach oben, die linke Handfläche zeigt nach unten). Arme und Körper bewegen sich zurück, die Hände halten den Ball vor dem Unterbauch, die linke Hand liegt dabei über der rechten. Gleichzeitig wird das Gewicht auf das rechte Bein zurückverlagert zum Sitz-Bogen-Schritt (Abb. 214). Nun den linken Fuß zum rechten zurückstellen, dabei hebt sich die Ferse zuletzt vom Boden ab. Den Körper aufrichten und wieder senken, dabei das Gewicht auf den linken Fuß verlagern. Die Bewegung zur rechten Seite ausführen (Abb. 215). Nach links und rechts je 2mal.
Beim Trennen der Hände den Ball mit etwas Kraft auseinanderziehen. Stellung von Arm und Hand beim Halten des Balles nach links: linke Hand eine Faustbreite innerhalb des linken Fußes, linker Ellbogen eine Faustbreite außerhalb (seitlich) des linken Fußes. Die Arme sind nie ganz gestreckt, sondern kreisförmig.

4. Schiebe den Berg mit beiden Händen

Bei der letzten Bewegung der vorangehenden Übung die linke Hand nicht wenden, sondern nur die rechte tragende Ballhand nach unten wenden und zurückholen. Die Hände treffen sich vor dem Unterbauch, die Handflächen zeigen nach unten. Den rechten Fuß etwas nach innen gedreht zum linken stellen. Das Gewicht auf den rechten Fuß verlagern. Mit dem linken Fuß einen Schritt nach vorne links gehen (wie in Übung 3). Beide Hände schieben nach links vorne (Abb. 216), dabei heben sich die Arme bis etwa Brusthöhe. Die Finger sind beim nach vorne Schieben leicht gespreizt, die Handflächen und der abgespreizte Daumen bilden ein Dreieck. Mit der Kraft in diesem Dreieck — schiebe den Berg. Bei dieser Bewegung ist der Oberkörper aufrecht, das Körpergewicht verlagert sich nach vorne (der Schwerpunkt ist im mittleren Drittel zwischen den Fußsohlen), das linke Knie wird gebeugt und befindet sich in vertikaler Linie über den linken Zehen, das rechte Knie wird gestreckt (linker Bogen-Schritt). Den Oberkörper ganz leicht nach vorne beugen. Der Blick geht durch die schiebenden Hände weit nach vorne in die Ferne (Bergschieben nach links = Abschnitt 1). Kleiner Halt (Abb. 217). Nun beide Hände in runder Bewegung gleichzeitig wenden, so daß die Handflächen zum Körper und etwas nach oben zeigen. Die Hände vor die Brust führen, die Ellbogen eine Faustbreite neben den Brustkorb führen (Abb. 218). Das Gewicht nach hinten zurückverlagern und auf dem hinteren Bein sitzen (= rechter schwerer Sitz-Bogen-Schritt). Der rechte Ellbogen steht etwa über der rechten Ferse (Abschnitt 2). Nun das linke Bein zurückholen, den linken Fuß dabei etwas eindrehen. Das Gewicht auf den linken Fuß verlagern. Die Hände vor dem Körper wenden, so daß die Handflächen nach vorne zeigen. Nun die Bewegung zur rechten Seite ausführen. Nach links und rechts je 2mal. (Die Abb. zeigen das Bergschieben nach rechts).

5. Auf dem Pferd sitzend, bewege die Hände nach links und rechts wie ziehende Wolken

Von Übung 4 kommend das rechte Bein zurückholen und die Hände vor den Unterbauch führen, die Handflächen zeigen nach oben. Die linke Hand im Bogen heben bis Augenhöhe, die Fingerspitzen zeigen nach oben, die Handfläche ist dem Körper zugewandt. Bei dieser Bewegung macht man eine kleine spiralige Drehung im Handgelenk, so daß ein Zug an der Kleinfingerseite entsteht. Der Winkel im Ellbogen beträgt ungefähr 120 Grad. Gleichzeitig wendet man die rechte Handfläche in einem kleinen Bogen nach unten und führt die rechte Hand unter den linken Ellbogen und wendet dort die Handfläche wieder nach oben. Der Abstand zwischen linkem Ellbogen und rechter Handfläche beträgt etwa eine Unterarmlänge (Abb. 219). Das Gewicht auf das rechte Bein verlagern und nach links in einen breiten Stand gehen. Den Körper in den Reitersitz senken. Die linke Hand bewegt sich nach links — wie ziehende Wolken, wie fließendes Wasser. Dabei drehen sich auch Oberkörper und Kopf nach links. Der Blick folgt der linken Handfläche. Die rechte Hand folgt dem linken Ellbogen in kreisender Bewegung, die rechte Handfläche ist dabei immer unter dem linken Ellbogen (Abb. 220). Nun den Körper aufrichten und das rechte Bein zum linken holen. Die Hände wechseln: Die rechte Hand vor der linken Brust bis Augenhöhe nach oben führen, dabei macht das Handgelenk eine spiralige Drehung, die rechte Handfläche zeigt zum Körper. Der Winkel im rechten Ellbogen beträgt ungefähr 120 Grad. Der rechte Arm bewegt sich nahe am Körper nach oben. Gleichzeitig die linke Handfläche nach unten wenden und in größerem Abstand vom Körper nach unten führen und die linke Handfläche unterhalb des rechten Ellbogens nach oben wenden. Der Abstand zwischen rechtem Ellbogen und linker Handfläche beträgt etwa eine Unterarmlänge. Das Gewicht auf das linke Bein verlagern, nach rechts in einen breiten Stand gehen und den Körper in den Reitersitz senken. Die Bewegung nach rechts ausführen. Je 4mal nach links und rechts.
Die Drehbewegungen werden mit gleichmäßiger Geschwindigkeit ausgeführt — wie einen Faden spinnen. Die Arme nicht zu nahe am Körper halten. Es ist wichtig, die Vorstellungskraft zu üben: „Die Hände bewegen sich wie ziehende Wolken, wie fließendes Wasser".

6. Der Kondor breitet die Schwingen aus

Von der vorangehenden Übung kommend das Gewicht nach rechts verlagern. Den linken Fuß zum rechten holen und ohne Belastung neben den rechten Fuß mit dem Ballen aufsetzen (T-Schritt). Gleichzeitig die linke Hand vor der rechten Brust nach

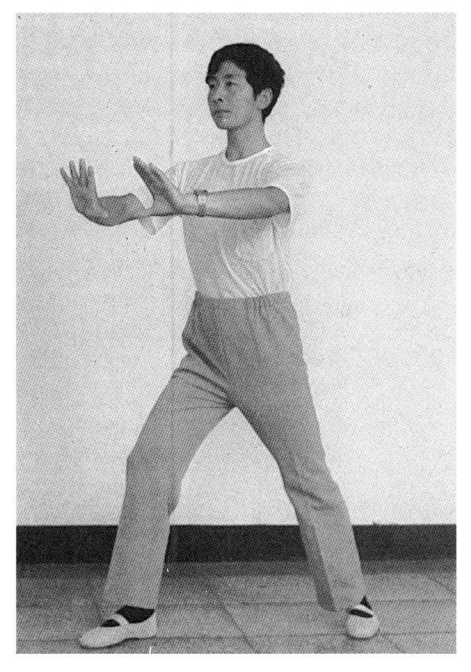

Abb. 217

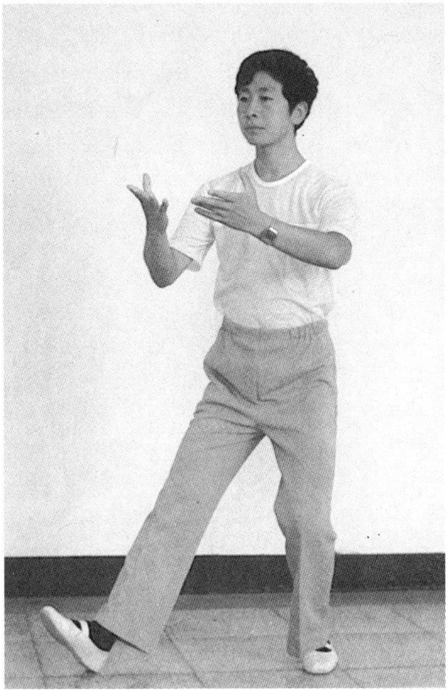

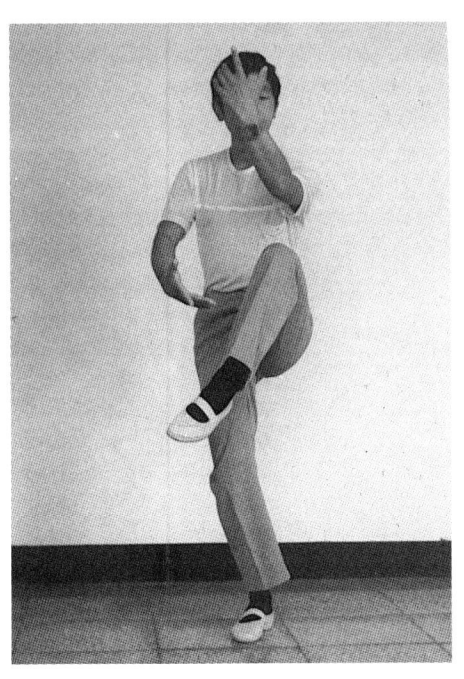

Abb. 219

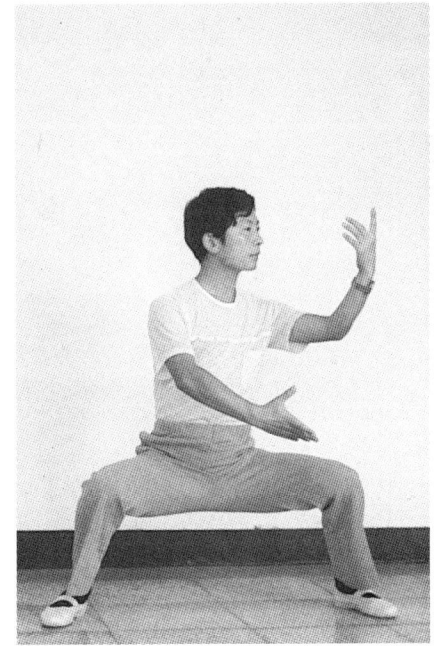

Abb. 218

Abb. 220

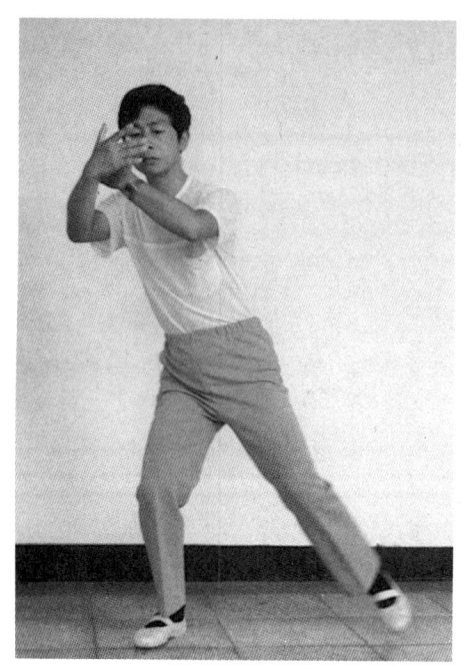

Abb. 221

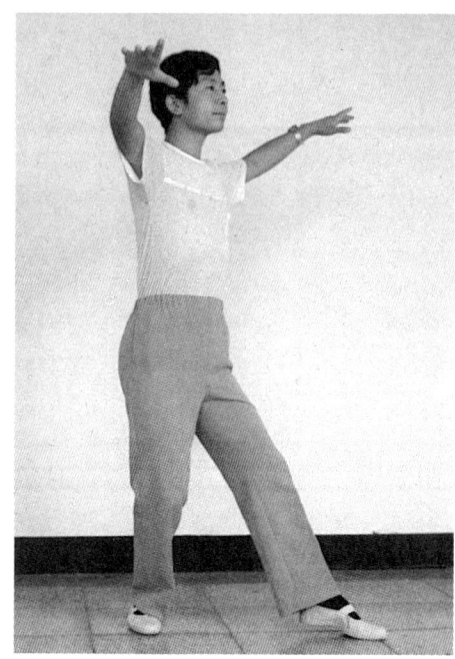

Abb. 222

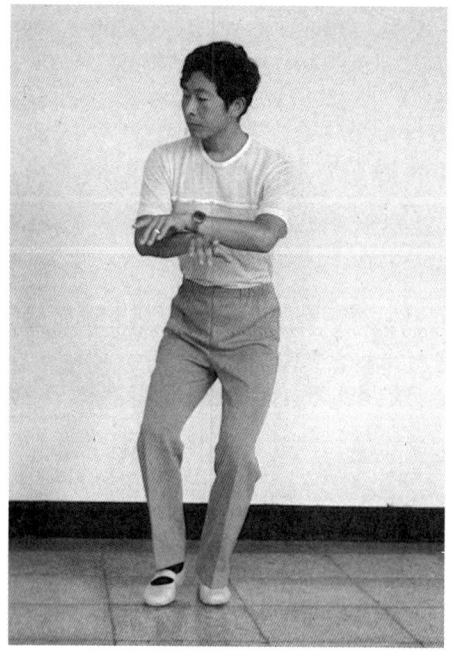

Abb. 223

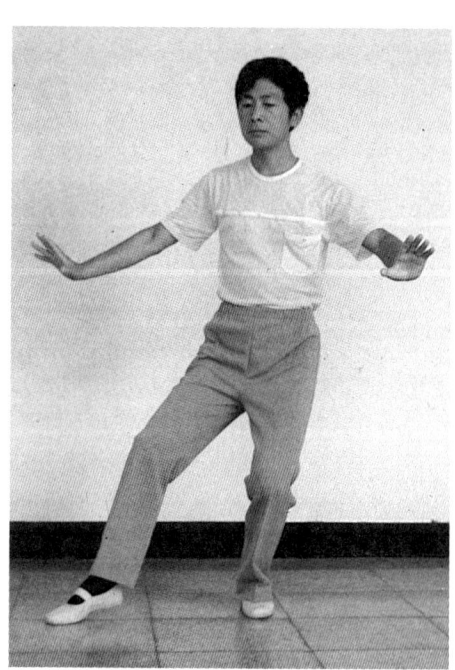

Abb. 224

oben führen bis die Handgelenke von rechter und linker Hand sich überkreuzen (Abb. 221), beide Handflächen zeigen zum Körper. Die Hände über die Kopfmitte führen. Dort trennen sich die Hände und werden in seitlichem Kreisbogen nach unten geführt, dabei zeigen die Handflächen nach unten. Die Handgelenke überkreuzen sich vor dem Unterbauch, dabei sind die Handflächen dem Körper zugewandt. Der linke Fuß macht einen kleinen Schritt nach links vorne, dabei setzt nur der Ballen auf, das Gewicht bleibt auf dem rechten Bein (rechter schwerer kleiner Sitz-Bogen-Schritt). Die Arme heben sich sanft in einer Kreisbewegung zu beiden Seiten des Körpers bis etwa Kopfhöhe. Die Handflächen zeigen dabei nach unten, die Finger sind geschlossen, die Fingerspitzen werden etwas nach oben gebogen (Abb. 222). Handgelenke, Ellbogen, Oberarme und Schultern bilden eine Wellenlinie. Die Kraftvorstellung in Armen, Handgelenken und Händen ist „wie die Bewegung einer Schlange". Die Vorstellung in den Fingern ist „wie das Ruhestadium einer Seidenraupe". Der ganze Körper hebt und senkt sich mit der Armbewegung. Körper und Kopf sind aufgerichtet, der Blick geht geradeaus (Bewegung 1). Kleiner Halt. Die Hände senken sich und treffen sich vor dem Unterbauch, die Handgelenke überkreuzen sich, der Körper senkt sich leicht (Bewegung 2). Das linke Bein zurückholen und das Gewicht nach links verlagern. Das rechte Bein macht einen kleinen Schritt nach rechts vorne, die Bewegung zur rechten Seite ausführen (Abb. 223, 224). Nach links und rechts je 2mal.

7. Der rote Drache spreizt seine Klauen

Von der vorigen Übung kommend das Gewicht nach rechts verlagern. Die Hände halten einen Ball vor Brust und Oberbauch (die linke Hand ist oben, die Handfläche zeigt nach unten, die Fingerspitzen zeigen nach rechts; die rechte Hand ist unten, die Handfläche zeigt nach oben, die Fingerspitzen zeigen nach links). Mit dem linken Fuß einen Schritt nach links vorne machen, dabei mit dem Ballen aufsetzen, das Gewicht bleibt rechts (rechter schwerer kleiner Sitz-Bogen-Schritt). Die linke Hand mit der Handfläche nach unten im Kreisbogen nach links außen führen und dabei etwas senken bis Oberbauchhöhe. Die rechte Hand zieht gleichmäßig einen Kreisbogen nach rechts zur Seite und nach oben, bis etwa Schulterhöhe. Die rechte Handfläche zeigt dabei nach oben, die Finger sind leicht gespreizt. Der Blick folgt der rechten Handfläche (Abb. 225). Dann den rechten Ellbogen beugen bis er einen spitzen Winkel bildet, die rechte Handfläche zeigt jetzt nach vorne. Die rechte Hand etwas nach vorne führen bis hinter das rechte Ohr, dabei den Blick wieder geradeaus nach vorne richten. In dieser Haltung „spreizt der rote Drache seine Klauen" (Bewegung 1). Kleiner Halt (Abb. 226). Die rechte Hand nach vorne unten vor die Brustmitte führen, die Handfläche wendet sich dabei nach unten, der Körper wendet sich leicht nach links. Gleichzeitig dreht sich die linke Handfläche nach oben, der linke Arm ist fast gestreckt, die linke Hand kommt im Kreisbogen vor die Körpermitte zurück und befindet sich jetzt unter der rechten Hand. Die Hände halten einen Ball in Brust-Oberbauchhöhe. Das linke Bein zurückholen (Bewegung 2). Das Gewicht nach links verlagern, das rechte Bein macht einen Schritt nach rechts vorne, die Übung zur rechten Seite ausführen (Abb. 227). Nach links und rechts je 2mal.

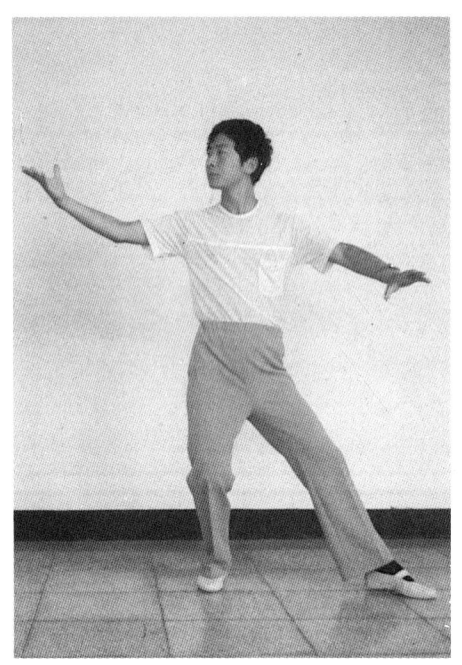

Abb. 225

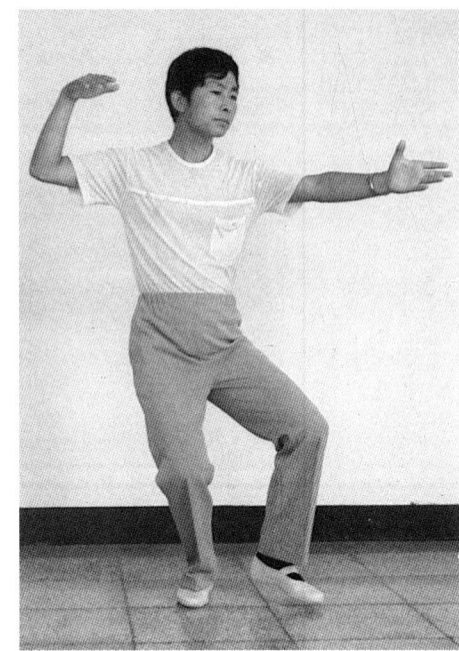

Abb. 226

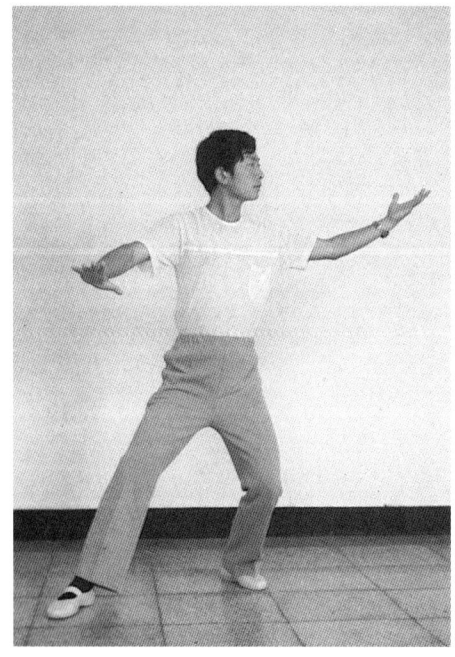

Abb. 227

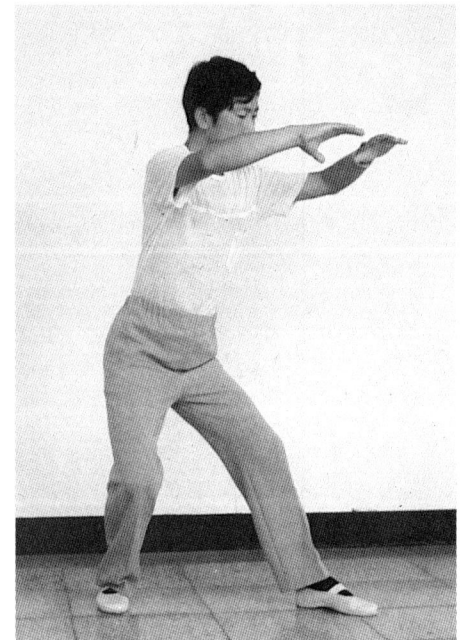

Abb. 228

214

8. Den Ball im Wasser halten

Bei der letzten Bewegung der Drachenübung die rechte Handfläche nicht nach oben wenden. Die linke Drachenhand nach unten führen, die Hände treffen sich vor der Körpermitte, die Handflächen zeigen nach unten. Das rechte Bein etwas nach innen drehen und zurückholen. Das Gewicht auf das rechte Bein verlagern. Mit dem linken Fuß einen Schritt nach links vorne machen und dabei den Vorderfuß aufsetzen. Die Hände beschreiben einen Kreis vor der linken Brust nach oben (Abb. 228), dann nach vorne und ungefähr über dem linken Knie wieder nach unten und zur Körpermitte zurück. Während der ganzen Bewegung zeigen die Handflächen nach unten, die Fingerspitzen zeigen zueinander — die Hände halten einen Ball im Wasser. Während der Kreisbewegung der Hände bleibt das Hauptgewicht auf dem hinteren Bein (Sitz-Bogen-Schritt). Der ganze Körper macht die Auf- und Abwärtsbewegung der beiden Hände mit. Das linke Bein zurückholen. Das Gewicht auf das linke Bein verlagern und einen Schritt nach rechts vorne machen und die Bewegung zur rechten Seite ausführen. Nach links und rechts je 2mal.
Der Abstand zwischen Händen und Brustkorb bei der Aufwärtsbewegung beträgt ungefähr eine Faustbreite. Die Aufwärtsbewegung der Hände geht bis etwa Nasenhöhe. Bei der Abwärtsbewegung wird der Körper nicht nach vorne gebeugt, sondern vom Gesäß her gesenkt.

9. Rolle den Ball nach links und rechts

Das Gewicht wird auf das rechte Bein verlagert. Der linke Fuß macht einen Schritt nach links vorne und setzt dabei mit der Ferse auf, das Gewicht bleibt zunächst rechts hinten (Sitz-Bogen-Schritt). Den Schwerpunkt im Becken bewahren, den Bauch leicht einziehen. Beide Hände beschreiben einen horizontalen Kreis in Hüfthöhe (Abb. 229): vor dem Unterbauch beginnend, zur linken Hüfte und dann nach links vorne. Die Hände überschreiten dabei nicht die Innenseite des linken Beines, die Handflächen zeigen nach unten. Bei der Vorwärtsbewegung der Hände wird der Schwerpunkt nach vorne verlagert (Bogenschritt), das linke Knie steht über den linken Fußspitzen (Bewegung 1). Die Hände vollenden den Kreis, indem sie sich vor den Unterbauch zurückbewegen. Der Schwerpunkt wird wieder nach hinten verlagert (Abb. 230), die Hüften werden leicht nach innen gebogen, der Bauch wird etwas eingezogen (großer Sitz-Bogen-Schritt), das rechte Gesäß ist in vertikaler Linie über der rechten Ferse. Die Augen blicken nach vorne links in die Ferne (Bewegung 2). Das Gewicht auf das linke Bein verlagern und einen Schritt nach rechts vorne machen und die Bewegung zur rechten Seite ausführen. Nach links und rechts je 2mal. (Die Abbildungen zeigen die Übungen nach rechts).
Vorstellung in den Händen: Spiele mit dem Ball im Wasser, rolle den Ball auf dem Wasser. Kraftvorstellungen: in den Knien nach innen gehend, in den Unterschenkeln nach außen gehend. Die Handflächen zeigen während der ganzen Übung nach unten und beschreiben während der Übung nach links und rechts eine liegende 8.

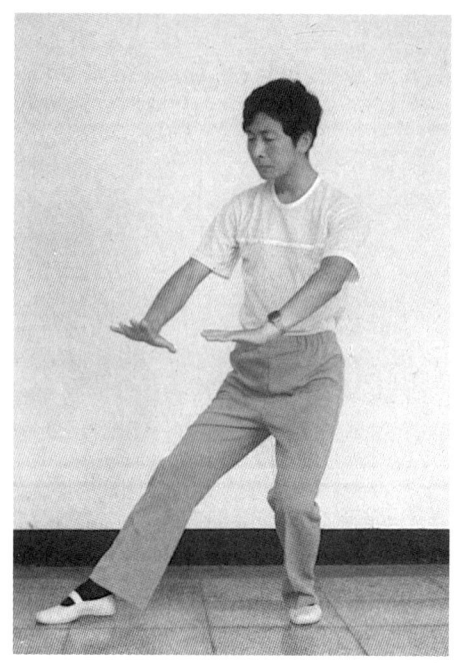

Abb. 229

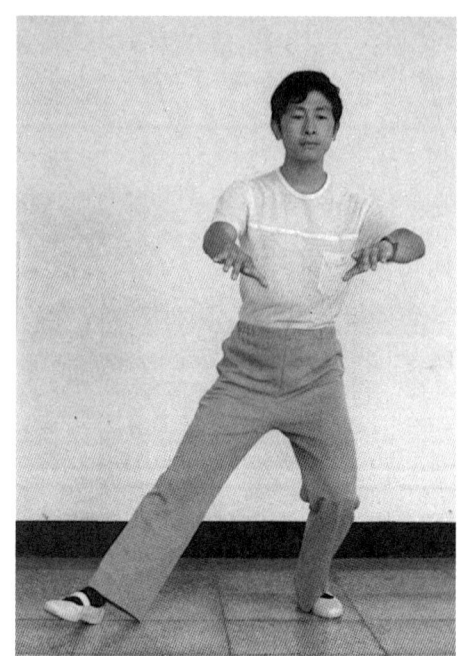

Abb. 230

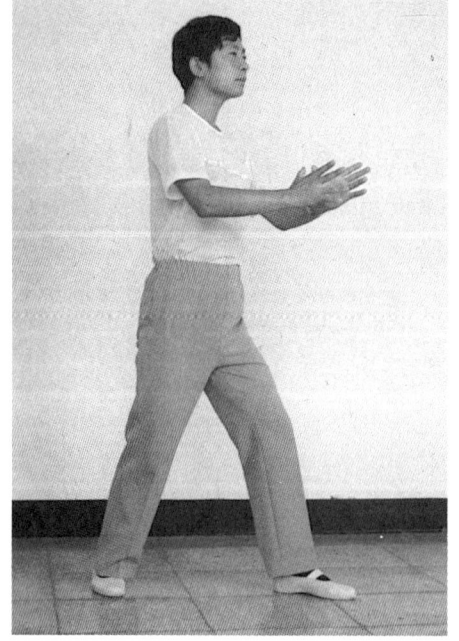

Abb. 231

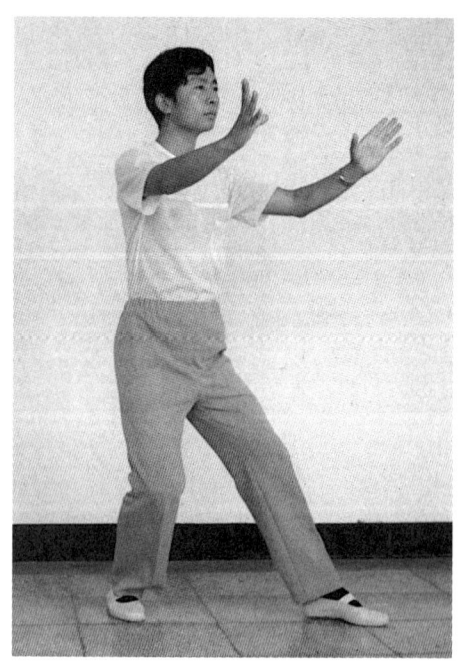

Abb. 232

216

10. Der Pfau schlägt ein Rad

Von der vorangehenden Übung kommend, einen Ball vor dem mittleren Dantian halten, die Fingerspitzen sind dabei nach vorne gerichtet, die Handrücken zeigen zur Seite. Das Gewicht auf das rechte Bein verlagern. Einen Schritt nach links vorne machen und dabei mit der Ferse aufsetzen. Die Hände bewegen sich nach oben bis zur Brusthöhe (Abb. 231). Sie trennen sich dort und machen Kreisbogen nach vorne und zur Seite. Dies ist eine öffnende Bewegung — der Pfau schlägt ein Rad (Abb. 232). Schultern, Ellbogen, Handgelenke und Hände bilden eine Wellenlinie, die Ellbogen sind in Brusthöhe, die Hände in Schulter- bis Ohrenhöhe. Wenn man zwischen den Händen eine Linie zieht, so ist diese etwa 2 Faustbreiten von der Brust entfernt. Während der öffnenden Bewegung der Arme verlagert sich der Schwerpunkt nach vorne (Bogen-Schritt), der Blick geht geradeaus (Bewegung 1). Beide Hände zur Mitte und dann wieder vor den Unterbauch zurückführen. Das Gewicht verlagert sich dabei wieder auf das rechte hintere Bein (großer Sitz-Bogen-Schritt), die rechte Hüfte ist in vertikaler Linie über der rechten Ferse. Das linke Bein zum rechten zurückholen (Bewegung 2). Das Gewicht auf das linke Bein verlagern, einen Schritt nach rechts vorne machen und die Bewegung zur rechten Seite ausführen. Je 2mal nach links und rechts.

11. Der weiße Kranich zeigt seine Schwingen

Von der vorangehenden Übung kommend die Hände vor den Unterbauch führen. Sie stehen eng zusammen, die Handrücken zeigen zur Seite. Das Gewicht auf das rechte Bein verlagern. Einen Schritt nach vorne links machen und dabei mit dem Ballen aufsetzen. Das Gewicht bleibt auf dem hinteren rechten Bein (rechter schwerer kleiner Sitz-Bogen-Schritt). Die linke Hand wird in kreisförmiger Bewegung vor der Brust nach links oben neben den Körper geführt, der Ellbogen bleibt dabei leicht gebeugt, die Handfläche zeigt nach rechts und etwas nach vorne, die Finger sind leicht gespreizt. In der linken Hand ist Kraft. Das linke Handgelenk wird etwas nach außen gedreht, seine Kraft ist nach außen gerichtet. Das linke Handgelenk befindet sich in Scheitelhöhe. Gleichzeitig mit der Bewegung der linken Hand zieht die rechte Hand einen Kreisbogen nach unten rechts, etwas hinter die rechte Hüfte. Die rechte Handfläche zeigt zur Körperseite und leicht nach hinten, die Fingerspitzen sind nach unten gerichtet. Der Abstand zwischen rechter Hüfte und Hand beträgt etwa eine Faustbreite. Im rechten Handgelenk und Unterarm ist drückende Kraft nach unten. Kopf und Körper sind etwas nach links gedreht. Kraftvorstellung und Körperhaltung sollen harmonisch aufeinander abgestimmt sein (Bewegung 1). Kleiner Halt. Die linke Hand im Bogen nach unten führen, die rechte Hand im Bogen nach oben führen, die Hände treffen sich vor dem mittleren Dantian. Mit der Bewegung der Hände wird auch die Vorstellungskraft zum mittleren Dantian geführt. Das linke Bein zurückholen (Bewegung 2). Das Gewicht auf das linke Bein verlagern. Einen Schritt nach rechts vorne machen und dabei mit dem Ballen aufsetzen, das Gewicht bleibt auf dem hinteren linken Bein (linker schwerer kleiner Sitz-Bogen-Schritt). Die Übung nach rechts ausführen (Abb. 233). Nach links und rechts je 2mal.

Beim Hinunterführen einer Hand: schneidende Kraft nach unten in der äußeren Handkante (Kleinfingerseite). Beim Heraufführen einer Hand: schneidende Kraft nach oben (Daumen- und Zeigefingerseite). Kraftverteilung: $^2/_3$ der Kraft im nach unten geführten Arm, $^1/_3$ der Kraft im nach oben geführten Arm.

12. Teile die Mähne des wilden Pferdes

Das Gewicht nach rechts verlagern. Mit dem linken Bein einen Schritt nach links zur Seite in einen breiten Stand gehen. Die Hände halten einen Ball in Brusthöhe (Abb. 234): Der rechte Handrücken zeigt zum Körper, die rechten Fingerspitzen zeigen nach links aufwärts; der linke Handrücken zeigt nach vorne, die linken Fingerspitzen zeigen nach rechts aufwärts. Die Finger sind gespreizt und leicht gekrümmt. Der Körper senkt sich in den Reitersitz (Abb. 235). Die rechte Hand geht im Bogen nach rechts unten über das rechte Knie, in der rechten Handfläche und im rechten Handgelenk ist Kraft. Die linke Hand geht gleichzeitig im Bogen nach links oben vor und etwas über die linke Schulter, der linke Ellbogen zeigt zur Seite, die linke Handfläche zeigt nach rechts. Kopf und Körper sind leicht nach rechts gedreht. Der Blick und auch die Kraftvorstellung gehen nach rechts unten in Richtung der Hand und vor das rechte Knie. Zwischen den Händen ist eine auseinanderziehende Kraft (Bewegung 1). Die rechte Handfläche wenden und die Hände vor die Brust zurückführen. Der linke Handrücken zeigt zur Brust, der rechte Handrücken zeigt nach vorne. Den Körper aufrichten, den linken Fuß etwas nach innen drehen und das linke Bein zum rechten zurückholen (Bewegung 2). Das Gewicht auf das linke Bein verlagern, nach rechts in den breiten Stand gehen und den Körper zum Reitersitz senken. Die Bewegungen zur anderen Seite ausführen. Je 2mal nach links und rechts. (Die Abbildungen zeigen die Übung mit Schritt nach rechts).

13. Zwei Ringe umfassen den Mond

Beim letzten Aufrichten der vorigen Übung beide Hände über den Kopf heben, die Handflächen zeigen nach vorne, die abgespreizten Daumen und Zeigefinger bilden ein Dreieck (Abb. 236). Das Gewicht nach rechts verlagern. Mit dem linken Fuß einen Schritt nach links in den schulterbreiten Stand gehen. Kleiner Halt. Beide Hände seitlich des Körpers und etwas vor dem Körper kreisförmig nach unten führen, die Ellbogen sind dabei leicht gebeugt. Gleichzeitig den Körper in den Hüftgelenken nach vorne beugen (Abb. 237, 238). Die Hände treffen sich vor den Füßen, die Handflächen zeigen nach oben, der Abstand der Hände zum Boden beträgt etwa zwei Faustbreiten. Die Arme bilden einen Kreis (Abb. 239, 240). Die Knie sind gestreckt (1. Ring). Kleiner Halt. Der Körper richtet sich auf, die Handgelenke überkreuzen sich. Während des Aufrichtens ist der Kopf zwischen den Armen. Der Körper ist gestreckt und aufrecht, die Handgelenke überkreuzt über dem Kopf. Der Brustkorb ist leicht nach innen gebogen, der Bauch ist leicht eingezogen. Der Kopf ist aufrecht, der Blick geht geradeaus (2. Ring). Das linke Bein zum rechten holen. Das Gewicht auf das linke Bein verlagern. Nach rechts in den schulterbreiten Stand gehen, den Körper beugen. Die Übung 4mal ausführen.

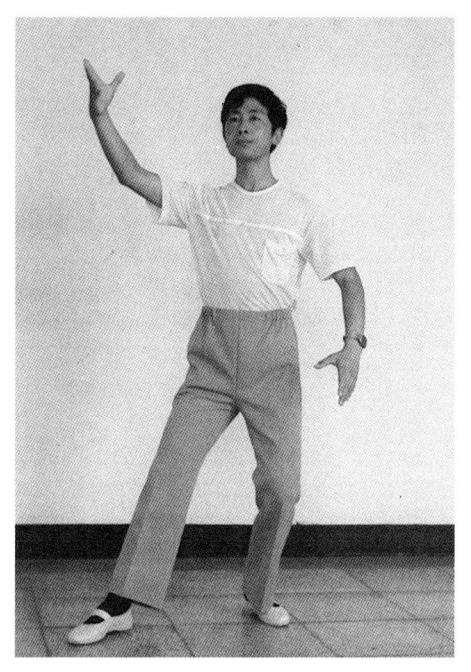

Abb. 233

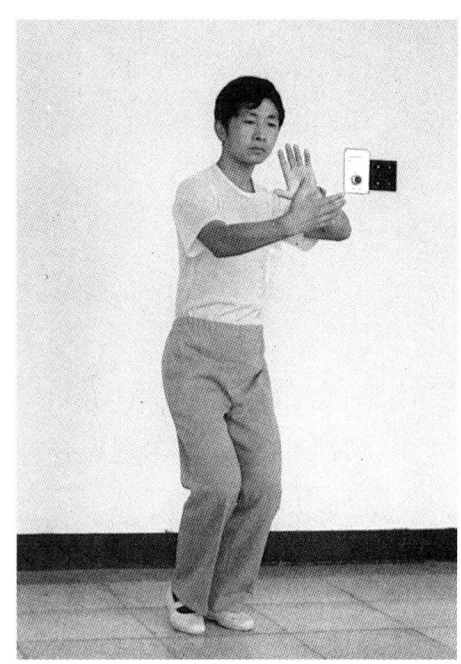

Abb. 234

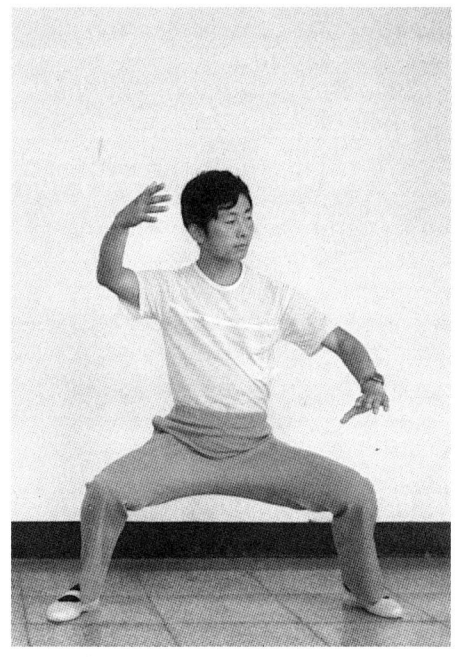

Abb. 235

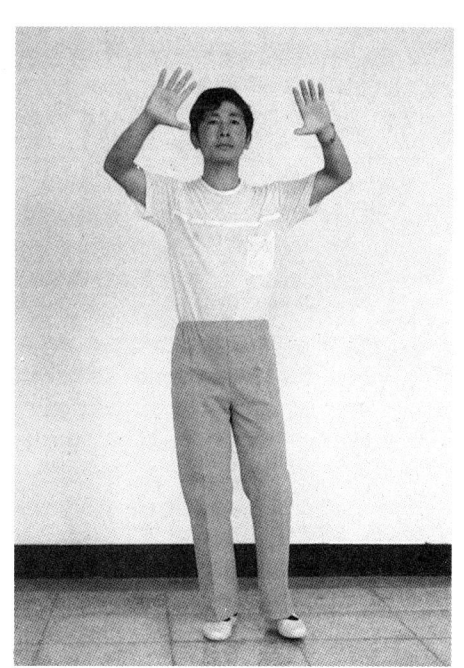

Abb. 236

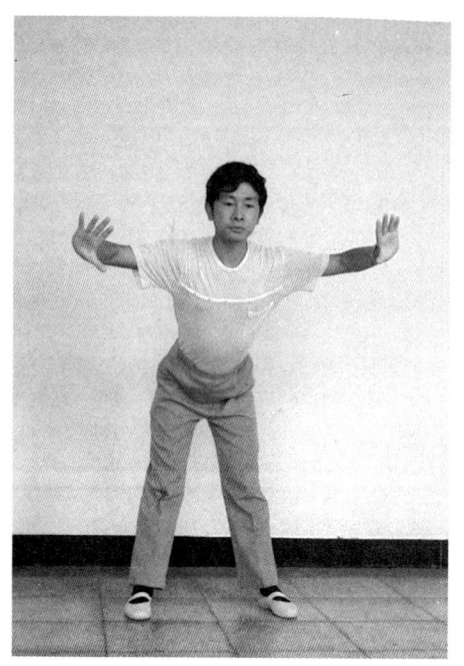

Abb. 237

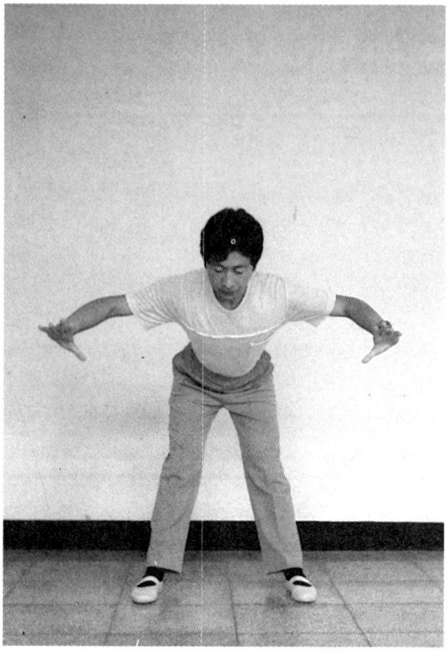

Abb. 238

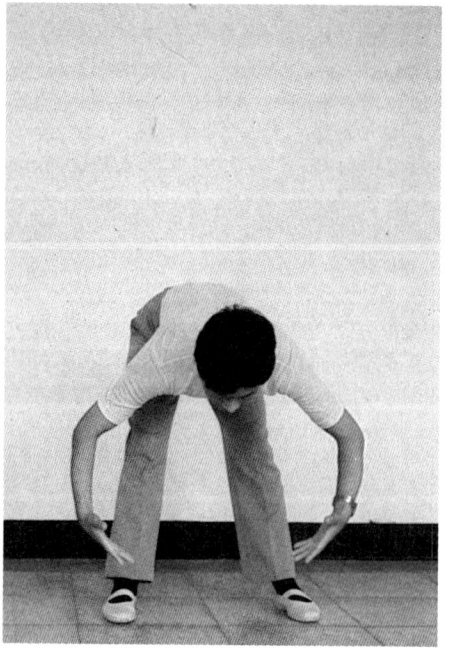

Abb. 239

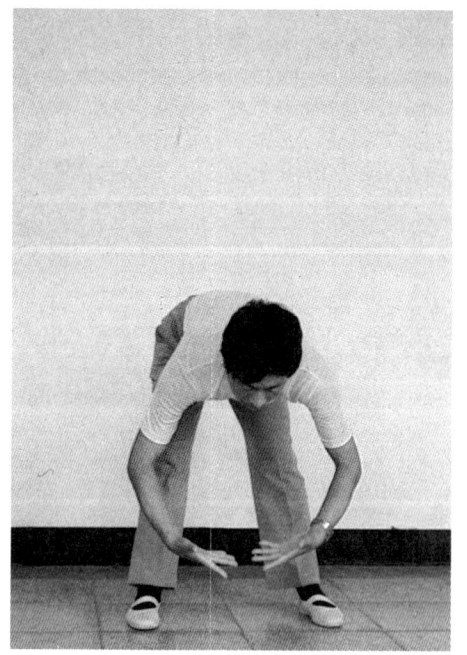

Abb. 240

Bei hohem Blutdruck soll der Körper nicht so tief gebeugt werden, der Kopf soll nicht tiefer als Nabelhöhe sein.

14. Beuge die Knie und strecke den Körper

Von der vorigen Übung kommend das Gewicht auf das rechte Bein verlagern. Den linken Fuß zum rechten stellen in den schmalen Stand. Die Fersen zusammenstellen, die Fußspitzen bilden einen Winkel von etwa 60 Grad. Die Handgelenke überkreuzen sich vor dem Unterbauch, dabei zeigen die Handflächen zum Körper (Abb. 241). Nun die Arme seitlich des Körpers bis Schulterhöhe heben, dabei zeigen die Handflächen nach unten (Abb. 242). Die Fingerspitzen werden mit der Bewegung etwas nach oben gebogen. Man stellt sich Kraft in den Handgelenken vor (Bewegung 1). Kleiner Halt. Der Oberkörper bleibt aufrecht, die Knie beugen sich, dabei sind sie nahe nebeneinander, die Fersen heben sich (Bewegung 2) (Abb. 243). Der Oberkörper bleibt aufrecht, der Körper hebt sich, die Fersen senken sich (Bewegung 3). Kleiner Halt. Nun die Arme senken und die Handgelenke vor dem Unterbauch überkreuzen, die Handflächen zeigen dabei zum Körper (Bewegung 4). Die Bewegungen 1 bis 4 bilden eine Übung. Die Übung wird 4mal ausgeführt.

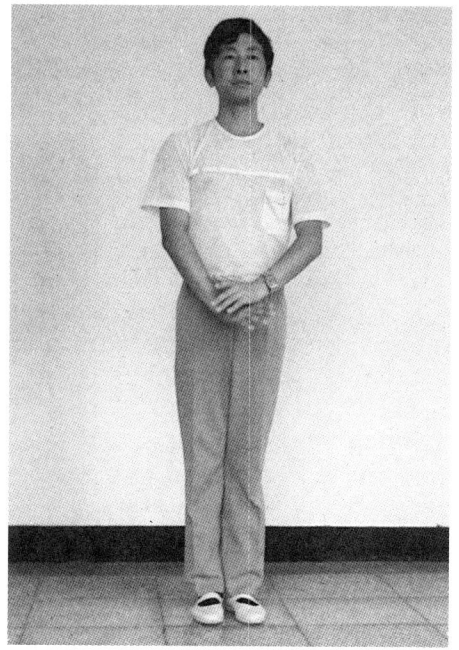

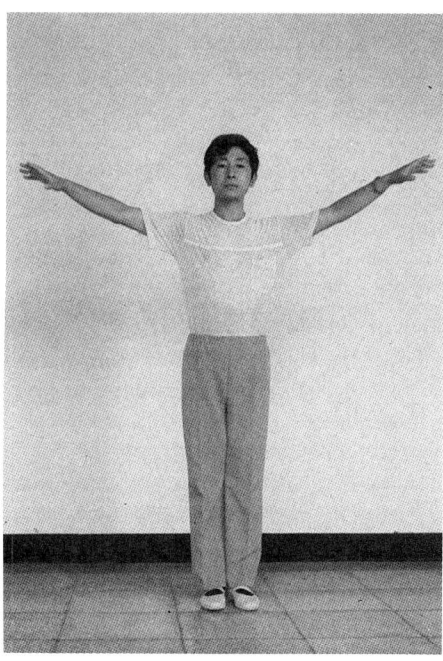

Abb. 241

Abb. 242

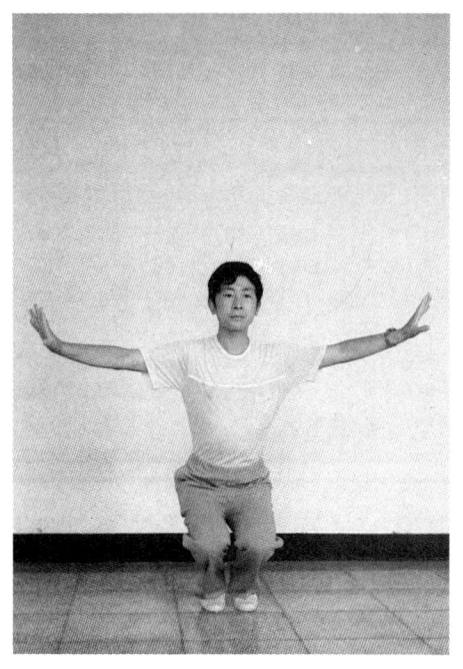

Abb. 243

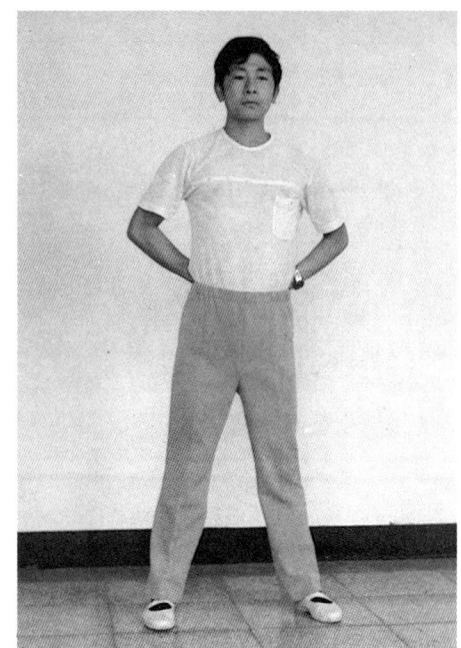

Abb. 244

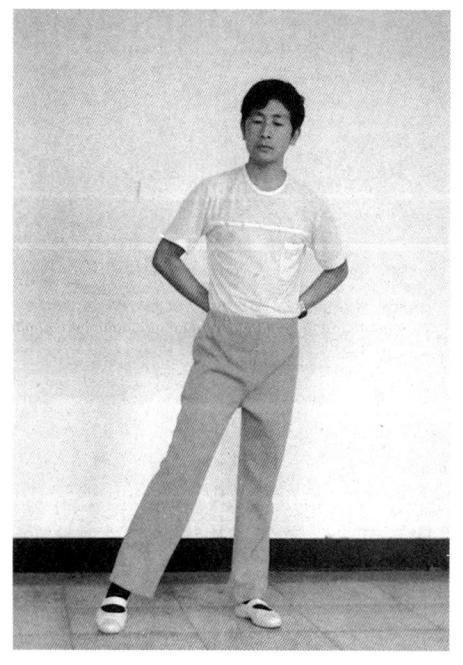

Abb. 245

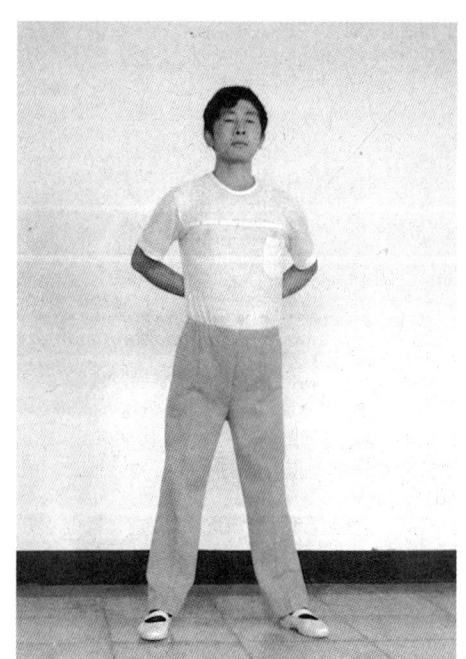

Abb. 246

222

15. Der Elefant kreist mit der Hüfte

Von der vorangehenden Übung kommend die Arme senken und die Handrücken auf die Nierengegend (neben *Mingmen*) legen (Abb. 244). Das Gewicht nach rechts verlagern. Nach links in den schulterbreiten Stand gehen. Der Körper ist aufrecht, der Brustkorb ist leicht nach innen gebogen, der Bauch ist leicht eingezogen. Der Geist ist ruhig, das Qi sinkt nach unten, die Vorstellungskraft wird im Dantian bewahrt. Die Beine sind gestreckt. Die Füße sind fest in der Erde verankert, wie die Wurzeln eines Baumes. Die Zehen sind etwas in die Erde gekrallt (aber nicht krampfhaft), die Kraft der Zehen ist nach unten gerichtet. Der Angelpunkt der folgenden Bewegungen ist der Hüftbereich. Man bewegt die Hüften langsam auf horizontalen Kreisen. Man beginnt mit der Bewegung zur linken Seite (Abb. 245), führt dann die Hüften nach vorne (Abb. 246), dann zur rechten Seite (Abb. 247) und schließlich nach hinten. Die Kraft der Hüften bewegt alle großen und kleinen Gelenke des Körpers. Der Schwerpunkt des Körpers folgt dem Becken in seiner Bewegung und kreist von einem Fuß zum anderen. Nach 4 Kreisen hält man kurz inne und führt dann 4 Kreise in entgegengesetzter Drehrichtung aus: Die Hüften bewegen sich nach rechts, dann nach vorne, dann nach links und schließlich nach hinten. Kleiner Halt. Der Körper streckt sich. Die Hände wenden sich und drücken mit den Handflächen leicht auf den Bereich der *Shenshu*-Punkte (2 Querfinger seitlich der Wirbelsäule in Höhe des Zwischenraumes zwischen 2. und 3. Lendenwirbel).

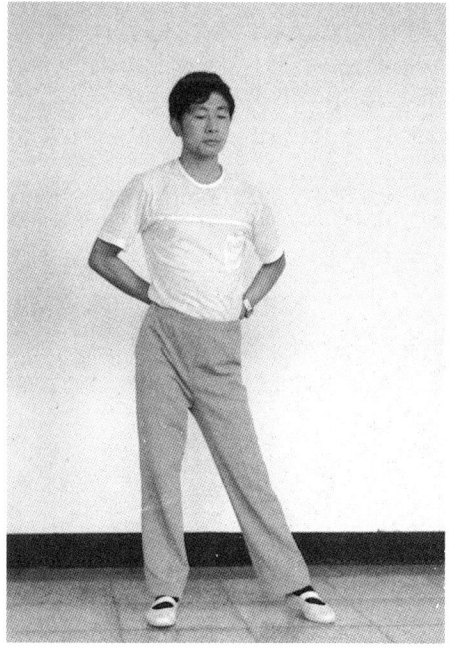

Abb. 247

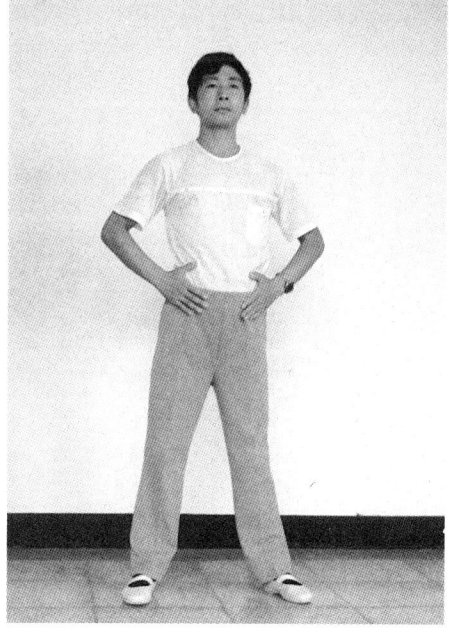

Abb. 248

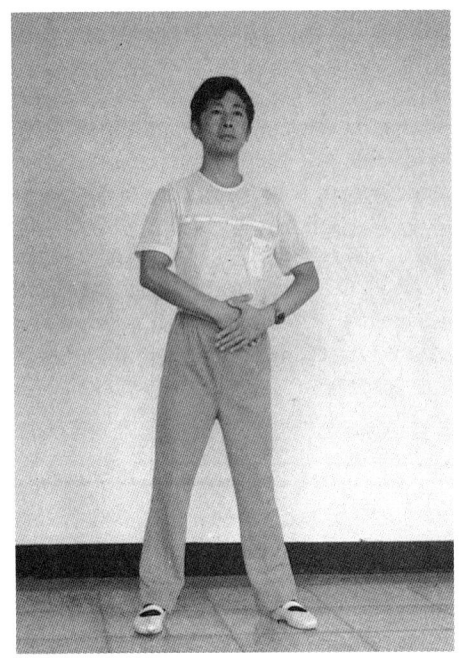

Abb. 249

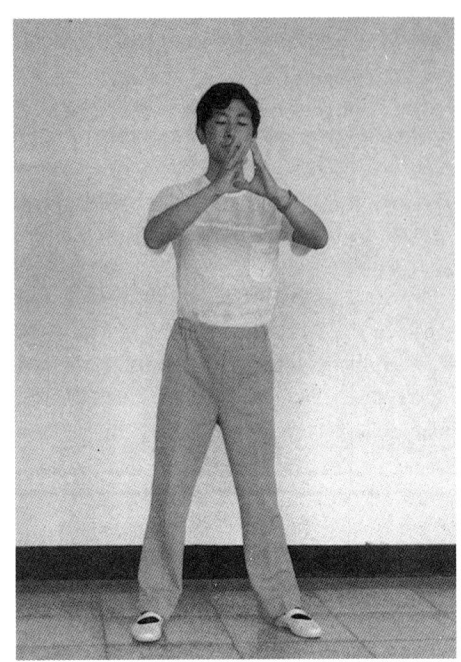

Abb. 250

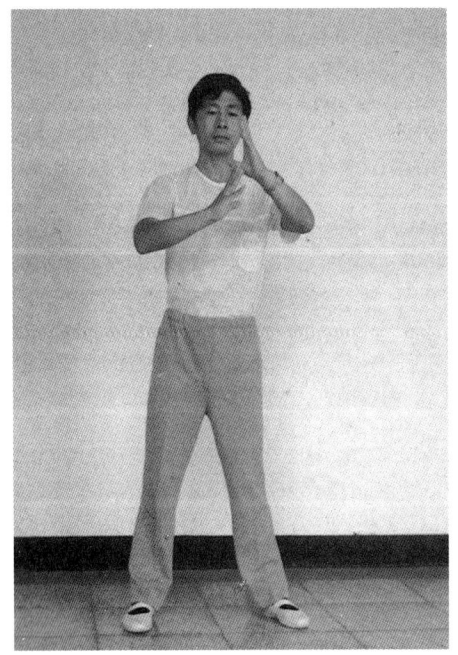

Abb. 251

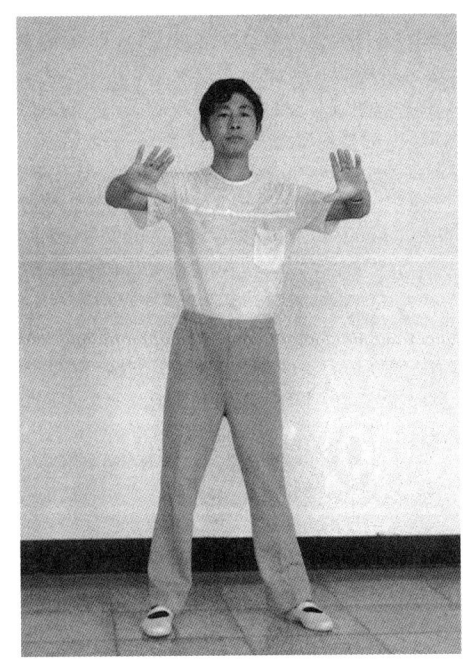

Abb. 252

224

Abschließende Übung

Die Handflächen liegen auf der Nierengegend (*Shenshu*). Die Handflächen umkreisen 4mal die Nierengegend, in der Mitte nach oben streichend und seitlich am Rücken nach unten streichend. Dann mit den Handflächen über die Gürtellinie (Daimai-Leitbahn) (Abb. 248) streichen und die Handflächen übereinander auf die Nabelgegend legen (Abb. 249). Mit den übereinanderliegenden Händen Kreise ziehen: 8 größer werdende Kreise im Uhrzeigersinn, dann 8 kleiner werdende Kreise entgegen dem Uhrzeigersinn. Die Handflächen liegen wieder auf der Nabelgegend (oder auch etwas darunter). Die Hände vor die Brustmitte führen, die Fingerspitzen berühren sich (Abb. 250). Der Abstand der Hände von der Brust beträgt etwa 3 Handbreiten. Die Arme bilden einen Kreis. Die Handflächen 4mal langsam gegeneinanderstreichen (Abb. 251). Die Handflächen aneinander legen. Die Hände öffnen und die Arme in seitlichen Kreisbogen nach unten führen (Abb. 252, 253), die Handflächen zeigen bei dieser Bewegung nach vorne. In den natürlichen Stand zurückgehen, die Arme hängen seitlich am Körper herab, die Fingerspitzen zeigen nach unten (Abb. 254).

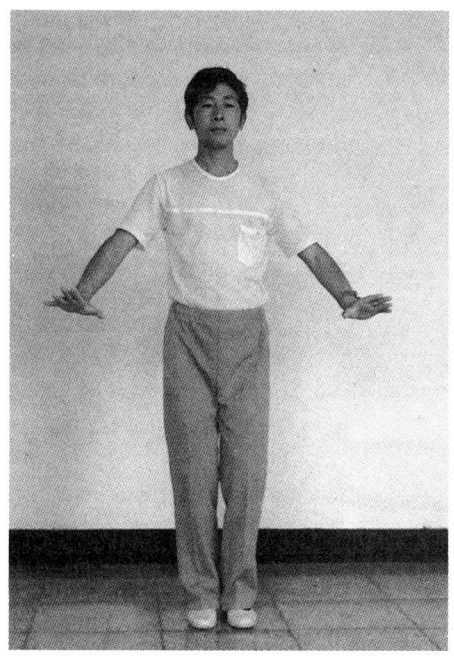

Abb. 253

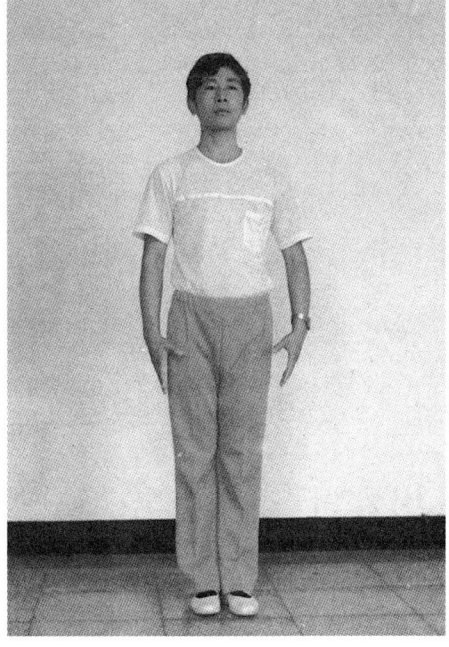

Abb. 254

5. Das „Spiel der 5 Tiere" von Hua Tuo

MEINE BEGEGNUNG MIT DEM „SPIEL DER 5 TIERE"

Das „Spiel der 5 Tiere" wurde auf der Basis einer langen historischen Entwicklung von dem berühmten chinesischen Arzt der Han-Zeit, *Hua Tuo* (2. Jh. n. Chr.), entwickelt. Es ist eine Bewegungsübung, in der die natürlichen Bewegungen von Tiger, Hirsch, Bär, Affe und Vogel, also von 5 wilden Tieren, nachgeahmt und außerdem die Besonderheiten der Bewegungsmöglichkeiten des menschlichen Körpers berücksichtigt werden. Der Zusammenschluß dieser beiden Aspekte ergab eine heilgymnastische Bewegungsform, welche große Bedeutung für die Gesundheitspflege und die Kräftigung des Körpers erlangte.

Das „Spiel der 5 Tiere" ist in China weit verbreitet und erfreut sich großer Beliebtheit bei der Bevölkerung. Im Laufe der Geschichte haben sich viele verschiedene Schulen gebildet, die das „Spiel der 5 Tiere" lehrten und lehren. Jede Schule entwickelte ihren eigenen Stil und betonte besondere Charakteristika der Übungen. Die von mir praktizierte Art des „Spiels der 5 Tiere" habe ich zuerst im Jahre 1958 von einem alten Arzt der TCM namens *Hu Yaozhen* gelernt. 1961 studierte ich in der Emei-Schule die „Emei-12-Pfahl-Übung" (*Emei shier zhuang*) und die „13 Positionen des Wudang-Taiji" (*wudang taiji shisan shi*), sowie die „Tiger-Schritt-Übung" (*hubugong*) und die „Punkt-Zeige-Methode" (*tiangang zhixuefa*).

1962 lernte ich von einem alten Qigong-Meister mit Namen *Wang Xiangzhai* die Übung „Stehen wie ein Pfahl" (*zhanzhuanggong*). Im Verlauf meiner täglichen Übungen habe ich die Charakteristika dieser Übungsmethoden und die Besonderheiten der Shaolin-Schule, nach der ich seit meiner Jugend praktiziert hatte, zusammengefaßt*. Außerdem berücksichtige ich in meiner Übungsform die Schlüsselpunkte der verschiedenen Arten des Taijiquan und einige Besonderheiten von verschiedenen Schulen des „Spiels der 5 Tiere" wie z. B. das von *Gao Shiguo* verfaßte „Spiel der 5 Tiere" und die von *Wang Liting* verfaßte „Beschreibung der 5 Tiere" bis hin zu den Charakteristika aus historischen Quellen, die Bezug zum „Spiel der 5 Tiere" haben (z. B. *Yimen guangdu chifengsui*). Im Verlauf der Entwicklung meiner Version des „Spiels der 5 Tiere" habe ich auch moderne Therapie- und Bewegungstechniken bzw. die gesundheitsfördernden Übungen der traditionellen chinesischen Medizin zu Rate gezogen.

Das „Spiel der 5 Tiere", das ich daraus entwickelt habe, setzt sich aus den drei Teilen Basishaltungen, Basisbewegungen und „freies Spiel der 5 Tiere" zusammen. Außerdem gibt es noch die Daoyin-Methode der 5 Tiere. Man kann mit den Basisübungen oder auch mit den Übungen mit Fortbewegung beginnen. Jede Basisübung hat 5 grundlegende Bewegungsmuster, so daß sich das „Spiel der 5 Tiere" aus insgesamt 25 Bewegungsmustern zusammensetzt. Der Übende kann sie gemäß seiner Konstitution auswählen. Unter normalen Bedingungen übt man alle 5 Bewegungsmuster eines Tierspiels; bei geschwächtem Körper kann man aus den 5

---

* *Hu Yaozhen, Jiao Guorui*: Spiel der 5 Tiere. Volkssportverlag 1963, S. 5.

Mustern eines Tierspiels jeweils 2 auswählen. Stärke und Ausmaß der Bewegung sowie der Grad der Kraft, die man beim Üben einsetzt, können flexibel gestaltet werden. Männer und Frauen, Alte und Junge, Kräftige und Schwache — alle Menschen können das „Spiel der 5 Tiere" praktizieren. Im allgemeinen eignen sich für schwächere Menschen besonders das Spiel des Bären, für Frauen das Spiel des Kranichs, für Jugendliche und Kinder das Spiel des Kranichs und das Spiel des Affen. Wenn man jedes einzelne Spiel gut beherrscht, kann man bei relativ guter körperlicher Verfassung den ganzen Zyklus mehrere Male durchführen.

Die Besonderheiten des von mir entwickelten „Spiels der 5 Tiere" bestehen in der Verbindung von Innerer-Übung (neigong) und Äußerer-Übung (waigong), in der Kombination von Bewegung und Ruhe, der Ausgewogenheit von Härte und Weichheit, dem Einsseins von Form und Geist, der harmonischen Verschmelzung von Form, Vorstellungskraft, Qi und Kraft.

Innere-Übung, Äußere-Übung:
Man muß auf Innere-Übungen und auf Äußere-Übungen gleichermaßen Wert legen. Innere-Übungen sind zuständig für die Kultivierung von „Essenz" (jing), Qi und „Geist" (shen). Äußere-Übungen sind zuständig für die Entwicklung von Muskeln, Sehnen, Knochen und Haut. Beide Übungsarten müssen gleichermaßen praktiziert werden, um ihre Gesamtwirkung zu erhalten.

Bewegung und Ruhe:
Besonders wichtig ist das Bewahren der geistigen Ruhe und das Üben der körperlichen Bewegung. Zwischen Ruhe und Bewegung muß Ausgewogenheit herrschen. Beim Praktizieren geht man von der Ruhe in die Bewegung und von der Bewegung in die Ruhe. Dies bringt dem Organismus den doppelten Nutzen von Ruhe und Bewegung.

Härte und Weichheit:
Wo es harte Kraft gibt, muß es auch weiche Kraft geben. Wer besonderen Wert auf weiche Kraft legt, muß beim Üben mit harter Kraft darauf achten, daß in der Härte Weichheit liegt und umgekehrt. Dies ist wichtig, um die Ausgewogenheit von Härte und Weichheit zu erreichen.

Form und Geist:
Wer auf das Nachahmen der äußeren Form der Tierbewegungen Wert legt, der muß auch ihre Gewohnheiten und charakteristischen Merkmale, ihre Mimik und Gestik nachahmen. Man muß das Wesen der Tiere beachten, um die Einheit von Form und Geist zu erreichen.

Vorstellungskraft und Qi (Aktivität der Vorstellungskraft und Qi-Atmung):
Man muß den Atem, das „Innere Qi" und die Gedankenbewegungen üben und darauf achten, daß der Geist im Inneren bewahrt wird und sich nicht nach außen wendet. Das Qi wird zum Dantian gelenkt und dort bewahrt, die Atmung kehrt zu ihrer Wurzel zurück.

Bewegungsamplitude:
Wer große Bewegungen macht, muß auch kleine Bewegungen ausführen. In einer großen Bewegung muß auch kleine Bewegung sein. Es ist besonders darauf zu achten, daß jede kleine Gelenkbewegung und jede kleine Muskelbewegung einen tiefen und durchdringenden Effekt in jedem Teil des Körpers hervorruft.

Geschwindigkeit der Bewegungen:
Wer sich schnell bewegt, soll sich auch langsam bewegen. Wenn eine langsame Bewegung nicht gut ausgeführt wird, dann wird die folgende schnelle Bewegung leer und kraftlos sein.

Alle erwähnten Charakteristika zeigen, daß das „Spiel der 5 Tiere" ein geschlossenes Ganzes bildet und daß alle Übungsaspekte untrennbar miteinander verbunden sind. Wenn man das „Spiel der 5 Tiere" beharrlich übt und durch intensives Studium zu ergründen sucht, kann man seine Bedeutung erfassen, die über das hinausgeht, was mit Worten erklärt werden kann.
Die hier beschriebene Version des „Spiels der 5 Tiere" ist, was die äußeren Bewegungen angeht, relativ einfach, und auch ein Anfänger kann sie ziemlich leicht erlernen. Normalerweise benötigt man 1 bis 2 Stunden, um die Basisbewegungen eines Spiels zu erlernen. Wenn man aber die Verbindung von Innerer-Übung und Äußerer-Übung und die Kombination von Bewegung und Ruhe mit einbeziehen will, dann muß man über eine lange Zeit gewissenhaft praktizieren.
Um das Wesentliche des „Spiels der 5 Tiere" zu erfassen, bin ich früher häufig in den Zoo gegangen, um dort die Besonderheiten und charakteristischen Merkmale der 5 Tiere zu studieren. Gemäß meinen eigenen Erfahrungen habe ich für das Erlernen des „Spiels der 5 Tiere" die 7 Schlüsselpunkte für jedes Tierspiel und die 28 mündlichen Lehrformeln vorgeschlagen. Sie sollen dem Anfänger helfen, das Wesentliche des „Spiels der 5 Tiere" zu meistern.

HISTORISCHE ENTWICKLUNG

Das „Spiel der 5 Tiere" ist eine Bewegungsform, bei der die Menschen die 5 Tierarten Tiger, Hirsch, Bär, Affe und Vogel in spielerischer Form nachahmen. Die Bewegungen haben therapeutische Wirkung. Beim Praktizieren des „Spiels der 5 Tiere" soll man sich so bewegen, wie es auch die 5 Tierarten in freier Wildbahn tun. Man soll die Übungen ganz frei und ungezwungen, mit natürlichen Bewegungen, ausführen. Um meine innere Haltung beim Ausüben des „Spiels der 5 Tiere" zu beschreiben, benütze ich daher oft den Satz: „Die äußere Form ist wie die wilden, sich spielerisch bewegenden Wogen des Meeres, die innere Vorstellung ist wie das Schweben über den vier Meeren".
Das Nachahmen von Bewegungen wilder Tiere zum Training des Körpers hat eine sehr lange Geschichte. Im *Zhuangzi* heißt es: „Schnauben und den Mund aufsperren, ausatmen und einatmen, die alte Luft ausstoßen und die neue einziehen, sich

recken wie ein Bär und strecken wie ein Vogel: Das ist die Kunst, das Leben zu verlängern. So lieben es die Weisen, die Atemübungen treiben und ihren Körper pflegen, um alt zu werden wie Vater Pong"*. Im *Huainanzi* werden die Bewegungen von 6 Tieren beschrieben. Hieraus ist ersichtlich, daß die Menschen schon zu jener Zeit die Bewegungen von Bär und Vogel und anderen wilden Tieren nachgeahmt und diese Bewegungsübungen zu einer gesunderhaltenden Methode entwickelt haben. In der späteren Han-Zeit wies der berühmte Arzt *Hua Tuo* auf die Bedeutung der Körperertüchtigung hin. Er entwickelte die Bewegungsformen von Tieren zu einem ganzen Satz von gesunderhaltenden Übungen weiter und nannte ihn „Das Spiel der 5 Tiere" *(wuqinxi)*. Dies war eine große Errungenschaft, weshalb man diese Übung auch „Hua Tuo's Spiel der 5 Tiere" nennt. Gemäß der „Geschichte der späteren Han-Zeit", Kap. „Biographien der Rezeptkundigen" *(Hou hanshu · fangshu chuan)*, sagt *Hua Tuo* zu seinem Schüler *Wu Pu*: „Jeder Mensch hat das Verlangen, sich Bewegung zu verschaffen; nur erreichen die meisten darin nicht Vollkommenheit. Wenn man sich bewegt, kann das mit der Nahrung aufgenommene Qi verbraucht werden, zirkulieren die pulsierenden Säfte ungehindert und Krankheit kann nicht entstehen. Es ist dabei wie mit der Türangel, die niemals rostet . . . Deshalb haben die Unsterblichen des Altertums die Übungen zum Leiten und Dehnen, die Haltung des gleitenden Bären und der Eule, die den Kopf wendet, die Dehnung in den Hüften, wie überhaupt die Bewegung der Gelenke geübt, um das Altern hintanzuhalten. Auch ich habe eine Methode, die ich das „Spiel der 5 Tiere", nämlich des Tigers, des Hirschen, des Bären, des Affen und des Vogels nenne. Damit lassen sich nicht nur bestimmte Krankheiten heilen, man erreicht überhaupt eine größere Beweglichkeit der großen und kleinen Gelenke. Wenn also bei dem (herkömmlichen) Leiten und Dehnen im Körper eine Verspannung auftritt, so geht man zur Übung einer dieser Tierbewegungen über und sogleich kommt mit einem allgemeinen Schweißausbruch die Entspannung**. Wenn man sich zusätzlich noch den Körper pudert, fühlt man sich wohl und bekommt Appetit." Daraus ist ersichtlich, daß das „Spiel der 5 Tiere" einerseits als Therapiemethode und andererseits als Gymnastik und Methode der Körperertüchtigung angewandt wurde. Das „Spiel der 5 Tiere" ist somit eine Bewegungsform, die aus alter Zeit stammt, einen nationalen Charakter trägt und eine Methode der Prophylaxe und Therapie darstellt. *Hua Tuo*'s Schüler *Wu Pu* hat diese Methode praktiziert und war bis zum Alter von über 90 Jahren noch geistig rege, hatte gute Augen, gesunde Zähne und aß wie ein Mann im besten Alter.

Das charakteristische des „Spiels der 5 Tiere" ist, daß es die Besonderheiten des menschlichen Körpers beim Nachahmen der Tierbewegungen berücksichtigt. In alten Aufzeichnungen heißt es: Beim Ausüben des Spiels des Tigers und des Spiels des Hirschen „lösen sich die vier Extremitäten vom Boden"; beim Ausüben des

* Übersetzung nach *Richard Wilhelm*: Dschuang Dsi. Das wahre Buch vom südlichen Blütenland. Düsseldorf 1979, S. 170.

** Übersetzung nach Porkert: „Hua T'uo", Sonderdruck aus Bd. II der Enzyklopädie: Die Großen der Weltgeschichte, Zürich, 1972.

Spiels des Bären „umarmt man die Knie und kauert auf dem Boden"; beim Ausüben des Spiels des Affen „klettert man auf Dinge und läßt sich herabhängen"; beim Ausüben des Spiels des Vogels „breitet man die Arme aus und hebt ein Bein". Genauso heißt es im „Daoistischen Kanon", Kap. „Geheimnisse der Lebenserhaltung des höchsten Meisters Laozi" *(Daozang · tai shang laojun yangsheng jue)*: „Beim Spiel des Tigers lösen sich die vier Extremitäten vom Boden, gehen 3 (Schritte) nach vorne und 3 zurück, die Hüfte wird stark gedehnt, mal nach vorne, mal nach hinten, man blickt nach oben und kommt wieder zurück (in die Ausgangsstellung), gebeugt geht man jeweils 7 (Schritte) nach vorne und zurück. Beim Spiel des Bären blickt man geradeaus, umarmt mit den Händen die Knie, hebt den Kopf und schlägt sich jeweils 7mal rechts und links auf die Brust; beim Gehen heben sich die Hände rechts und links jeweils 7mal. Beim Spiel des Hirschen lösen sich die vier Extremitäten vom Boden, man dehnt den Hals und blickt zurück, jeweils 3mal rechts und links, man streckt das rechte Bein nach links und das linke nach rechts, jeweils 3mal. Beim Spiel des Affen klettert man auf Dinge und läßt sich herabhängen, dehnt den Körper und zieht ihn wieder zusammen, jeweils 7mal; mit den Füßen greift man Dinge und hängt sich kopfüber herab, rechts und links je 7mal; die Hände greifen nach den Füßen und pressen sie 7mal mit den Fingern. Beim Spiel des Vogels erhebt man sich, hebt ein Bein, streckt die Arme, hebt die Augenbrauen, man tut dies mit Kraft jeweils 27mal; im Sitzen streckt man die Beine, krümmt die Zehen, jeweils 7mal, streckt die Arme und zieht sie zusammen, jeweils 7mal". Spätere Aufzeichnungen zum „Spiel der 5 Tiere" finden sich im *Yimen guangdu · chifengsui*, im „Abriß mit Erklärungen und Abbildungen zu Inneren- und Äußeren-Übungen *(Neiwaigong tushuo ji yao)* aus der Qing-Zeit und anderen Büchern. Der Inhalt dieser Bücher ist trotz vereinfachender Darstellung auf dem Gebiet der Übungsmethoden in gewissem Sinne umwälzend und fortschrittlich. Im „Abriß mit Erklärungen und Abbildungen zu Inneren- und Äußeren-Übungen" z. B. finden sich nicht nur umwälzende Veränderungen auf dem Gebiet der Bewegungsformen, sondern auch die Verbindung von Atemübungen und Übungen der Vorstellungskraft. So heißt es zum Spiel des Tigers: „Das Äußere soll dem Tiger gleichen, man hält den Atem an, senkt den Kopf, bildet Fäuste und steht wie ein Tiger, der Macht ausstrahlt. Die Hände heben sich als ob sie 1000 Pfund schweres Eisen höben, beim Heben atmet man noch nicht, wenn die Arme gerade ausgestreckt sind, schluckt man das Qi und läßt es in den Bauch hinein, so führt man das aus geistigen Kräften erwachsene Qi von oben nach unten, bis man im Bauch ein Donnergrollen spürt, man übt dies 5- bis 7mal. Wenn man auf diese Weise geht und die Hände hält, werden Blut und Qi im ganzen Körper harmonisiert, der Geist wird frisch und alle Krankheiten werden aus dem Körper verjagt".

Zum Spiel des Bären heißt es: „Das Äußere gleicht dem Bären, der Atem wird angehalten, die Fäuste werden geballt, man erhebt sich wie der Bär zu einer Seite geneigt, man schüttelt den rechten und linken Fuß, steht fest auf vorderem und hinterem Fuß, läßt das Qi zu den Seiten zurückkehren, preßt die Rippen bis ein Geräusch zu hören ist, dann kann man die Hüften kräftig bewegen, dann läßt man die Luft aus dem Bauch entweichen, so übt man 3- bis 5mal; auf diese Weise dehnt man die Knochen, beruhigt den Geist und nährt das Blut". Zum Spiel des Hirschen heißt es: „Das Äußere gleicht dem Hirschen, der Atem wird angehalten, man senkt den Kopf und bildet Fäuste, man wendet den Kopf wie der Hirsch und blickt zum Hinterteil, der Körper ist gerade, der Rücken ist zusammengezogen, die Zehen greifen den Boden, die Fersen heben sich sehr hoch, der ganze Körper vibriert, so übt man 3- bis 5mal, man kann auch täglich 1mal üben, am besten ist es, direkt nach dem Aufstehen zu üben". Zum Spiel des Affen heißt es: „Das Äußere ist wie ein Affe, der Atem wird angehalten, die Fäuste geballt. Eine Hand stützt sich an einem Baum ab, die andere greift nach Früchten, ein Bein ist unbelastet mit angehobener Ferse, der Körper wendet sich nach hinten, das aus geistiger Kraft erwachsene Qi wird bewahrt, geschluckt und in den Bauch geleitet, wenn man spürt, daß man anfängt zu schwitzen, beendet man die Übung". Zum Spiel des Vogels heißt es: „Das Äußere ist wie ein fliegender Vogel, der Atem wird angehalten, will man aufstehen, so atme man das Qi vom Steißbeinende ein, hebe die Hände leicht über den Scheitel, werfe den Körper nach vorne und hebe den Kopf".

Das Nachahmen der Bewegungen der 5 Tiere wird nicht nur bei den therapeutischen, gesunderhaltenden und stärkenden Übungen zum „Leiten und Dehnen" (daoyin) bzw. bei den Selbstmassageübungen angewendet, sondern auch in den Kampfkünsten (wushu). So heißt es im „Klassiker des Faustkampfes" (Quanjing): „Die Drachen-Faust trainiert den Geist. Beim Üben soll der ganze Körper keine Kraft verbrauchen, verborgen hört man das Qi ins Dantian fließen, sodann wird der Körper lebendig, die Arme sind sehr ruhig, die „fünf Herzen"* stimmen überein, wie wenn der Geisterdrache durch die Luft fliegt, unermeßlich weit ausladend.

Die Tiger-Faust trainiert die Knochen. Beim Üben soll man das Qi des ganzen Körpers anregen, die Arme sind fest, die Hüften sind stabil, in den Achselhöhlen ist Kraft im Überfluß vorhanden, von Anfang bis Ende darf man nicht nachlässig sein, Heben und Senken haben Kraft, die Augen treten hervor, der Nacken ist stark, man hat die Wucht eines wütenden Tigers, der seine Höhle verläßt und mit seinen Pranken den Berg erstürmt.

Die Leoparden-Faust trainiert die Kraft. Die Macht des Leoparden ist nicht so groß wie die des Tigers, doch seine Kraft ist größer und er kann besser springen, seine Hüften sind fest und nicht so schwach wie die des Tigers. Beim Üben bewegt man sich flink und behende, mobilisiert die Kraft im ganzen Körper, ballt die Fäuste fest zusammen und krümmt die Finger zu Stahlhaken. Bei der Leopardenposition wird in besonderem Maße die Faust geballt.

Die Schlangen-Faust trainiert das Qi, das Schlucken und Aufstoßen bzw. das Fallen und Aufsteigen des Qi. Dabei steht das In-die-Stille-Sinken im Vordergrund, Weichheit und Härte sind wichtig sowie die Standhaftigkeit und Wachsamkeit der Schlange. Sie gibt sich so, als wäre sie kein Tier, völlig ohne Kraft, doch sobald sie ein anderes Tier erblickt, hält sie ihr Qi zusammen, sie übertrifft darin einen mutigen Krieger; wer diese Erfahrung gemacht hat, weiß selbst darüber Bescheid. Das Trainieren des Qi macht den Körper geschmeidig, Hüfte und Arme werden vorgestreckt, zwei aneinanderliegende Finger stoßen hervor, man hebt und senkt sich wie eine

---

* Mit „fünf Herzen" sind hier die Handflächen (insbesondere die Akupunkturstellen Laogong), die Fußsohlen (insbesondere die Akupunkturstellen Yongquan) und die Mitte zwischen den Augenbrauen (Akupunkturstelle Yintang, auch Meixin genannt) gemeint. Diese Körperbereiche sollen miteinander korrespondieren, wobei das Dantian das Zentrum bildet.

züngelnde Schlange, die sich durch ihre Höhle schlängelt, man stellt sich vor, daß man sich fortbewegt und sich doch nicht fortbewegen kann, daß man anhalten will und doch nicht anhalten kann. Was damit beschrieben werden soll, ist, daß Stahl durch hundertfaches Schmelzen zu einem Fingerring erweicht werden kann.

Die Kranich-Faust trainiert die Essenz. Bei dieser Übung ist es wichtig, einen geeigneten Mittelweg zwischen Hast und Langsamkeit zu finden; man orientiert sich am Kranich, dessen Essenz genügend und dessen Geist ruhig ist. Deshalb soll man beim Üben voller Aufmerksamkeit sein und den Geist sammeln, die Arme strecken und das Qi bewegen, so daß Geist und Qi ruhig und gelassen bleiben, Herz und Hand einander entsprechen; man steht wie eine Säule auf einem Bein, schwebt hoch in den Lüften, schließt die Augen und verweilt in geistiger Ruhe. Nach längerem Üben kann man erfahren, was außerhalb des Gesagten liegt und nicht in Worten beschrieben werden kann". Die Faust-Übungen, in denen Gestalt und Vorstellungskraft geübt werden, wurden weiterentwickelt zu den 12 Formen „Tiger, Drache, Affe, Pferd, Alligator, Huhn, Eule, Schwalbe, Schlange, Falke, Adler, Bär". Für diese Übungen gibt es ebenfalls relativ detaillierte Aufzeichnungen. Die Anwendung des „Spiels der 5 Tiere" in der Kampfkunst *(wushu)* kommt noch in vielen Positionsbezeichnungen zum Ausdruck, wie z. B.: Der weiße Kranich zeigt seine Flügel, der Zinnoberphönix fliegt zur Sonne, die Wolkenschwanengans spreizt ihre Flügel, das Goldhuhn steht auf einem Bein, der große Rok (Sagenvogel) spreizt seine Schwingen, der Sperber dreht sich um, der grüne Adler sucht Futter, die schwarze Schwalbe tippt auf das Wasser, die Wildgans landet auf dem flachen Strand, der Nachtvogel sucht den Wald auf, der grüne Drache entsteigt dem Meer, die goldene Schlange windet sich über den Boden, der wilde Tiger kommt aus seiner Höhle, das Tigerbaby spielt in den Bergen, der Löwe spielt mit einem Ball, die flinke Katze jagt die Maus, der weiße Affe bietet Früchte an, das wilde Pferd teilt seine Mähne usw. Alle diese Übungen der Kampfkunst sind nach Vögeln und Säugetieren benannt. Daran sieht man, daß das „Spiel der 5 Tiere" für die Kampfkunst bzw. für die „Übungen zum Leiten und Dehnen" *(daoyin)* sowie für die Massageübungen wichtiges Quellenmaterial geliefert hat. Umgekehrt haben die Kampfkünste, die „Übungen zum Leiten und Dehnen" als auch die Massageübungen dazu beigetragen, das „Spiel der 5 Tiere", weiterzuentwickeln.

Außer den oben vorgestellten alten Schriften und einigen Artikeln in Zeitschriften gibt es nicht viele Aufzeichnungen von historischem Wert, die sich speziell und detailliert mit dem „Spiel der 5 Tiere" befassen. Ich habe lediglich noch folgende Schriften gefunden: „Spiel der 5 Tiere *(Wuqinxi)* (Verfasser und Erscheinungsjahr sind noch zu erforschen); „Illustrationen des Spiels der 5 Tiere" *(Wuqintu)* von *Wang Liting* aus dem Jahre 1926; „Spiel der 5 Tiere" *(Wuqinxi)* von *Gao Shiguo* aus dem Jahre 1958; „Lehrmaterial für Innere- und Äußere-Übungen zur Gesundherhaltung" *(Yangshengxue neiwaigong jiangyi)* aus dem Jahre 1960, hierin ist ein Spezialkapitel über das „Spiel der 5 Tiere" enthalten. Es gibt bis heute eine beachtliche Anzahl von Ausrichtungen und Schulen für das „Spiel der 5 Tiere". Bezüglich der Ausführung der Übungen hat jede Schule ihren eigenen Stil und ihre Besonderheiten. Manche Schulen erachten das Nachahmen der 5 Tiere als besonders wichtig, andere legen großen Wert auf das Training des „Inneren Qi", einige betonen das Üben des „Inneren", andere das Üben des „Äußeren"; manche halten die „Bewegung" für besonders wichtig, andere die „Ruhe", einige legen den Schwerpunkt auf die „harte Kraft", andere auf die „weiche Kraft". Als Übungsziel betonen manche Schulen die Therapie und Gesunderhaltung, andere das „Leiten und Dehnen" *(daoyin)* und die Massage, wieder andere Angriff und Verteidigung. Aus dem Blickwinkel von Therapie und Gesunderhaltung ist es am wichtigsten, „Essenz" *(jing)*, Qi und „Geist" *(shen)* zu üben. Äußere Gestalt und „Inneres Qi *(neiqi)*, Innere-Übung und Äußere-Übung, Bewegung und Ruhe, Härte und Weichheit sind alle von gleicher Wichtigkeit. Denn das „Spiel der 5 Tiere" ist eine Methode, die „außen Bewegung, innen Ruhe" praktiziert, übt man das „Innere", so übt man auch das „Äußere", „Innen" und „Außen" sind ein Ganzes, „Bewegung" und „Ruhe" sind umfassend. Darüber hinaus gibt es im „Spiel der 5 Tiere" Positionen, die äußerst lebhaft, stark und kräftig, anmutig und graziös sind. Dabei ähnelt das Nachahmen der Tierbewegungen einem Tanz. Aus diesem Grund wurde das „Spiel der 5 Tiere" in alter Zeit auch manchmal als „Übungsmethode des Tanzes der 5 Tiere" bezeichnet.

SCHLÜSSELPUNKTE FÜR DIE PRAKTISCHE AUSFÜHRUNG DES „SPIELS DER 5 TIERE"

Außer den in Kapitel II. 3. besprochenen Schlüsselpunkten der Qigong-Praxis sind bei der Ausführung des „Spiels der 5 Tiere" noch folgende Punkte besonders zu beachten:

1. Haltung und Geist müssen eins sein

Mit Haltung ist die äußere Form, das Aussehen, die Erscheinung gemeint; mit Geist ist die innere Haltung, die Geisteshaltung gemeint. Das „Spiel der 5 Tiere" besteht nicht nur im Nachahmen der äußeren Haltung der 5 Tiere, sondern auch in der Darstellung ihrer Gewohnheiten, ihrer charakteristischen Eigenschaften, ihrer Mimik und Gestik. So soll man z. B. im „Spiel des Tigers" seine Autorität und Wildheit darstellen, im „Spiel des Affen" die Geistesgegenwärtigkeit, im „Spiel des Kranichs" Leichtigkeit und das Kreisen in der Luft, im „Spiel des Hirschen" das sich Strecken und Entspannen, im „Spiel des Bären" Gesetztheit, Ruhe und Ausgeglichenheit. Beim Üben sollte man immer darauf achten, daß man außer der äußeren Haltung auch die geistige Haltung zum Ausdruck bringt. Denn nur wenn man die geistige Haltung eines Tieres nachvollzieht, kann man die Körperhaltung natürlich und lebendig darstellen und seine charakteristischen Eigenschaften sowie seine Gestik zum Ausdruck bringen. So soll man z. B. beim Üben des „Spiels des Bären" nicht nur seine äußere Unbeholfenheit und Schwerfälligkeit imitieren, sondern auch die Einfältigkeit in Gestik und Mimik. Erst auf diese Weise kann man die Einfältigkeit der Mimik in der tapsigen Bewegung zur Darstellung bringen. In der schwerfälligen Bewegung des Bären soll ein leichter Geist wohnen. Durch gleichzeitige Darstellung von äußerer Haltung und geistigen Eigenarten kann man erreichen, daß Haltung und Geist eins werden.

2. Die Bewegungen sind rund und lebendig

Alle Bewegungen im „Spiel der 5 Tiere" sind durch Kreisbogen, spiralige Bewegungen, Wellenbewegungen und Bewegungen, die dem Aufwickeln eines Fadens gleichen, gekennzeichnet. Diese Art von Bewegungen bezeichnet man als „rund". Die runden Bewegungen sind in sich geschlossen und fortlaufend. Auch wenn es von außen betrachtet nicht unmittelbar offensichtlich ist, so werden doch alle Bewegungen einschließlich kleinster Bewegungen und Gedankenbewegungen gemäß der Anforderung des „Rundseins" ausgeführt. Unter „lebendig" versteht man die Behendigkeit und Vitalität der Bewegungen. Jede Bewegung hat ihre eigenen konkreten Anforderungen und muß zusätzlich in hohem Maße Vitalität ausdrücken.

3. Langsam und schnell müssen im Gleichgewicht sein

Im „Spiel der 5 Tiere" werden sowohl schnelle als auch langsame Bewegungen ausgeführt. Wenn man langsame Bewegungen übt, so sollen sie so langsam sein wie das Abhaspeln eines Kokons. Beim Üben von schnellen Bewegungen soll man so schnell sein wie eine aufgeschreckte Schlange. Zu Beginn des Übens sollte man hauptsächlich langsame Bewegungen trainieren, da man auf diese Weise relativ leicht Erfahrungen mit der Vorstellungskraft, dem Qi und der Kraft am eigenen Leibe machen kann. Mit dem Üben von langsamen Bewegungen sollte man sich reichliche und kraftvolle Übungsfertigkeit erwerben. Auf dieser Grundlage kann man dann schnelle Bewegungen praktizieren. Das darf aber nie soweit führen, daß die Bewegungen kraftlos und inhaltlos werden. In einer vollständigen Übung gibt es schnelle und langsame Bewegungen, und es herrscht ein Gleichgewicht zwischen ihnen. Zu beachten sind immer die Anforderungen: „langsam, wie das Abhaspeln eines Kokons" und „schnell wie eine aufgeschreckte Schlange".

4. Ruhig und ausgeglichen, zurückhaltend

Daß die Bewegungen „ruhig und ausgeglichen" sein sollen, bedeutet, daß in ihnen Kraft liegen soll. Das Gegenteil wären schwebende, kraftlose Bewegungen. Die Bewegungen werden „zurückhaltend" ausgeführt. Damit ist gemeint, daß die Kraftanwendung in der Übung nicht zu deutlich zu Tage treten soll. Das Gegenteil wäre ein deutliches Zeigen und Hervortreten-Lassen der Kraft.

5. Hart und weich ergänzen einander

In den Übungen praktiziert man sowohl harte als auch weiche Kraft. Mit der Härte soll man die Weichheit überwinden und mit Weichheit die Härte besiegen. Die harte Kraft hat einen harten Anteil, aber sie ist nicht reine Härte. Die weiche Kraft hat einen weichen Anteil, aber sie ist nicht pure Weichheit. Härte und Weichheit ergänzen einander. Deshalb soll während des Übens in der Härte Weichheit sein und in der Weichheit Härte. Im Ablauf der Übung gehen Härte und Weichheit in ständigem Wandel ineinander über und so entwickelt sich Kraft. Wenn man die Übungen bis zu einem gewissen Grade beherrscht, kann man das an eigenem Leibe erfahren.

6. Erlerne die Bewegungen in einer Reihenfolge

Normalerweise übt man das Spiel eines Tieres oder auch nur ein oder zwei Bewegungsmuster aus dem Spiel eines Tieres. Zu Beginn ist es günstig, die Reihenfolge Bär, Kranich, Hirsch, Tiger, Affe einzuhalten. Die Bewegungen des Bären sind relativ gesetzt und ausgeglichen, die Bewegungen des Kranichs sind leichtfüßig und losgelöst. Die Bewegungsstärke dieser beiden Übungen ist nicht allzu groß. Die Bewegungen im Spiel von Hirsch, Tiger und Affe haben einen höheren Schwierigkeitsgrad und deshalb übt man sie nicht am Anfang. Wenn man jedes einzelne Spiel beherrscht und die Spiele in einer Abfolge üben will, dann wählt man die Reihenfolge Bär, Hirsch, Tiger, Affe, Kranich. Denn wenn man mit dem Spiel des Bären beginnt, sind Atmung und Puls relativ ruhig. Darauf nehmen Bewegungsstärke und Schwierigkeitsgrad allmählich zu (Hirsch, Tiger, Affe). Wenn man die Übung des Spiels des Kranichs zum Schluß ausführt, kommt die Qi-Atmung wieder zur Ruhe; man läßt die Übung sanfter werden, damit der Körper seinen ausgeglichenen Zustand wieder erlangt.

7. Verbindung von Bewegung und Atem

Im „Spiel der 5 Tiere" soll der Atem natürlich sein. Zu Beginn des Übens ist es sinnvoll, den „Atem zu vergessen", d. h. dem Atem keine besondere Aufmerksamkeit zu schenken. Wenn man den Atem außer acht läßt, dann entwickelt sich die Atmung auf natürliche Weise. Deshalb sollte sich der Anfänger nicht zu viel Gedanken über die Koordination von Atmung und Bewegung machen. Man wartet ab, bis man die Bewegungen flüssig beherrscht. Dann lassen sich Bewegung, Atmung und das Bewahren der Vorstellungskraft leicht miteinander verbinden, und man kann die Koordination von Bewegung und Atmung praktizieren.

8. Sicher sein in drei Dingen

Man muß jede Übung des „Spiels der 5 Tiere" soweit beherrschen, daß man in drei Dingen Sicherheit erlangt hat: Sicherheit in der Vorbereitung, Sicherheit in der eigentlichen Übung, Sicherheit in der abschließenden Übung.

9. Vorbedingungen

Man soll das „Spiel der 5 Tiere" nicht üben, wenn man hungrig ist oder einen leeren Magen hat, wenn man einen zu vollen Magen hat, wenn man nervös und aufgeregt ist, wenn die Gefühlslage nicht ausgeglichen ist, wenn man nicht unbeschwert ist oder sich in ähnlichen Situationen befindet. Vor dem Üben geht man zur Toilette. Man trägt lockere Kleidung. Die Übungszeit sollte man in den frühen Morgen oder in die Abendstunden legen. Man übt möglichst im Freien. Wenn man im Raum übt, sollte man darauf achten, daß der Raum gut gelüftet ist. Es ist ein gutes Zeichen, wenn man während des Übens leicht ins Schwitzen kommt. Dann achte man aber darauf, daß man sich nicht erkältet.

10. Ernsthaftigkeit

Beim Üben des „Spiels der 5 Tiere" muß man ernsthaft, gewissenhaft und sorgfältig vorgehen. Es darf nicht so sein, daß der Körper übt und das Herz nicht dabei ist. Wie schon früher bemerkt wurde, hat das Üben von Qigong einen ausgleichenden, regenerierenden und aufbauenden Effekt auf die Körperfunktionen. Wenn man sich aber während des Übens nicht konzentrieren kann, nicht ernsthaft übt, nur schwer zu der geforderten Ruhe und zu der Ausgeglichenheit von Vorstellungskraft und Qi gelangt, dann kann dies die Wirkung der Übung beeinträchtigen.

11. Beständigkeit und Ausdauer

Das „Spiel der 5 Tiere" stellt eine Art des Qigong dar und man muß es erst eine Zeit lang praktiziert haben, bevor all sein Nutzen als Therapiemethode bzw. als gesundheitsfördernde Methode zutage tritt. Aus diesem Grund sind beim Üben Geduld, Ausdauer und Zuversicht unerläßlich. Man muß Schritt für Schritt üben, ernsthaft praktizieren und soll Eile und Hektik ablegen.

BASISBEWEGUNGEN FÜR DAS „SPIEL DER 5 TIERE"

Das „Spiel des Bären"

Schlüsselpunkte: Tapsig und schwerfällig. Leichtes und Schwebendes vermeiden.

Merkspruch
Der Körper des Bären sieht einfältig aus, innerlich ist der Bär gewandt und flink; er ist gesetzt und schwerfällig, in seiner Schwere ist Leichtigkeit. Er schwankt und schüttelt sich, seine Kraft ist in den Armen, das Qi sinkt ins Dantian und wird dort bewahrt.

Erläuterung des Merkspruchs
Von außen betrachtet scheint der Körper des Bären schwerfällig zu sein, weich und tapsig, als ob er keine Knochen hätte. Sein Charakter ist schwerfällig und gesetzt, er läuft schwerfällig. Wenn man es jedoch genau betrachtet, so besitzt er in seiner Schwerfälligkeit trotz allem Flinkheit und Geschicklichkeit. Das bedeutet, daß man beim Üben nicht nur die Gesetztheit und Schwerfälligkeit als charakteristische Eigenschaften des Bären zum Ausdruck bringen soll, sondern man muß darstellen, daß in der Schwerfälligkeit und Einfältigkeit auch Flinkheit und Geschicklichkeit stecken. Das Schwanken und sich Schütteln sind einige wichtige Bewegungen im Spiel des Bären. Beim Üben soll man innere Kraft in den Armen gebrauchen (gleichzeitig in Schultern, Ellbogen, Händen, Handgelenken, Knien und Füßen). Das Qi soll bei der Übung nach unten ins mittlere Dantian sinken und dort bewahrt werden. Die Vorstellungskraft ist während der ganzen Übung im mittleren Dantian. Man übt die tiefe Bauchatmung, und so bildet sich das „Dantian Qi" („Inneres Qi" *(neiqi)*) auf natürliche Weise. Nach längerem Üben verbessert sich der Geschmackssinn und die Konstitution wird gestärkt (Abb. 255).

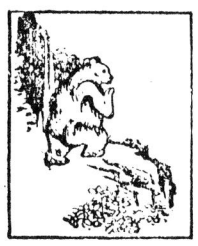

Abb. 255

Vorbereitungshaltung

Natürlicher Stand. Mit dem linken Fuß einen halben Schritt nach links in den schulterbreiten Stand gehen. Die Knie sind leicht gebeugt, beide Füße stehen mit gleicher Kraft. Arme und Ellbogen sinken etwas nach unten, aber nicht mit Kraft. Die Arme sind leicht gekrümmt, die Handflächen zeigen nach unten. Die Finger sind leicht gespreizt und gekrümmt, als ob man einen Ball im Wasser rollt. Der Brustkorb ist etwas nach innen gebogen und der Bauch ist leicht eingezogen. Kopf und Blick sind geradeaus gerichtet. Man sammelt sich geistig, atmet gleichmäßig, entläßt wirre Gedanken und senkt das Qi ins Dantian. Mund und Zähne sind leicht geschlossen. Man atmet durch die Nase ein und durch den Mund aus oder man atmet durch Mund und Nase ein und aus. Zunächst reguliert man den Atem mit folgender Übungsmethode:

Beide Hände beschreiben Kreise von innen vorne nach außen hinten. Mit dieser Bewegung wenden sich die Handflächen nach oben und die Fingerspitzen treffen sich vor dem Unterbauch. Danach heben sich die beiden Hände mit dem Einatmen leicht nach oben bis Brusthöhe. Kurzer Halt. Die Handflächen nach unten wenden. Mit dem Ausatmen senken sich die Hände langsam bis zum Nabel. Kurzer Halt (Abb. 256-259). Diese Übung wiederholt man 5mal oder nach Belieben auch öfters. Die Vorbereitungshaltung ist bei allen Spielen ungefähr gleich und wird im folgenden nicht mehr beschrieben.

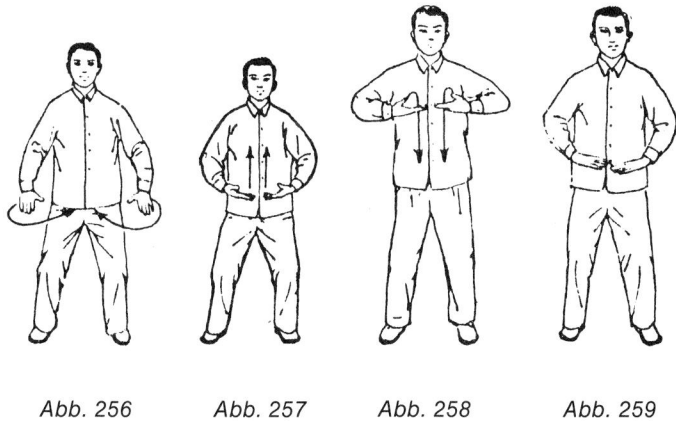

Abb. 256   *Abb. 257*   *Abb. 258*   *Abb. 259*

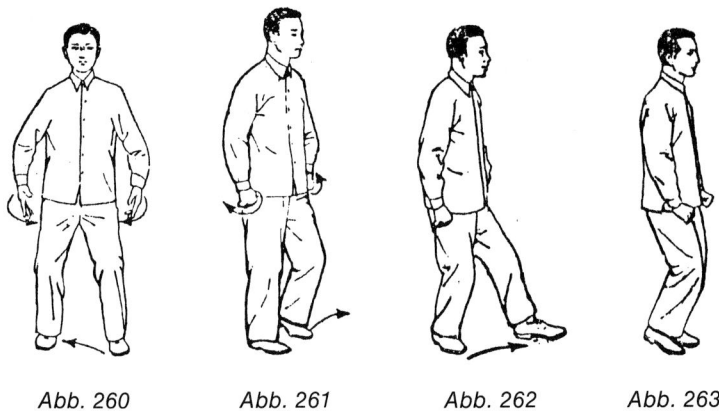

| Abb. 260 | Abb. 261 | Abb. 262 | Abb. 263 |

1. Der Schritt des Bären

Nach der Vorbereitungshaltung neigt man den Scheitel leicht nach vorne, der Rükken wird leicht nach hinten gelehnt.

Einatmen: Den linken Fuß an die Innenseite des rechten setzen und mit den Zehen den Boden greifen, der Schwerpunkt liegt auf dem rechten Bein. Der Körper sinkt mit der Bewegung und dreht sich leicht nach links. Die Hände werden während der Bewegung zu Hohlfäusten, die Ellbogen sind leicht gebeugt. Die Fäuste befinden sich etwas hinter dem Körper, die Unterarme sind leicht nach außen gespannt.

Kraftvorstellung: Die Rückseiten der Handgelenke tendieren nach oben.

Ausatmen: Mit dem linken Bein langsam einen halben Schritt nach vorne gehen. Man macht diesen Schritt, als ob man im Wasser gegen die Strömung geht. Beim Üben soll man den Widerstand der Beine gegen das Wasser deutlich körperlich spüren.

Nun wieder einatmen und das rechte Bein an die Innenseite des linken stellen, die Zehen greifen den Boden, der Schwerpunkt ist auf dem linken Bein. Gleichzeitig den Körper leicht nach rechts drehen. Dies ist der Schritt des Bären nach links (Abb. 260-263). Im Anschluß daran übt man den Schritt des Bären nach rechts: Ausatmen, das rechte Bein einen halben Schritt nach vorne setzen. Linke und rechte Position mehrfach im Wechsel ausführen.

2. Der Bär schwankt hin und her

Im Anschluß an die vorangehende Übung behält man die Hohlfäuste bei. Man bewegt die rechte Schulter nach vorne und macht mit dem ganzen Körper (Hüften, Knie, Knöchel, Ellbogen, Handgelenke) 3- bis 5mal eine langsame schwankende Bewegung nach unten. Mit dieser Bewegung machen die Arme eine Kreislinie in die entgegengesetzte Richtung*. Nun ausatmen und den linken Fuß in einer Kreislinie

---

* Das Hin- und Herschwanken ähnelt dem Schaukeln des Elefanten. Ein Elefant steht selten ruhig da, meist schaukelt er langsam hin und her. Der Bär verhält sich ebenso, nur ist dies äußerlich nicht so sichtbar.

238

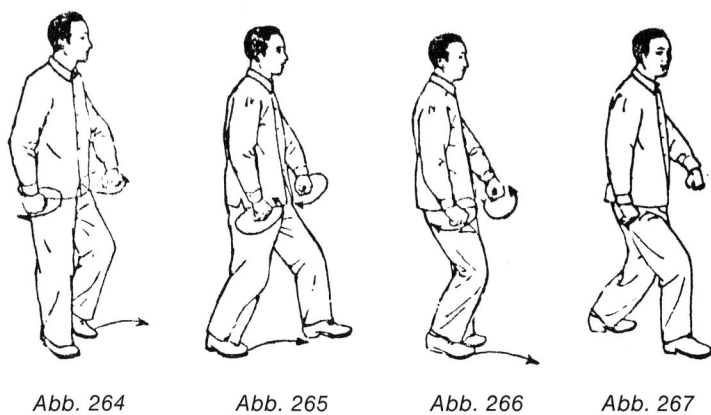

Abb. 264   Abb. 265   Abb. 266   Abb. 267

einen halben Schritt nach links vorne setzen. Beide Knie sind leicht gebeugt, das Gesäß senkt sich, als wolle man sich setzen. Gleichzeitig schwankt man weiterhin 3- bis 5mal hin und her. Kleiner Halt. Den Schwerpunkt auf das rechte Bein verlagern und gleichzeitig das linke Bein, die Ferse als Drehachse benützend, nach innen drehen. Nun einatmen und das rechte Bein in einer Kreislinie an die Innenseite des linken setzen, die Zehen greifen den Boden. Der Schwerpunkt geht auf das linke Bein, der Körper wendet sich leicht nach rechts. Dies ist die linke Position (Abb. 264-267). Man schließt die rechte Position an: Ausatmen und den rechten Fuß einen halben Schritt nach rechts vorne setzen. Man übt linke und rechte Position im Wechsel.

3. Sich festhalten und bewegen

Im Anschluß an die vorige Übung den Schwerpunkt auf das rechte Bein verlagern. Den linken Fuß an die Innenseite des rechten setzen, die Zehen greifen den Boden, die Ferse ist ohne Gewicht, der Körper wendet sich leicht nach links. Danach die beiden Fäuste mit einer aufspannenden Kraft langsam öffnen und zu Hohlfäusten werden lassen, die Finger sind gekrümmt und etwas gespreizt. Die Finger üben 3- bis 5mal eine „Seidenraupenpuppenbewegung"* aus. Die Handflächen öffnen sich mit „Dreieckskraft". Gleichzeitig sinken Arme und Ellbogen leicht nach unten und spannen sich leicht nach außen. Die beiden Hände drücken nach unten, die Handflächen sind eben. Gleichzeitig beschreiben die Hände eine Kreislinie nach vorne außen und die Arme drücken langsam 3- bis 5mal mit „Schraubkraft" nach unten. Die drückende Kraft und das Ausmaß des Kreisbogens sind im Vergleich zur vorigen Übung groß, die Position des Körpers ist niedriger als in der vorangehenden

---

* Die Finger ahmen die sanfte Bewegung von Seidenraupenpuppen nach. Gleichzeitig machen auch die Zehen eine derartige Bewegung. Mit dieser Übungsmethode werden Gelenke und Muskeln fein und leicht bewegt; sie gehört zu den „Bewegungen mit großer Schwingungsweite" *(da fudu)* und entstammt der „Emei-Pfahl-Methode" *(Emei zhuangfa).*

Übung. Nun ausatmen und das linke Bein einen halben Schritt nach links vorne setzen. Beide Knie sind leicht gebeugt, das Gesäß senkt sich, so als wolle man sich setzen. 3- bis 5mal schwanken, dann kurzer Halt. Nun einatmen. Den Schwerpunkt auf das linke Bein verlagern, den rechten Fuß an die Innenseite des linken setzen, die Zehen greifen den Boden, die Ferse ist unbelastet und leicht angehoben. Gleichzeitig dreht sich der Körper leicht nach rechts. Dies ist die linke Position (Abb. 268 - 271). Die rechte Position schließt sich an: Linkes Bein nach innen drehen, ausatmen und rechtes Bein einen halben Schritt nach vorne setzen. Die Bewegung entsprechend der linken Position weiterführen. Man übt linke und rechte Position mehrfach im Wechsel.

4. Sich widersetzen und anlehnen

Im Anschluß an die vorangehende Übung beschreiben beide Hände einen Kreis nach außen. Die Hohlhände werden zu Hohlfäusten. Ansonsten behält man die Haltung der vorigen Übung bei. Beide Arme sanft 3- bis 5mal schütteln, danach die Arme und Handgelenke wie einen Bogen nach außen spannen. Die angewandte Kraft soll weich und mild sein und gleichzeitig die „Kraft eines Geschosses" sein. Das „Tigermaul" (Öffnung zwischen Daumen und Zeigefinger) wird nach innen gewendet. Der Körper sinkt leicht nach unten. Nach einem kurzen Halt beschreiben die Arme einen Kreis nach außen und die beiden Handgelenke treffen sich vor dem Unterbauch. Das linke Bein macht einen halben Schritt nach vorne. Der linke Arm macht mit „Spiralkraft" einen Kreis von außen nach innen — mit der Außenseite des Armes nach links „sich widersetzen und anlehnen", das „Tigermaul" ist nach innen gerichtet. Die Kraft ist im linken Arm, an der Außenseite der Elle, bis hin zum Handgelenk. Die Kraftvorstellung ist: sich einem großen Baum widersetzen, sich an einem großen Baum anlehnen. Der rechte Arm macht gleichzeitig mit spiraliger Kraft eine Kreisbewegung nach hinten außen. Die Kraft im rechten Arm geht bis zur Oberseite des Handgelenks, über dem kleinen Finger. Die Vorstellungskraft wird nach hinten geleitet, der linke Arm bildet hierzu eine Gegenkraft — Kraft und Gegenkraft bilden ein Ganzes. Danach das linke Bein nach innen drehen, den Körper leicht nach

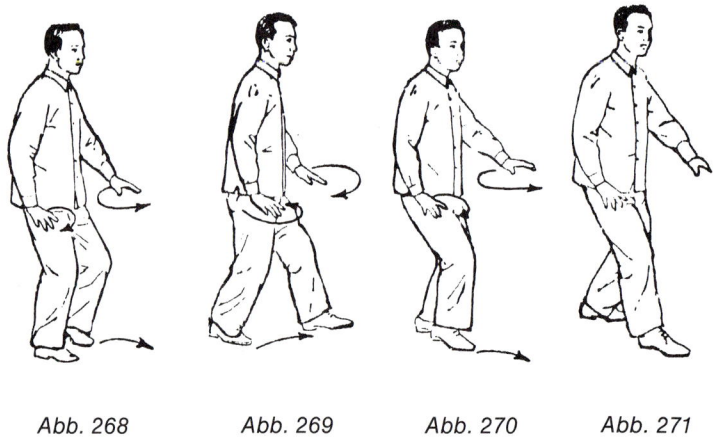

Abb. 268   Abb. 269   Abb. 270   Abb. 271

240

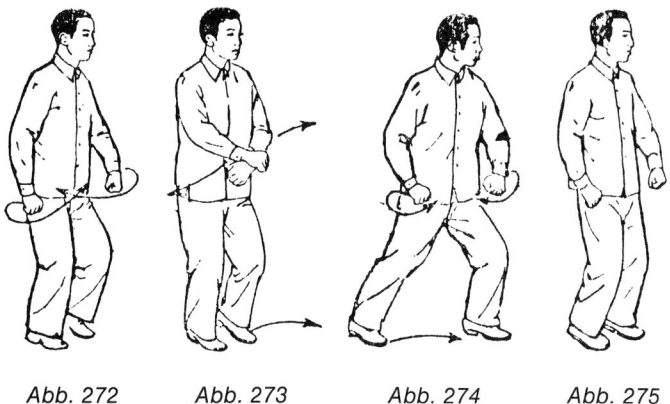

| Abb. 272 | Abb. 273 | Abb. 274 | Abb. 275 |

rechts drehen. Man atmet ein und stellt das rechte Bein an die Innenseite des linken. Dies ist die linke Position (Abb. 272-275). Im Anschluß an die linke Position die Arme 3- bis 5mal schütteln. Wie vorher angegeben, werden die Handgelenke vor dem Unterbauch überkreuzt. Dann ausatmen. Das rechte Bein einen halben Schritt nach rechts vorne setzen und die Bewegung entsprechend der linken Position fortführen. Man übt linke und rechte Position mehrfach im Wechsel.

5. Stoßen und Pressen

Im Anschluß an die vorige Übung verlagert man das Gewicht auf das rechte Bein. Das linke Bein an die Innenseite des rechten setzen, die Zehen greifen den Boden, der Körper ist leicht nach links gedreht. Die beiden Hände sind noch immer zu Hohlfäusten geformt. Gemäß der Beschreibung von der 2. Figur schüttelt man die Arme sanft 3- bis 5mal. Nun die Arme heben bis die Fäuste schulterhoch sind, die Arme sind schulterbreit voneinander entfernt. Das linke Faustherz ist nach vorne innen gerichtet. Die rechte Faust ist rechts hinter der linken Faust mit dem Faustherz nach vorne innen gerichtet. Beide Arme sind gekrümmt wie ein Bogen, die Ellbogen senken sich nach unten, die Handgelenke spannen sich nach außen. Kurzer Halt. Ausatmen und das linke Bein einen halben Schritt nach links vorne setzen. Beide Arme machen mit „schraubender Kraft" eine stoßende und pressende Bewegung nach vorne. Die Ellbogen sinken nach unten und spannen sich nach außen. Der Brustkorb ist leicht nach innen gebogen, der Bauch ist leicht eingezogen, der Rücken ist nach hinten gelehnt und gespannt. In der Hüft- und Kreuzbeingegend ist Kraft, und diese Kraft bildet die Gegenkraft und Ergänzung zu der Kraft der Arme. Nun einatmen. Gleichzeitig mit der Schaukelbewegung der Arme setzt man das rechte Bein an die Innenseite des linken. Das linke Bein nach innen drehen, den Körper leicht nach rechts drehen. Die Fäuste werden auf einer Kreislinie nach unten zur Außenseite der Hüften geführt, der Schwerpunkt verlagert sich auf das linke Bein. Dies ist die linke Position (Abb. 276-280). Im Anschluß daran die Arme 3- bis 5mal schaukeln. Einatmen und rechtes Bein einen Schritt nach vorne setzen und die rechte Position entsprechend ausführen.

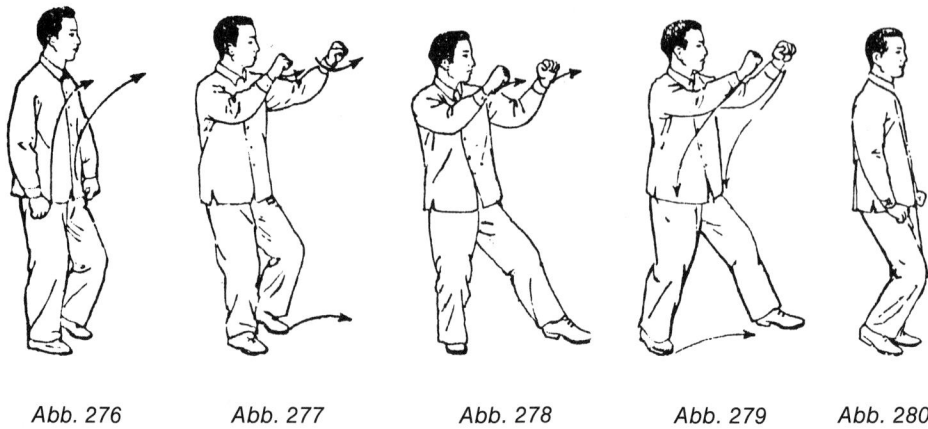

| Abb. 276 | Abb. 277 | Abb. 278 | Abb. 279 | Abb. 280 |

Wenn man diese 5 grundlegenden Bewegungen gelernt hat, übt man die Bewegungsmuster zunächst in der oben angegebenen Reihenfolge. Beherrscht man dieses gut, so übt man nach der 5. Figur die Bewegungsmuster in der rückläufigen Reihenfolge 5, 4, 3, 2, 1. Dies gilt auch für die folgenden Spiele. Wenn man wieder bei der 1. Figur angelangt ist, folgt die Abschlußübung: Man geht in die Vorbereitungshaltung zurück und führt die Übungen zur Atemregulierung 5mal aus. Dieser Abschluß gilt auch für die folgenden Spiele und wird dort nicht extra erwähnt.

Das „Spiel des Kranichs"

Schlüsselpunkte: Unbeschwert in der Luft kreisen, Schwere in den Gedanken und Anhalten des Atems vermeiden.

Merkspruch
Der Körper des Kranichs fliegt schwerelos und steht (fest) wie eine Kiefer; sein Geist ist wie das Kreisen in den Wolken; seine Bewegungen sind das Heben der Flügel, das Wassern der Wildgans und das Stehen auf einem Bein; die Qi-Atmung hebt und senkt sich, seine Vorstellungskraft ist leicht.

Erläuterung des Merkspruchs
Der Kranich ist ein leichter Vogel, der sich schwerelos in die Luft erhebt, er flattert, als ob er in den Wolken schwämme und zum Mond eilte; wenn er steht, ragt er auf wie eine grüne Kiefer, stolz aufragend und majestätisch unbewegt. Beim „Spiel des Kranichs" soll man seelenruhig und selbstzufrieden sein, wie der weiße Kranich, der in den Wolken fliegt und keine Fesseln kennt. Wenn man das „Spiel des Kranichs" in fester Position übt, soll man darstellen wie der Kranich in Seelenfrieden und Wohlbehagen seine Flügel spreizt. Wichtige Bewegungsmuster sind das Zeigen der Flügel, die wassernde Wildgans und das Stehen auf einem Bein. Beim Üben soll das Steigen und Sinken der Qi-Atmung sanft und langsam sein. Die Gedankenbewe-

gungen sollen nicht zu stark werden. Denn wenn die Aktivität der Vorstellungskraft zu stark und schwer wird, dann kann es leicht passieren, daß es zur Stauung und Blockade des Qi kommt. Wenn der Atem stockt, gelingt das Abheben nicht, die Harmonisierung von Qi und Puls bleibt aus. Deshalb ist es außerordentlich wichtig, daß die Vorstellungskraft beim Steigen und Sinken der Qi-Atmung nur leicht eingesetzt wird (Abb. 281).

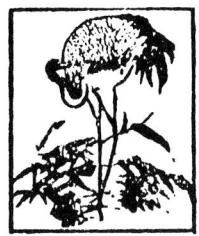

Abb. 281

1. Der Kranich schreitet

Nach der Vorbereitungshaltung den linken Fuß an die Innenseite des rechten Fußes setzen, die Zehen krallen sich leicht in den Boden. Dabei den Körper leicht nach links drehen und den Schwerpunkt auf den rechten Fuß verlagern. Daraufhin einatmen, den linken Fuß einen halben Schritt nach links vorne setzen, die Zehen greifen den Boden, Fußrücken und Unterschenkel bilden eine gerade Linie und sind mit großer Kraft gestreckt. Das hintere, rechte Bein steht gerade, der ganze Fuß greift den Boden. Vorstellung: Man steht in fließendem Wasser; man spürt wie das Bein dem fließenden Wasser gegenüber ein Hindernis bildet. Die Arme sind leicht gebeugt. Die Hände breiten sich mit dem Schritt nach vorne zur Seite aus, die Handflächen zeigen nach vorne, die Finger sind leicht gespreizt und gekrümmt. Der Brustkorb ist gelockert und die Augen blicken geradeaus nach vorne. Nach einer kurzen Pause ausatmen, lockern der Arme, die Hände beschreiben eine Kreislinie zum Ausgangspunkt zurück mit den Handflächen nach innen. Gleichzeitig das rechte Bein an die Innenseite des linken führen, die Zehen fassen den Boden, beide Knie sind leicht gekrümmt und der linke Fuß ist etwas nach innen gerichtet. Mit dieser Bewegung den Körper gleichzeitig etwas nach rechts drehen, den ganzen Körper etwas entspannen. Der Schwerpunkt ist nun auf dem linken Fuß. Dies ist die linke Position (Abb. 282-285). Die rechte Position schließt sich an, mit dem Schwerpunkt auf dem linken Fuß: Einatmen und den rechten Fuß in einer Kreislinie einen halben Schritt nach rechts vorne setzen. Man übt linke und rechte Position mehrfach im Wechsel.

2. Der Kranich breitet die Schwingen aus

Diese Bewegung schließt sich an das Schreiten des Kranichs an. Man steht natürlich und bewegt die Hände von rechts und links in einer Kreislinie vor dem Unter-

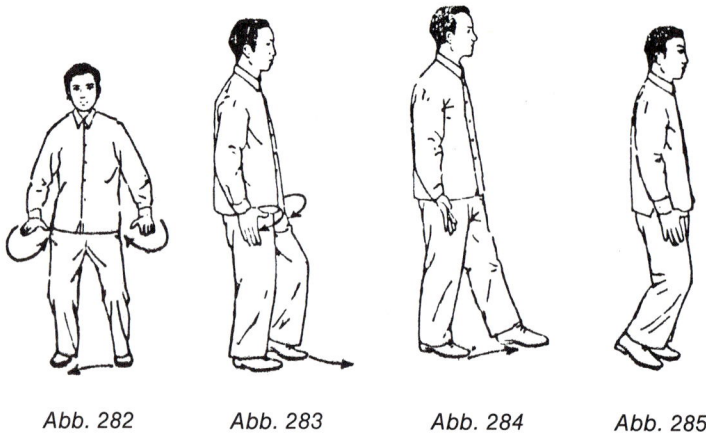

Abb. 282   Abb. 283   Abb. 284   Abb. 285

bauch zusammen. Man überkreuzt die Handgelenke und verlagert den Schwerpunkt mit der Bewegung auf den rechten Fuß. Die Knie sind leicht gebeugt. Nun einatmen und die Arme zu beiden Seiten des Körpers einer Kreislinie folgend bis in Scheitelhöhe heben. Beim Heben der Hände sollen die Arme entspannt sein. Ellbogen, Handgelenke und Finger sind leicht gekrümmt. Die Finger haben eine „Seidenraupenpuppen-Bewegungskraft", die Arme heben sich in einer wellenartigen Bewegung. Die äußere Form und Körperhaltung sollen dem weißen Kranich, der seine Flügel hebt, gleichen. Beim Heben der Arme macht der linke Fuß einen Schritt nach links vorne, die Zehen greifen den Boden. Das rechte Knie ist leicht gekrümmt, der rechte Fuß ist mit der ganzen Fußsohle fest am Boden. Das Gesäß ist in einer Sitzhaltung im rechten „Schweren Großen Sitz-Bogen-Schritt". Der Rumpf ist soweit wie möglich gestreckt, der Brustkorb ist leicht nach innen gebogen und etwas eingezogen. Der Rücken ist gerade aufgerichtet und steil aufragend. Die Augen sind nach vorne geradeaus gerichtet. Nach einem kurzen Halt den Schwerpunkt auf den linken Fuß verlagern, den Körper mit dieser Bewegung nach vorne nehmen. Die Arme fallen langsam von ihrem Ausgangspunkt bis vor den Unterbauch. Den rechten Fuß an die Innenseite des linken setzen, die Zehen greifen den Boden. Gleichzeitig den linken Fuß nach innen drehen, den Körper leicht nach rechts wenden. Dies ist die linke Position (Abb. 286 - 289). Es schließt sich die rechte Position an: Mit dem Schwerpunkt auf dem linken Fuß einatmen und den rechten Fuß einen Schritt nach rechts vorne setzen, die Bewegungen entsprechend der linken Position ausführen. Linke und rechte Position mehrfach im Wechsel wiederholen.

3. Der Stand des Kranichs

Im Anschluß an die vorhergehende Übung verlagert man den Schwerpunkt auf den rechten Fuß. Den linken Fuß an die Innenseite des rechten Fußes setzen, die Hände nur knapp vor dem Unterbauch überkreuzen. Nun einatmen, die Arme seitlich langsam heben bis die Hände in Scheitelhöhe sind. Ellbogen, Handgelenke und Finger sind wie beim Ausbreiten der Schwingen leicht gekrümmt. Wenn sich die Arme he-

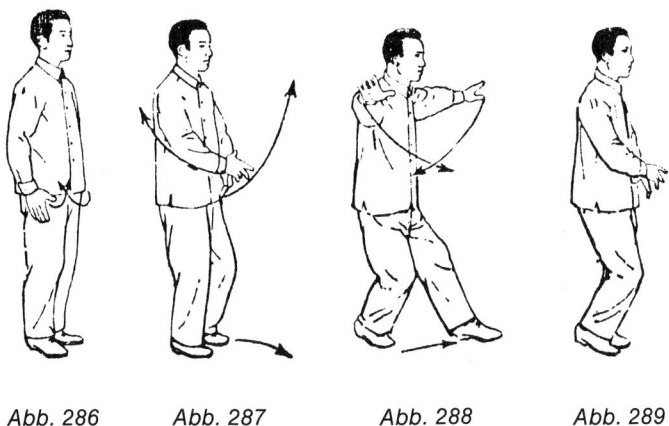

Abb. 286   Abb. 287   Abb. 288   Abb. 289

ben, den linken Fuß mit gebeugtem Knie heben, die Zehen hängen senkrecht nach unten, Fußrücken und Unterschenkel bilden eine Linie (das Knie soweit wie möglich nach oben heben); das rechte Knie ist leicht gebeugt, der Rumpf ist hoch aufgerichtet, der Blick geht geradeaus. Die äußere Form und Körperhaltung sollen aussehen wie ein Kranich, der steht. Nach einem kurzen Halt den linken Fuß nach unten links vor den rechten Fuß setzen. Der Schwerpunkt liegt auf dem linken Fuß. Mit dieser Bewegung den rechten Fuß an die Innenseite des linken Fußes setzen, die Zehen greifen den Boden; gleichzeitig ausatmen und die Arme langsam vom Ausgangspunkt nach unten senken, die Hände vor dem Unterbauch überkreuzen. Den linken Fuß nach innen drehen, den Körper leicht nach rechts drehen. Dies ist die linke Position (Abb. 290-293). Im Anschluß an die linke Position setzt man den rechten Fuß an die Innenseite des linken Fußes mit dem Schwerpunkt auf dem linken Fuß. Danach einatmen, das rechte Knie vor den Unterbauch heben, die Bewegung entsprechend der linken Position fortsetzen. Man übt linke und rechte Position mehrfach im Wechsel.

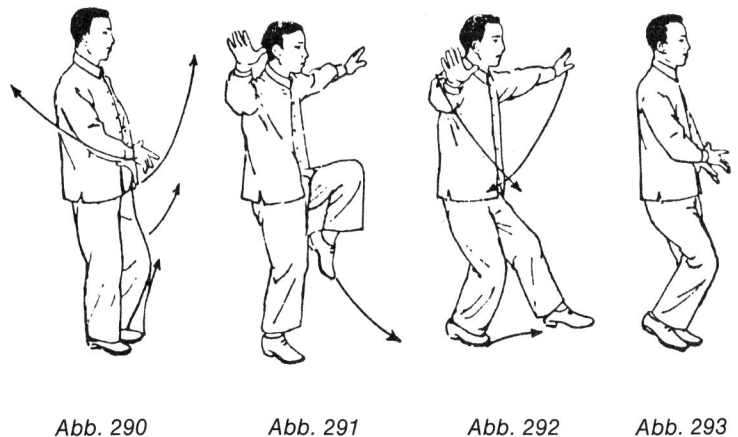

Abb. 290   Abb. 291   Abb. 292   Abb. 293

4. Das Wassern der Wildgans

Anschließend an die vorangehende Übung verlagert man den Schwerpunkt auf den linken Fuß. Die Arme hängen natürlich herab und sind etwas nach außen gespannt. Den rechten Fuß einen halben Schritt direkt vor den linken setzen und die Zehen nach außen spreizen. Der Abstand zwischen den Füßen beträgt etwa $1/3$ Meter. Die überkreuzten Hände heben sich vor dem Oberkörper langsam bis auf Augenbrauenhöhe und dann senken sie sich langsam auf einer Kreislinie auf Schulterhöhe. Kurzer Halt. Die Schultern lockern, die Ellbogengelenke sind leicht gebeugt, die Arme bilden eine Wellenlinie. Den Körper nach rechts drehen und nach unten sinken lassen, der Blick geht nach rechts hinten. Danach mit dem Schwerpunkt auf beiden Fußspitzen den Körper gerade nach vorne drehen. Mit dem Aufrichten des Körpers die Arme langsam bis vor den Unterbauch senken und die Hände überkreuzen. Dann den linken Fuß an die Innenseite des rechten Fußes setzen und den Schwerpunkt auf den rechten Fuß verlagern. Dies ist die rechte Position (Abb. 294 - 297). Nun die linke Position anschließen: Mit dem Schwerpunkt auf dem rechten Fuß einatmen, dann den linken Fuß einen halben Schritt direkt vor den rechten Fuß setzen. Den Körper nach links drehen und nach unten sinken lassen, den Blick nach links hinten wenden. Rechte und linke Position mehrfach im Wechsel ausführen.

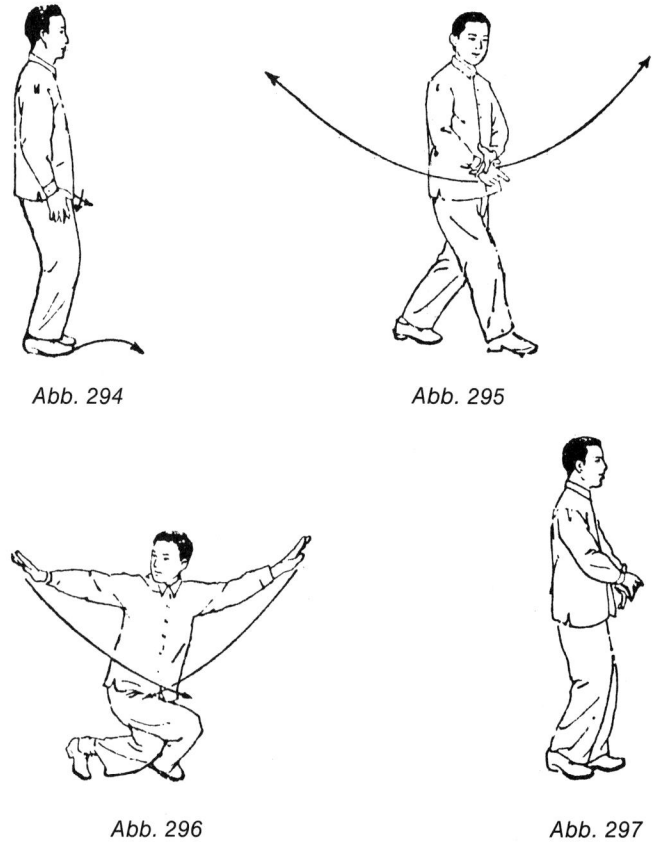

Abb. 294   Abb. 295

Abb. 296   Abb. 297

5. Der Flug des Kranichs

Im Anschluß an die vorangehende Übung ist der Schwerpunkt auf dem linken Fuß. Den rechten Fuß an die Innenseite des linken Fußes setzen, die Zehen fassen den Boden. Die Arme hängen nach unten und sind leicht nach außen gespannt. Den rechten Fuß einen halben Schritt gerade vor den linken Fuß setzen, die Fußspitzen sind nach außen gespreizt. Die Hände überkreuzen sich mit dieser Bewegung vor dem Unterbauch. Gleichzeitig die Hüftpartie nach rechts drehen und den Blick nach rechts hinten wenden, dabei heben sich die Arme langsam zu beiden Seiten, die linke Hand bis auf Schulterhöhe, die rechte Hand bis Hüfthöhe. Die Arme bilden eine Wellenlinie. Das rechte Knie beugt sich, der Schwerpunkt verlagert sich auf den rechten Fuß und der linke Fuß hebt sich vom Boden ab, dabei lehnt sich der Körper leicht nach vorne. Die Haltung des Körpers soll wie die Haltung eines Vogels im Flug sein. Das vordere Bein hat die Bogen-Ausfall-Position (bei alten Menschen kann das vordere Bein auch nur ganz leicht gebeugt werden und das hintere Bein kann ganz wenig vom Boden gelöst werden oder auch mit den Zehenspitzen auf dem Boden auftippen). Nach einem kurzen Halt die Arme wieder langsam auf der ursprünglichen Kreislinie bis vor den Unterbauch senken. Danach den linken Fuß an die Innenseite des rechten Fußes setzen, die Fußspitzen greifen den Boden, der Schwer-

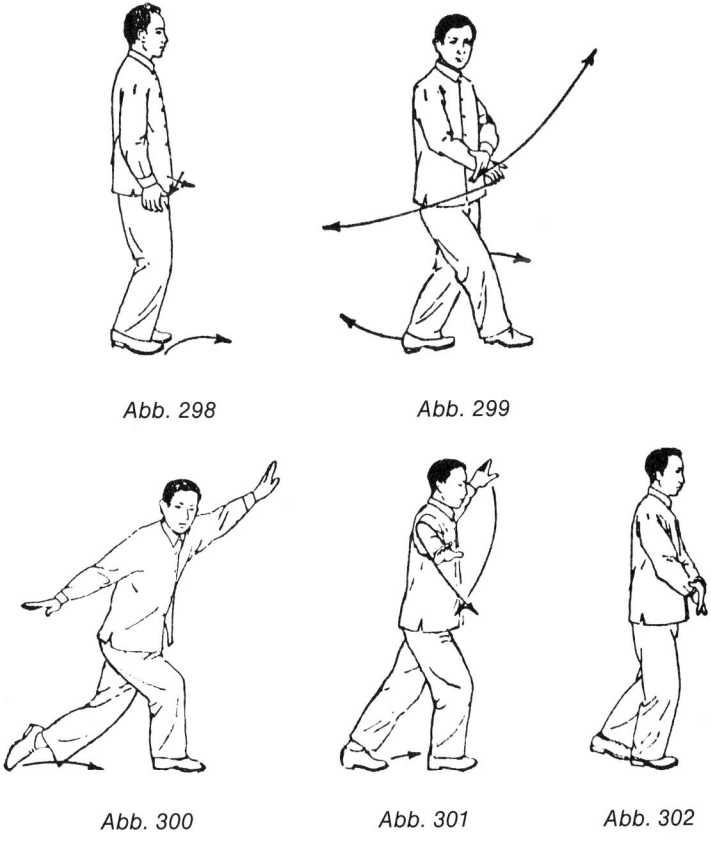

Abb. 298   Abb. 299

Abb. 300   Abb. 301   Abb. 302

punkt ist auf dem rechten Fuß. Dies ist die rechte Position (Abb. 298-302). Daran anschließend die linke Position ausführen: Der Schwerpunkt ist auf dem rechten Fuß, den linken Fuß an die Innenseite des rechten Fußes setzen. Nach einem kurzen Halt den linken Fuß einen halben Schritt gerade vor den rechten setzen. Die Bewegungen entsprechend der rechten Position ausführen, dabei die Hüftpartie nach links drehen, die rechte Hand auf Schulterhöhe, die linke Hand auf Hüfthöhe, den Blick nach links hinten wenden. Rechte und linke Position mehrfach im Wechsel üben.

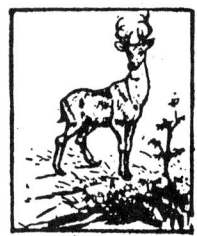

Abb. 303

Das „Spiel des Hirschen"

Schlüsselpunkte: Gestreckt und in Hochstimmung.

Merkspruch
Der Körper des Hirschen ist aufrecht und gestreckt, die Gedanken sind entspannt und locker, sein Gang ist ohne Beschränkung und mühelos. Seine Bewegungen sind das Strecken des Körpers, das Springen und das Wenden des Kopfes. Das Qi geht zum *Weilu* (Steißbeinende). Die Übung fördert die Sehnen und Muskeln.

Erläuterung des Merkspruchs
Der Körper des Hirschen ist entspannt, deshalb achte man beim Üben in erster Linie darauf, daß die Körperhaltung gelockert und entspannt ist. Um dies zu erreichen, muß man seine Gedanken und seinen Geist lockern und entspannen. Bei den Bewegungen muß man besonders darauf achten, daß man keinerlei Beschränkung oder Unbehaglichkeit dabei verspürt. Die Bewegungen sollen unter allen Umständen natürlich sein, d. h., daß man niemals zwanghaft üben soll. Wichtige Bewegungsmuster im Spiel des Hirschen sind das Anlehnen des Körpers, das Springen, das Wenden des Kopfes und das sich Umdrehen. „Das Qi geht zum *Weilu*" bedeutet, daß man beim Üben die Vorstellungskraft am Ende des Steißbeins bewahrt. Nach längerem Üben kann man spüren, daß am *Weilu* ein Qi-Gefühl entsteht. Der *Weilu* liegt im unteren Teil der Dumai-Leitbahn. Das Lenken der Vorstellungskraft auf diesen Bereich bewirkt, daß die Dumai-Leitbahn durchgängig wird. Im allgemeinen hat das Üben des „Spiels des Hirschen" entspannende und fördernde Wirkung auf Sehnen und Muskeln und auf die Dumai-Leitbahn (Abb. 303).

1. Der Schritt des Hirschen

Im Anschluß an die Vorbereitungshaltung einatmen, den linken Fuß an die Innenseite des rechten setzen, die Zehen greifen den Boden. Gleichzeitig den Körper leicht nach links drehen, die Arme hängen herab und sind leicht nach außen gespannt. Die Finger sind nach vorne gestreckt und aneinandergelegt, die Handflächen drücken nach unten. Nach einem kurzen Halt ausatmen, den linken Fuß nach links vorne strecken, die Fußfläche schwebt gerade einen Zentimeter über dem Boden, die Zehenspitzen sind nach oben gerichtet, die Ferse hat eine nach unten drückende Kraft (als ob man im Steigbügel steht). Die Rückseite des Beines ist vollständig gestreckt. Nach einem kurzen Halt die Zehenspitzen nach unten führen und geradeaus strecken, die Fußfläche sinkt nach unten und greift den Boden, der Blick ist geradeaus gerichtet. Die Bewegung der Füße soll so sein, als ob man im Schlamm watet. Nun verlagert sich der Schwerpunkt auf den linken Fuß und man atmet ein. Den rechten Fuß an die Innenseite des linken setzen, die Fußspitzen fassen den Boden. Gleichzeitig den linken Fuß nach innen drehen und mit dieser Bewegung den ganzen Körper leicht nach rechts drehen, die Hände entspannen, die Fingerspitzen zeigen nach unten, der Schwerpunkt liegt auf dem linken Bein. Dies ist die linke Position (Abb. 304 - 308). Es schließt sich die rechte Position an: Der Schwerpunkt ist links, der rechte Fuß an der Innenseite des linken. Nun ausatmen und den rechten Fuß nach vorne strecken . . . Man übt linke und rechte Position mehrmals im Wechsel.

2. Der Hirsch steht aufrecht

Im Anschluß an die vorige Übung ist der Schwerpunkt auf dem rechten Fuß. Den linken Fuß an die Innenseite des rechten setzen. Nun einatmen, die Knie sind leicht gekrümmt, der Körper sinkt etwas nach unten. Die Hände beschreiben eine Kreislinie nach außen und hinten bis neben die Hüften, dabei drücken sie nach unten, die Arme sind leicht gebeugt und nach außen gespannt. Die Handflächen zeigen zum Boden und drücken nach unten. Nach einem kurzen Halt den linken Fuß einen Schritt nach vorne setzen und einen Pfeil-Bogen-Schritt bilden; die Hände bewegen sich dabei auf einer Kreislinie nach vorne, dann zur Seite und wieder neben die Hüf-

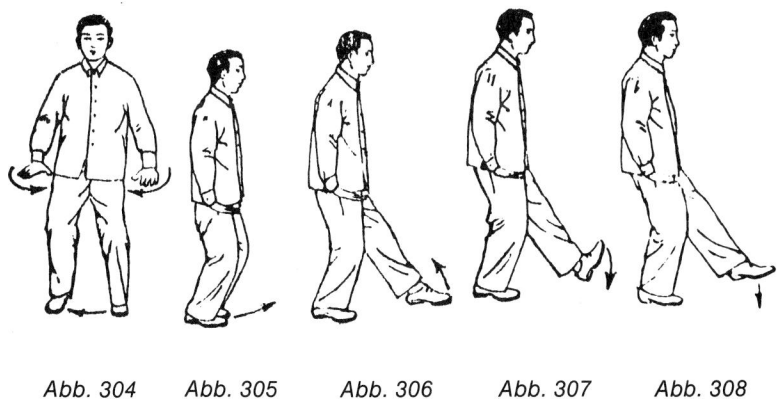

Abb. 304   Abb. 305   Abb. 306   Abb. 307   Abb. 308

249

ten, die Handflächen zeigen nach unten, die Finger drücken nach unten. Die Fingerspitzen zeigen nach vorne, die Arme haben eine nach außen spannende Kraft. Der Oberkörper lehnt sich leicht nach vorne, die Augen blicken geradeaus, linkes Knie und linke Fußspitze bilden eine senkrechte Linie. Die Rückenpartie hat eine leichte emporragende Kraft. Nach dem Einatmen den rechten Fuß an die Innenseite des linken setzen, die Zehen greifen den Boden. Den linken Fuß nach innen drehen und den Körper mit der Bewegung etwas nach rechts drehen, den Schwerpunkt auf das linke Bein verlagern. Gleichzeitig beschreiben die Hände eine Kreislinie von außen nach vorne und wieder zur Außenseite der Hüfte, die Arme hängen natürlich herab. Dies ist die linke Position (Abb. 309 - 313). Es schließt sich die rechte Position an: Der Schwerpunkt ist links, das rechte Bein an der Innenseite des linken, die Handflächen zeigen und drücken nach unten. Nun ausatmen, die Hände nach hinten führen, den Körper sinken lassen und mit dieser Bewegung den rechten Fuß einen Schritt nach rechts vorne setzen . . . Man übt linke und rechte Position mehrfach im Wechsel.

3. Den Körper nach vorne lehnen

Im Anschluß an die vorige Übung ist der Schwerpunkt rechts, der linke Fuß an der Innenseite des rechten, die Handflächen zeigen und drücken nach unten. Nun ausatmen, die Hände nach hinten führen, den Körper nach unten sinken lassen und den linken Fuß mit dieser Bewegung einen Schritt nach vorne setzen zum Pfeil-Bogen-Schritt. Die Hände nach vorne bis Achselhöhe heben und mit stürmischer Kraft nach vorne schnellen lassen, die Arme sind schulterhoch; Ellbogen, Handgelenke und Finger sind so stark wie möglich gestreckt, die Handflächen zeigen nach unten, die Handgelenke sind leicht nach innen gedreht. Der Blick ist geradeaus nach vorne gerichtet, der Rücken hat eine aufrichtende, emporragende Kraft. Nach dem Einatmen den rechten Fuß an die Innenseite des linken setzen, die Zehen greifen den Boden, gleichzeitig den Körper etwas nach rechts drehen; die Hände beschreiben eine Kreislinie, vor der Achselhöhle beginnend bis an die Seite der Hüften, dabei üben sie eine pressende Kraft nach unten aus. Die Arme sind immer leicht nach außen gespannt, die Handflächen zeigen und drücken nach unten. Der Schwerpunkt ist

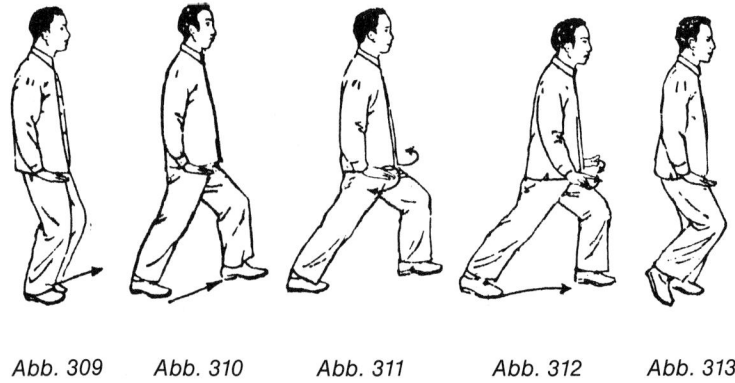

Abb. 309   Abb. 310   Abb. 311   Abb. 312   Abb. 313

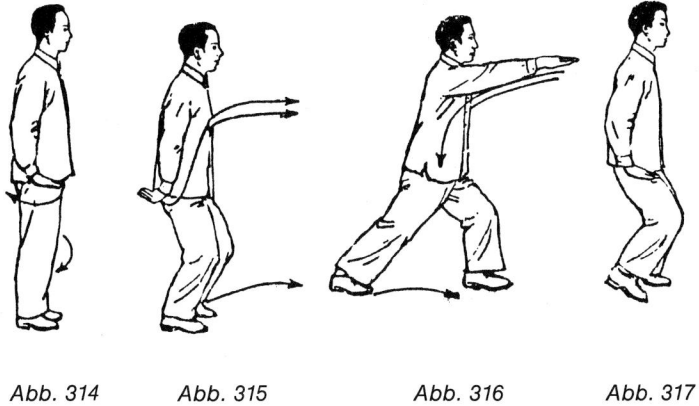

Abb. 314   Abb. 315   Abb. 316   Abb. 317

nun auf dem linken Bein. Dies ist die rechte Position (Abb. 314 - 317). Es schließt sich die linke Position an: Der Schwerpunkt ist links, das rechte Bein an der Innenseite des linken Fußes, die Handflächen zeigen nach unten. Nun ausatmen und die Hände nach hinten führen, den Körper nach unten sinken lassen und mit dieser Bewegung den rechten Fuß einen Schritt nach rechts vorne setzen . . . Linke und rechte Position mehrfach im Wechsel üben.

4. Den Kopf wenden

Im Anschluß an die vorige Übung ist der Schwerpunkt auf dem rechten Bein. Den linken Fuß an die Innenseite des rechten setzen. Die Arme hängen herab und sind nach außen gespannt. Die Finger liegen aneinander, die Handflächen zeigen und drücken nach unten. Die Hände beschreiben eine Kreislinie nach vorne und wieder neben die Hüften, dabei üben sie eine drückende Kraft nach unten aus. Nach dem Ausatmen den linken Fuß einen Schritt nach links vorne setzen und einen Pfeil-Bogen-Schritt bilden. Gleichzeitig die Hände nach hinten führen, bis vor die Achselhöhle heben und dann mit einer kräftigen Bewegung nach vorne strecken, die Handflächen zeigen nach unten, die Handgelenke drehen sich etwas nach innen, die Arme befinden sich auf Schulterhöhe, die Augen blicken geradeaus nach vorne. Nach dem Einatmen die rechte Hand an die rechte Brustkorbseite legen, dabei sind Ringfinger und kleiner Finger gekrümmt, das Handgelenk nach außen gedreht. Mit dieser Bewegung den Kopf nach rechts hinten drehen, der Blick bleibt horizontal, die Vorstellungskraft geht zum *Weilu* (Steißbeinende). Kurzer Halt. Nach dem Ausatmen die rechte Hand von der Brustkorbseite wieder nach vorne strecken und den Kopf mit dieser Bewegung in die ursprüngliche Richtung zurückdrehen. Nach dem Einatmen die Hände langsam zur Außenseite der Hüften fallenlassen, gleichzeitig den rechten Fuß an die Innenseite des linken setzen, die Zehen greifen den Boden. Der linke Fuß dreht sich nach innen, der Körper wendet sich etwas nach rechts, der Schwerpunkt liegt auf dem linken Bein. Den rechten Fuß an die Innenseite des linken setzen. Dies ist die linke Position (Abb. 318 - 323). Im Anschluß daran führt man die rechte Position aus: Der Schwerpunkt ist links, das rechte Bein an der Innenseite

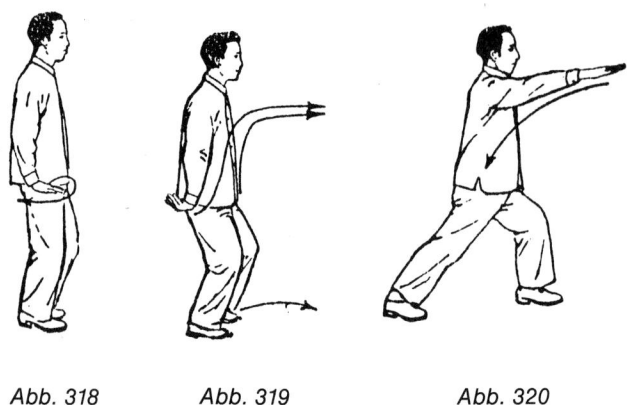

Abb. 318   Abb. 319   Abb. 320

des linken. Dann ausatmen, den rechten Fuß einen Schritt nach rechts vorne setzen, die Hände an der Achselhöhle vorbei nach vorne strecken; die linke Hand an
die linke Brustkorbseite legen und den Kopf mit dieser Bewegung nach links hinten
drehen . . . Linke und rechte Position mehrfach im Wechsel üben.

5. Der Hirsch springt

Im Anschluß an die vorige Übung ist der Schwerpunkt auf dem rechten Fuß. Den linken Fuß an die Innenseite des rechten setzen, die Arme hängen herab und sind
nach außen gespannt, die Finger liegen aneinander, die Handflächen zeigen zur Erde und drücken nach unten. Die Knie sind gebeugt und berühren sich, der Körper
sinkt nach unten, die Hände beschreiben eine Kreislinie zur Außenseite der Hüften
und drücken dabei nach unten. Nach einem kurzen Halt mit dem linken Fuß einen
Schritt nach vorne springen, der rechte Fuß folgt und schließt an die Innenseite des
linken Fußes auf, die Zehen fassen den Boden. Bei der Sprungbewegung nach vorne führt man die Hände zunächst nach hinten, dann nach oben an der Achselhöhle
vorbei, mit einer kraftvollen schnellenden Bewegung nach vorne. Die Arme sind nun

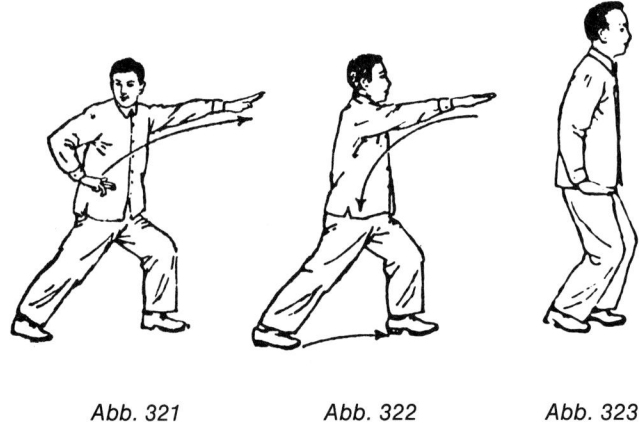

Abb. 321   Abb. 322   Abb. 323

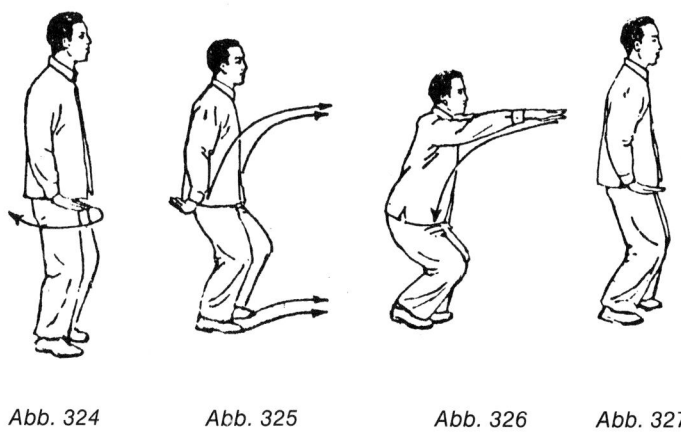

Abb. 324   *Abb. 325*   *Abb. 326*   *Abb. 327*

auf Schulterhöhe; Ellbogen, Handgelenke und Finger sind soweit wie möglich gestreckt, die Handflächen zeigen nach unten, die Handgelenke sind etwas nach innen gedreht, die Augen blicken geradeaus nach vorne. Nach dem Einatmen führt
man die Hände auf gleichem Wege zur Hüfte zurück, die Handflächen zeigen nach
unten und üben eine nach unten drückende Kraft aus, gleichzeitig spannen sie sich
etwas nach außen; der Körper hebt sich, der Schwerpunkt ist auf dem linken Bein.
Den linken Fuß etwas nach innen drehen und den Körper leicht nach rechts wenden.
Dies ist die linke Position (Abb. 324-327). Es schließt sich die rechte Position an:
Der Schwerpunkt ist links, der rechte Fuß an die Innenseite des linken gesetzt. Nun
ausatmen und mit dem rechten Fuß einen Schritt nach rechts vorne springen, der
linke Fuß folgt und schließt an die Innenseite des rechten Fußes auf . . . Linke und
rechte Position mehrfach im Wechsel üben.

Das „Spiel des Tigers"

Schlüsselpunkte: Kämpferisch und unerschrocken, starke Autorität, Ängstlichkeit
vermeiden.

Merkspruch
Der Tiger ist von seinem Äußeren her wild und stark, er ist der König der Tiere, außen ist er stark, innen ist er sanft, in der Sanftheit liegt Stärke. Wenn der Tiger sich
bewegt, ist er wie ein Wirbelsturm, wenn er ruht, ist er wie der Mond. Wenn du
springst und kämpfst wie ein Tiger, wird dein Körper stark.

Erläuterung des Merkspruchs
Der Tiger gilt als König der Tiere. In seinem Charakter sind Stärke und Wildheit, seine Körperkraft ist groß. Wenn man dies darstellen will, so muß man den Geist des
Tigers in den Augen und seine Macht in den Tatzen zeigen. Die Autorität des Tigers
ist für die Menschen bedrohlich, sein Gebrüll erschreckt die Menschen. Das Spiel
des Tigers soll man so ausführen, als ob ein wütender Tiger den Berg durchstreift

und kein Wesen ihn aufhalten kann. Man wendet starke Kraft an, in der Stärke liegt jedoch Sanftheit. Die Bewegungen sollen wie ein Orkan sein, die Ruhephase wie der helle Mond am Himmel. Man muß also eine Ausgewogenheit und Entsprechung von Bewegung und Ruhe, von Härte und Weichheit praktizieren. Das Anspringen und Kämpfen sind wichtige Bewegungen im „Spiel des Tigers". Durch das Praktizieren des „Spiels des Tigers" kann man „Essenz" *(jing)* produzieren, die Hüften stärken, den Nieren-Funktionskreis kräftigen, die Körperkraft erhöhen, Sehnen und Knochen gesund erhalten (Abb. 328).

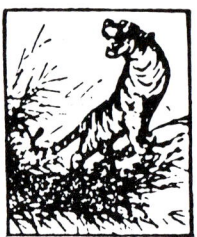

Abb. 328

1. Der Schritt des Tigers

Nach der Vorbereitungshaltung einatmen und den linken Fuß an die Innenseite des rechten setzen, die Fußfläche hängt etwa 2 bis 3 cm vom Boden entfernt in der Luft (Anfänger können auch mit den Zehenspitzen den Boden berühren). Der rechte Fuß dreht sich nach innen, der Körper dreht sich mit dieser Bewegung etwas nach links. In den Händen ist Tigerkrallenkraft, und sie beschreiben eine Kreislinie nach vorne oben bis Hüfthöhe, die Arme sind leicht gebeugt und nach außen gespannt, die Handflächen zeigen nach unten, die Hände sind mit Dreieckskraft auseinandergespannt. Die Knie sind leicht gebeugt, das Gesäß sinkt etwas nach unten. Der Oberkörper ist gerade aufgerichtet, der Brustkorb etwas nach innen gebogen, der Bauch etwas eingezogen. Die Augen blicken geradeaus nach vorne. Nun ausatmen und den linken Fuß kreisförmig einen Schritt nach links vorne setzen. Wenn man diesen Schritt macht, soll man die Vorstellung haben, im Schlamm zu waten. Die Beine sollen den Widerstand, den ihnen der Schlamm entgegensetzt, deutlich empfinden. Die Arme machen während des Schrittes einen Kreis nach vorne außen, sie sind dabei nach außen gespannt und drücken nach unten. Die Zehen greifen den Boden. Der Geist wird ruhig, der Atem gleichmäßig. Der Schwerpunkt ist noch immer auf dem rechten Fuß, einen Sitz-Bogen-Schritt bildend. Nach dem Einatmen den rechten Fuß an die Innenseite des linken setzen, den Schwerpunkt auf den linken Fuß verlagern, den Körper kurz lockern. Dies ist die linke Position (Abb. 329-332). Die rechte Position schließt sich an: Ausatmen und den rechten Fuß auf einer Kreislinie einen Schritt nach rechts vorne setzen, der Schwerpunkt bleibt auf dem linken Fuß, einen Sitz-Bogen-Schritt bildend . . . Man übt linke und rechte Position mehrfach im Wechsel.

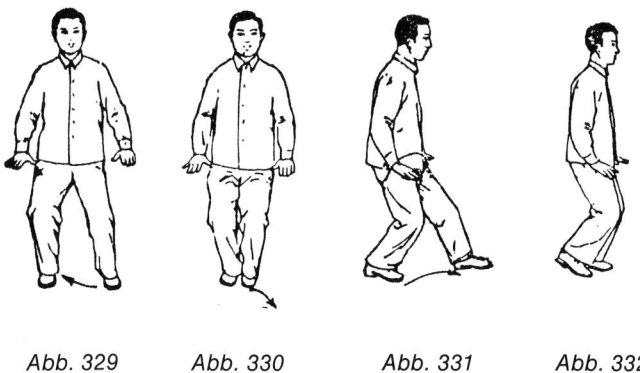

Abb. 329   Abb. 330   Abb. 331   Abb. 332

2. Der Tiger zeigt seine Macht

Im Anschluß an die vorige Übung ist der Schwerpunkt auf dem rechten Fuß. Den linken Fuß an die Innenseite des rechten setzen, die Hände beschreiben eine Kreislinie von innen vorne nach außen, dabei machen sie eine zuschnappende Bewegung. Die Hände haben eine nach oben hebende Kraft und sind nun an der Außenseite der Hüfte, im Faustabstand von der Hüfte entfernt. Nun ausatmen und in Gedanken den Laut „ha" sprechen und den linken Fuß einen Schritt nach links vorne setzen. Die Knie sind leicht gebeugt, man bildet den „kleinen gespreizten Tiger-Schritt" der linken Position, der Körper ist leicht nach vorne gestreckt und hat eine leichte aufrichtende Kraft, die Augen sind geradeaus gerichtet, das linke Knie und die linke Fußspitze bilden eine senkrechte Linie. Die Hände beschreiben mit der Schrittbewegung mit Tigerkrallenkraft eine Kreislinie nach vorne unten bis knapp vor die Hüften, sie spannen sich nach außen. Der Schwerpunkt verlagert sich auf den linken Fuß. Nun einatmen (die Luft durch den Spalt zwischen den Zähnen einziehen), den linken Fuß nach innen drehen, den rechten Fuß an die Innenseite des linken Fußes setzen, die Zehen greifen den Boden, gleichzeitig den Körper leicht nach rechts drehen. Dies ist die linke Position (Abb. 333-336). Es schließt sich die

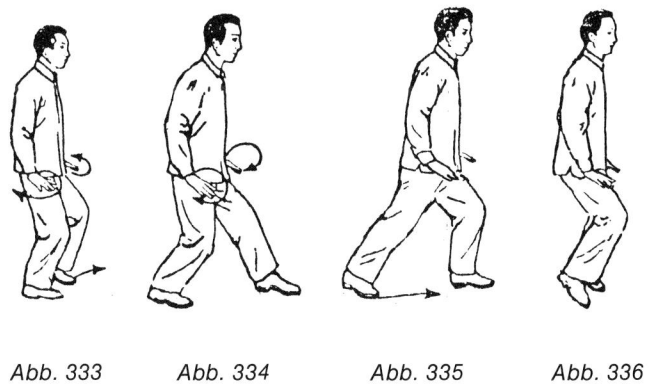

Abb. 333   Abb. 334   Abb. 335   Abb. 336

rechte Position an: Die Hände haben eine nach oben hebende Kraft. Ausatmen und den rechten Fuß einen Schritt nach rechts vorne setzen und so den „kleinen gespreizten Tiger-Schritt" der rechten Position bilden. Der Schwerpunkt verlagert sich nach rechts . . . Man übt linke und rechte Position mehrfach im Wechsel.

3. Der Tiger kommt aus seiner Höhle

Im Anschluß an die vorige Übung ist der Schwerpunkt auf dem rechten Fuß. Man setzt den linken Fuß an die Innenseite des rechten, die Hände beschreiben eine Kreislinie und packen einmal nach hinten zu, sie haben eine nach oben hebende Kraft und kommen an der Außenseite der Hüften an. Nach einem kurzen Halt ausatmen, dabei in Gedanken den Laut „ha" aussprechen, den linken Fuß einen Schritt nach links vorne setzen. Die Knie sind leicht gebeugt und bilden den „gespreizten Tiger-Schritt" der linken Position. Der Schwerpunkt verlagert sich auf den linken Fuß, der Körper ist leicht nach vorne gestreckt. Die untere Rückenpartie hat eine leichte aufrichtende Kraft, das linke Knie und die linke Fußspitze bilden eine senkrechte Linie. Gleichzeitig mit der Schrittbewegung werden die Hände mit Tigerkrallenkraft auf einer Kreislinie von der Mitte nach vorne außen geführt. Die Arme sind wie ein Bogen leicht gekrümmt und nach außen gespannt. Die Handflächen zeigen nach vorne und sind mit Dreieckskraft aufgespannt, die Hände befinden sich auf Brusthöhe und sind schulterbreit voneinander entfernt. Bauch und Brustkorb sind leicht nach innen eingezogen. Der Rücken richtet sich etwas auf, die Augen blicken geradeaus nach vorne, die Füße krallen sich in den Boden. Nach dem Einatmen (durch den Spalt zwischen den Zähnen die Luft einziehen) den linken Fuß nach innen drehen, den Körper leicht nach rechts drehen, den rechten Fuß an die Innenseite des linken setzen, die Zehen greifen den Boden. Dies ist die linke Position (Abb. 337-340). Es schließt sich die rechte Position an: ausatmen und mit dem rechten Fuß einen Schritt nach rechts vorne in den „gespreizten Tiger-Schritt" der rechten Position gehen. Der Schwerpunkt verlagert sich auf den rechten Fuß . . . Linke und rechte Position mehrfach im Wechsel üben.

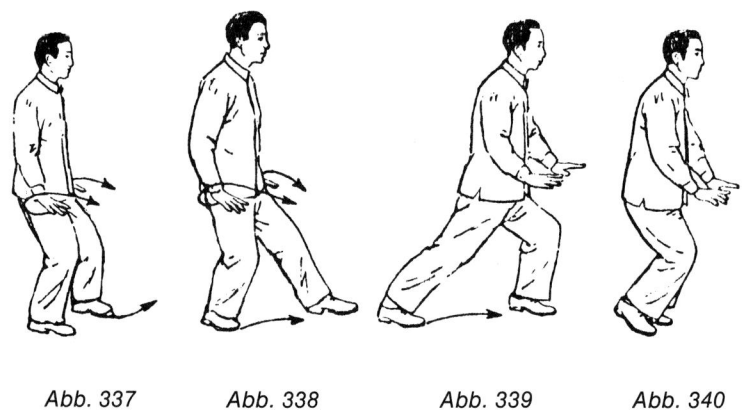

Abb. 337   Abb. 338   Abb. 339   Abb. 340

4. Der Tiger stürzt sich (auf seine Beute)

Im Anschluß an die vorige Übung liegt der Schwerpunkt auf dem rechten Fuß. Den linken Fuß an die Innenseite des rechten setzen. Die Hände bewegen sich kreisförmig zur Außenseite der Hüfte und machen dabei eine zuschnappende Bewegung nach hinten, sie haben eine nach oben hebende Kraft. Nach einem kurzen Halt ausatmen und dabei in Gedanken den Laut „ha" sprechen ohne einen Ton von sich zu geben, den linken Fuß einen Schritt nach links vorne setzen. Die Knie sind leicht gebeugt und bilden den „gespreizten Tiger-Schritt" der linken Position. Der Schwerpunkt wird auf den linken Fuß verlagert, der Körper wird etwas nach vorne gestreckt, die untere Rückenpartie hat eine aufrichtende Kraft, gleichzeitig bewegen sich die Hände mit Tigerkrallenkraft auf einer Kreislinie nach vorne, als wollten sie sich auf etwas stürzen. Die Höhe der Hände ist etwas unter Mamillenhöhe, die Handflächen zeigen nach vorne unten, der Abstand zwischen den Händen beträgt etwa 1,5 Fäuste, die Arme sind nach außen gespannt, der Rücken ist hoch aufgerichtet und hat zunächst eine anstürmende und danach eine drückende Kraft. Die Körperhaltung zeigt den wilden Tiger, der sich auf etwas stürzt. Die Augen blicken geradeaus nach vorne, die Knie sind nach innen gedreht, die Füße krallen sich in den Boden. Nun einatmen (die Luft durch den Spalt zwischen den Zähnen einziehen), den linken Fuß nach innen drehen, den rechten Fuß an die Innenseite des linken setzen, die Zehen fassen den Boden. Die Hände beschreiben mit dieser Bewegung eine Kreislinie und schnappen dabei einmal nach hinten, sie kommen an der Außenseite der Hüften an. Den Körper gleichzeitig etwas nach rechts drehen. Dies ist die linke Position (Abb. 341 - 344). Es schließt sich die rechte Position an: Der Schwerpunkt ist links, das rechte Bein an der Innenseite des linken. Nun ausatmen, den rechten Fuß einen Schritt nach rechts vorne setzen und den „gespreizten Tiger-Schritt" der rechten Position bilden, den Schwerpunkt auf den rechten Fuß verlagern, die Hände machen mit Tigerkrallenkraft eine Kreislinie nach vorne außen und stürzen sich an der Mitte vorbei nach vorne . . . Man übt die linke und rechte Position mehrfach im Wechsel.

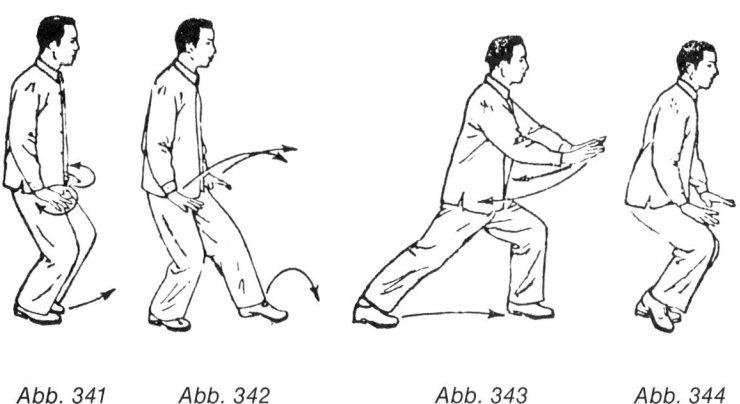

Abb. 341   Abb. 342   Abb. 343   Abb. 344

5. Der Tiger kämpft

Im Anschluß an die vorige Übung ist der Schwerpunkt auf dem rechten Fuß. Den linken Fuß an die Innenseite des rechten setzen, die Hände beschreiben eine Kreislinie und schnappen einmal nach hinten, sie kommen mit nach oben hebender Kraft an der Außenseite der Hüften an. Nach einem kurzen Halt ausatmen und in Gedanken den Laut „ha" sprechen (ohne einen Ton von sich zu geben), den linken Fuß einen Schritt nach links vorne setzen, die Knie sind leicht gebeugt, man bildet den „gespreizten Tiger-Schritt" der linken Position. Den Schwerpunkt auf den linken Fuß verlagern, den Körper leicht nach vorne strecken, der Rücken hat eine aufrichtende Kraft. Das Kinn etwas zurücknehmen, das Gesäß sinkt nach unten, Bauch und Brust sind etwas eingezogen. Gleichzeitig beschreiben die Hände eine Kreislinie mit Tigerkrallenkraft nach oben und stürzen sich von der Mitte aus nach vorne (die Handflächen zeigen nach vorne unten). Die Haltung zeigt einen wilden Tiger im Kampf. Die linke Hand liegt schützend vor dem Unterkiefer, der Arm ist leicht nach außen gespannt, die Handfläche ist schräg nach innen unten gerichtet, die Hand bildet mit dem linken Fuß eine senkrechte Linie. Die rechte Hand liegt schützend vor der Herzgegend, der Arm ist wie ein Bogen gekrümmt, die Hand ist etwa 3 Fäuste von der Herzgrube entfernt und bildet mit der linken Kniespitze eine gerade Linie. Gleichzeitig drücken die Arme, die nach außen gespannt sind, nach unten, die Kraft ist in Ellbogen, Handgelenken, Armen und in den Tigerkrallen. Die Augen blicken geradeaus nach vorne, die Füße greifen den Boden. Nun einatmen (die Luft durch den Spalt zwischen den Zähnen einziehen), den linken Fuß nach innen drehen und den Körper mit dieser Bewegung etwas nach rechts drehen, dann den rechten Fuß an die Innenseite des linken setzen, die Zehen greifen den Boden, die Hände beschreiben eine Kreislinie und schnappen dabei einmal nach hinten und kommen an der Außenseite der Hüften an. Dies ist die linke Position (Abb. 345-349). Im Anschluß daran die rechte Position ausführen: Der Schwerpunkt ist links, das rechte Bein an der Innenseite des linken. Mit dem rechten Fuß einen Schritt nach rechts vorne machen zum „gespreizten Tiger-Schritt" der rechten Position. Den Schwerpunkt nach rechts verlagern, die rechte Hand schützend vor den Unterkiefer und die linke Hand schützend vor die Herzgegend halten, die Arme drücken gleichzeitig nach unten und sind nach außen gespannt . . . Man übt linke und rechte Position mehrfach im Wechsel.

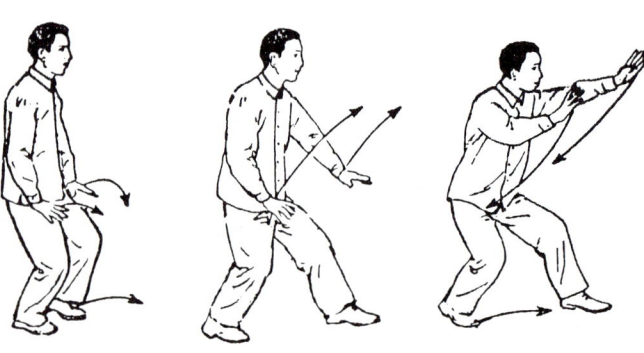

Abb. 345   Abb. 346   Abb. 347

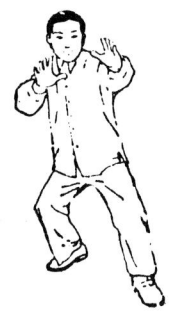
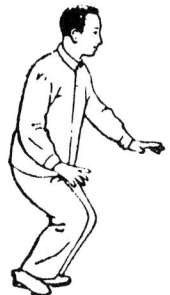

Abb. 348　　　　　　　Abb. 349

Das „Spiel des Affen"

Schlüsselpunkte: Wachsam und geistesgegenwärtig, flink und behende; vermeide Starre, Steifheit und Plumpheit.

Merkspruch

Der Affe ist äußerlich sehr beweglich, in seiner Bewegung ist Ruhe, er ist schnell wie der Blitz, sein Körper ist leichtfüßig und gewandt. Wenn man ihn betrachtet, so hat er keine beständige Haltung; er ist immer in Bewegung. Wichtige Bewegungen sind das Pfirsich-Pflücken und das Früchte-Darbieten, dabei ist er äußerst wachsam.

Erläuterung des Merkspruchs

Die charakteristischen Merkmale des Affen sind seine Beweglichkeit, das Klettern auf die Berge und das Springen in Bergbäche, das Klettern in den Bäumen und das Schwingen von Ast zu Ast, seine geistesgegenwärtigen und flinken Bewegungen. Ein weiteres Charakteristikum des Affen ist, daß in seiner Bewegung Ruhe liegt. Deshalb achte man beim Ausführen des Spiels des Affen darauf, daß man die Beweglichkeit des Affen imitiert und zusätzlich die Ruhe in der Bewegung übt. Darunter versteht man die Flinkheit der Gliedmaßen bei der Äußeren-Übung und das Bewahren der Ruhe bei der Inneren-Übung, um so die doppelte Wirkung des gleichzeitigen Übens von Bewegung und Ruhe zu erzielen. Wenn Affen auf Berge klettern und in Bergbäche springen, auf Bäumen klettern und sich von Ast zu Ast schwingen, sind ihre Bewegungen leicht und behende, so schnell wie ein Blitz, ihre Körperhaltung verändert sich ununterbrochen, sie nehmen keine beständige Position ein. Das Pfirsich-Pflücken und das Früchte-Darbieten sind wichtige Bewegungsmuster im „Spiel des Affen". Beim Üben soll man den geistesgegenwärtigen und flinken Charakter des Affen zum Ausdruck bringen; Bewegung und Geist dürfen nicht die kleinste Spur von Plumpheit haben. Weiterhin ist es wichtig, die charakteristischen Eigenschaften und Bewegungen des Affen so nachzuahmen, daß man aussieht wie ein Affe; solange man ihm nicht ähnelt, führt man das Spiel des Affen nicht richtig aus. Man muß „die äußere Form annehmen und den Charakter darstellen". Wenn man den Charakter des Affen dargestellt hat, soll man in einer weiteren Entwicklung auch Bewegungen darstellen, bei denen der Affe den Menschen imitiert. Da der Mensch das am weitesten entwickelte Wesen ist, kann man nur dann, wenn man bis zu diesem Stadium übt, gesellschaftliche Konventionen ablegen. Wenn man das Spiel des Affen bis zur Perfektion beherrscht, dann soll man nicht nur die Geistesgegenwärtigkeit und Flinkheit zum Ausdruck bringen, bzw. die „kleinen Bewegungen" wie „verstohlen blicken" oder „Reißaus nehmen" nachahmen, sondern auch den Stolz des Affenkönigs bis hin zum „Halten des goldenen Stabes" zum Ausdruck bringen und die Kühnheit darstellen, mit der er im Handumdrehen Feinde hinwegfegt.

Diese Entwicklung und Perfektion gibt es auch bei den anderen Spielen, aber beim Spiel des Affen tritt sie am deutlichsten zutage (Abb. 350).

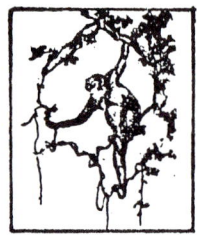

Abb. 350

1. Der Schritt des Affen

Nach der Vorbereitungsstellung den linken Fuß an die Innenseite des rechten setzen, die Zehen greifen den Boden. Den rechten Fuß nach innen drehen, den Körper etwas nach links drehen. Einatmen und dann den linken Fuß einen halben Schritt nach links vorne setzen, die Zehen berühren den Boden, die Knie sind leicht gekrümmt, das Gesäß senkt sich etwas nach unten zum rechten „kleinen Sitz-Bogen-Schritt". Die Hände beschreiben eine Kreislinie nach vorne außen und bilden dabei „Hakenhände": Die linke Hand beschreibt eine Kreislinie vor die linke Hüfte, der Ellbogen ist gebeugt und sinkt nach unten, die Hand ist in „Hakenform", das Handgelenk ist nach unten gerichtet, die Hand hat 3 Faustbreiten Abstand von der Hüfte; die rechte Hand beschreibt eine Kreislinie bis seitlich vor die rechte Hüfte, der Arm ist gekrümmt und nach hinten gespannt, der Abstand zwischen Hand und Hüfte beträgt 1 Faust. Den Brustkorb etwas nach innen nehmen und den Hals etwas einziehen, die Augen blicken suchend nach vorne. Ausatmen und danach den rechten Fuß an die Innenseite des linken setzen, die Zehen greifen den Boden, den linken Fuß nach innen drehen, den Körper leicht nach rechts drehen. Die Hände beschreiben einen Kreis und entspannen sich und legen sich ohne Kraft auf die Außenseiten der Hüften. Dies ist die linke Position (Abb. 351-354). Im Anschluß an die linke Position verlagert man den Schwerpunkt auf den linken Fuß. Den rechten Fuß an die Innenseite des linken setzen und nach dem Einatmen den rechten Fuß einen halben Schritt nach rechts vorne setzen. Man bildet den linken „kleinen Sitz-Bogen-Schritt".

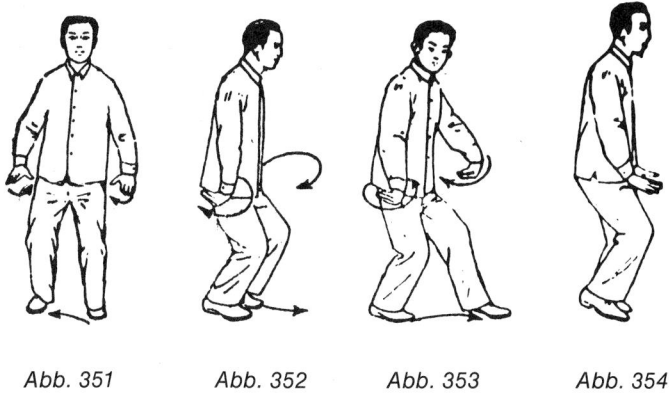

Abb. 351   Abb. 352   Abb. 353   Abb. 354

Die rechte Hand beschreibt eine Kreislinie vor die rechte Hüfte, die linke Hand beschreibt eine Kreislinie an die Außenseite der linken Hüfte. Die Bewegung wird entsprechend der linken Position ausgeführt. Man übt den Schritt des Affen nach links und rechts mehrfach im Wechsel.

2. Der Affe blickt verstohlen um sich

Im Anschluß an die vorige Übung verlagert man den Schwerpunkt auf den rechten Fuß. Den linken Fuß an die Innenseite des rechten setzen, dann einatmen (durch den Spalt zwischen den Zähnen die Luft einziehen). Den linken Fuß einen halben Schritt nach links vorne setzen, die Knie sind gebeugt, das Gesäß sinkt nach unten. Den rechten Fuß nach innen drehen, den Körper etwas nach rechts drehen, den rechten „kleinen Sitz-Bogen-Schritt" bilden. Die linke Hakenhand streckt sich zur flachen Hand und beschreibt eine Kreislinie, beginnend vor dem Brustkorb nach oben, bis seitlich über das rechte Auge, hier wird sie wieder zur Hakenhand; gleichzeitig den Kopf nach rechts drehen, die Augen blicken wachsam und verstohlen nach vorne. Die rechte Hand beschreibt eine Kreislinie nach vorne seitlich und wird dann wieder nach hinten geführt, der Arm ist gekrümmt und nach hinten gespannt, die Hakenhand ist etwas hinter der rechten Hüfte. Nun ausatmen (die Zähne sind leicht geöffnet, die Luft durch den Spalt zwischen den Zähnen mit dem Wort „hai" geräuschlos aber kräftig ausstoßen). Die linke Hand von seitlich des rechten Auges nach links unten senken und seitlich vor die linke Hüfte führen, beim Senken des Armes öffnet sich die Hakenhand zur flachen Hand. Die rechte Hakenhand beschreibt gleichzeitig eine Kreislinie nach vorne seitlich bis vor die rechte Hüfte, wobei sie sich zur flachen Hand öffnet. Den rechten Fuß mit der Bewegung an die Innenseite des linken Fußes setzen, die Zehen greifen den Boden, den Körper etwas nach links drehen. Dies ist die linke Position (Abb. 355-358). Im Anschluß an die linke Position den Schwerpunkt auf den linken Fuß verlagern, den rechten Fuß an die Innenseite des linken setzen. Dann einatmen und den rechten Fuß einen halben Schritt nach rechts vorne setzen. Den linken Fuß nach innen drehen, Kopf und Körper etwas nach links drehen. Die rechte Hand beschreibt eine Kreislinie vor dem Brustkorb be-

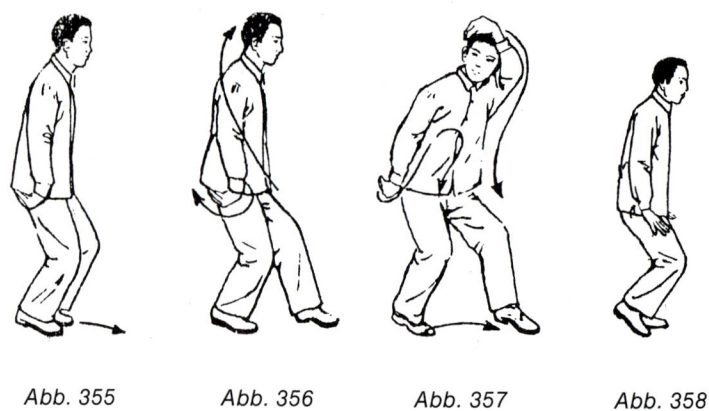

Abb. 355   Abb. 356   Abb. 357   Abb. 358

ginnend bis seitlich über das linke Auge. Gleichzeitig den Kopf nach links drehen. Die linke Hakenhand auf einer Kreislinie nach vorne seitlich und dann nach hinten führen bis etwas hinter die linke Hüfte. Die Bewegung entsprechend der linken Position ausführen. Nach beiden Seiten im Wechsel mehrfach üben.

3. Der Affe bietet Früchte dar

Im Anschluß an die vorige Übung den Schwerpunkt auf den rechten Fuß verlagern. Den linken Fuß an die Innenseite des rechten Fußes setzen, die Hände zu Hakenhänden formen und in einer Kreislinie vor den Unterbauch führen. Dann einatmen (durch den Spalt zwischen den Zähnen die Luft einziehen), den linken Fuß einen Schritt nach links vorne setzen. Die Knie sind leicht gekrümmt, das Gesäß sinkt etwas nach unten zum rechten „großen Sitz-Bogen-Schritt". Die Hakenhände öffnen sich zu flachen Händen und beschreiben eine Kreislinie vor die Hüften. Nun die Hände wieder nach vorne außen bewegen, die Handflächen drehen sich nach oben, die Finger sind leicht gespreizt. Nun die Finger locker schließen, das Ellbogengelenk ist nach unten gerichtet, die Hände heben sich vor der Brust: die linke Hand bis auf Schulterhöhe, die rechte Hand bis zur Brustmitte. Ellbogen und Arme zum Körper drehen, die Handflächen zeigen nach oben und machen die Geste des „Darbietens von Früchten". Beim Heben der Hände sinkt der Körper etwas nach unten, der Kopf hebt sich und der Hals wird etwas eingezogen, der Blick ist nach vorne auf die Hände gerichtet. Nach einem kurzen Halt ausatmen (durch die leicht geöffneten Zähne kräftig ausatmen und dabei lautlos „ha" sagen). Die Hände drehen sich und werden nach unten neben die Hüften geführt; mit dieser Bewegung den rechten Fuß an die Innenseite des linken setzen, die Zehen fassen den Boden. Den linken Fuß nach innen drehen, den Körper etwas nach rechts drehen. Dies ist die linke Position (Abb. 359-363). Im Anschluß an die linke Position den Schwerpunkt auf den linken Fuß legen und den rechten Fuß an die Innenseite des linken Fußes setzen. Dann einatmen, den rechten Fuß einen Schritt nach rechts vorne setzen und die Bewegung entsprechend als rechte Position ausführen. Man übt linke und rechte Position mehrfach im Wechsel.

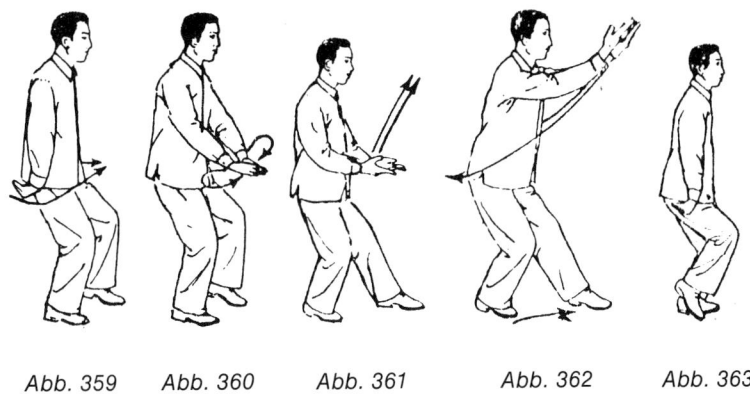

Abb. 359   Abb. 360   Abb. 361   Abb. 362   Abb. 363

4. Der Affe pflückt Pfirsiche

Im Anschluß an die vorangegangene Übung den Schwerpunkt auf den rechten Fuß
verlagern. Den linken Fuß an die Innenseite des rechten Fußes setzen. Die Hände
bilden Hakenhände und beschreiben eine Kreislinie vor den Unterbauch. Dann einatmen, dabei die Luft durch den Spalt zwischen den Zähnen einziehen. Den linken
Fuß einen Schritt nach links vorne setzen, die Knie sind leicht gebeugt, das Gesäß
senkt sich etwas (rechter großer Sitz-Bogen-Schritt). Die Hakenhände öffnen sich
zu flachen Händen und beschreiben eine Kreislinie bis zur Außenseite der Hüften.
Danach die Hände gleichzeitig nach vorne strecken: Die linke Hand wird zur Hakenhand und streckt sich nach vorne oben bis auf Kopfhöhe, das Ellbogengelenk ist
leicht gekrümmt, sinkt nach unten und wird nach vorne gespannt, die Handfläche ist
nach vorne gerichtet; die rechte Hand wird zur Hakenhand und beschreibt eine
Kreislinie nach vorne oben bis auf Schulterhöhe, der Ellbogen sinkt nach unten, ist
leicht gebeugt und nach vorne gespannt, die Handfläche ist nach innen und unten
gerichtet, die rechte Hand ist 2 Faustbreiten vor dem Brustkorb. Die linke Hand bildet mit dem linken Fuß eine senkrechte Linie, die rechte Hand steht über einem ima-
ginären Punkt 1 Faust innerhalb des rechten Knies. Die linke Hand ist vorne, die
rechte Hand ist unterhalb der linken, der Abstand zwischen dem linken Ellbogen
und der rechten Hand beträgt 2 Fäuste, die Hände machen die Geste des Pfirsich-
Pflückens. Den Kopf etwas heben und den Hals leicht einziehen, die Augen blicken
in die Ferne am Daumen der linken Hand vorbei. Danach ausatmen (die Zähne sind
leicht geöffnet, die Luft geräuschlos und kräftig durch den Spalt zwischen den Zähnen ausstoßen und in Gedanken „hai" sprechen), die Hände langsam seitlich neben
die Hüften senken. Den rechten Fuß an die Innenseite des linken setzen, die Zehen
fassen den Boden. Den linken Fuß nach innen drehen, gleichzeitig den Körper etwas nach rechts drehen. Dies ist die linke Position (Abb. 364-367). Im Anschluß an
die linke Position den Schwerpunkt auf den linken Fuß verlagern, den rechten Fuß
an die Innenseite des linken setzen. Dann einatmen und den rechten Fuß einen
Schritt nach rechts vorne setzen. Die rechte Hand nach vorne strecken bis auf Kopfhöhe, die linke Hand nach vorne strecken bis auf Schulterhöhe, die Bewegung ent-

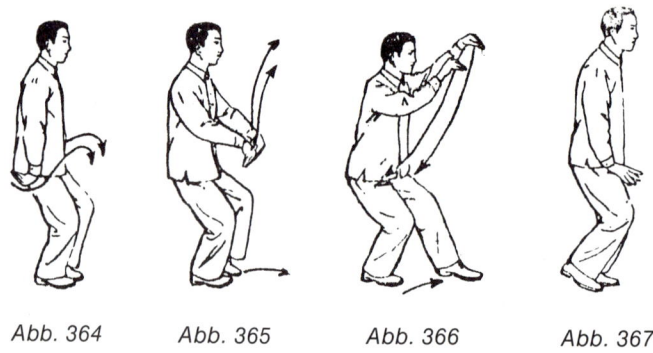

Abb. 364   Abb. 365   Abb. 366   Abb. 367

sprechend der linken Position ausführen; dies ist die rechte Position. Man übt linke
und rechte Position mehrfach im Wechsel.

5. Der Affe nimmt Reißaus

Im Anschluß an die vorige Übung den Schwerpunkt auf den rechten Fuß verlagern,
den linken Fuß an die Innenseite des rechten Fußes setzen, die Hände flach auf die
Außenseiten der Hüften legen, dann einatmen (die Luft durch den Spalt der leicht
geöffneten Zähne einziehen), den linken Fuß einen halben Schritt nach links vorne
setzen. Die Knie sind leicht gebeugt, das Gesäß senkt sich nach unten zum rechten
„kleinen Sitz-Bogen-Schritt". Die Hände werden zu Hakenhänden, die sich vor dem
Unterbauch überkreuzen. Nun ausatmen und die Hände vor den Brustkorb strecken
bis Brustwarzenhöhe, die Ellbogen sind leicht gekrümmt, die Finger schließen sich
leicht, die Arme sind etwas nach außen gespannt, die Handgelenke etwas nach innen gedreht. Der Abstand zwischen den Händen beträgt eine Faust, die Augen blik-
ken suchend nach vorne. Nach einem kurzen Halt einatmen und den linken Fuß einen halben Schritt nach vorne setzen und den Körper zum „tiefen Sitz-Bogen-
Schritt" senken. Die linke Hand wird zur Hakenhand und streckt sich vor die linke
Brustkorbseite, der Arm ist nach außen gespannt, die Hakenhand nach innen gedreht und etwa 4 Fäuste vom Brustkorb entfernt. Die rechte Hand wird zur Hakenhand und beschreibt eine Kreislinie nach außen hinten bis hinter die rechte Hüfte,
der Ellbogen ist leicht gekrümmt, die Hakenhand zeigt nach hinten und ist etwa 4
Fäuste von der rechten Hüfte entfernt. Die Augen blicken horizontal und nach rechts
hinten. Nach einem kurzen Halt ausatmen, die Hände neben die Hüften führen. Der
rechte Fuß macht einen Schritt nach vorne und wird an die Innenseite des linken Fußes gesetzt, man bildet die „Hock-Schritt-Position". Der Körper dreht sich mit der
Bewegung gerade. Dies ist die linke Position (Abb. 368-371). Im Anschluß an die linke Position verlagert man den Schwerpunkt auf den linken Fuß. Dann einatmen und
den rechten Fuß einen halben Schritt nach rechts vorne setzen, man bildet den linken „kleinen Sitz-Bogen-Schritt", die Hände formen sich zu Hakenhänden und
überkreuzen sich vor dem Unterbauch. Die Bewegung entsprechend der linken Position weiterführen. Dies ist die rechte Position. Man übt linke und rechte Position
mehrfach im Wechsel.

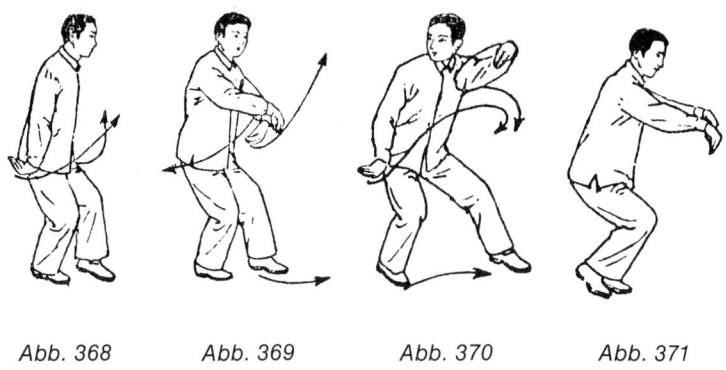

Abb. 368   Abb. 369   Abb. 370   Abb. 371

DAS „FREIE SPIEL DER 5 TIERE"

Man nennt diese Version des „Spiels der 5 Tiere" auch „Übung des Hände-Lok-kerns". Die oben beschriebenen Basishaltungen und Basisübungen des „Spiels der 5 Tiere" bilden das Fundament für das „freie Spiel der 5 Tiere", das eine Abwandlung und Weiterentwicklung der Grundübungen darstellt. Deshalb muß man zunächst die Basisübungen exakt ausführen können und schon große Sicherheit darin gewonnen haben, bevor man sich mit der Weiterentwicklung des „Spiels der 5 Tiere" beschäftigt. Das „freie Spiel der 5 Tiere" sollte dem „Bühnenschritt" des berühmten Schauspielers der Peking-Oper, *Mei Lanfang* (1914 - 1961), gleichen: vollkommen in strenger Form und freier Entfaltung. D. h., daß man sich beim Ausführen des „freien Spiels der 5 Tiere" so eng wie möglich an die Grundpositionen hält und gleichzeitig über diese strenge Form im Sinne einer Entwicklung und Veränderung hinausgeht. Die Körperhaltung wird streng und gewissenhaft ausgeführt, man läßt Körperhaltung und innere Haltung, Form und Geist zu einer Einheit werden, erfüllt von Lebenskraft, frei und unbefangen, voll geistiger Vitalität und körperlicher Lebendigkeit — auf diese Weise „erreicht der Körper Vollkommenheit".
Beim „freien Spiel der 5 Tiere" reguliert man den Atem, sammelt den Geist, läßt das Qi ins Dantian sinken und wartet bis „Inneres Qi" entsteht. Unter dem Anstoß des „Inneren Qi" werden dann die Basisübungen mit der Methode „Betrachten und Nachdenken" ausgeführt.
„Betrachten" heißt das Sehen und Wahrnehmen objektiver Dinge mit unseren Augen. Die Dinge, die wir in unserem Leben wahrnehmen, erlöschen nicht restlos in uns, nachdem wir sie gesehen haben, sondern sie hinterlassen einen Eindruck in unserem Gehirn. Durch mehrmaliges Betrachten eines Dinges erhöht sich die Genauigkeit unserer Beobachtung und der in uns hinterlassene Eindruck verstärkt sich.
„Nachdenken" bedeutet in unserem Zusammenhang, daß wir uns Dinge ins Gedächtnis zurückrufen, die wir gesehen und erlebt haben, die einen Eindruck in uns hinterlassen haben. Für das Praktizieren des „freien Spiels der 5 Tiere" bedeutet „Betrachten und Nachdenken", daß wir uns, um die Gestalt und die charakteristischen Eigenschaften des Bären darzustellen, einen wirklichen Bären vorstellen. Wir

können uns auch einen Bären aus einem Film, einen Bären auf einem Bild, eine Bärenskulptur, einen Bären aus einem Roman oder einen Bären, von dem jemand uns erzählt hat, vorstellen. Das sich Erinnern an einen Bären und damit das erneute Wahrnehmen, bedeutet eine Verstärkung der Eindrücke in uns.

Die Methode des „Betrachtens und Nachdenkens" hat objektive Dinge zum Gegenstand, die wir wahrgenommen haben, die wir uns in Erinnerung zurückrufen und dann zum geistigen Ausgangspunkt unserer Übung machen. Beim „freien Spiel der 5 Tiere" soll man dahin gelangen, daß man sich den „Bären anzieht", daß man den Bären nachahmt und aussieht wie ein Bär, daß man den Tiger nachahmt und aussieht wie ein Tiger. Ausgehend von der exakten Ausführung der Basispositionen und Basisbewegungen bringt man die Gestalt, die charakteristischen Merkmale und die Gestik der Tiere zum Ausdruck und erreicht so allmählich eine Vertiefung der Übung.

Der große Maler *Qi Baishi* (1864 - 1957) wurde einmal gefragt: „Wie gelingt es dir, Guanyin* so schön und würdevoll zu malen?" *Qi Baishi* antwortete: „Man muß Buddha kennen, das ist meine innere Überzeugung." Wenn der Maler *Zheng Banqiao* (1693 - 1795) einen Bambus malen wollte, so hatte er schon ein Bild des Bambus in seinem Kopf und hat erst dann den Bambus in seinen vielfältigen Erscheinungsformen gemalt. Wenn der Maler *Xu Beihong* (1895 - 1953) ein Pferd malte, dann stellte er sich vor, wie ein Pferd galoppiert. Wenn der Maler *Wu Zuoren* (geb. 1908) einen Fisch malte, so stellte er sich vor, wie ein Fisch aus dem Wasser schnellt. Die Maler aus alter und neuer Zeit haben beim Malen die einfachste Nachahmung der Form gewählt, um ihre Sichtweise zum Ausdruck zu bringen und eine lebendige Darstellung zu erreichen. Beim Üben des „Spiels der 5 Tiere" geht man genauso vor. Wenn man „die 5 Tiere in seinem Herzen hat", kann man auf natürliche Weise den Körper zur „Vollendung" bringen.

Übungsmethode des „freien Spiels der 5 Tiere"

Man nimmt die Vorbereitungshaltung ein, reguliert den Atem, beruhigt den Geist und läßt das Qi ins Dantian sinken. Wirre Gedanken werden entlassen. Nach dem In-die-Ruhe-Treten ruft man sich Mimik, Gestik, Bewegung, charakteristische Eigenschaften, äußere Gestalt und die natürliche Lebensumgebung eines Tieres ins Gedächtnis. In Gedanken versetzt man den eigenen Körper in die natürliche Lebensumgebung des Tieres. Je mehr man in die Ruhe kommt, desto tiefer und echter wird die Vorstellung eines Tieres in unseren Gedanken, und wir befinden uns geistig am Schauplatz des Geschehens. Dadurch sind unsere Gedanken ausgefüllt mit den Charakteristika und der Lebensumgebung des jeweiligen Tieres und andere Gedanken kommen erst gar nicht auf oder können leicht eliminiert werden. Damit ist

---

* Guanyin, Guanyin-Bodhisattva; chinesische Ausprägung des Bodhisattva Avalokiteshvara, der den Aspekt des Erbarmens verkörpert. Bodhisattva ist ein Erleuchtungswesen, das auf das Eingehen in das Nirvana verzichtet, bis alle Wesen erlöst sind; die sein Handeln bestimmende Eigenschaft ist das Erbarmen, getragen von höchster Einsicht und Weisheit.

unser Geist in einem Zustand der Klarheit und Reinheit und gleichzeitig in einem Zustand des Hellwachseins. „In der Bewegung sucht man Ruhe" und „10000 Gedanken werden durch einen ersetzt".

Unter diesen Bedingungen ist man im allgemeinen ausgeglichen und gelassen, nichts bringt einen aus der Ruhe, man fühlt sich frisch und entspannt, ruht in sich und ist zufrieden. Dies alles vertreibt unsere Müdigkeit, aktiviert unsere geistigen und körperlichen Funktionen und erhöht die Effektivität der Übungen.

Das „freie Spiel des Bären"

Nach der Vorbereitungshaltung reguliert man den Atem, beruhigt den Geist, senkt das Qi ins Dantian und stellt sich vor: mehrere Eisbären spazieren langsam und behäbig am Meeresstrand entlang. Ihre Körper sind schwerfällig, ihr Charakter ist einfältig und arglos. Man stellt sich vor, daß man gemeinsam mit einer Gruppe von Bären an der Meeresküste umherstreift und gemeinsam mit ihnen im Wasser planscht.

Mal schlendert er und schwankt hin und her,
mal spielt er im Wasser.
Mal trainiert er die Arme, sich anlehnend und abstützend,
mal stößt er nach vorne.
Mal wäscht sich der Bär das Gesicht,
mal hockt er sich nieder.
Mal streift er unruhig auf der Suche nach Futter umher,
mal wendet er den Kopf und blickt zurück.

Diese Bewegungen kann man in unzähligen Variationen darstellen.

Das „freie Spiel des Kranichs"

Nach der Vorbereitungshaltung reguliert man den Atem, beruhigt den Geist und senkt das Qi ins Dantian. In Gedanken stellt man sich vor, am Rande eines Kiefernwaldes oder am Ufer eines grünen Sees zu sein, wo sich ein Schwarm Kraniche anmutig und gemütlich ausruht. Der Körper des Kranichs ist leichtfüßig, sein Charakter ist anmutig. Man stellt sich vor, selbst in der Schar der Kraniche zu sein und wie sie ruhig am Waldrand zu stehen oder anmutig am Seeufer entlang zu stolzieren.

Mal gleitet die Wildgans herab auf den Sand,
mal spreizt der weiße Kranich seine Schwingen.
Mal greift sich die schwarze Schwalbe Nahrung aus dem Wasser,
mal pickt das goldene Huhn Reiskörner auf.
Mal fliegt der bunte Phönix,
mal streckt die Wolkenschwanengans die Flügel.
Mal spreizt der Spatz die Flügel,
mal steht der weiße Kranich auf einem Bein.

Diese Bewegungen kann man in unzähligen Variationen üben.

Das „freie Spiel des Hirschen"

Nach der Vorbereitungshaltung reguliert man den Atem, beruhigt den Geist und senkt das Qi ins Dantian. In Gedanken stellt man sich vor, daß man über eine endlose dichtbewachsene Ebene blickt, auf der Hirsche umherstreifen. Der Körper des Hirschen ist entspannt, der Geist ist sorgenfrei. Man stellt sich vor, daß man selbst auf einem endlosen Grasland mit einer Herde von Hirschen umherstreift.

> Mal durchstreift er das Grasland,
> mal streckt er den Körper nach vorne.
> Mal wendet er den Kopf und blickt nach hinten,
> mal macht er einen Satz nach vorne.
> Mal fegt der Hirsch über das Grasland,
> mal flüchtet er sich überstürzt in den Wald.
> Mal durchteilt er das Wasser,
> mal steht er still am Rande des Waldes.

Diese Bewegungen kann man in unzähligen Variationen darstellen.

Das „freie Spiel des Tigers"

Nach der Vorbereitungshaltung reguliert man den Atem, beruhigt den Geist und senkt das Qi ins Dantian. Man stellt sich vor, daß man sich in einer hügeligen Berglandschaft befindet, in der ein wilder Tiger auftaucht und sich aus der Ferne nähert. Der Charakter des Tigers ist kühn und mutig, sein Körper hat eine majestätische Gestalt. Man stellt sich vor, daß man sich selbst im dichten Bergwald befindet, wie ein Tiger, der tief in die Bergwelt eindringt und plötzlich wie aus dem Nichts auftaucht.

> Mal streunt der satte Tiger umher,
> mal spielt das Tigerbaby.
> Mal verläßt der hungrige Tiger seine Höhle,
> mal kämpft der Tiger in den Bergen.
> Mal zeigt der wilde Tiger seine Macht,
> mal springt er einen Satz nach vorne.
> Mal betrachtet der ruhende Tiger den Mond,
> mal durchstreift der wütende Tiger suchend die Berge.

Diese Bewegungen lassen sich in unzähligen Variationen darstellen.

Das „freie Spiel des Affen"

Nach der Vorbereitungshaltung reguliert man den Atem, beruhigt den Geist und läßt das Qi ins Dantian sinken. Man stellt sich vor, daß man sich in den Bergen in dichtem Wald befindet und in der Ferne eine Horde Affen erblickt, die die Felsen erklimmen und in Bergbäche springen, sich von Baum zu Baum schwingen und von Ast zu Ast hangeln. Ihre Bewegungen sind flink und behende, ihr Geist ist wachsam. Man stellt sich vor, daß man sich selbst mitten in einer Affenhorde befindet und mit ihnen spielt.

Mal blickt der weiße Affe verstohlen um sich,
mal weicht der erschreckte Affe aus und versteckt sich.
Mal bietet der weiße Affe Früchte dar,
mal lernt er die goldene Peitsche zu schwingen.
Mal pflückt der weiße Affe Pfirsiche,
mal schwingt der goldene Knabe das Schwert.
Mal lernt der weiße Affe am Boden zu sitzen,
mal lernt das Jademädchen den Fächer zu führen.

Diese Bewegungen kann man in unzähligen Variationen darstellen.

DAS „SPIEL DER 5 TIERE" MIT FORTBEWEGUNG

Das „Spiel der 5 Tiere" mit Fortbewegung stellt eine verkürzte und vereinfachte Form des „Spiels der 5 Tiere" dar. Diese Variante wird auch „Schritte der 5 Tiere" genannt. Sie ist einfach zu erlernen und zu lehren, aber durchaus wirkungsvoll. Es handelt sich dabei um Einfachformen. Man kann alle 5 Bewegungsmuster oder auch einzelne Übungsformen praktizieren. In jedem Fall beginnt man mit der Vorbereitungshaltung, übt dann eine oder mehrere Schrittübungen und endet mit der abschließenden Übung. Vorbereitungshaltung und abschließende Übung müssen immer sehr gewissenhaft ausgeführt werden, weil sie ein grundlegendes Training des Qi darstellen.
Die „Schritte der 5 Tiere" dienen in erster Linie der Vorbeugung von Krankheiten und der Stärkung des Organismus. Um die therapeutische Wirkung zu erzielen, muß man folgende Übungsanforderungen beachten: Der Körper soll entspannt sein, das Qi soll in seinen Bahnen fließen, der Geist soll ruhig sein, die Bewegungen sollen langsam ausgeführt werden, die angewandte Kraft soll weich sein. Die „Schritte der 5 Tiere" haben heilende Wirkung bei folgenden häufig vorkommenden chronischen Krankheitsbildern: Nervenschwäche, Geschwüre, chronische Leberentzündung, chronische Bronchitis, Schmerzen in Hüften und Beinen, Bluthochdruck, chronische Entzündungen im Beckenbereich. Für Patienten mit hohem Blutdruck und koronaren Herzerkrankungen sind die langsamen, weichen, entspannten, tapsigen und behäbigen Bewegungen der Bärenschritt-Übung besonders geeignet. Übt man die „Schritte der 5 Tiere" zur Gesunderhaltung und zur Stärkung des Körpers, so kann man die Übungsintensität gemäß der körperlichen Verfassung langsam erhöhen. Immer gelten jedoch die Kriterien der langsamen und weichen Bewegung, der Entspannung und Ruhe von Körper und Geist, der sanften und gleichmäßigen Atmung. Die „Schritte der 5 Tiere" werden vorrangig mit natürlicher Atmung geübt, wobei man die Vorstellungskraft im mittleren Dantian bewahrt. Nach einiger Übungspraxis kann man zur tiefen Bauchatmung übergehen. In jedem Fall soll man die Übungen gemäß ihrer Beschreibung ausführen. Innerhalb des Gesamtrahmens sind kleine Änderungen und Abweichungen erlaubt. Während des Übens soll man ein harmonisches Ganzes bilden, zu einer unteilbaren Einheit verschmel-

zen, Bewegung und Ruhe zur Vollkommenheit entwickeln: „Wenn sich etwas bewegt, so gibt es nichts, was unbewegt bliebe; wenn etwas in Ruhe ist, so gibt es nichts, was nicht in Ruhe wäre".

Vorbereitungshaltung

Die Füße stehen schulterbreit auseinander, die Knie sind leicht gebeugt und etwas nach innen gedreht. Die Hüften sind etwas nach innen genommen, das Gesäß ist nach unten gesenkt (als wolle man sich setzen). Die Lendenwirbelsäule ist gerade aufgerichtet, der Brustkorb ist nach innen genommen, der Bauch ist leicht eingezogen. Die Schultern sind gelockert, die Achseln sind etwas geöffnet, die Arme leicht gekrümmt. Die Hände drücken mit flachen Handflächen leicht nach unten. Man stellt sich vor, daß man einen Ball im Wasser hält. Der Kopf ist aufrecht, der Blick geht geradeaus, der Geist ist gesammelt. Die Zähne sind leicht geschlossen, die Zunge wird in natürlicher Lage gehalten. Man atmet durch die Nase ein und durch den Mund aus oder man atmet durch Mund und Nase ein und aus. Man läßt den Geist zur Ruhe kommen, reguliert den Atem und läßt das Qi ins Dantian sinken. Die Hände beschreiben eine Kreislinie zur Seite, nach vorne, und kommen vor dem Unterbauch zusammen, dabei wenden sich die Handflächen nach oben. Nach einem kurzen Halt einatmen und die Hände langsam bis Mamillenhöhe heben. Die Handflächen nach unten wenden. Dann ausatmen und die Hände langsam nach unten senken bis zum Unterbauch und die Handflächen wieder nach oben wenden. Die Übung 8mal wiederholen und dann die Hände zur Außenseite der Hüften zurückführen (Abb. 256-259).

Tigerschritt-Übung (Tigerschritt mit Fortbewegung)

Gemäß den Anforderungen der Vorbereitungshaltung in den schulterbreiten Stand gehen und die Vorstellungskraft ins mittlere Dantian senken. Den linken Fuß an die Innenseite des rechten setzen zum leeren T-Schritt, der Schwerpunkt ruht auf dem

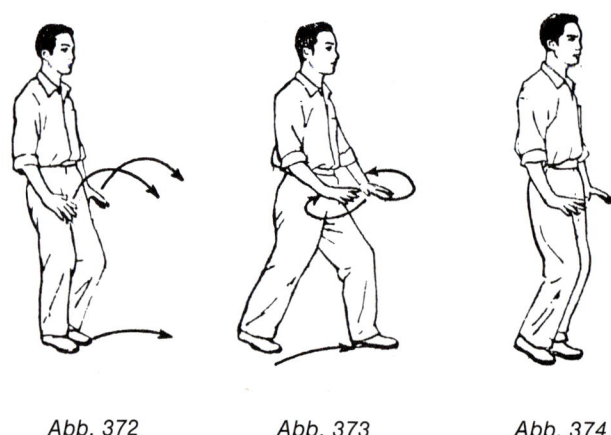

Abb. 372   Abb. 373   Abb. 374

rechten Bein. Den linken Fuß einen halben Schritt nach links vorne setzen und dabei den kleinen Bogen-Pfeil-Schritt bilden, das rechte Knie ist leicht gebeugt, die Füße zeigen geradeaus und greifen etwas in den Boden. Die Hände haben Tigerkrallen-kraft und beschreiben eine Kreislinie von der Mitte nach vorne außen und dann seit-lich vor die Hüften. Nach einem kurzen Halt den Schwerpunkt auf den rechten Fuß verlagern, den kleinen Sitz-Schritt bilden. Dann den linken Fuß nach innen drehen und den Schwerpunkt nach links verlagern, den rechten Fuß an die Innenseite des linken setzen zum leeren T-Schritt, die Hände beschreiben eine Kreislinie von vorne außen nach innen und wieder zur Außenseite der Hüften zurück. Die Arme sind leicht gebeugt, die Tigerkrallenkraft wird kurz gelockert und der Körper wird etwas angehoben (Abb. 372-374). Nach einem kurzen Halt den rechten Fuß einen halben Schritt nach vorne rechts setzen und nach obiger Anleitung weiterüben.

Hirschschritt-Übung (Hirschschritt mit Fortbewegung)

Gemäß der Vorbereitungshaltung in den schulterbreiten Stand gehen und die Vor-stellungskraft im mittleren Dantian bewahren. Den linken Fuß an die Innenseite des rechten setzen zum leeren T-Schritt mit dem Schwerpunkt auf dem rechten Bein. Den linken Fuß einen halben Schritt nach links vorne setzen und den kleinen Bogen-Pfeil-Schritt bilden. Das rechte Knie ist leicht gebeugt, die Füße zeigen geradeaus und greifen leicht in den Boden. Die Hände beschreiben mit der Kraft der geschlos-senen Finger einen Kreis von der Mitte nach vorne außen bis seitlich vor die Hüften, die Kraft der Hände liegt im Bereich der Handwurzel. Nach einem kurzen Halt den Schwerpunkt auf den rechten Fuß verlagern, den kleinen Sitz-Schritt bilden, den lin-ken Fuß nach innen drehen und den Schwerpunkt wieder auf den linken Fuß verla-gern, den kleinen Bogen-Pfeil-Schritt bilden, den rechten Fuß an die Innenseite des linken setzen zum leeren T-Schritt. Die Hände beschreiben einen Kreis von vorne seitlich nach innen, in Mamillenhöhe an der Brust vorbei und dann nach unten an die Außenseite der Hüften. Die Arme sind gestreckt und drücken mit den Handwurzeln nach unten, die Finger entspannen sich etwas und der Körper richtet sich auf (Abb. 375-377). Nach einem kurzen Halt den rechten Fuß einen halben Schritt nach rechts vorne setzen und nach obiger Anleitung weiterüben.

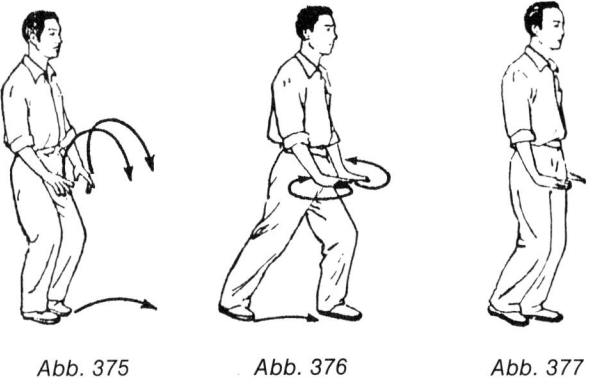

Abb. 375   Abb. 376   Abb. 377

Bärenschritt-Übung (Bärenschritt mit Fortbewegung)

Die Vorbereitungshaltung einnehmen und in den schulterbreiten Stand gehen. Die Vorstellungskraft zum mittleren Dantian senken und dort bewahren. Den linken Fuß an die Innenseite des rechten setzen zum leeren T-Schritt mit dem Schwerpunkt auf dem rechten Fuß. Die Hände bilden Hohlfäuste. Den linken Fuß einen halben Schritt nach links vorne setzen und den kleinen Bogen-Pfeil-Schritt bilden. Das rechte Knie ist leicht gebeugt, die Füße zeigen geradeaus und greifen den Boden. Die Fäuste heben sich vor der Brust und beschreiben eine Kreislinie nach vorne und unten bis vor die Hüften, wo sie mit auseinanderspannender Kraft ankommen. Nach einem kurzen Halt den Schwerpunkt auf den rechten Fuß verlagern, den kleinen Sitz-Schritt bilden, den linken Fuß nach innen drehen, den Schwerpunkt wieder auf den linken Fuß verlagern und den kleinen Bogen-Pfeil-Schritt bilden. Den rechten Fuß an die Innenseite des linken setzen zum leeren T-Schritt. Die Fäuste beschreiben eine Kreislinie von vor den Hüften nach vorne innen bis vor den Unterbauch, der Körper senkt sich etwas nach unten (Abb. 378 - 380). Nach einem kurzen Halt den rechten Fuß einen halben Schritt nach vorne rechts setzen und wie oben beschrieben weiterüben.

Affenschritt-Übung (Affenschritt mit Fortbewegung)

Gemäß der Vorbereitungshaltung in den schulterbreiten Stand gehen und die Vorstellungskraft ins mittlere Dantian senken und dort bewahren. Den linken Fuß an die Innenseite des rechten setzen zum leeren T-Schritt mit dem Schwerpunkt auf dem rechten Bein. Die Hände drücken mit flacher Handfläche nach unten. Den linken Fuß einen halben Schritt nach links vorne setzen und den kleinen Bogen-Pfeil-Schritt bilden. Das rechte Knie ist leicht gebeugt, die Füße zeigen geradeaus und greifen etwas in den Boden. Die Hände zu Hakenhänden formen. Sie beschreiben eine Kreislinie von vor der Brust bis zu den Hüften. Mit dieser Bewegung den Kopf etwas nach rechts drehen. Nach einem kurzen Halt den Schwerpunkt auf den rech-

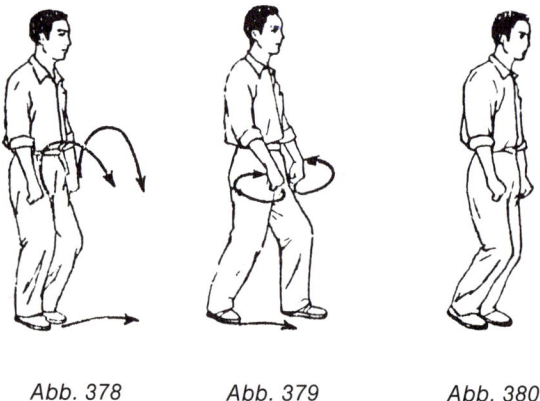

Abb. 378   Abb. 379   Abb. 380

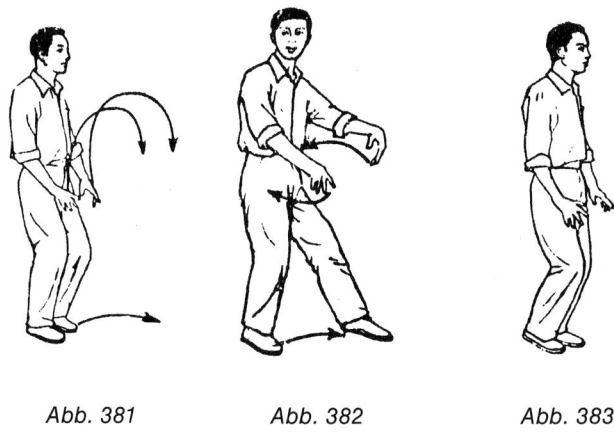

Abb. 381   Abb. 382   Abb. 383

ten Fuß verlagern und in den kleinen Sitz-Schritt gehen, den Kopf dabei zur Geraden zurückdrehen, die Hakenhände etwas heben (der Beugungswinkel des Ellbogens wird von etwa 110 Grad auf etwa 70 Grad verringert). Den linken Fuß nach innen drehen, den Schwerpunkt auf den linken Fuß verlagern und den kleinen Bogen-Pfeil-Schritt bilden. Den rechten Fuß an die Innenseite des linken setzen und den leeren T-Schritt bilden. Gleichzeitig beschreiben die Hände von vor der Brust eine Kreislinie nach vorne außen bis zu den Außenseiten der Hüften (Abb. 381 - 383). Nach einem kurzen Halt den rechten Fuß einen halben Schritt nach rechts vorne setzen und wie oben beschrieben weiterüben.

Kranichschritt-Übung (Kranichschritt mit Fortbewegung)

Gemäß der Vorbereitungshaltung in den schulterbreiten Stand gehen und die Vorstellungskraft ins mittlere Dantian sinken lassen und dort bewahren. Den linken Fuß an die Innenseite des rechten setzen zum leeren T-Schritt mit dem Schwerpunkt auf dem rechten Fuß. Die Arme hängen herab und spannen sich etwas nach außen. Den linken Fuß einen halben Schritt nach links vorne setzen, den Schwerpunkt auf den linken Fuß verlagern, den Körper etwas nach oben strecken, Kopf und Oberkörper bilden mit dem linken Bein eine senkrechte Linie. Die Ferse des hinteren Beines hebt sich, die Hände beschreiben eine Kreislinie am Unterbauch vorbei und strecken sich dann zur Außenseite der Hüften. Der Kopf ist aufrecht, der Blick geht geradeaus. Nach einem kurzen Halt bleiben die Arme in ihrer Position, während sich der Schwerpunkt nach rechts verlagert zum kleinen Sitz-Schritt. Die Füße sind geradeaus gerichtet und greifen den Boden. Die nach außen gestreckten Arme bewegen sich zur Seite der Hüften, der linke Fuß dreht sich nach innen, der Schwerpunkt wird wieder auf den linken Fuß verlagert. Den rechten Fuß an die Innenseite des linken setzen zum leeren T-Schritt (Abb. 384-386). Nach einem kurzen Halt den rechten Fuß einen Schritt nach rechts vorne setzen und nach obiger Anleitung weiterüben.

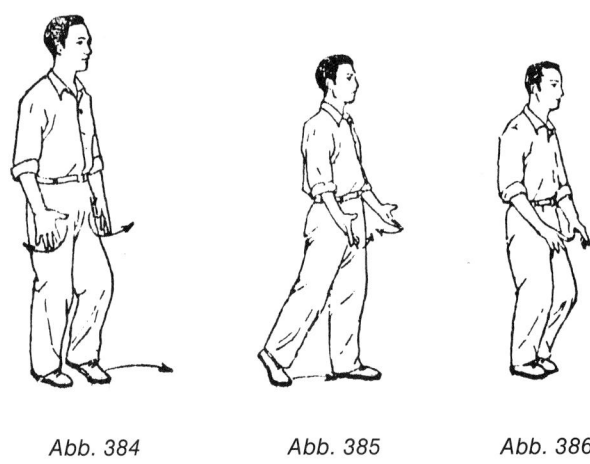

Abb. 384   Abb. 385   Abb. 386

Abschließende Übung

Man beendet die Übung niemals abrupt, sondern macht einen Übergang vom Zustand der Qigong-Übung zum normalen Alltag. Diesen Übergang zu gewährleisten, ist der Zweck der abschließenden Übung. Man kann die Methode der abschließenden Übung wählen, die im IV. Kapitel (Entspannungs-Übungen) beschrieben wurde. Die hier vorgestellten „Schritte der 5 Tiere" zeichnen sich dadurch aus, daß ihre äußere Form zwar einfach ist, ihre Bedeutung und Wirkung aber tiefgehend sind. In den „Schritten der 5 Tiere" sind Bewegung und Ruhe, Beugung und Streckung, sie üben die äußere Form und die innere Vorstellungskraft. Wenn man die Übung so vertieft hat, daß man „sich die äußere Form anzieht" (daß man sich „den Bären anzieht") und das Abbild des Tieres vollkommen darstellt und die Übung beständig praktiziert, dann wird man großen Nutzen daraus ziehen. Die speziellen Anforderungen für das Bewahren der Vorstellungskraft und die Atmung werden in der Beschreibung dieser vereinfachten Form nicht gesondert dargelegt.

6. Innere-Übungen in Form von Selbstmassage

Die Qigong-Übungen zur Selbstmassage entstanden aus vielen Einflüssen, u. a. aus dem „Spiel der 5 Tiere" von *Hua Tuo* und den *„Emei Pfahl"*-Übungen. Früher wurden Selbstmassage-Qigong-Übungen auch *Daoyin* („Übungen zum Leiten und Dehnen") genannt. Unter der Bezeichnung *Daoyin* werden Übungen zum Leiten des Qi, zum Durchgängigmachen der Leitbahnen, zum Dehnen des Körpers und Selbstmassage zusammengefaßt. Selbstmassage-Übungen dienen der Vorbeugung und Behandlung von Krankheiten. Die Wirkung der Selbstmassage unterscheidet sich von der Wirkung einer Massage durch andere Personen. Die Übungen können ohne mündliche Unterweisung direkt aus den hier gegebenen Beschreibungen erlernt werden. Die günstigste Zeit für die Selbstmassage-Übungen ist die Zeit vor dem Zubettgehen. Am besten übt man in leichter Bekleidung. Führt man die Selbstmassage-Übungen im Anschluß an Übungen-in-Bewegung, z. B. den „15 Ausdrucksformen des Taiji" aus, so erhöht sich die Wirkung der Übung-in-Bewegung. Die hier beschriebenen Methoden haben keine schädlichen Wirkungen und können bedenkenlos geübt werden. Kranke Menschen sollten diese Übungen durchführen, um so selbst an ihrer Heilung mitzuwirken.

Die Qigong-Selbstmassage-Übungen beruhen auf der Theorie der traditionellen chinesischen Medizin, insbesondere auf der Theorie von den Akupunkturpunkten und Leitbahnen. Die massierten Körperstellen sind wichtige Akupunkturpunkte und Leitbahnen, auf die durch die Massage eine anregende Wirkung ausgeübt wird. Dadurch werden die Leitbahnen durchgängig gemacht und freigehalten, die Zirkulation von Qi und „Blut" *(xue)* wird gefördert, Yin und Yang werden in Balance gebracht.

Die reinen Massageübungen können mit Atemführung und mit dem Lenken der Vorstellungskraft kombiniert werden, so daß alle 3 Charakteristika des Qigong — Körperhaltung und -bewegung, Atmung, geistige Tätigkeit — sich gegenseitig unterstützen und so eine optimale Wirkung erzielt werden kann.

Insofern kombiniert man in den Selbstmassage-Übungen „Äußere Übungen zum Leiten und Dehnen" *(waidaoyin)* und „Innere Übungen zum Leiten und Dehnen" *(neidaoyin)*. Die Bewegung des massierenden Fingers ist die äußere Übung, das Lenken der Vorstellungskraft ist die innere Übung. Soweit nicht anders angegeben ist, bewahrt man die Vorstellungskraft bei allen Übungen im mittleren Dantian. Selbstmassage-Qigong wirkt regulierend und nicht nur in eine Richtung. So zeigt z. B. die Massage des Punktes *Yuzhen* sowohl bei Schlaflosigkeit als auch bei Schläfrigkeit und Lethargie eine gute Wirkung. Diese regulative Wirkung zeigt sich auch bei vielen in der TCM verwendeten pflanzlichen, mineralischen oder tierischen Drogenzubereitungen: Die Einnahme der Medikamente bewirkt eine Regulation und keine überschießende Reaktion. Die Richtung der Wirkung hängt von der Ausgangslage des Menschen ab:

Exzeß, Überfunktion, Überfluß ——— { normale Funktion,
Defizienz, Unterfunktion, Mangel ——— { gesunde Ausgangslage

Der wichtigste Aspekt für die Wirkung einer Selbstmassage ist die Ausgangslage des Menschen. Weitere wichtige Aspekte der Wirkungsweise sind die Charakteristik der Massagetechnik, die Dauer der Massage, der Zeitpunkt der Massage und die Kraft der Massagebewegungen. Eine Stimulation der Akupunkturpunkte und Leitbahnen kann durch verschiedene Methoden erreicht werden, so durch Akupunktur, Massage oder Lenken der Vorstellungskraft. Bezüglich der Selbstmassage werden die wichtigsten Techniken der Stimulation im folgenden Abschnitt beschrieben. Die Dauer der Stimulation ist durch die in den Übungen vorgeschlagene Zahl der Wiederholungen einer Massageübung gegeben. Auch nach Beendigung der Stimulation reagiert der Organismus weiter auf den gesetzten Reiz.

Der Zeitpunkt der Übung innerhalb des Tagesrhythmus sollte gut gewählt werden. Es gibt hierzu verschiedene Anweisungen und Überlieferungen. *Li Dongyuan*, der während der Yuan- und Ming-Zeit lebte, war ein berühmter Qigong-Meister und schlug folgende Übungszeiten vor:

6 Uhr: Übungen zur Regulation von Yin und Yang; Kombination von Übungen-in-Ruhe und Übungen-in-Bewegung.

12 Uhr: Zeit des extremen Yang; Übungen-in-Bewegung.

18 Uhr: Übungen zur Regulation von Yin und Yang; Kombination von Übungen-in-Ruhe und Übungen-in-Bewegung.

24 Uhr: Zeit des extremen Yin; Übungen-in-Ruhe; z. B. Sitzen in Stille.

Kraft und Stärke der Massage können zwischen kraftvoll-stark, mittelstark und leicht variiert werden. Die Kraftanwendung kann kontinuierlich oder unterbrochen sein. Die Frequenz bei unterbrochener Massagetechnik kann höher oder niedriger gewählt werden. Alle Charakteristika der Stimulation, also Technik, Dauer, Zeitpunkt und Kraftaufwand, sollen gemäß der eigenen Konstitution und Kondition gewählt werden. Wie für jede Qigong-Übung gilt auch für die Selbstmassage, daß alle grundlegenden Anforderungen des Qigong zu beachten sind. So beginnt jede Selbstmassage mit der Entspannung von Körper und Geist. Hierzu können die im IV. Kapitel beschriebenen Entspannungsmethoden benützt werden. Nun folgt die eigentliche Selbstmassage-Übung; hierbei soll die ganze Aufmerksamkeit auf die Übung gerichtet sein, störende Gedanken sollen entlassen werden. Die Vorstellungskraft wird im Dantian gesammelt. Nach Beendigung der Selbstmassage wird eine abschließende Übung durchgeführt, um das Qi zum Dantian zurückzuführen. Hierzu kann man z. B. mit übereinandergelegten Händen um das Dantian kreisen: 8mal in größer werdenden Kreisen im Uhrzeigersinn und dann 8mal in kleiner werdenden Kreisen entgegen dem Uhrzeigersinn. Es ist wichtig, die zurückführende Übung sorgfältig auszuführen. Man kann die ganze Übungsfolge mit den 25 angegebenen Massageorten absolvieren oder auch nur Teile davon auswählen, um bestimmte Beschwerdebilder günstig zu beeinflussen.
Beispiel: Nervenschwäche: Massage des *Dazhui, Neiguan, Waiguan, Zusanli, Shenshu* und *Yongquan*.
Wenn man alle Orte berücksichtigt, bearbeitet man einen Ort etwa eine halbe Minute; die ganze Selbstmassage dauert dann etwa 15 Minuten. Wählt man einige Massageorte aus, so verwendet man pro Ort 1 Minute oder mehr.

DIE WICHTIGSTEN TECHNIKEN DER SELBSTMASSAGE

Die Massagetechniken werden in leichte und schwere, starke Methoden eingeteilt. Leichte Massagetechniken werden bevorzugt am Kopf angewandt, starke Techniken dagegen bevorzugt an den Extremitäten. Im allgemeinen werden die Massagebewegungen am Kopf langsam ausgeführt, an den Extremitäten und am Rumpf wählt man schnellere Bewegungsarten. Bei allen Massagebewegungen wie z. B. Klopfen oder Streichen benützt man nicht nur die Finger, sondern immer den ganzen Körper. Im folgenden werden 13 Methoden der Selbstmassage beschrieben, die für die Gesundheitspflege besonders wichtig sind.

1. Mit den Fingerballen klopfen

Es handelt sich hierbei um eine Klopftechnik, bei der man mit den Fingerspitzen von Zeige-, Mittel-, Ring- und kleinem Finger auf den Massageort klopft. Die Finger sind dabei leicht gespreizt oder geschlossen und fast gestreckt. Bewegung und Kraft kommen aus dem Handgelenk. Je nach Kraftaufwand klopft, hämmert oder schlägt man; immer achte man auf einen gleichmäßigen Rhythmus. Diese Methode wird besonders bei der Massage der Extremitäten angewandt.

2. Mit den Fingerkuppen klopfen

Die Finger sind leicht gebeugt und gespreizt. Man schlägt kräftig mit den Fingerkuppen von Zeige-, Mittel-, Ring- und kleinem Finger auf den Massageort. Man achte auf kurze Fingernägel. Die Gestalt, die die Hand mit den gebeugten und gespreizten Fingern einnimmt, nennt man „Pflaumenblütenform". Man verwendet eine relativ starke und konzentrierte Kraft; Bewegung und Kraft kommen aus dem Handgelenk. Das Klopfen mit den Fingerkuppen ist stärker und wirkt tiefer als das Klopfen mit den Fingerballen. Die Methode ist besonders zur Massage der Extremitäten geeignet.

3. Streichen

Man streicht mit den Fingerflächen bzw. den Handflächen über den Massageort. Die Bewegungen können langsam oder schnell ausgeführt werden, sie sollen immer gleichmäßig sein. Grundsätzlich gehört das Streichen zu den leichten Massagemethoden. Für die Streichbewegung benützt man die Kraft des ganzen Armes, dabei kann man diese Methode leichter oder schwerer, d. h. mit weniger oder mehr Gewicht und Kraft ausführen.

4. Kreisend streichen

Für das kreisende Streichen benützt man die Fingerballen von Zeige-, Mittel-, Ring- und kleinem Finger oder die Fingerflächen oder die ganze Handfläche. Diese Methode kann also sowohl zur Punktmassage als auch für eine großflächige Massage angewandt werden. Bei großflächiger Massage achtet man auf eine gleichmäßige Kraftanwendung; bei der Punktmassage ist die Kraft auf die Fingerballen konzentriert. Die Fingerballentechnik zur genauen Punktmassage verwendet man hauptsächlich an den Extremitäten, die Handflächentechnik zur großflächigen, oberflächlichen Massage hauptsächlich im Bauchbereich.

5. Punktmassage mit den Fingerkuppen

Mit den Fingerkuppen (Fingernägel kurz halten) von Daumen, Zeigefinger oder Mittelfinger werden einzelne besonders wichtige Akupunkturpunkte massiert. Diese

Punktmassage kann man auch mit 2 Fingern gleichzeitig ausführen. Die angewandte Fingerkraft kann leicht oder stark sein, abhängig von der Lokalisation des Akupunkturpunktes. Man nennt diese Methode auch „Fingerpunktur".

6. Mit den Fingerspitzen kreisend kneten

Für diese Massageart benützt man die Fingerspitzen von Daumen, Zeigefinger oder Mittelfinger, um wichtige Akupunkturpunkte in knetender und pressender Weise in kleinen Kreisbewegungen zu massieren. Man kann diese Methode auch mit 2 Fingern gleichzeitig ausführen. Abhängig von der Lokalisation des Massageortes wendet man schwache oder stärkere Kraft an.

7. Mit der Handfläche kreisend kneten

Man benützt den proximalen Teil der Handfläche und knetet kreisförmig mit der Kraft aus dem Handgelenk. Diese Methode ist stärker als die Fingerknetmethode. Sie wird bei weichen Körperpartien als tiefgehende Massagemethode eingesetzt. Im Bereich der Extremitäten verwendet man diese Technik an den Gelenk- und Muskelpartien.

8. Zupfendes Kneten

Der Daumen ist gerade gestreckt, die Finger sind gespreizt und gestreckt. Daumen, Handfläche und Finger bilden einen Bogen. Daumen und Zeigefinger bilden einen „Elsternschnabel". Die zu massierende Stelle hält man mit allen 5 Fingern und knetet zupfend, als wolle man etwas herausdrücken. Die Massagestärke soll sein „wie wenn ein Vogel pickt". Diese Methode wird an den oberen Extremitäten angewandt.

9. Wärmendes Reiben

Mit den Fingerflächen reibt man die Akupunkturpunkte entweder nur in eine Richtung oder hin und zurück. Diese Technik zählt zu den kräftigen Massageformen und wird am Rücken und an den Extremitäten angewandt.

10. Mit den Handkanten hacken

Man hackt mit der Handkante federnd und springend auf die Massagestelle. Man verwendet dabei die ganze Kraft der Hand. Die Finger hält man leicht gespreizt, da sich dann die federnde Kraftentfaltung leichter erreichen läßt. Durch die federnde, vibrierende Kraft wird eine tiefgehende Wirkung erzielt. Diese Massagetechnik kann mit einer oder beiden Handkanten ausgeführt werden, sie wird im Bereich der muskeltragenden Abschnitte der Extremitäten verwendet.

11. Mit den Handballen stoßen

Mit dem proximalen Teil der Handfläche (Daumen- und Kleinfingerballen) stößt man die Massagestelle mit ziemlich starker Kraft. Man kann diese Methode mit einer oder beiden Händen ausführen. Wenn man mit beiden Händen arbeitet, legt man die Handfläche der einen Hand auf den Handrücken der anderen Hand und arbeitet so mit doppelter Kraftanwendung. Diese Massagetechnik findet im Hüftbereich und an den Extremitäten Anwendung.

12. Umgreifen und Pressen

Die Finger sind leicht gespreizt. Man drückt mit allen 5 Fingern, insbesondere mit dem letzten Fingerglied auf die Massagestelle und zieht dann die Finger mit angemessenem Druck zusammen, so als wolle man etwas packen, was an den Fingern haftet. Diese Massagetechnik hat besonders günstige Auswirkungen auf die Muskelaktivität und auf die Zirkulation von Blut und Körpersäften. Sie wird im Bereich der Extremitäten angewandt, wo die Muskelschicht dick ist.

13. Sandschöpftechnik

Mit der inneren Seite der Handkante faßt man in das Gewebe als wolle man Sand schöpfen. Mit Druck haftet man an der Massagestelle und hebt dann die Innenseite der Handkante hoch. Diese Methode wendet man im Bereich des Bauches, des Rückens und an den Extremitäten an.

ABFOLGE, LOKALISATION UND ANWENDUNG DER SELBSTMASSAGE

Soweit nicht anders angegeben, wird jede Massagebewegung 10mal ausgeführt. Die Nummern, die bei „Methode" in Klammern gesetzt sind, bezeichnen die oben beschriebenen Massagetechniken.

GESICHT

Es ist ratsam vor den Gesichtsmassage-Übungen eine Übung-in-Ruhe auszuführen, z. B. die „8 Brokat-Übungen" im Sitzen. Wenn nach dieser Übung in den Handflächen Qi als Wärme oder ganz leichtes Schwitzen fühlbar wird, beginne man mit der Selbstmassage.

1. Wasche das Gesicht mit beiden Händen

Streiche mit den Handflächen leicht von oben nach unten über das Gesicht. Funktion: Günstig gegen Windempfindlichkeit und bei Kälteeinflüssen. Fördert die Schönheit der Haut.

2. Massiere den Yintang

Lokalisation: zwischen den Augenbrauen (Abb. 387).
Methode (3 oder 5): Mit Daumen, Zeigefinger und Mittelfinger oder mit den Mittelfingern beider Hände drückend massieren oder horizontal hin und her bewegend massieren. Die Dauer der Massage sollte etwa 1 Minute betragen.

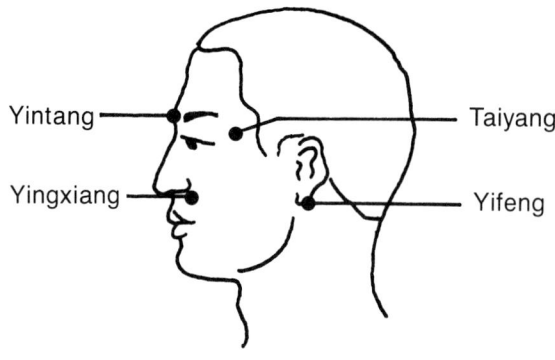

Abb. 387

Funktion: Günstige Wirkung bei Kopfschmerzen, Schwindel, Schlaflosigkeit, Kopfdruck, Augenbeschwerden und Nervenschwäche.

3. Massiere den Taiyang („Sonne")

Lokalisation: hinter und etwas oberhalb des äußeren Augenwinkels in einer Vertiefung der Schläfe (Abb. 387).
Methode (5 oder 6): Mit angemessener Kraft mit dem Daumen gegen den *Taiyang*
drücken. Oder: mit Daumen oder Zeigefinger oder Mittelfinger von hinten oben
kommend in einer kleiner werdenden Spirale massieren.

4. Massiere den Yingxiang (Dickdarm 20, „den Duft willkommen heißen")

Lokalisation: seitlich des Nasenflügels (Abb. 387).
Methode (3 oder 6): Man benützt die Zeigefinger oder Mittelfinger und massiert
drückend oder kreisförmig oder man streicht mit den Daumen von oben nach unten.
Funktion: Vorbeugung gegen Erkältungen; bei chronischem Schnupfen; bei verminderter Geruchsempfindlichkeit.

5. Massiere das Ohr

Das Ohr repräsentiert den ganzen Körper und hat enge Beziehungen zu den inneren Organen. Deshalb kann man durch die Massage des Ohres einen positiven Einfluß auf alle Körperteile und -funktionen (Kopf, Rumpf, Extremitäten, Sinnesorgane,
Nervensystem, innere Organe, Funktionskreise, Leitbahnen . . .) ausüben.
Methode (8): Mit Daumen und Zeigefinger massiert man mit angemessener Kraft
die ganze Ohrmuschel, beginnend bei der Ohrleiste oder der Ohrmuschel.

KOPF UND NACKEN

1. Kämme das Haar mit beiden Händen

Streiche 20- bis 30mal mit den Handkanten von vorne nach hinten über die Haare. Bei besonders dickem Haar kann man auch einen Kamm benützen, weil die Massagewirkung sonst nicht durchdringt.

2. Massiere den Yuzhen (Blase 9, „Jadekissen")

Lokalisation: 1,5 Fingerbreiten seitlich der hinteren Mittellinie in Höhe des Hinterhauptvorsprungs (Abb. 388).
Methode (3): Mit dem Daumen horizontal hin- und herstreichen.
Funktion: Günstige Wirkung bei Kopfschmerzen, Nervenschwäche, Taubheitsgefühl am Hinterkopf, Müdigkeit, Schläfrigkeit, Lethargie, Schlaflosigkeit. Klärt den Geist und hilft, wenn man nicht mehr klar denken kann.

3. Massiere den Fengchi (Gallenblase 20, „Teich des Windes")

Lokalisation: Unterhalb vom Schädelknochen, seitlich vom 2. Halswirbel, in einer Vertiefung zwischen den Sehnen des Kopfwender- und Trapezmuskels (Abb. 388).
Methode (5 oder 6): Mit angemessenem Daumendruck massieren.
Funktion: Verbessert die Augenfunktion. Günstige Wirkung bei Kopfschmerzen, Schlafstörungen, Ohrrauschen, Nervenschwäche, Erkältungen. Vorbeugung gegen Erkältungen.

4. Klopfe den Yifeng (Drei Erwärmer 17, „Schutzschirm gegen Wind")

Lokalisation: Hinter dem unteren Rand des Ohrläppchens, in einer Vertiefung (Abb. 388).
Methode (5 oder 6): Leichte Druck- oder Knetmassage mit Zeigefinger oder kleinem Finger.
Funktion: Hörschäden, Ohrrauschen.

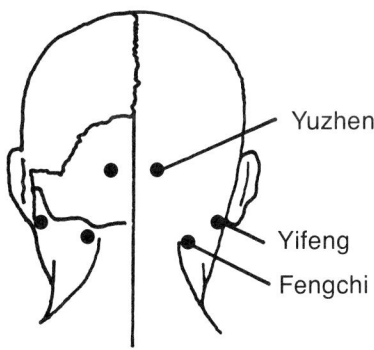

Abb. 388

SCHULTER UND RÜCKEN

1. Massiere den Dazhui (Dumai 14, „Großer Wirbel")

Lokalisation: Unterhalb des Dornfortsatzes des 7. Halswirbels (Abb. 389).
Methode (5, 6 oder 8): Mit Fingerdruckmassage oder kreisender Massage arbeiten oder mit Daumen, Zeigefinger und Mittelfinger kneifend von oben nach unten massieren. Man kann auch vom *Dazhui* nach unten bis zum *Shenzhu* (Dumai 12, „Säule des Körpers"; Lokalisation: unterhalb des Dornfortsatzes des 3. Brustwirbels) kneifend massieren.
Funktion: Günstige Wirkung bei Kopf-, Nacken-, Schulter- und Rückenschmerzen, Nervenschwäche, chronischer Bronchitis. Allgemein stärkende Wirkung.

2. Massiere den Jianjing (Gallenblase 21, „Brunnen der Schulter")

Lokalisation: In einer Vertiefung am höchsten Punkt der Schulter, in der Mitte zwischen *Dazhui* und Akromion (Schulterhöhe) (Abb. 389).
Methode (4 oder 6): Den *Jianjing* kreisend oder knetend mit der Handwurzel oder mit allen 4 Fingern (starke Methode) oder mit nur einem Finger (leichte Methode) massieren. Oder auf den *Jianjing* drücken und das Schultergelenk schüttelnd lockern.
Funktion: Günstige Wirkung auf die Funktionen von Ohr, Auge und Gehirn. Bei Schmerzen und Bewegungseinschränkungen von Arm und Schulter, bei Schmerzen der oberen Extremität, bei Nervenschwäche.
Der *Jianjing* sollte nicht zu stark stimuliert werden, da sonst Kollapsgefahr besteht. Dieser Punkt ist wirkungsvoller und gefährlicher als der Punkt *Jianyu*.

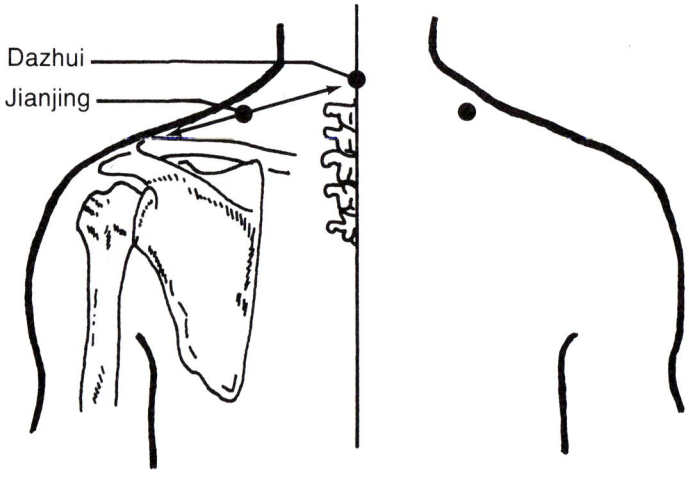

Dazhui

Jianjing

Abb. 389

OBERE EXTREMITÄT

1. Massiere den Jianyu (Dickdarm 15, „Schulterknochen")

Lokalisation: Seitliches Ende des Schlüsselbeins, vorderes Schultergrübchen bei seitlich ausgestrecktem Arm (Abb. 390).
Methode (4 oder 6): Den *Jianyu* kreisend oder knetend massieren. Man kann mit der Hand auf den Punkt drücken oder mit dem Mittelfinger massieren oder mit dem Mittelfinger auf den Punkt drücken und gleichzeitig das Schultergelenk lockernd schütteln. Gleichzeitiges Massieren und Bewegen hat eine besonders intensive Wirkung.
Funktion: wie *Jianjing*.

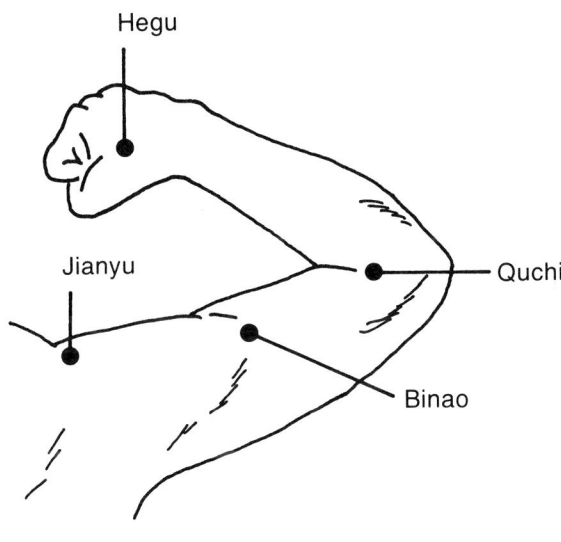

Abb. 390

2. Massiere die Punkte Quchi (Dickdarm 11, „gekrümmter Teich") und Shaohai (Herz 3, „kleineres Meer")

Lokalisation: *Quchi:* Äußere Beugefalte des Ellbogens (Abb. 390).
Shaohai: Innere Beugefalte des Ellbogens (Abb. 391).
Methode (5 oder 6): Den Ellbogen leicht krümmen und den Daumen auf den *Shaohai* und den Mittelfinger auf den *Quchi* legen. Beide Punkte gleichzeitig kreisend massieren.
Funktion: Schmerzen und Bewegungseinschränkungen im Ellbogengelenk, harmonisiert den Brustkorb, Vorbeugung und Therapie von chronischer Bronchitis, harmonisiert das „Lungen-Qi" *(Quchi)* und das „Herz-Qi" *(Shaohai).*

283

3. Massiere die Punkte Neiguan (Herzhülle 6, „Inneres Paßtor") und Waiguan (Drei Erwärmer 5, „Äußeres Paßtor")

Lokalisation: *Neiguan*: 2 Cun proximal der Beugefalte des Handgelenkes auf der inneren Seite des Unterarms (Abb. 393).
Waiguan: 2 Cun proximal von der Mitte der äußeren Handgelenksfalte zwischen Elle und Speiche (Abb. 392).
Neiguan und *Waiguan* liegen einander gegenüber.
Methode (5): Einen Arm vor die Brust heben, die Handfläche zeigt zur Brust, mit Daumen und Zeigefinger der anderen Hand. *Neiguan* und *Waiguan* gleichzeitig massieren.
Funktion: *Neiguan*: Unterarmschmerzen und -bewegungseinschränkung, Kopfschmerz, Schwindel, Schlaflosigkeit, Erbrechen, Übelkeit, kalte Extremitäten, Disharmonie von Milz- und Magenfunktionskreis, starres und steifes Gefühl im Brustkorb, Herzschmerzen, chronische koronare Herzerkrankungen, harmonisiert das „Herz-Qi".
Waiguan: Kopfschmerz, Schwindel, Taubheit, harmonisiert Qi und Puls.

4. Massiere den Punkt Hegu (Dickdarm 4, „vereinte Täler")

Lokalisation: Am Handrücken zwischen den Mittelhandknochen von Daumen und Zeigefinger oder auf dem höchsten Punkt des Muskelwulstes, der entsteht, wenn man Daumen und Zeigefinger dicht aneinanderlegt (Abb. 390).

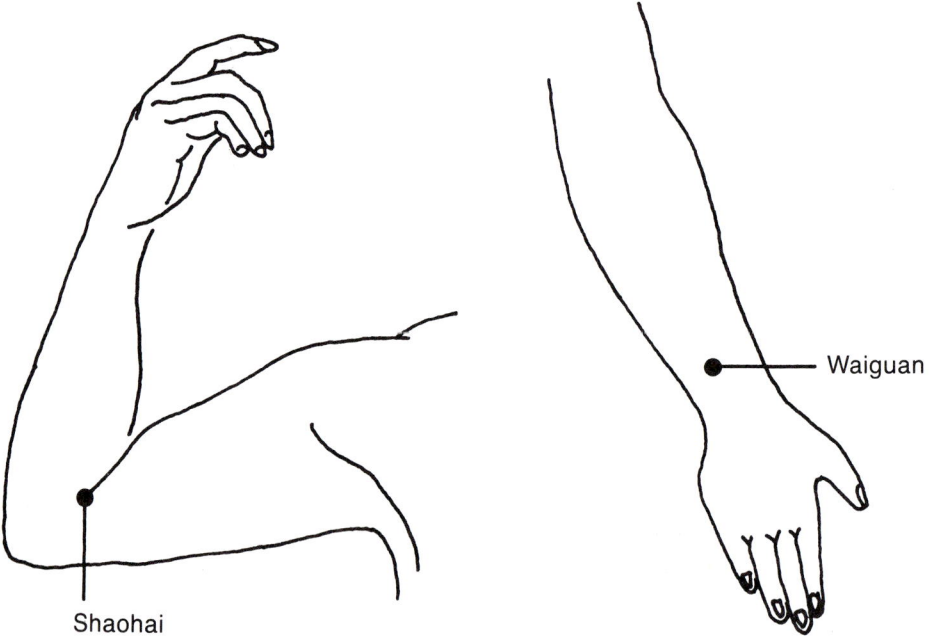

Shaohai

Waiguan

Abb. 391   *Abb. 392*

Methode (5 oder 6): Mit dem Daumen den *Hegu* massieren, den Zeigefinger oder alle anderen Finger als Gegenlager auf die Handflächenseite legen.
Funktion: Günstige Wirkung auf die Funktionen von Ohren und Augen; bei Halsbeschwerden, bei Zahnerkrankungen, Schlaflosigkeit, Kopfschmerz, Schwindel, Nervenschwäche.

5. Massiere die obere Extremität

Nach der Massage der einzelnen Akupunkturpunkte wird der ganze Arm massiert, an der Schulter bzw. der Achsel beginnend bis zu den Fingerspitzen. Die Hand, die massiert wird, streckt man nach vorne aus, die Handfläche zeigt nach oben. Man kann die Massagetechniken 1, 2, 3, 8 oder 10 anwenden. Bei der Massagetechnik 8, „zupfendes Kneten", massieren die Finger die Handflächenseite, der Daumen die Handrückenseite des Armes.

UNTERE EXTREMITÄT

1. Massiere den Punkt Futu (Magen 32, „am Boden kauernder Hase")

Lokalisation: 6 Cun oberhalb der Mitte des oberen Kniescheibenrandes, höchster Punkt auf dem Muskel (Abb. 394).

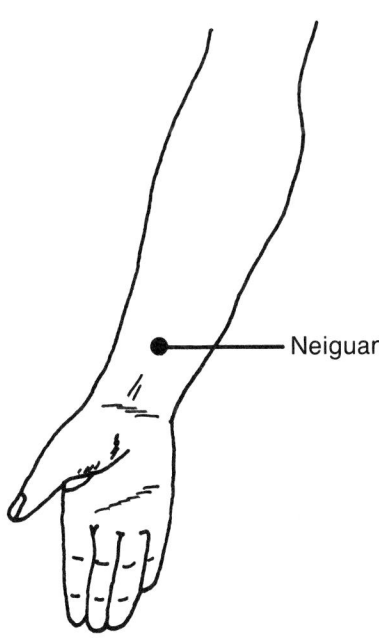

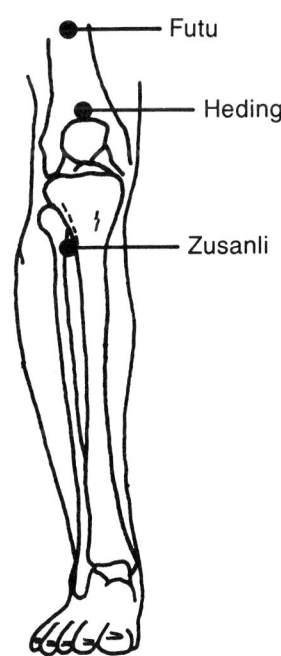

Futu

Heding

Zusanli

Neiguan

Abb. 393

Abb. 394

Methode (2, 6, 7, 10, 12 oder 13): Den Punkt *Futu* drückend massieren oder eine Handteller-Klopfmassage anwenden oder mit den Handkanten schneidend massieren oder den Punkt kneifen. Man kann die *Futu*-Punkte auf rechtem und linkem Oberschenkel gleichzeitig bearbeiten.

2. Massiere den Punkt Heding („Scheitel des Kranichs")

Lokalisation: Mitte der Oberkante der Kniescheibe (Abb. 394).
Methode (6 oder 7): Mit der Handfläche oder den Fingern massieren. Man kann die Punkte einzeln oder gleichzeitig auf beiden Seiten massieren.
Funktion: Schmerzen und Bewegungseinschränkungen des Kniegelenks.

3. Massiere die Punkte Yinlingquan (Milz 9, „Quelle am Yin-Hügel") und Yanglingquan (Galle 34, „Quelle am Yang-Hügel")

Lokalisation: *Yinlingquan*: An der Innenseite des Kniegelenkes in einer Vertiefung an der hinteren Kante des Schienbeinkopfes (Abb. 395).
Yanglingquan: An der Außenseite des Kniegelenks, in einer Vertiefung vor und unter dem Wadenbeinköpfchen (Abb. 396). *Yinlingquan* und *Yanglingquan* liegen einander gegenüber.
Methode: Man nimmt die Daumen beider Hände und massiert mit Technik 5 oder 6 beide Beine im Wechsel.

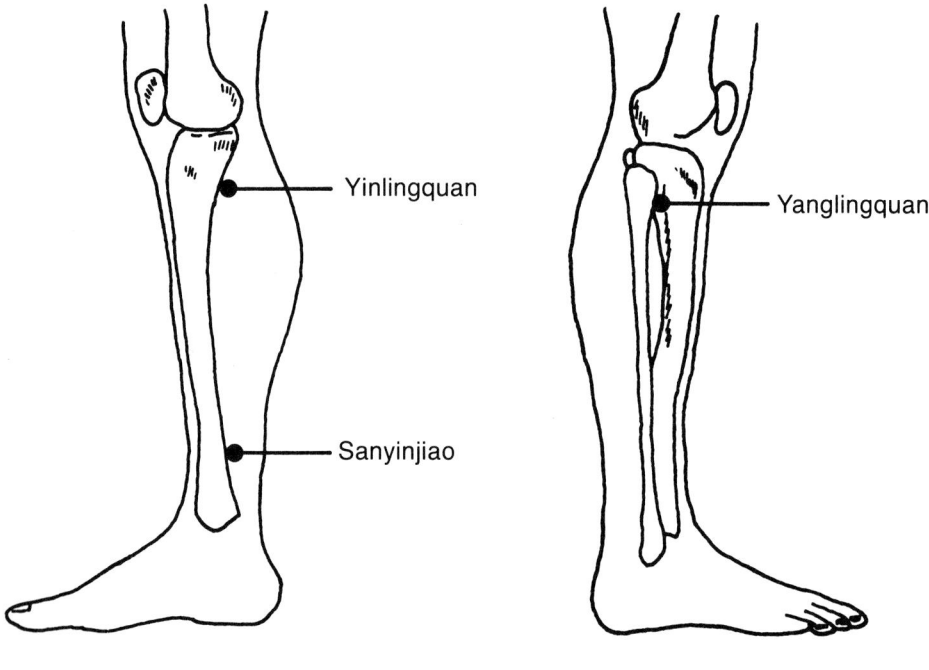

Yinlingquan

Yanglingquan

Sanyinjiao

Abb. 395

Abb. 396

Funktion: Schwäche, Gelenkerkrankungen und Bewegungseinschränkungen des Kniegelenks. *Yinlingquan*: Verdauungsstörungen, Schwäche des Milz-Magen-Funktionskreises. *Yanglingquan*: Schmerzen in Rücken, Hüften und Beinen, Nervenschwäche, Schwäche des Leber- und Gallefunktionskreises. Der Leberfunktionskreis ist zuständig für Sehnen und Bänder, daher zeigt die Massage dieses Punktes eine günstige Wirkung bei Schwäche der Sehnen. Günstige Wirkung bei Halbseitenlähmung, wirksamster Punkt bei Kinderlähmung (Lähmungen sind gemäß der TCM eine Schwäche der Sehnen und damit des Leber-Galle-Funktionskreises).

4. Massiere den Zusanli (Magen 36, „Drei Weiler am Fuß")

Lokalisation: 3 Cun unterhalb der Kniescheibe, 2 Fingerbreiten seitlich der Schienbeinkante (Abb. 394).
Methode (6): Knetend massieren.
Funktion: Der *Zusanli* hat eine umfassende und weitreichende Wirkung auf Verdauungsfunktion, Atmung, Herzfunktion, Blutgefäße, Genitalorgane und Harnwege. Besondere Wirksamkeit zeigt er bei Blutdruckerhöhung, Nervenschwäche und chronischer Verstopfung. Der *Zusanli* hat eine allgemein stärkende Wirkung und wird als wichtiger Punkt für die Gesunderhaltung des ganzen Körpers angesehen. Ein historisches Zitat aus der Akupunkturlehre besagt: „Um Ausgeglichenheit und Gelassenheit zu erreichen, muß der *Zusanli* trocken sein", d. h., daß er mit Moxibustion (Abbrennen von Artemisia vulgaris) behandelt werden soll.

5. Massiere den Sanyinjiao (Milz 6, „Kreuzungspunkt der 3 Yin-Leitbahnen")

Lokalisation: 3 Cun über dem inneren Knöchel, 1 Cun hinter dem Schienbein (Abb. 395).
Methode (6): Knetend und drückend massieren.
Funktion: Günstige Wirkung bei Unterbauchbeschwerden, Erkrankungen der Harnwege und Genitalorgane, Menstruationsbeschwerden (Schmerzen, Unregelmäßigkeit, zu starke oder zu schwache Blutung), Nervenschwäche, Bluthochdruck; harmonisierende Wirkung auf die Herzfunktion und das Blutgefäßsystem; Bewegungseinschränkungen der unteren Extremität.

6. Massiere den Yongquan (Niere 1, „Sprudelnde Quelle")

Lokalisation: Auf der Fußsohle an der Grenze zwischen dem vorderen und mittleren Drittel des Fußes (Abb. 30).
Methode (9): Mit der Handfläche der linken Hand die Fußsohle des rechten Fußes 20- bis 30mal massieren und umgekehrt.
Funktion: Kopfschmerz, Benommenheit, Ohrrauschen, Herzklopfen, Nervenschwäche, Gedächtnisschwäche, Bluthochdruck.

7. Massiere die untere Extremität als Ganzes

Nach der Massage der einzelnen Punkte massiert man die Beine vom Oberschenkel beginnend bis zu den Zehen. Man massiert jedes Bein 2- bis 3mal. Je nach gewünschter Massagestärke wendet man die Techniken 1, 2, 9, 10, 11, 12 oder 13 an.

UNTERE RÜCKENPARTIE

1. Klopfe den Shenshu (Blase 23, „Einflußpunkte des Nierenfunktionskreises")

Lokalisation: 2 Querfinger seitlich des Zwischenraumes zwischen den Dornfortsätzen des 2. und 3. Lendenwirbels.
Methode: Die Hände zu Fäusten formen und auf die Hüftpartie legen, mit den Fingerknöcheln die *Shenshu*-Punkte 10mal kreisend massieren. Man kann auch die Massagetechniken 9 oder 11 anwenden.
Funktion: Schwäche des Nieren-Funktionskreises, Hüftschmerzen, Bauchschmerzen, Menstruationsbeschwerden (Schmerzen, anormale Blutung), Samenerguß im Schlaf, Potenzstörungen, Erkrankungen der Harnwege und Genitalorgane, Kopfschmerz, Schwindel, Ohrrauschen, Nervenschwäche, Schwäche des Körpers, Erkrankungen des Nervensystems.

2. Massiere den Yaoyan („Hüftauge")

Lokalisation: 2 Querfinger seitlich des Zwischenraumes zwischen den Dornfortsätzen des 4. und 5. Lendenwirbels (Abb. 397).

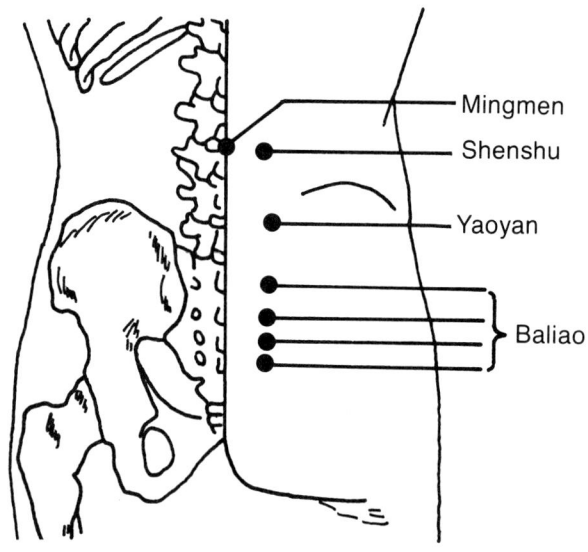

Abb. 397

Methode: Die Hände zu Fäusten formen und auf die *Yaoyan*-Punkte legen, nun mit den Knöcheln des 2. Fingergelenkes kreisend massieren.
Funktion: Schmerzen der unteren Rückenpartie, Muskelzerrungen im Hüftbereich, altersbedingte Hüftschmerzen; stärkt unteren Rücken, Hüften und Beine.

3. Massiere die Baliao (Blase 31, 32, 33 und 34 beidseitig, „8 Spalten")

Lokalisation: 8 Vertiefungen rechts und links auf dem Kreuzbein (*Shangliao*, Blase 31, „oberer Spalt", 1. Foramen sacrale; *Ciliao*, Blase 32, „2. Spalt", 2. Foramen sacrale; *Zhongliao*, Blase 33, „mittlerer Spalt", 3. Foramen sacrale; *Xialiao*, Blase 34, „unterer Spalt", 4. Foramen sacrale) (Abb. 397).
Methode: Die Hände zu Fäusten formen und die *Baliao* mit den Knöcheln der 2. Fingergelenke von oben nach unten oder von unten nach oben massieren. Man kann auch die Massagetechniken 9 oder 11 anwenden. Da die Muskeln an dieser Stelle relativ dünn sind, breitet sich das Massagegefühl relativ stark aus.
Funktion: Schmerzen im unteren Rückenbereich, Hüftschmerzen, anormale und unregelmäßige Menstruation, Samenerguß im Schlaf, Bettnässen, häufiges Wasserlassen bei älteren Menschen.

4. Massiere den ganzen unteren Rückenbereich

Dieser Bereich beinhaltet die hintere Mittellinie vom 2. Lendenwirbel bis zum Steißbein (und damit mehrere Punkte der Dumai-Leitbahn), zwei seitliche Linien 2 Fingerbreiten rechts und links von der Wirbelsäule (und damit mehrere Punkte des inneren Astes der Blasen-Leitbahn) und zwei Linien 4 Fingerbreiten seitlich der hinteren Mittellinie (und damit Punkte des äußeren Astes der Blasen-Leitbahn).
Methode: Von oben nach unten mit den Fingerknöcheln massieren, wie es bei der Massage des *Shenshu* angegeben ist. Man massiert zuerst die Mittellinie und danach die beiden seitlichen Linien. An den wichtigsten Akupunkturpunkten wiederholt man die Massage 3- bis 5mal.
Funktion: Mit der Massage des ganzen unteren Rückenbereichs faßt man die Heilwirkungen des *Shenshu*, *Yaoyan* und der *Baliao* zusammen.

BRUST UND BAUCH

1. Seitlicher Bauchbereich

Die wichtigsten Akupunkturstellen in diesem Bereich sind:
Jingmen (Galle 25, „Tor zur Hauptstadt", Lage: am freien Ende der 12. Rippe);
Zhangmen (Leber 13, „dekorierte Pforte", Lage: unter dem Ende der 11. Rippe);
Daimai (Galle 26, „Gürtelband", Lage: unter dem Ende der 11. Rippe, auf Höhe des Nabels).
Methode: Man legt die Hände auf die Hüften, der Daumen zeigt nach hinten, die 4 Finger nach vorne. Die Handinnenflächen sind leicht hohl und liegen auf dem Darmbein. Mit Massagetechnik 8, „zupfendes Kneten", massiert man den seitlichen Bauchbereich rechts und links gleichzeitig.

Funktion: Hüftschmerzen, Bauchschmerzen, macht die Nieren- und Milzleitbahn durchgängig und harmonisiert den Fluß des Qi.

2. Fördere und unterstütze den Renmai

Der Renmai ist eine der 8 außerordentlichen Leitbahnen und verläuft über die vordere Mittellinie des Körpers. Wichtige Akupunkturstellen auf dem Abschnitt des Renmai, der massiert wird, sind (Abb. 398):

Shanzhong (Renmai 17, „Brustmitte", Lage: in der Mitte zwischen den Mamillen, in der Höhe des 4. Zwischenrippenraumes);

Jiuwei (Renmai 15, „Taubenschwanz", Lage: unter dem Schwertfortsatz, 7 Cun über dem Nabel);

Shangwan (Renmai 13, „Obere Magengrube", Lage: 2 Cun unterhalb des Schwertfortsatzes, 5 Cun oberhalb des Nabels);

Zhongwan (Renmai 12, „Mittlere Magengrube", Lage: 4 Cun oberhalb des Nabels),

Xiawan (Renmai 10, „Untere Magengrube", Lage: 2 Cun oberhalb des Nabels),

Shenjue=Qizhong (Renmai 8, „Wachturm" „Nabelmitte", Lage: im Zentrum des Nabels; der Shenjue ist das vordere Dantian);

Qihai (Renmai 6, „Meer des Qi", Lage: 1.5 Cun unterhalb des Nabels);

Guanyuan (Renmai 4, „Erstes Paßtor", Lage: 3 Cun unterhalb des Nabels).

Methode: Allgemein: Von oben nach unten leicht stoßend massieren (Technik 11).

Bei hohem Blutdruck Organsenkungen, „Fülle im oberen Teil des Körpers": Kreisend streichen (Technik 4).

Bei Rekonvaleszenten: Am *Shanzhong* beginnend 10mal nach unten leicht stoßend massieren.

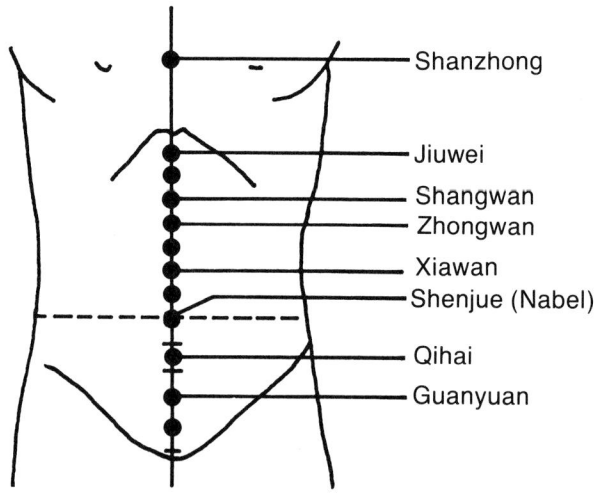

Abb. 398

290

Funktion:

Shanzhong: Engegefühl, Steifheit und Starre des Brustkorbs, Schmerzen im Brust-korb, Herzklopfen, Kurzatmigkeit, Vorbeugung gegen chronische Bronchitis, macht die Atmung frei.

Jiuwei, Shangwan, Zhongwan, Xiawan, Shenjue: Unwohlsein im Magen, Völle- und Schwellungsgefühl im Magen, Magenschmerzen, stärkt Milz- und Magenfunktions-kreis.

Qihai, Guanyuan: Störungen der Blasenfunktion, der Genitalorgane; günstige Wir-kung auf das Nervensystem, die Verdauungsfunktion, stärkende Wirkung auf den ganzen Organismus.

ÜBUNGEN ZUR KRÄFTIGUNG UND ERHALTUNG DER SEHKRAFT

Diese Übungen beinhalten die Massage von Akupunkturstellen, die in Zusammen-hang mit der Funktion der Augen stehen; sie werden in Entspannung, Ruhe und Na-türlichkeit, mit einer Ausgewogenheit von Ruhe und Bewegung als Fingerdruck-massage ausgeführt. Diese Übungen haben eine gute Wirkung bei Übermüdung der Augen und zur Vorbeugung der Kurzsichtigkeit.

Wichtige Massageorte für die Erhaltung der Sehkraft (Abb. 388, 390, 399):

Jingming (Blase 1, „Helle des Auges").
Lage: am inneren Augenwinkel, in einer Vertiefung nahe des Nasenflügels.

Yangbai (Galle 14, „Yang Weiß")
Lage: 1 Cun über der Augenbraue, direkt über der Pupille.

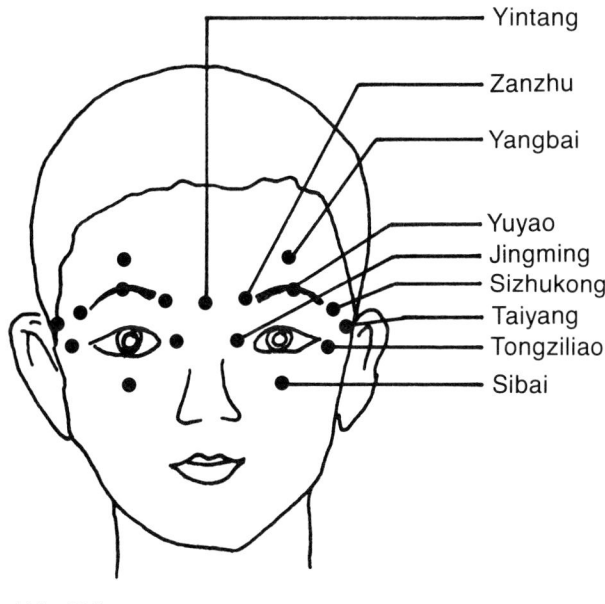

Abb. 399

Yintang („Stempelhalle")
Lage: in der Mitte zwischen den Augenbrauen.

Zanzhu (Blase 2, „gebündelte Augenbraue")
Lage: in einer Vertiefung am Beginn der Augenbrauen.

Yuyao („Fischhüfte")
Lage: in der Mitte der Augenbraue, in einer kleinen Knochenvertiefung.

Sizhukong (Drei Erwärmer 23, „dünne Öffnung")
Lage: in einer Vertiefung am äußersten Ende der Augenbraue.

Tongziliao (Galle 1, „Pupillenspalte")
Lage: 1 fingerbreit seitlich des äußeren Augenwinkels.

Taiyang („Sonne")
Lage: etwas oberhalb und seitlich des äußeren Augenwinkels in einer relativ großen Vertiefung der Schläfe.

Sibai (Magen 2, „Vier Weiß")
Lage: etwa ein fingerbreit senkrecht unter der Pupille in einer kleinen Vertiefung am Oberrand des Wangenbeins.

Fengchi (Galle 20, „Teich des Windes")
Lage: am Hinterkopf, unter der unteren Kante des Hinterhauptknochens in der Vertiefung zwischen den Sehnen des Kopfwender- und Trapezmuskels.

Binao (Dickdarm 14, „Oberarm")
Lage: an der Außenseite des Oberarms, am Ende des Deltamuskels.

Hegu (Dickdarm 4, „Vereinte Täler")
Lage: am Handrücken zwischen den Mittelhandknochen von Daumen und Zeigefinger oder auf dem höchsten Wulst, der entsteht, wenn man Daumen und Zeigefinger eng aneinander legt.

Massagemethode

Man führt diese Massagen entweder im Sitzen oder im Stehen aus. Vor der Massage des *Jingming* reinigt man sich die Hände, damit keine Verunreinigung ins Auge kommt. Dann massiert man beide *Jingming*-Punkte mit Daumen und Zeigefinger einer Hand. Mit den Mittelfingern beider Hände massiert man daraufhin der Reihenfolge nach die Punkte *Yangbai, Zanzhu, Yuyao, Sizhukong, Tongziliao* und *Taiyang*. Die Massage des *Taiyang* kann etwas stärker sein. Nun massiert man die Punkte *Sibai* und *Fengchi*. Zum Schluß bearbeitet man die Punkte *Binao* und *Hegu* mit rollender, kneifender Massage. *Hegu* und *Fengchi* kann man auch entsprechend den Angaben bei den Selbstmassage-Übungen bearbeiten. Jede Stelle wird durchschnittlich 10mal massiert. Ein ganzer Zyklus dauert ungefähr 3 bis 5 Minuten. Man kann 2- bis 3mal täglich massieren. Der Effekt dieser Übung ist besonders gut, wenn man die Anforderungen „den Geist beruhigen", „den Atem regulieren", „das Qi zum Dantian senken" berücksichtigt.

Anhang

Die im Text erwähnten Funktionskreise der traditionellen chinesischen Medizin (TCM) sind nicht mit den inneren Organen gleichen Namens identisch. Die westliche Medizin beschreibt Organe als morphologische Untereinheiten des Organismus, in denen physiologische Funktionen ablaufen. Dagegen wird unter einem Funktionskreis in der TCM eine Zusammenfassung von physiologischen Funktionen, damit in funktionellem Zusammenhang stehenden Körperstrukturen (Sinnesorgane, Gewebe), Emotionen, menschliche Fähigkeiten und korrespondierende Phänomene im makrokosmischen Bereich verstanden. In gewissem Ausmaß stimmen die einem Organ bzw. einem Funktionskreis gleichen Namens zugeschriebenen Aktivitäten überein: So findet z. B. im Organ Lunge die äußere Atmung statt und auch dem Funktionskreis „Lunge" der TCM wird die Verantwortlichkeit für die Atemfunktion zugeschrieben. In einem Funktionskreis zusammengefaßte Phänomene finden wir häufig in unserer bildhaften Sprache wieder: „Die Angst sitzt mir in den Knochen" (Knochen und Angst sind dem Funktionskreis „Niere" zugeordnet); „ich freue mich herzlich" (die Emotion Freude ist dem Funktionskreis „Herz" zugeordnet). Bestehen auch Überschneidungen zwischen Organ und Funktionskreis bezüglich physiologischer Funktionen und den in der bildhaften Sprache zum Ausdruck kommenden Zusammenhängen, so ist doch zwischen Organ und gleichnamigem Funktionskreis streng zu trennen.

Eine ähnliche Schwierigkeit liegt beim Begriff „Blut" (xue) vor. In der westlichen Medizin wird unter Blut das Plasma und die korpuskulären Bestandteile in ihrer biochemischen Zusammensetzung verstanden. In der TCM ist mit „Blut" (xue) ebenfalls die rote im Körper zirkulierende Flüssigkeit gemeint, vor allem aber die Funktionen des Nährens, Erhaltens und Befeuchtens. Als nährendes Prinzip ist „Blut" dem Yin zugeordnet, während Qi als bewegendes Prinzip dem Yang zugeordnet ist. Diese Relation sowie die enge Beziehung zwischen „Blut" und Qi im Sinne komplementärer Funktionen kommen zum Ausdruck in dem Satz: „Blut ist die Mutter des Qi, Qi ist der Anführer des Blutes".

Im folgenden werden die Funktionskreise „Leber", „Herz", „Milz", „Lunge" und „Niere" bezüglich ihrer Aufgaben und korrespondierenden Phänomene skizziert:

Der Funktionskreis „Herz" ist zuständig für „Blut" und Gefäße; er ist das Zuhause des Geistes und damit zuständig für Bewußtsein, Gedächtnis, Integration der Persönlichkeit und geistige Klarheit.

Der Funktionskreis „Lunge" ist zuständig für das Qi, er reguliert die Abwärtsbewegung und das Sich-Verbreiten des Qi im ganzen Körper und ebenso die Abwärtsbewegung und das sich Verbreiten der Flüssigkeiten. Der Funktionskreis „Lunge" ist weiterhin zuständig für die Körperoberfläche, für Haut und Körperhaar.

Der Funktionskreis „Milz" ist zuständig für Umwandlung und Transport der Nahrung, und bildet damit die Grundlage der erworbenen Konstitution; er ist zuständig für die Bildung des „Blutes" sowie für das ordnungsgemäße Fließen des „Blutes" in seinen Bahnen; er hält die Organe an ihrem Platz und ist zuständig für die Muskeln und Extremitäten.

Der Funktionskreis „Leber" ist zuständig für das Fließen und Ausbreiten der Körperflüssigkeiten, für die harmonische Bewegung von Qi und „Blut". Der Funktionskreis „Leber" speichert das „Blut"; er ist zuständig für die Sehnen.

Der Funktionskreis „Niere" speichert die „Essenz" (jing) und ist zuständig für Geburt, Wachstum, Entwicklung und Reproduktion. Er ist zuständig für die Verteilung und Transformation von Flüssigkeit; er ist zuständig für die Knochen und bildet das Mark; er ist verantwortlich für die Aufnahme des Qi. Alle anderen Funktionskreise benötigen die „Essenz" des Funktionskreises „Niere", somit gilt er als die Wurzel des Lebens.

Korrespondierende Phänomene im Organismus und in der Natur:

Funktionskreis	Leber	Herz	Milz	Lunge	Niere
zugeordneter Funktionskreis	Gallenblase	Dünndarm	Magen	Dickdarm	Blase
Sinnesorgan	Auge	Zunge	Mund	Nase	Ohr
Gewebe	Sehnen	Gefäße	Muskeln, Fleisch	Haut, Körperhaare	Knochen
Emotion	Zorn	Freude	Nachdenken, Grübeln	Trauer, Melancholie	Angst, Furcht
Stimmliche Äußerung	Rufen	Lachen	Singen	Weinen	Stöhnen
Äußere Entfaltung in:	Nägel	Gesicht	Lippen	Körperhaar	Kopfhaar
Jahreszeit	Frühling	Sommer	Spätsommer	Herbst	Winter
Entwicklungsstadium	Keimen	Wachstum	Transformation	Reifung	Speichern
Klima	Wind	Hitze	Feuchtigkeit	Trockenheit	Kälte
Farbe	grün	rot	gelb	weiß	schwarz
Geschmack	sauer	bitter	süß	scharf	salzig
Himmelsrichtung	Osten	Süden	Mitte	Westen	Norden
Wandlungsphase	Holz	Feuer	Erde	Metall	Wasser